突发事件中药学保障与药品供应

主　编　吴久鸿　吴晓玲　杜　光
主　审　柴逸峰　王　伟

中国协和医科大学出版社
北京

图书在版编目（CIP）数据

突发事件中药学保障与药品供应 / 吴久鸿，吴晓玲，杜光主编 . —北京：中国协和医科大学出版社，2022.12

ISBN 978-7-5679-2010-1

Ⅰ . ①突⋯　Ⅱ . ①吴⋯ ②吴⋯ ③杜⋯　Ⅲ . ①突发事件—药品管理　Ⅳ . ① R954

中国版本图书馆 CIP 数据核字（2022）第 129977 号

突发事件中药学保障与药品供应

主　　编：吴久鸿　吴晓玲　杜　光
责 任 编 辑：许进力　高淑英
策 划 编 辑：张晶晶　孙嘉惠

出 版 发 行：**中国协和医科大学出版社**
　　　　　　　（北京市东城区东单三条 9 号　邮编 100730　电话 010-65260431）
网　　　址：www.pumcp.com
经　　　销：新华书店总店北京发行所
印　　　刷：北京联兴盛业印刷股份有限公司

开　　　本：787mm×1092mm　1/16 开
印　　　张：30
字　　　数：620 千字
版　　　次：2022 年 12 月第 1 版
印　　　次：2022 年 12 月第 1 次印刷
定　　　价：198.00 元

ISBN 978-7-5679-2010-1

编者名单

编写指导委员会　梁万年　李大魁　张宗久　郑　宏　葛延风　方来英
　　　　　　　　　刘国恩　李宗浩　陈盛新　贾方红　史录文

主　　　　编　吴久鸿　吴晓玲　杜　光

主　　　　审　柴逸峰　王　伟

副　主　编　陈　孝　黎曙霞　陈万生　龚志成　童荣生

编委及参编人员（按姓氏笔画排序）

马天翔　马迎民　马建龙　马晓鹛　王　艳　王立军
王志鹏　王俊伟　厉　婷　厉恩振　卢圆圆　申玲玲
史　宁　冯婉玉　永康新也（应星）　成舒乔　吕子彦
向　卓　刘　水　刘　辉　刘文钦　刘秀兰　刘茂柏
汤　韧　孙萍萍　苏玉永　杜　光　杜　洁　杜书章
李　杰　李　娟　李　梦　李　静　李冬艳　李怡文
李钰翔　李爱花　吴久鸿　吴晓玲　吴馥凌　宋士卒
宋立刚　张　凤　张　捷　陈　孝　陈　炜　陈万生
陈昌雄　陈祝君　陈景秀　林晓彬　易小清　罗祖金
岳晓萌　周本杰　郑凯音　侯连兵　侯楚祺　夏　泉
柴逸峰　徐德铎　郭　澄　郭　霞　郭常松　唐密密
黄凯文　黄金路　龚志成　常　明　崔　彦　梁　海
梁智明　梁碧怡　彭　澎　韩丽珠　舒永全　舒丽芯
童荣生　谢奕丹　赖伟华　阙富昌　翟　青　黎曙霞

序　一

医学以照护人、人群、人类的健康和生命为己任。医学从"促、防、诊、控、治、康"六个方面实施对人的全面照护。其中"防"是预防，是在有危险因素，特别是在面对高危因素的情况下防止得病；"控"是控制，即阻止小病变大病、一个人的病传给他人、多人。"防、控"是健康照护"六字箴言"中的重要组成部分，在面对突发事件时，特别是突发公共卫生事件时，"防控"显得愈加重要。

健康和生命是人的终极利益，医学是人学、多学、至学，卫生是医学转化之行动，公共卫生是基于群医学和相关学科的原理为恢复、维护、增强人群健康所采取的综合社会行动。群医学是公共卫生的医学基础，其主体是医学界、医务人员。公共卫生的承担者则是包括医界在内的社会各界，其实施要义为实现由群医学及相关学科向公众大卫生、大健康的转化。

欣喜地看到《突发事件中药学保障与药品供应》一书的修订出版，它的作者们基于大医学、大卫生、大健康的理念出发，思考面对突发公共事件时多学科合作与应对各类重大突发公共事件的思路、方法、举措、行动；思考药学保障与药品供应在整体医学救援和健康维护中如何发挥重要且不可或缺的作用。该书无疑是前瞻的，在带给医院药学管理者们深度思考的同时，也带给医师、护士、卫生政策及健康管理者们以思考和启迪。

很高兴中国协和医科大学出版社及时出版这样的著作，它不仅仅是药学人对药学工作的贡献，亦是为群医学在中国的确立与发展、为多学科融合与合作提供了范例和启示。同时为大医学、大卫生、大健康在中国的发展贡献了药学专家的思考和力量。

中国工程院　院士
中国医师协会呼吸医师分会　会长
中国医学科学院北京协和医学院　院校长
国家呼吸医学中心　主任
2022 年 8 月

序　二

突发事件应急保障，应保证突发事件应对工作的顺利进行和应急管理措施的高效实施，并对所需的各种资源进行规划、储备、调配、使用以及相关的管理、服务。突发事件应急保障中，药品保障的有效组织，药物的及时配备与合理使用，关系到人民群众生命健康，需要我们格外重视。如何做好突发事件尤其是突发公共卫生事件的药品保障，这是一个错综复杂的系统工程，涉及药学保障制度与决策体系、药品供应的响应体系、创新药物研发与准入体系、上市后药品质量监管体系，以及循证医学、循证药学和药物治疗学领域的规范性等问题。

"十四五"规划和2035年远景目标纲要中多次提出要通过各种方式提升我国应急处置能力和应急保障水平，《"十四五"国家应急体系规划》中提出要强化灾害应对保障，凝聚同舟共济的保障合力，《"十四五"国家药品安全及促进高质量发展规划》提出要加强应急体系和能力建设，健全应急管理制度机制，培养提升应急处置能力。这些规划的提出，为我国统筹发展和安全、加强突发事件应急保障工作、建立合理高效的药品保障体系，指明了方向、提供了依据。

《突发事件中药学保障与药品供应》一书结合新时代应急保障的新形势，总结近年来在突发事件中药学保障与药品供应的经验，特别是总结了应对SARS和新冠肺炎疫情等突发公共卫生事件的经验和问题，再次修订出版。在上版内容基础上，对未知疾病及传染病可能涉及的药学保障与药品供应问题提出了思考与预案；对突发事件中药物治疗和安全性给予关注，特别是公众合理用药宣传、社会捐赠药品物资处置管理及善后进行了广泛讨论；对应急保障体系中的药品流、信息流、资金流进行了系统梳理；还对药品供需间存在的信息不对称、如何消除所造成的不确定性进行了深度分析。

本书充分体现了我国医院药学专家队伍及其团队的勤勉、努力与思考，他们十几年的坚持，为我国突发事件的药学保障与药品供应作出了突出贡献，是我国药学事业高质量发展的重要力量。本书的出版对药学管理者充分发挥工作经验和专业特长，对我国政府部门完善应急药品储备体系和网络体系、建立动态应急药品储备目录、及时完成危急情况下应急药品供应保障任务，对我国医疗机构提升特殊状况下的应急药品配备与使用能力，具有直接参考价值和现实指导意义。我相信，未来本书将为全球应对突发事件的药学保障与药品供应发挥重要的借鉴作用，为构建人类卫生健康共同体作出积极的贡献。

中国药学会理事长

2022 年 8 月

前　　言

　　《左传》言"居安思危，思则有备，备则无患"。无论新型冠状病毒肺炎（COVID-19）、SARS，还是"5·12汶川地震"，都引发我们面对突发公共卫生事件如何做到有备无患的深刻思考。当突发公共卫生事件来临，做好医药保障的有效组织与管理，药品及时配备与合理使用，最大限度地救助生命至关重要。突发公共卫生事件中资源短缺和管理无序时有发生，会造成混乱与损失，甚至带来资源浪费及后续灾害。研究如何有效应对突发公共卫生事件，做好相关应对准备，加强专业人员培训与队伍建设，对灾难发生后的积极救援和物资保障具有重要意义。

　　科学的药学保障机制，既包括法律法规支撑、药品储备、资金储备、技术储备、信息储备等资源储备的完善，也包括应急指挥体系、动态储备目录、信息共享机制和保障能力的实现。居安思危、及早做好应急药学保障的知识和技术储备是提高中国医疗机构应急保障能力的现实需求，药品应急体系建设是整个卫生应急体系建设的重要组成部分及物质支撑，对卫生应急工作整体效能的发挥具有至关重要的作用。十年前我们出版的《突发事件中的药学保障与药品供应》专著被业内热切关注，相关部门领导、行业学会、医院药学领航者为书稿作序：时任卫生部医疗服务监管司张宗久司长在该书序一中指出"希望它在平时作为培训资料，有所准备；突发事件发生时可以作为指南，发挥作用"。中国医学救援协会首席急救专家李宗浩副会长在序二中称"手册是我国第一部应急药物案头手册"，他赞赏编者的眼光与社会责任，认为这是一本实用、高效、有水平的手册，填补了医学救援领域中的"重大空白"。时任中国药学会副理事长兼医院药学专委会主委的李大魁教授在序三中讲到"医院药师的工作任重而道远，挑战与机遇并存"，鼓励我们发挥全部的热情和勇气，为中国药学事业发展贡献力量。领导和前辈们的厚望使我们不可懈怠，必须努力完成好这部著作的撰写与出版。十年过去，《突发事件中药学保障与药品供应》在原基础上重新编写，成为一本全新的专著，既符合中国医疗改革发展趋势，也顺应国际医学救援发展的需要。

　　本书系统讨论了以下内容：突发公共卫生事件中药学保障的管理机制，包括管理原则与框架、相关法律与法规、医药物资紧急输送程序、特殊临床用药管理、短缺药品管理与对策、捐赠药品管理与善后和灾情结束后的药品交接；药品应急保障的组织管理思路，应急药品和消毒防疫物资储备与保障的要点，各类重大突发公共卫生事件救治的主要特点、备药目录、合理用药原则与指引；还包括了药物相互作用，常见不良反应及处理建议等。国内外相关药学保障与救援案例分享等为大家提供思路与启示。本书是对近十几年相关学科领域发展与进步的总结，同时提出了未来或可面临不可预知疾病与灾害的可能，为探索中国应对突发事件之药学保障与药品供应提供了规划、设计、战略与策略支持。

本书的特点：①前瞻性，该书的编写结构与内容、案例分享和附录收载均见之于对未来应急保障的准备与指引；②实用性，翔实阐述了各种可能发生的重大突发公共卫生事件与疾病防治救助的技术要点、药品储备和使用原则，实操性强；③权威性，所有章节内容来自中国医院药学领域知名专家学者，既有从事医疗机构药事管理的资深学者和主任们，也有从事医院管理的专家和院长，还有从事卫生行政管理的官员与领导，涉及全国主要相关医疗机构，代表了本领域目前的领先学术水平。

相信本书的出版将为中国未来应对突发公共卫生事件中药学保障与药品供应带来新的卓有成效的帮助。亦会为其他国家和地区突发公共卫生事件应对工作带来同样重要的启示与借鉴。同时，也相信随着时间推移，社会进步，本书也需要提升与完善。故恳请读者与同行对我们书中的不足之处提出意见与批评，以便在未来的修订再版中我们持续改进。

编　者

2022 年 6 月

目 录

总 论 篇

分 论 篇

案例篇

总论篇

引　言

突发事件是指突然发生，造成或者可能造成严重社会危害，需要采取应急处置措施予以应对的自然灾害、事故灾难、公共卫生事件和社会安全事件。按照社会危害程度、影响范围等因素，自然灾害、事故灾难、公共卫生事件分为特别重大、重大、较大和一般四级。突发事件的分级标准由国务院或国务院确定的部门制定。本书讨论的突发事件重点关注突发公共事件，特别是与医疗卫生相关的突发公共事件，在未预料情况下即将或已经对公共卫生产生危害的事件，这类事件一旦触发，如不迅速遏制很可能造成更广泛的危害，因此对待突发事件必须采取紧急措施，尽量避免由此带来的不良后果及产生的次生灾害。

突发事件有如下特点：①突发性，事件发生的时间、地点及造成的影响程度等不可提前预知或预判，该类事件常见因素包括难以人为控制的客观因素、人类未知带来的影响因素或人们责任感缺失带来的事故灾难；②复杂性，事件的因果关系复杂或环环相扣，事件牵涉广泛或处置涉及不同部门、系统、地域、组织与个人等；③破坏性，是突发公共事件最典型的特征，不仅对人们的生命和财产造成威胁和伤害，对社会秩序、心理健康乃至国家稳定安全亦有影响；④持续性，突发事件与人类社会发展伴行，不同的突发公共卫生事件持续时间不等，通常有潜伏期、暴发期、高潮期、消退期，抑或有蔓延性和传导性，一个突发公共事件带来另一个突发公共事件的发生，导致次生灾害。

突发公共事件常导致大量人员伤亡、财产损失、生态破坏，严重危害人民健康与安全。如地震、海啸水灾、火灾、桥梁隧道坍塌、冰雪灾、化学物质爆炸、核放射物质泄漏、暴发性流行病、传染病等突发性灾害灾难事件等，对生命造成的伤害需紧急医学救援，需要卫生应急体系支撑，涉及医药物资供应保障、救援方案策略建立与实施、人力资源储备与培训等内容。随着全球医药产业的快速发展，创新药物临床使用的更新迭代，医疗保障体系的进步与逐渐完善，特别是中国公立医院高质量发展与医保支付方式改革的推进，对药学保障和药品供应均提出了新的要求。相关政策、法令及新面临的问题需要重新梳理，对未来或可遇到的问题与挑战需要有新的思考与预判。

突发公共卫生事件应急保障体系中，最关键的是法规、预案、体系与机制建设。这是一个错综复杂的系统工程，关系到突发公共事件，尤其是突发公共卫生事件的药学保障制度与决策体系、药品供应的响应体系、创新药物研发准入体系、上市后质量监管体系，还包括循证医学、循证药学及药物治疗规范的更新，未知疾病及传染病药物治疗不良反应和不良事件的监测与警戒，公众合理用药的宣传教育，社会捐赠药品物资的处置管理及善后。应急保障体系建设中，药品物流、信息流、伤病员流、资金流交错，临床需求与资源可供间存在信息不对称和处置不确定性等问题，应对这些现状需要有新的药学保障与药品供应理念。

突发公共卫生事件中的**"药学保障"**，系指为确保突发公共卫生事件后的社会安定，医疗救援实施顺利，公众与患者用药安全可及等涉及的法律体系、组织框架、制度规范、预案运行等。药学保障以提高公众救治效率为优先，针对突发公共卫生事件背景下建立药品生产、储备、流通、使用、管理相关的政策法规、制度设计、执行策略等保障原则与制度框架。关注的是医药卫生领域药学支持与保障的法律体系、政策设计、制度规范等宏观问题。突发公共卫生事件中的**"药品供应"**，系指与突发公共卫生事件应急医学救援下药品为主的物资供应管理，包括采购、储存、运输、管理、安全使用、动态补给等技术支持与支撑的细化和具体实施方法。更关注于药品及物资应用层面中的微观方法与技术规范。本书讨论的"药学保障"与"药品供应"，是以应对突发公共事件为前提的药学保障和药品供应，与普通医学专业和公众理念下的药学保障和药品供应或有不同。

本书总论篇重点讨论突发公共卫生事件中药学保障的管理机制，包括管理原则与框架，相关法律与法规，药品储备体系（包括国家储备、地方储备、医疗机构储备等）、医药物资紧急输送与程序，特殊临床用药管理（包括超说明书用药、医疗机构自制制剂的使用、临床试验用药管理和同情用药问题等内容），讨论了药品短缺管理与对策，捐赠药品的管理与善后，灾情结束后的药品交接与监管，药学信息储备，药品管理与安全使用，消毒防疫制剂的保障、使用管理与注意事项等内容。消毒剂虽然不属于药品范畴，但其在医疗卫生工作中不可或缺，是必须特别关注的卫生资源，亦是医疗机构药学部门负责管理的物资，为此消毒防疫制剂之配制、管理与安全合理使用亦十分重要。

应急预案是指各级人民政府及其部门、基层组织、企事业单位、社会团体等为依法、迅速、科学、有序应对突发公共卫生事件，最大限度减少突发公共卫生事件及其造成的损害而预先制订的工作方案。应急预案编制要依据相关法律法规和制度，紧密结合实际，合理确定内容，切实提高针对性实用性和可操作性。当突发公共卫生事件暴发时，如何做到有效组织与应对，包括对药品的即时配备与合理使用，最大限度地救助生命至关重要。另外，突发公共事件中资源短缺和管理无序亦时有发生，会造成资源浪费及次生灾害。研究如何有效应对突发公共卫生事件，平时做好应对准备，加强相关人员技术培训与演练，对灾难发生后的救助和保障十分重要且有意义。加强突发公共卫生事件后的快速反应，建立应急药品储备预案，做到有备无患是关键。药品是重要的国家战略资源，是医生救护病患生命安全不可或缺的武器。科学的药品应急保障机制，既包括资金储备、药品储备、技术储备、信息储备等资源储备的完善，也包括应急指挥体系，动态储备药品目录，信息共享机制和保障能力的建设。居安思危、及早做好应急药学保障的知识和技术储备是提高中国医疗应急保障能力的现实需求。

药品应急体系建设是整个卫生应急体系建设的重要组成部分和物质支撑，对卫生应急工作整体效能的发挥具有直接且至关重要的作用。药学管理与执行者应充分发挥专业技能与一线工作经验，协助政府完善应急药品物资储备体系和网络建设；建立动态应急药品储备目录并反馈应用情况，保障应急情况下药品供应落实迅即且调整有度。使医疗机构内部在特殊状况下应急药品储备、保管、使用、轮新有据可依，对机构外协防紧急救援亦灵活有度发挥协同效能。本书既传承了第一版原书的特色，又依据近十年来相关学科领域发展变化的现况，提出了新的构思、设想与战略策略，并对未来或可面临的不可预期之疾病与灾害的发生进行了前瞻性设计，本书总论篇恰是为探索中国应对突发公共卫生事件之药学保障与药品供应提供规划、设计、战略与策略支持。

未来思考与关注方向：

第一，物资储备与政策引领。之前曾有针对突发公共卫生事件及其他事故灾难政府层面要做好的相应物资储备。目前看单靠政府储备或医疗机构自发储备是远远不够的，需要建立起针对不同场景下突发公共卫生事件的应对办法。政府部门、社会组织、基层单位甚至个体家庭都该思考相关问题。例如物资储备品种、规格、数量、优选目录等，因功能不同，三级医疗机构的储备目录有别于基层医疗机构，不同地域及社会经济环境考量亦应不同。

第二，储备机制与调用原则。资金储备与实物储备的关系，哪些物资必须实物储备，哪些可以做产能储备，产能储备的布局及启动，原料及质量的保证，产品的运输，合理的周转调用，储备物资的近期使用、逾期轮新、平战结合的机制如何良性运转，另外技术储备、非成品储备、中间体储备需要研究。中国各地经济水平、自然地理状况、技术与生产能力不同，故物资储备、产能储备、技术储备、信息储备及非成品储备都充满了挑战。

第三，风险评估与优先确认，不同区域的最大风险是什么？人们对该风险的抵御能力有多大？一旦出现突发公共卫生事件和重大疫情时，我们能够采取哪些措施？包括特异性与非特异性产品，药品与疫苗等。这也构成了在储备时要考虑疾病与疫情的严重程度，事件的性质、内容、疫情强度，破坏力及最坏状况下的抵御能力，最终能采取的干预措施等。各地薄弱环节是什么？疾病也好、事件也罢，最需要优先考虑的行动是什么？对急性、新发、传染性强、抑或完全未知的传染病，我们应该有怎样的预案？处在不同流行状态下，又要做哪些准备？

第四，信息系统与有效协同。物资与技术储备都面临重要选择挑战，既要避免重复与浪费，也要防止短缺或混乱。要实现有效联动，建立国家大数据技术平台与信息中心十分必要，各地储备信息在共享平台上即时呈现。不同地区、单位或部门有资源需求时可得到及时调用。高效便利的物资储备信息平台建设非常重要且是未来建设的重点目标之一。

第五，科技创新与精准施策。从 SARS 到新冠肺炎疫情的防控，最大进步是科技发展给疫情防控带来的力量。新冠疫情在传染源发现上通过核酸检测能快速精准寻找到感染者，不论有症状抑或无症状，在 SARS 时很难做到，完全要靠临床症状判断和综合分析，加流行病学调查和实验室数据。现在早期核酸检测就可快速发现传染者，利用大数据信息技术，可监测追踪密接者。平时的基础性研究，关键核心技术的投入，科技创新与精准施策是未来发展的必然趋势。

第六，效益思维与经济考量。中国是人口大国，经济发展不平衡，面对突发公共卫生事件时既要考虑支付能力和支付效率，亦要考虑疾病负担与预算影响。支付主体的确认，各级政府、部门、单位甚至个人与家庭，在应对突发公共卫生事件中的责任是什么？公共支出与个人分担的比例应该是多少？免费支付的时长与状态如何确定？不同情形下的社会经济效益要有卫生技术评估 HTA 或药物经济学评价给予支持。建立基于价值的医疗储备和组织管理系统，并保障其有效运行达到预期目标。相关政策要符合中国国情与各地实际情况。

第七，队伍建设与人才培养。卫生应急队伍有指挥者、管理者、专业队伍、保障队伍，还有志愿者队伍。整个人才队伍的总体架构要设置有序，哪些是专业的队伍，哪些是社会动员的力量，其组织构架与布局要合理，要进行专门培训。理论培训外，亦要强调实战演练。只有通过不同场景下的培训、演练、模拟，实操过硬方可无往而不利。指挥决策系统亦如此，管理层次也同样，如训练不足，岗位职责不清，上下联动就会出问题，所以队伍建设非常重要。

第八，开放思维与国际视野。新冠肺炎的全球暴发与流行使我们看到单一国度和地区很难在疾病大流行中独善其身，全球已然成为不可完全分隔的经济命运共同体。各国的团结协作、技术支持与交流变得愈加重要。

总之，无论地理空间的救援，物资的储备与发放，科技的创新与应用，技术的更新与迭代，都需要人的操作而达成。为此能力提升十分必要，尤其面对突发公共卫生事件，特别是重大传染性疾病等灾难灾害时，快速反应能力、筹资支付能力、基金管理能力、协调运行能力等问题愈发重要与紧迫。由此，灾害造成的卫生应急体系建设必须放在十分重要的优先位置，不论是指挥决策、快速处置、优先保障，能力建设都十分重要。

（吴久鸿）

第一章 突发公共事件药学保障管理机制

第一节 突发公共事件药学保障管理原则及框架

一、突发公共事件应急管理原则

（一）总则及内容

1. 为规范突发事件应急管理，增强应急预案的针对性、实用性和可操作性，依据《中华人民共和国突发事件应对法》等法律、行政法规，国务院办公厅制订了相关办法及应急预案。各级政府及其部门、基层组织、企事业单位、社会团体等为依法、迅速、科学、有序应对突发事件，最大限度减少突发事件造成的损害而预先制定工作方案。应急管理遵循统一规划、分类指导、分级负责、动态管理的原则。应急预案编制要依据有关法律、行政法规和制度，紧密结合实际，合理确定内容，切实提高针对性、实用性和可操作性，药学保障亦然。

2. 应急预案按照制定主体划分为政府及其部门应急预案、单位和基层组织应急预案两大类。政府及其部门应急预案由各级人民政府及其部门制定，包括总体应急预案、专项应急预案、部门应急预案等。国家鼓励相邻、相近的地方人民政府及其有关部门联合制定应对区域性、流域性突发事件的联合应急预案。总体应急预案主要规定突发事件应对的基本原则、组织体系、运行机制，以及应急保障的总体安排等，明确相关各方的职责和任务。

3. 针对突发事件应对的专项和部门应急层级不同，预案各有侧重。首先，国家层面专项和部门应急预案侧重明确突发事件的应对原则、组织及指挥机制、预警分级和事件分级标准、信息报告要求、分级响应及响应行动、应急保障措施等，重点规范国家层面的应对行动，同时体现政策性和指导性；第二，省级专项和部门应急预案侧重明确突发事件的组织指挥机制、信息报告要求、分级响应及响应行动、队伍物资保障及调动程序等，重点规范省级层面应对行动，同时体现指导性；第三，市县级专项和部门应急预案侧重明确突发事件的组织指挥机制、风险评估、监测预警、信息报告、应急处置措施、队伍物资保障及调动程序等内容，重点规范市县级层面应对行动，体现应急处置的主体职能；第四，乡镇街道专项和部门应急预案侧重明确突发事件的预警信息传播、组织先期处置和自救互救、信息收集报告、人员临时安置等内容，重点规范乡镇层面应对行动，体现先期处置特点；最后，联合应急预案侧重相邻、相近地方人民政府及其部门间信息通报、处置措施衔接、应急资源共享等应急联动机制。

4. 政府及其部门、有关单位和基层组织可根据应急预案，并针对突发事件现场处置工作灵活制定现场工作方案，侧重明确现场组织指挥机制、应急队伍分工、不同情况下的应对措施、应急装备保障和自我保障等内容。政府及其部门、有关单位和基层组织可结合本地区、本部门和本单位具体情况，编制应急预案操作手册，内容一般包括风险隐患分析、处置工作程序、响应措施、应急队伍和装备物资情况，以及相关单位联络人员和电话等。药学保障与药品供应的应急管理原则同国家相关应急管理原则保持一致。

（二）预案编制、评估和修订

1. 各级政府应针对本行政区域多发易发突发事件、主要风险等，制定本级政府及其部门应急预案编制规划，并根据实际情况变化适时修订完善。单位和基层组织可根据应对突发事件需要，制定本单位、本基层组织应急预案编制计划。应急预案编制部门和单位应组成预案编制工作组，吸收预案涉及主要部门和单位业务相关人员、有关专家及有现场处置经验的人员参加。应急预案编制应当在开展风险评估和应急资源调查的基础上进行。

2. 风险评估方面，应针对突发事件特点，识别事件的危害因素，分析事件可能产生的直接后果以及次生、衍生后果，评估各种后果的危害程度，提出控制风险、治理隐患的措施。应急资源调查方面，应全面调查本地区、本单位第一时间可调用的应急队伍、装备、物资、药品、场所等应急资源状况和合作区域内可请求援助的应急资源状况，必要时对本地居民应急资源情况进行调查，为制定应急响应措施提供依据。政府及其部门应急预案编制过程中应当广泛听取有关部门、单位和专家的意见，与相关预案作好衔接。

3. 应急预案应当建立定期评估制度，分析评价预案内容的针对性、实用性和可操作性，实现应急预案的动态优化和科学规范管理。有下列情形之一的应当及时修订应急预案：一是有关法律、行政法规、规章、标准、上位预案中的有关规定发生变化的，二是应急指挥机构及其职责发生重大调整的，三是面临的风险发生重大变化的，四是重要应急资源发生重大变化的；五是预案中的其他重要信息发生变化的，六是在突发事件实际应对和应急演练中发现问题需要作出重大调整的，七是应急预案制定单位认为应当修订的其他情况。

（三）审批、公布与演练

1. 应急预案审核内容主要包括预案是否符合有关法律、行政法规，是否与有关应急预案进行了衔接，各方面意见是否一致，主体内容是否完备，责任分工是否合理明确，应急响应级别设计是否合理，应对措施是否具体简明可行等。必要时应急预案审批单位可组织有关专家对应急预案进行审评。国家总体应急预案报国务院审批，以国务院名义印发；专项应急预案报国务院审批，以国务院办公厅名义印发；部门应急预案由部门有关会议审议决定，以部门名义印发，必要时，可以由国务院办公厅转发。

2. 原则上地方各级人民政府总体应急预案应当经本级人民政府常务会议审议，以本级人民政府名义印发；专项应急预案应当经本级人民政府审批，必要时经本级人民政府常务会议或专题会议审议，以本级人民政府办公厅（室）名义印发；部门应急预案应当经部门有关会议审议，以部门名义印发。自然灾害、事故灾难、公共卫生类政府及其部门应急预案，应向社会公布。对确需保密的应急预案，按有关规定执行。

3. 应急预案编制单位应当建立应急演练制度，根据实际情况采取实战演练、桌面推演等方式，组织相关人员广泛参与。专项应急预案、部门应急预案至少每 3 年进行一次应急演练。地震、台风、洪涝、滑坡等自然灾害易发区域所在地政府，重要基础设施和供水、供电、供气、供热等生命线工程经营管理单位，矿山、施工单位和易燃易爆物品、危险化学品、放射性物品等危险物品生产、经营、储运、使用单位，公共交通、公共场所和医院、学校等人员密集场所的经营或管理单位等，应有针对性地组织开展应急演练。演练应进行评估，评估内容包括：演练的执行情况，预案的合理性与可操作性，指挥协调与应急联动情况等。

（四）培训宣传与组织保障

1. 应急预案编制单位应通过编发培训材料、举办培训班、开展工作研讨等方式，对与应急预案实施密切相关的管理人员和专业救援人员等组织开展应急预案培训。各级政府及其有关部门应将应急预案培训作为应急管理培训的重要内容，纳入领导干部和应急管理干部日常培训内容。对需要公众广泛参与的非涉密应急预案，编制单位应当充分利用互联网、广播、电视、报刊等媒体进行宣传，制作通俗易懂的宣传普及材料向公众免费发放。

2. 各级政府及其有关部门应对本行政区域、本行业（领域）应急预案管理工作加强指导和监督。国务院有关部门可根据需要编写应急预案编制指南，指导本行业（领域）应急预案编制工作。各级政府及其有关部门、各有关单位要指定专门机构和人员负责相关具体工作，将应急预案规划、编制、审批、发布、演练、修订、培训、宣传等工作所需经费纳入预算统筹安排。

二、突发公共事件药学保障管理体系

（一）政府机构

如前所述，国务院和县级以上地方各级人民政府是突发事件应对工作的行政领导机关，其办事机构及具体职责由国务院规定。国务院在总理领导下研究、决定和部署特别重大突发事件的应对工作；根据实际需要，设立国家突发事件应急指挥机构，负责突发事件应对工作；必要时，国务院可以派出工作组指导有关工作。县级以上地方各级人民政府设立由本级人民政府主要负责人、相关部门负责人、驻地中国人民解放军和中国人民武装警察部队有关负责人组成的突发事件应急指挥机构，统一领导、协调本级人民政府各有关部门和下级人民政府开展突发事件应对工作；根据实际需要，设立相关类别突发事件应急指挥机构，组织、协调、管理突发事件应对工作。上级人民政府主管部门应当在各自职责范围内，指导、协助下级人民政府及其相应部门做好有关突发事件的应对工作。应急药学保障是指为确保突发公共事件后的社会安定，医疗救援实施顺利，公众与患者用药安全可及等涉及的法律体系，组织架构、制度规范、预案运行等。药学保障以提高公众救治效率为优先，针对突发公共事件背景下建立药品生产、储备、流通、使用、管理相关政策法规、制度设计、执行策略等保障原则与制度框架。重点关注突发公共事件下医药卫生领域药学支持与保障之法律体系、政策设计、制度规范等宏观问题。

以新型冠状病毒肺炎（COVID-19）疫情为例，面对突发公共卫生事件药学保障管理体系中，政府相关机构与组织的职责如下：

1. 国务院联防联控机制　2019年底至2020年初，新型冠状病毒肺炎疫情暴发时，国家成立"国务院应对新型冠状病毒肺炎疫情联防联控工作机制"，成员单位共32个部门，是重大突发事件下中央人民政府层面的多部委协调工作机制平台，下设疫情防控、医疗救治、科研攻关、宣传、外事、后勤保障、前方工作等工作组，分别由相关部委负责同志任组长，明确职责，分工协作，形成防控疫情的有效合力；党和国家最高领导人亲自领导、指挥和部署；国务院在全国范围内紧急调集医务人员和调用药品、储备物资，交通工具以及相关设施、设备等。

2. 国务院卫生行政部门　主要负责提出医疗卫生救援应急药品及物资的需求、医药储备的相关建议，发布国家诊疗指南或技术规范，协助医疗卫生救援的有效实施。

3. 国家发展和改革委员会　负责组织拟订国家储备物资品种目录、战略物资储备规划和总量计划，组织应对重大突发性事件，提出安排相关物资储备和动用的建议。

4. 国家工业和信息化部　负责承担应急物资的调配、应急管理、产业安全和国防动员相关工作，以及国家医药储备管理。

5. 国家药品监督管理局　负责救援药品的监督管理、急需药品的注册审批（含进口）、有条件审批、同情用药的批准等，以及捐赠药品的技术监督检验。省级药品监督管理部门还负责委托生产审批、商请中央军委后勤保障部调拨使用军队特需药品等。

6. 民政部　负责捐助需求信息发布及捐赠受理相关慈善组织的工作协调和管理。

7. 海关及相关职能部门　负责救援急需药品及物资的优先通关验放工作。

8. 国家市场监督管理总局　负责药品广告的监督，维护市场秩序，监督查处假劣物资、产品等相关工作。

9. 国家交通运输部门　如铁路、公路交通、民用航空行政主管部门等，负责救援物资与药品、捐赠物资的转运投送。

10. 国家应急管理部　建立灾情报告系统并统一发布灾情，统筹应急力量建设和物资储备并在救灾时统一调度，组织灾害救助体系建设，指导安全生产类、自然灾害类应急救援，承担国家应对特别重大灾害指挥部工作。

11. 省、自治区、直辖市人民政府　成立地方突发公共事件应急处理指挥部，省、自治区、直辖市人民政府主要领导人担任总指挥，负责领导、指挥本行政区域内突发公共事件应急处理工作。

12. 县级以上各级人民政府　组织开展防治突发公共事件相关科学研究，建立突发公共事件应急流行病学调查、传染源隔离、医疗救护、现场处置、监督检查、监测检验、卫生防护等有关物资、设备、设施、技术与人才资源储备，所需经费列入本级政府财政预算。

（二）医疗卫生及防疫机构

1. 医疗机构 各级医疗机构负责其应急卫生物资储备以及承担相应政府部门指定建设任务的医学救援力量携行物资的常态储备，社区救援物资包括药品耗材的发放，受领接收批量伤员任务后药品的筹措准备，慢性病患者远程电子处方调配和用药指导及居家药学服务等工作。同时，在普通医疗机构超负荷运转难以支撑的情况下，建设如武汉火神山医院、雷神山医院和北京小汤山医院及方舱医院等应急医疗机构，专门用于应急时期的患者收治与隔离筛查，以减轻高级别定点医院的负担，确保危重症患者享有充分的医疗救治。医疗机构中的药学人员应发挥其专业优势，在突发公共卫生事件中做好药学保障与药品供应的技术支撑。

2. 疾病预防控制机构 负责拟定急性传染病、食物中毒等突发公共卫生事件预防控制应急处置方案；负责流行病学调查，现场采样、标本检测、环境消杀及保护等；负责重大传染病预防接种疫苗的供应、管理和接种工作。

3. 心理救援机构（或政府相关部门及指定相关机构） 负责进行社会与人群心理危机干预，减少和预防心理创伤，帮助恢复心理平衡，树立面对困难的生活勇气。

4. 爱国卫生运动委员会及社区相关机构 负责环境整治，卫生状况管理，害虫杀灭，药品及物资的管理、使用与指导，宣传普及防控知识并协助政府相关部门落实社区卫生、防疫、安全、救助等相关工作。

5. 突发事件监测机构 突发事件监测机构发现突发公共卫生事件发生时，应当在规定时间内及时向有关政府部门报告并承担相应的工作职能。

（三）医药企业

1. 药品生产企业 首先，保障常规必需产品的持续供应。其次，负责对国家储备和急需药品的产能动员，包括持有批号但长久未生产品种的验证和复产，承担委托生产任务，组织应急生产，为救援和治疗提供相关药品。再次，快速生产、研发救治所需要的药品与制剂（含消毒剂等）。

2. 药品批发企业 组织应急医药物资调度和配送，在指挥中心的指导下承担区域药品集散分发任务，配合药品回收和后续处理。部分企业承担国家和地方政府赋予的医药储备任务。协调相关药品储备、转运、调度和应急保障工作。

3. 药品零售企业 按照政府应急指挥机构的有关要求，参加社区救援药品发放，调配处方，指导患者正确使用药品。

4. 第三方医药物流企业 协助捐赠物资与药品的运输、配送、冷链衔接，保证物资与药品及时送达相关各级医疗机构。企业在资源配置活动中，通过价格、竞争等经济机制实现效率优势，能够迅速实现对于抗疫救灾药品、物资等的优化配置（如在新型冠状病毒肺炎疫情中，承接湖北省红十字会物资管理业务的医药集团股份有限公司，充分运用其医药流通运作的成熟经验，迅速实现了捐助物资的高效调配）。

5. 医药研发机构 国家建立应对突发公共卫生事件的医药研发储备机制。医药研发机构应把做好安全有效的疫苗、药品、诊断和治疗相关产品等作为国家安全防御体系的关键和基础建设。

（四）学术团体和公益组织

1.行业学会与专家智库　负责指南的发布与更新，组建专家组，提出治疗原则和治疗方案，并根据临床治疗情况与效果不断调整与更新相关诊疗方案。积极推行药学专业人员在突发公共卫生事件和其他灾难灾害事件中的药学专业作用，利用药学人员的专业特点，技术优势为医疗救援提供有效的药物安全技术支持与支撑、发挥药学人员的专业特长为应急药学保障和药品供应贡献力量。

2.社会组织与慈善机构　在发生重大自然灾害、事故灾难和公共卫生事件等突发公共事件时，需要迅速开展救助，社会慈善组织与爱心人士在有关人民政府协调和引导下，及时开展有序募捐和救助活动。例如红十字会等公益组织，在突发公共事件中，积极参与人道救援与救助。社会组织及社区组织亦是突发公共事件中的重要外部利益相关者，通过协同作用，促使治理机制的顺畅运行。

3.专业人员与志愿者　药学专业技术领域救援志愿者的登记与管理，开展相关药物治疗、药品管理、药学教育培训等志愿服务，对需要药学专业技术人员的应当进行招募并对志愿者进行实名登记，按照国家及行业组织制定的标准和规程，开展相关服务与培训。

4.其他单位和个人　对突发公共事件尽自己应尽的责任与义务，不得隐瞒、缓报、谎报或者授意他人隐瞒、缓报、谎报不应隐瞒的疫情，应及时向政府相关部门报告。

三、突发公共事件药学保障管理应急预案

药学保障与药品供应应急预案应该是一个明确领导责任，落实执行人员，且能切实担负起应急药学保障与药品供应管理、执行、质量检查和轮换更新，并能及时有效地组织药品配送或供应的制度框架与执行策略。实施应急预案管理时，应根据当时的任务、环境和条件，在应急预案的基础上，形成具体明确的计划并组织实施，其指挥流、信息流、物流的有效通畅至关重要。

（一）应急预案的制订与管理

突发事件药学保障与药品供应应急预案的制订主要是保障自然灾害、事故灾难、公共卫生、社会安全事件等突发公共事件发生后，各项药品供应保障应急工作能够迅速、高效、有序地进行，提高相关单位对各类突发事件的药品应急反应能力，最大程度地减少人员伤亡和健康危害，保障人民群众身体健康和生命安全，维护社会稳定。突发事件药学保障与药品供应应急预案应由相应的主管部门单独或会同其他相关部门联合制订，后经上级主管部门审核批准后发布。如国务院有关部门根据需要制订本部门职责范围内具体工作预案；县级以上地方人民政府根据相关法律法规，并结合本地区实际情况，组织制订本地区突发事件应急预案。

应急预案应根据突发公共事件的形势变化和实施中发现的问题及时进行更新、修订和补充再版。如2020年新型冠状病毒肺炎疫情暴发后，国家卫生健康委员会先后制定并发布了《新型冠状病毒防控指南》和多版《新型冠状病毒肺炎防控诊疗方案》。各省及直辖市也相继发布

了本省、本地的相关诊疗指南。

（二）应急预案的内容及要求

1. 人员组织与培训　由预案制订部门组织成立突发事件医疗保障与药品供应应急预案领导小组，负责诊疗方案的制订，药品的遴选，相关诊断方法的选定，为后续医疗物资与药品的准备、筹措、装载、运输、保管与使用、补给以及回收等工作建立工作指南和依据，并对相关人员进行定期培训，应保证人员队伍和工作状态相对稳定。相关组织指挥流程和业务规范应当编制成册。

2. 药品目录及要求　科学完备的药品目录十分必要。一是制订应急药品保障目录，由卫生行政管理部门提出各类突发事件药品供应保障需求和依据国家及省级医药储备建议，医疗卫生机构建立本机构应急药品保障目录。二是经费储备转为实物供应。中央与地方医药储备采取经费储备的方式，突发事件后应当及时通知承储的药品生产经营企业将储备及时转化为实物；医疗机构应当做好药品采购和使用分配计划。拟抽组派出医疗分队的还应做好携行药品的装箱并保证装箱单完整，盛具应符合行进途中和野外操作的质量保证需求。

3. 药品供应筹措　在突发事件的应急药品保障任务下达后，药品筹措工作显得尤为重要。由于事发紧急，缺少计划，有时会造成数量、品种过多给运输和保管带来不便，增加不必要的开支，更重要的是引起积压，甚至过期失效而造成资源浪费；反之，药品短缺则会直接影响医疗救治效果及预后。药品筹措的品种应当在应急药品保障目录基础上，根据使用场景（院内或野外）、使用主体（医疗队规模、专业结构、救治能力和自我防护需求）、使用的对象（伤员、受灾人群、隔离的传染病患者）、后期持续补给能力（多久可以对消耗进行补充），适度增减筹措具体的品种。在药品筹措过程中，要注意急救药品以适用为主；派出医疗队的药品，在体积空间允许的情况下，尽量采购小包装、独立包装、即配型或预充型包装等以减少野外条件下的污染；通常情况下，剂型口服为主，注射为辅，野外环境下使用的药品，还要考虑剂型的稳定性、使用的便捷性，如高温环境下片剂优于胶囊剂，共挤袋包装快于粉针剂西林瓶加溶媒配置；同种药物，注射液较粉针剂给药便捷，但安瓿易碎；大输液应使用塑料瓶或聚氯乙烯（PVC）软袋包装更适宜。

4. 药品装载　对于国家医药储备的发运，装载时要考虑运载工具要求，如空运的适航性、空投的预打包；使用公路运载的，要充分考虑灾区的道路状况和卸载能力。灾区的医药仓储条件可能十分简陋，应当事先掌握情况进行防潮、防淋等防护。医疗队应急药品的装载，应当做到定人、定车、定位，装载方案和装箱单齐全，按照分组展开顺序/倒序装车。对温度敏感的药品，应当配备有源和无源冷藏工具，确保运输途中、任务地域的药品储存温度满足冷链药品安全的要求。

5. 任务地域的补给　医疗队抵达任务地域后，向救灾指挥机构报到的同时，需明确药品保障关系、保障规则和对接的保障机构。当应急药品数量临近设定的警戒值时，需要及时在任务地域就地补给，与指定的保障机构有效对接，填写采购申请单；同时确保采购经费有保障。接收补给药品需验收后签署收货单，疑似有药品质量问题时，应及时向指挥机构报告，申请质量检验。

6. 协同事项　突发公共卫生事件的应急药品供应与保障涉及多个部门，由诸多环节组成。上至国务院联防联控机制，下至医疗卫生机构内部，都应进行有效的沟通协调。协调应有纪要或备忘录，任务结束后应当及时总结经验，将协调要点写入应急保障预案，以提升未来应急保障质量。

7. 医疗卫生机构院外药品保管与使用 院外药品，大多是通过捐赠的方式获得，对于捐赠药品应设立专人、专库、专账管理。入库保管必须办理入库手续，登记相关账目。使用时，必须履行审批程序。详细记录捐赠药品的使用情况，确保捐赠药品的可追溯性，捐赠药品必须是国家药监局审批通过，质量安全可靠的药品。

8. 药品的回收 突发公共卫生事件医学救援任务结束后，应急药品的处置需要根据应急预案中的药品回收流程方案，分门别类转移至指定地点，做好记录，与相关部门进行交接。

9. 药品使用安全 药品安全是药品使用的重中之重。除前面叙述药品本身质量安全、储存保管安全外，药品的使用安全尤为重要。不重复用药，不叠加用药，不盲目用药，用药需合理。注意观察药品的不良反应，注意区别药品不良反应与疾病症状的差异。对未知疾病如新型冠状病毒肺炎（COVID-19）的超说明书用药应极其慎重使用。药品安全性可询证国家药品不良反应监测中心或省级 ADR 监测中心。

（三）应急预案管理的药学保障计划

突发公共卫生事件医疗救援任务中，常遇到结构性药品过量或短缺现象，即非急需药品过多，而急需药品不足。在国家已制订的药品应急保障预案基础上，进一步研究修订一份较合理的医疗队应急药品基本目录很有必要。虽然突发的灾难不同且不可预知，灾害特点各异，应急药品目录难以全面覆盖，但尽可能考虑应急药品标准目录配备的共性还是十分必要的。

在进行应急药品保障计划时，应按照应急事件类别或医学救援任务类别进行筹措和准备，如急救背囊、创伤急救药品、火灾救援药品、灾民疾病诊治药品、卫生防疫用品、传染病防治药品、季节性疾病补充药品、地域特点补充药品、疫苗、解毒剂药品等，根据具体任务组合使用。

1. 创伤急救药品 主要用于地震灾害、安全生产事故、恐怖袭击救援等。一般包括抗感染药、破伤风强制免疫用药、止血药、镇痛药、麻醉剂、抗休克药、血容量补充剂，水电解质补充药品、酸中毒治疗药品、营养支持药品、外用消毒剂等。

2. 常见疾病治疗药品 主要用于受灾民众、集中隔离群众和医疗队员常见病、多发病的治疗，包括抗感染药、呼吸系统疾病用药、消化系统疾病用药、循环系统疾病用药、皮肤科用药、五官科用药以及其他必须维持治疗的慢性疾病治疗用药（如高血压、糖尿病等）。当可能出现心理应激的情形时，还应准备神经精神系统用药。

3. 特殊人群用药 主要包括妇产科用药、儿童用药、老年人用药等，以及方便适宜的剂型等。

4. 解毒药 灾后流浪动物增多，蛇虫出没无常，需准备防治犬、蛇等动物咬伤的急救药品；儿童因家长疏于看护，常易误食农药或其他有害物质中毒，需配备相应抢救药。还需配备蚊虫、蚂蚁、蜜蜂等蜇咬伤的处置药品。

5. 卫生防疫制品 主要包括环境消杀（如表面消毒、水消毒、环境消毒等）、虫害杀灭药品（如灭鼠、灭蟑螂、灭蚊、灭蝇等）和尸体处置耗材（如漂白粉等）。这些不属于药品，但属于药学部门管理，应当由药学部门负责筹措准备及安全使用（详见第三章）。

6. 个人卫生防护药品 包括医学防护、防暑、防冻药品，以及按化妆品管理的防晒剂、驱蚊剂等。

7. 化学事故、核事故急救药品 主要包括专门针对化学事故、核事故损伤的专用抢救药品。通常由指定的医疗机构承担救援分队建设任务，所配备的药品也多以军队特需药品为主，通常由省级药品监督管理部门会商中央军委后勤保障部门调拨使用。

总之，制订应急药品目录除了考虑共性，还应注重差异性。例如抗洪救灾中救援人员多发股癣，而抗震救灾中则较少发生；"非典"时期和新型冠状病毒肺炎疫情时期的重点工作是对指定医院收治患者提供医疗保障，而抗震救灾的重点工作是进村入户提供医疗服务；抗洪救灾、抗雪救灾、热带风暴执行任务时间短，抗震救灾时间长，灾后恢复生产、重建家园的任务艰巨，随着救援工作的展开，不同阶段又会有不同的需求。因此，制订不同应急药品分目录或模块管理目录并不断进行调整和完善十分必要。

（郭　澄、黄金路、舒丽芯、吴久鸿）

第二节　突发公共卫生事件相关法律法规

突发公共事件中药学保障与药品供应的制度设计、方案推进、项目执行离不开国家相关法律法规的支持与支撑，本节主要讨论应急药学保障中的医药储备、应急调用、注册审评审批和生产供应等方面的相关法律法规。

一、医药储备制度相关法律法规

早在 20 世纪 90 年代初，中国建立起国家医药储备制度。90 年代《国务院关于改革和加强医药储备管理工作的通知》（国发〔1997〕第 23 号）指出：1997 年起，在中央统一政策、统一规划、统一组织实施的原则下，国家改革原有的中央一级储备、静态管理的医药储备体制，建立了中央与地方两级医药储备制度，实行动态储备有偿调用的体制。同年，财政部印发《国家医药储备资金财务管理办法》（财工字〔1997〕第 448 号），以加强国家医药储备资金管理，确保国家医药储备资金的安全和保值。为加强医药（包括药品、医疗器械）储备管理，确保发生灾情、疫情及突发事故时药品、医疗器械的及时有效供应和维护社会稳定，国家经济贸易委员会、财政部于 1999 年联合印发《国家医药储备管理办法》（国经贸医药〔1999〕544号）。2003 年，国家经济贸易委员会撤销，该工作划归国家发展和改革委员会负责。

近年来，《中华人民共和国药品管理法》（2019 年国家主席令第 31 号，简称《药品管理法》）、《中华人民共和国传染病防治法》（2014 年国家主席令第 17 号，简称《传染病防治法》)、《中华人民共和国基本医疗卫生与健康促进法》(简称《基本医疗卫生与健康促进法》)、《突发公共卫生事件应急条例》(中华人民共和国国务院令第 376 号)等相关法律法规也都对应急的医药储备作了明确规定。

2017 年 6 月 27 日，国家卫健委等 9 部门联合印发的《关于改革完善短缺药品供应保障机制的实施意见》中指出，完善短缺药品监测预警和清单管理制度，建立短缺药品供应保障分级联动对应机制，以及实行短缺药品供应保障分类精准施策，以进一步发展和完善既有储备制度，在短缺药的保供方面发挥作用。2019 年 10 月 11 日，国务院办公厅《关于进一步做好短缺药品保供稳价工作的意见》(国办发〔2019〕47 号)中指出，从提高监测应对的灵敏度和及时性，加强医疗机构基本药物配备使用和用药规范管理，完善短缺药品采购工作，加大药品价格监管和执法力度，完善短缺药品多层次供应体系，切实加强组织实施等 6 个方面保障短缺药品供应工作。2020 年 4 月 20 日，国家卫生健康委员会办公厅等 12 部门发布了《关于印发国家短缺药品清单管理办法(试行)的通知》。根据通知，省级联动机制通过直接挂网、自主备案和药品储备等方式在一定时间内仍无法有效解决短缺问题的药品，通过短缺药品信息上报表向国家联动机制牵头单位报告。2020 年 7 月 15 日，《财政部关于下达支持应急物资保障体系建设补助资金预算的通知》(财建〔2020〕289 号)中指出，应急物资保障体系建设资金用于支持地方加快补齐应急物资保障短板，健全完善中央和地方统筹安排、分级储备、重特大突发事件发生时可统一调度的应急物资保障体系。

目前，中国的突发公共事件应急储备体系已相对完善。

《突发事件应对法》(主席令第六十九号)规定：国家建立健全应急物资储备保障制度，完善重要应急物资的监管、生产、储备、调拨和紧急配送体系；设区的市级以上人民政府和突发事件易发、多发地区的县级人民政府应当建立应急救援物资、生活必需品和应急处置装备的储备制度；县级以上地方各级人民政府应当根据本地区的实际情况，与有关企业签订协议，保障应急救援物资、生活必需品和应急处置装备的生产、供给(第三十二条)。2019 年新修订实施的《药品管理法》规定：国家实行药品储备制度，建立中央和地方两级药品储备(第九十二条)。

现行的《传染病防治法》规定：县级以上各级人民政府应当加强急救医疗服务网络的建设，配备相应的医疗救治药物、技术、设备和人员，提高医疗卫生机构应对各类突发事件的救治能力(第十七条)；县级以上地方人民政府应当制定传染病预防、控制预案，包括救治药品和医疗器械以及其他物资和技术的储备与调用等(第二十条)；县级以上人民政府负责储备防治传染病的药品、医疗器械和其他物资，以备调用(第六十三条)。《基本医疗卫生与健康促进法》规定：国家建立中央与地方两级医药储备，用于保障重大灾情、疫情及其他突发事件等应急需要(第六十三条)。

《突发公共卫生事件应急条例》规定：全国突发事件应急预案应当包括救治药品和医疗器械以及其他物资和技术的储备与调度等内容(第十一条)。国务院有关部门和县级以上地方人民政府及其有关部门，应当根据突发事件应急预案的要求，保证应急设施、设备、救治药品和医疗器械等物资储备（第十六条）。县级以上各级人民政府应当加强急救医疗服务网络建设，配备相应的医疗救治药物、技术、设备和人员，提高医疗卫生机构应对各类突发公共事件的救治能力（第十七条）。突发事件发生后，国务院有关部门和县级以上地方人民政府及其有关部门，应当保证突发事件应急处理所需的医疗救护设备、救治药品、医疗器械等物资的生产、供应；铁路、交通、民用航空行政主管部门应当保证其及时运送（第三十二条）。

2021 年 11 月 17 日，工业和信息化部、国家反恐怖工作领导小组办公室、国家发展和改革委员会、财政部、国家卫生健康委员会、国家药品监督管理局联合发布了《国家医药储备管理办法》，原国家经贸委 1999 年制定的《国家医药储备管理办法》、财政部 1997 年制定的《国家医药储备资金财务管理办法》同时废止。新的《国家医药储备管理办法》自 2022 年 1 月 1 日起施行，规定了医药储备的管理机构与职责，储备单位的条件与任务，医药储备计划管理，医药储备产品的采购与储存，医药储备资金管理，医药储备的调用管理，医药储备的监督与责任等主要内容。储备的医药产品包括治疗药品、疫苗、检测试剂、医用口罩、医用防护服等药品和医疗物资（第四十四条）。国家医药储备包括政府储备和企业储备。政府储备由中央与地方（省、自治区、直辖市）两级医药储备组成，实行分级负责的管理体制。中央医药储备主要储备应对特别重大和重大突发公共事件、重大活动安全保障以及存在较高供应短缺风险的医药产品；地方医药储备主要储备应对较大和一般突发公共事件、重大活动区域性保障以及本辖区供应短缺的医药产品。政府储备实行实物储备、生产能力储备、技术储备相结合的管理模式，由符合条件的医药企业或卫生事业单位承担储备任务（第二条、第四条）。

二、应急调用制度相关法律法规

1. 医药储备的调用　为提高政府保障公共安全和处置突发公共卫生事件的能力，最大程度预防和减少突发公共卫生事件及其造成的伤害，保障公众的生命财产安全，2006 年国务院发布了《国家突发公共事件总体应急预案》，指出国务院是突发公共事件应急管理工作的最高行政领导机构。发生一般灾情、疫情及突发事故或一个省、自治区、直辖市区域范围内发生灾情、疫情及突发事故需紧急动用医药储备的，由本省、自治区、直辖市在省级医药储备内负责供应；发生较大灾情、疫情及突发事故或发生较大灾情、疫情及突发事故涉及了若干省份时，首先动用本省、自治区、直辖市医药储备，不足部分按有偿调用原则，向相邻省、自治区、直辖市人民政府或其指定的部门请求动用其医药储备予以支援，仍不能满足需要的，再申请动用中央医药储备；发生重大灾情、疫情及重大突发事故时，首先动用地方医药储备，难以满足需要时，可申请动用中央医药储备（表 1-1）。《药品管理法》规定：发生重大灾情、疫情或者其他突发事件时，依照《突发事件应对法》的规定，可以紧急调用药品（第九十二条第二款）。《突发事件应对法》规定：自然灾害、事故灾难或者公共卫生事件发生后，履行统一领导职责的人民政府可以启用本级人民政府设置的财政预备费和储备的应急救援物资，必要时调用其他急需物资、设备、设施、工具等（第四十九条）。《传染病防治法》规定：传染病暴发、流行时，药品和医疗器械生产、供应单位应当及时生产、供应防治传染病的药品和医疗器械。铁路、交通、民用航空经营单位必须优先运送处理传染病疫情相关人员以及防治传染病的药品和医疗器械及耗材。县级以上人民政府有关部门应当做好组织协调工作（第四十九条）。

表 1-1　国家医药准备制度沿革

年份	内容
1989	《中华人民共和国传染病防治法》（主席令第 5 号）
1997	《国家医药储备资金财务管理办法》（财工字〔1997〕第 448 号）
	《国务院关于改革和加强医药储备管理工作的通知》（国发〔1997〕第 23 号）
1999	《国家医药储备管理办法》（国经贸医药〔1999〕54 号）
2001	《中华人民共和国药品管理法》（2001 年修订本）
2003	《突发公共卫生事件应急条例》（国令第 376 号）
2006	《国家突发公共事件集体应急预案》
	《国家危险化学品事故灾难应急预案》
2007	《中华人民共和国突发事件应对法》（主席令第六十九号）
2016	《生产安全事故应急预案管理办法》（安监总局令 88 号）
2017	《突发事件卫生应急预案管理办法》（国卫应急发〔2017〕36 号）
2019	《中华人民共和国基本医疗卫生与健康促进法》（2019 年国家主席令第 38 号）
	《中华人民共和国药品管理法》（2019 年修订）
2020	《2019 新冠病毒疾病 WHO 诊疗方案与指南》
	《2019 新冠病毒疾病中国诊疗方案（第七版）》
	《消毒剂使用指南》（国卫办监督函〔2020〕147 号）
	《中华人民共和国传染病防治法》（修订草案征求意见稿）
2021	《关于印发新型冠状病毒肺炎诊疗方案（试行第八版修订版）的通知》（国卫办医函〔2021〕191 号）
	《国家医药储备管理办法（2021 年修订）》（工信部联消费〔2021〕195 号）

《国家医药储备管理办法》第七章专门规定了储备调用管理：中央医药储备与地方医药储备建立联动工作机制。具体内容如下：

发生突发事件时，原则上由地方医药储备负责本行政区域内医药产品的供应保障，地方医药储备不能满足需求时，可申请调用中央医药储备予以支持；中央医药储备主管部门有权调用地方医药储备。

中央医药储备实行有偿调用，工业和信息化部督促储备单位及时收回储备资金。《国家医药储备管理办法》规定了具体的调用程序：

（一）突发状态下调用储备，国家有关部门或省级人民政府向工业和信息化部提出申请，工业和信息化部下达调用指令。

（二）出现临床急救病例或大范围药品供应短缺，国家卫生健康委员会或省级医药储备主管部门向工业和信息化部提出调用申请，工业和信息化部下达调用指令。

（三）发生重大灾情疫情、生物以及核安全等突发公共事件，按照国务院或相关防控机制的指令调用储备。

储备单位应按照调用指令的要求，在规定的时限内将调用品种送达指定地区和单位，并按照储备任务要求及时采购补充。中央医药储备产品调出后原则上不得退换货，申请调用单位要督促接收单位及时与储备单位进行资金结算。

2. 市场资源的调用 国家除了实行药品储备制度，在国内发生重大灾情、疫情及其他突发公共事件时，依照现行的《传染病防治法》和《突发事件应对法》，国务院规定的相关部门和县级以上人民政府可以紧急调用药品，保障突发公共事件药品供应与药学保障。

3. 捐赠药品及物资款项的调用 对于突发公共事件的救灾捐赠款项与药品，应按照《中华人民共和国公益事业捐赠法》《国家自然灾害救助应急预案》和《救灾捐赠管理办法》对救灾捐赠款指定账户、专项管理，对救灾捐赠物资建立分类登记表册（详见本章第六节）。

三、注册审评审批相关法律法规

药品注册审评审批应当遵循《药品管理法》及其配套的相关法规和部门规章。为鼓励创新和临床急需药品的加速上市，2020年《药品注册管理办法》（国家市场监督管理总局令第27号），增设了《药品加快上市注册程序》一章，设立了4个加快通道：突破性治疗药物程序、优先审评审批程序、特别审批程序以及附条件批准上市程序。这4个通道覆盖了临床试验申请和上市许可申请的全过程，可以在研发申报不同阶段申请多种加快程序。其中与突发公共卫生事件关系密切的是药物特别审批程序和附条件批准上市程序。这章药品加快上市注册程序的发布对创新药研发与上市特别利好，其明确的突破性治疗药物、附条件批准、优先审评审批和特别审批程序在新冠疫情防控期间的创新药研发上获得应用（见本章第四节）。对实施特别审批的药品注册申请，国家药品监督管理局按照统一指挥、早期介入、快速高效、科学审批的原则，组织加快并同步开展药品注册受理、审评、核查、检验工作；对纳入特别审批程序的药品，可以根据疾病防控的特定需要，限定其在一定期限和范围内使用。特别审批的情形、程序、时限、要求等按照2005年《国家食品药品监督管理局药品特别审批程序》（国家食品药品监督管理局局令第21号）规定执行。

四、生产供应相关法律法规

《药品管理法》（第九十七条）规定国务院可以限制或者禁止出口短缺药品；必要时，国务院有关部门可以采取组织生产、价格干预和扩大进口等措施，保障药品供应。急需药品的生产，通常包括四种情形：一是已有批准文号但长期停产药品的恢复生产，二是在产药品扩大产能，三是委托生产与加工，四是必要时对专利药品的强制许可。对于前三种情形，国家药品监督管理局按照《药品生产监督管理办法》（国家市场监督管理总局令第 28 号）等有关规章，监督企业的质量管理体系运行和保证产品的质量。专利药品的强制许可主要依据《中华人民共和国专利法》（2020 年修正）第五十四条"在国家出现紧急状态或者非常情况时，或者为了公共利益的目的，国务院专利行政部门可以给予实施发明专利或者实用新型专利的强制许可"。强制许可的药品生产，其注册审批和生产许可同样需要遵循有关药品监督管理的法律法规。到目前为止，国家尚未启动过专利药品在中国的强制许可。

《国家医药储备管理办法》第五条明确界定了生产能力储备，是对常态需求不确定、专门应对重大灾情疫情的特殊医药产品，通过支持建设并维护生产线和供应链稳定，保障基本生产能力，能够按照指令组织生产的应急供应。产能储备中生产的能力、原料的保障、中间体的可获得性需研究清楚，尤其是突发公共卫生事件的紧急医学救援、物资贮备、产能贮备、技术贮备，甚至中间体储备都要有所界定和制度安排。

根据《国家医药储备管理办法》第二十四条的规定，中央医药储备分为常规储备和专项储备。中央常规医药储备主要应对一般状态下的灾情疫情和供应短缺，中央专项医药储备主要包括公共卫生专项。国家建立疫苗储备制度，分别纳入常规储备和专项储备。

应急事件中的药品储备、生产、供应是一个系统工程，需要采用科学、规范、全面、系统的管理方法和应急机制。首先要建立健全组织机构，制订突发公共事件药品生产的应急预案，明确突发公共事件应急药学保障的工作思路，应急药品生产管理必须建立责任制，做到专人负责、责任到人。由于突发公共事件中药品需求集中，数量巨大，紧急情况下国家可调用企业库存药品。对急需药品的生产，国家药品监督管理局可按规定进行快速审批；对国内短缺的急需药品国家药品监管部门负责组织对急需药品进口的审批《药品进口管理办法》第十九条规定：进口临床急需药品等，必须经国家食品药品监督管理局批准，并凭国家食品药品监督管理局核发的《进口药品批件》，按照本办法的规定，办理进口备案手续海关应对救援急需进口药品优先通关验放。

根据《药品管理法》第七十四条的规定，所在地省、自治区、直辖市人民政府药品监督管理部门可批准医院生产相关制剂，扩大适用范围与人群用于救援治疗。同时，可利用既往救灾数据和医学模型，制订精准的标准化救灾药品目录。对医疗单位，应通过健全管理制度和应急保障流程、加强相关人员的配备与管理培训、重视应急药品的储备和日常管理（如细化药房功能、药品配备模块化管理等）、药品生产管理的信息化、临床药师对相关产品提供药学服务，促进快速生产制剂合理用药，建立行之有效的应急药品管理模式，并根据应急方案制订合理的日常演练计划。实施高效的救灾专用药品响应与筹备，为救灾工作提供强有力的生产技术支撑。

五、法律责任与相关制度

《突发事件应对法》《药品管理法》《传染病防治法》《基本医疗卫生与健康促进法》《突发公共卫生事件条例》等相关法律法规均对突发公共事件中违反规定的行为进行了法律责任界定。规定救治药品的储备与调度是突发公共事件应急预案的主要内容之一，各级人民政府及其有关部门，应当保证应急救治药品和医疗器械等救援物资储备，应当保证突发公共事件应急处理所需的救治药品、医疗救护设备等物资的生产、供应和及时运送。未尽上述义务的，将对政府主要领导人和政府部门主要负责人依法给予降级或者撤职等行政处分；造成传染病传播、扩大流行或者对社会公众健康造成其他严重危害后果的，依法给予相应的行政处分；构成犯罪的移交司法机关并依法追究刑事责任（《突发公共卫生事件应急条例》）第四十六条。

《国家医药储备管理办法》第八章"监督与责任"规定了相关的法律责任（第四十条至第四十三条）。工业和信息化部会同国家发展改革委、财政部、国家卫生健康委、国家药监局，每年度开展中央医药储备监督检查。工业和信息化部对未按时落实储备任务、未建立储备管理制度以及监督检查不合格的储备单位，会同相关单位予以惩处。

对出现以下情况的储备单位，取消其中央医药储备资格；造成严重后果或重大损失的，依法追究相关人员法律责任：（一）挪用储备资金，不能按计划完成储备任务的；（二）未执行调用指令，延误医药储备应急供应的；（三）账目不清，管理混乱，弄虚作假，造成国家医药储备资金发生损失的；（四）其他不宜承担储备任务的情形。医药储备主管部门工作人员玩忽职守、徇私舞弊、滥用职权的，依法追究相关人员责任。在法律责任中，对新问题也应有新的规范和制度设定，如新型冠状病毒肺炎（COVD-19）中面临的超说明书用药，同情用药、临床试验研究用药及医疗机构自制制剂的使用等问题的界定本书也给予了讨论（详见本章第四节）。

（陈昌雄、吴久鸿）

第三节 医药物资紧急输送与程序

一、救援医疗物资的常规输送程序

救援医疗物资的输送，受事故现场的道路情况、气候情况、环境情况等多种因素影响，需要各政府相关部门的协调组织和以运营单位为主的社会各界的参与和配合。交通运输经营单位必须全力以赴，确保应急指挥、救援人员和药品等救援物资的优先输送，满足应急处置工作的需要。

国家突发公共事件应急指挥机构，负责突发公共事件应对工作，明确与相关部门和地方各自职责/职能部门分工，建立协调配合机制。应急管理办公室和当地各应急指挥部应当建立动态数据中心，明确用于突发公共事件应急处置的各类交通运输工具的数量、分布、功能、使用状态。

救援医疗物资的需求计划由卫生行政部门评估并提出，包括医疗卫生救援应急药品、医疗器械、设备、快速检测器材和试剂、卫生防护用品等。民航、铁路以及公安等交通管理有关部门，启动救灾医疗物资的紧急输送程序，保证医疗物资包括药品运输的优先安排、优先调度、优先放行，确保运输安全畅通。

交通部门及时组织和调集应急交通运输工具，紧急输送疏散人员和物资；各级医疗卫生救援应急队伍要根据实际工作需要配备救护车辆、交通工具和通信设备，保证救援药品及时送达。必要时，可紧急动员和征用社会交通设施与装备。道路设施受损时，有关部门应迅速组织专业队伍进行抢修，尽快恢复，确保道路畅通；情况特别紧急时，对现场及相关通道实行交通管制，开设应急救援"绿色通道"，保证医疗卫生救援工作的顺利进行。

二、救援医疗药品的冷链物流

冷藏药品对药品贮存、冷链（冷藏、冷冻等温度）有特殊要求，其转运过程中的验收、贮存、养护、发货、运输、温度监控、设施设备、人员配备等方面都有特定要求。运输时需使用保温车、冷藏车等设备，应采用信息技术和设施提供全程温度监控记录，确保冷藏药品在物流过程中温度的可跟踪和可追溯。

药品冷链物流需采用专用设施设备，使冷藏药品从生产企业成品库到使用单位药品库的温度始终控制在规定范围内。药品冷链物流应制定确保温度要求的管理制度及温度异常的应急处理预案。

冷藏药品的验收、暂存、转移到待检区应根据药品说明书上规定的贮存温度要求在相应的温度条件下进行。收货时收货方应索取运输交接单，用温度探测器检测药品及环境温度，做好实时温度记录。

冷藏药品贮存的温度应符合药品说明书上规定的贮存温度要求，未标识具体温度要求的，按冷藏 2～10℃，冷冻 -25～-10℃ 的条件贮存。冷藏药品应进行在库养护检查并记录，冷藏库应配置温度记录设备，应有自动监测、自动调控、自动记录及报警装置。

遇备货、拆零、拼箱、装箱、装车应使冷藏药品处于规定的贮存温度下，不允许置于阳光直射，热源设备附近或其他可能会提升周围环境温度的位置。

采用冷藏车或冷藏（保温）箱运输时。冷藏车在运输途中要对温度进行实时监测，数据应可导出与上传且不可更改。温度记录应当随药品移交给收货方。冷藏药品运输及配送时，要在规定时限内送达，运输及配送途中不得开启冷藏（保温）箱，确保在规定的温度范围内实施冷链运输及配送。

冷藏药品在收货、验收、贮存、养护、发货、运输过程中均应进行温度监控，可采用温度记录仪、温度电子标签、温湿度监控仪等温度记录设备和温度检测材料。

药品冷链物流要求高，具备运营能力的企业有限，应建立应急联动机制，充分沟通、信息共享，整合车辆和司机资源，统一调度，提高突发状况下冷链运输效率。

港口、车站均是冷链运输的重要环节，应建立应急预案与保障措施，保证装载药品的冷藏、冷冻货柜迅速转运。

三、国内外救援输送渠道的衔接

在救援医药物资的输送过程中，难免涉及国外的物资向国内转运，其中涵盖海运、空运、铁运等物流领域，覆盖国际货运代理、船务代理、国际国内快递、国内干线、城市配送、仓储、物流信息化、物流规划等物流业态。

海关部门负责突发公共事件医疗卫生救援急需进口特殊药品、试剂、器材的优先通关验放工作。药品监管部门负责突发公共事件医疗卫生救援药品、医疗器械和诊断试剂的监督管理，参与组织特殊药品的研发和生产，并组织对特殊药品进口的审批。2020年新型冠状病毒肺炎疫情防控期间，海关部门和联检单位开设了"绿色通道"和专门受理窗口，实现了通关"零延时"。

附：救援医疗物资紧急输送线路图（图1-1）。

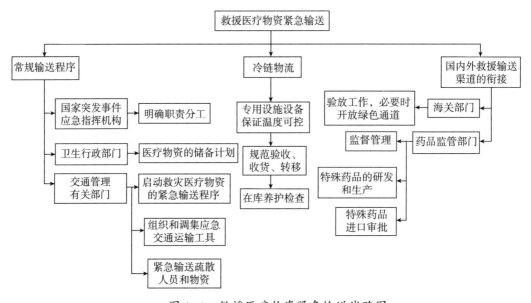

图 1-1　救援医疗物资紧急输送线路图

（翟　青）

第四节　突发公共卫生事件中特殊临床用药管理

突发公共卫生事件中，新暴发的疾病或会危及生命且无有效治疗手段，在面对严重威胁公共健康的情况下，可权衡利弊，积极利用现有资源和药品，根据药物作用机制、药理作用特点以及疾病的病理生理情况，在已上市药品中进行筛选，对超出药品说明书范围使用的药物，可考虑进行探索性治疗；可应急开展药物、疫苗、医疗器械、诊断试剂的研发与救治项目；未上市药品可应急开展临床试验、同情用药以及加速获得优先审评审批。对于已上市药品，支持医疗机构积极开展有关"老药新用"的临床研究，以促进潜在有效的药品及早进入临床应用。但所有这一切需要经过医疗机构伦理委员会的审批、经过药事委员会讨论，必要时还需经上级主管的审批或备案。突发公共卫生事件下的程序合规依然十分重要，患者安全永远是第一选择。

一、药品超说明书使用

超药品说明书使用，是指药品使用的适应证、给药方法或剂量等未在药品监督管理部门批准的说明书之内的用法。临床治疗中，超说明书用药的情况比较普遍，也成为医疗纠纷的重要原因之一。

药品说明书中适应证、剂量、疗程、用药途径或人群等主要依据以普通患者为主要研究对象的临床试验。而在突发公共卫生事件中受伤的患者，疾病谱涉及多个学科，病情危重复杂，常合并多器官功能损害，导致药物的分布、代谢、治疗反应等与普通患者之间存在较大差异。突发公共卫生事件中，超说明书用药情况时常发生且无法避免。

关于超说明书用药的法律法规之前国内尚无统一的管理。广东省药学会发布的《医疗机构超说明书用药管理专家共识》中指出，超说明书用药应满足 5 个条件：①在影响患者生活质量或危及生命的情况下，无合理的可替代药品；②用药目的不是试验研究；③有合理的医学实践证据；④经医院药事管理与药物治疗学委员会及伦理委员会批准；⑤保护患者的知情权。2021 年 8 月 20 日通过的《中华人民共和国医师法》首次将超说明书用药写入了法条。第二十九条规定，在尚无有效或者更好治疗手段等特殊情况下，医师取得患者明确知情同意后，可以采用药品说明书中未明确但具有循证医学证据的药品用法实施治疗。医疗机构应当建立管理制度，对医师处方、用药医嘱的适宜性进行审核，严格规范医师用药行为。在突发公共卫生事件中，临床确需超说明书用药时，医师需遵循医院相关规定，提出用药申请并提供权威的循证医学依据，经医院相关部门批准后，告知患者使用风险与获益，并签署超说明书用药知情同意书后使用。

二、医疗机构自制制剂的使用

医疗机构自制制剂，是指医疗机构根据本单位临床需要经药监部门批准而配制、自用的固定处方制剂。一般情况下，医疗机构的自制制剂，应是市场上没有供应的品种。

正常情况下医疗机构自制制剂只能在本医疗机构内凭处方使用，生产的品种、数量和使用人群有限。在应急情况下，医疗机构可临时扩大医院制剂的生产量，以满足因患者急剧增多形成的药品需求，缓解市场药品供应不足的困难，医疗机构派出执行医疗救援任务的医疗队，可使用本院制剂临时应用于灾（疫）情救治。发生突发公共卫生事件或者临床急需而市场没有供应时，需要调剂使用的，属省级辖区内医疗机构制剂调剂的，必须经所在地的省、自治区、直辖市药品监督管理部门批准；属国家药品监督管理局规定的特殊制剂以及省、自治区、直辖市之间医疗机构制剂调剂的，必须经国家食品药品监督管理局批准及本地药监部门备案。

三、临床试验用药管理

（一）药品注册审评与临床试验

为鼓励创新和临床急需药品的加速上市，2020版《药品注册管理办法》增设《药品加快上市注册程序》一章，设立4个加快通道：突破性治疗药物程序、优先审评审批程序、特别审批程序以及附条件批准上市程序。这4个通道覆盖临床试验申请和上市许可申请的全过程，可以在研发、申报不同阶段申请多种加快程序。其中，突破性治疗药物程序主要适用于防治严重危及生命的疾病或者严重影响生存质量，且尚无有效防治手段或者与现有治疗手段相比有充分证据表明具有明显临床优势的创新药或改良型新药。优先审评审批程序适用于临床急需的短缺药品、防治重大传染病和罕见病的新药；儿童用药新品种、剂型和规格；急需的疫苗和创新疫苗等。与突发公共卫生事件关系密切的是药物特别审批程序和附条件批准上市程序。

1. 药品特别审批程序　药品特别审批程序是指存在发生突发公共卫生事件的威胁时以及突发公共卫生事件发生后，为使突发公共卫生事件应急所需防治药品尽快获得批准，对突发公共卫生事件应急处理所需药品进行特别审批的程序和要求。国家药品监督管理局负责对突发公共卫生事件应急所需防治药品的药物临床试验、生产和进口等事项进行审批；省（自治区、直辖市）食品药品监督管理部门受国家药品监督管理局委托，负责突发公共卫生事件应急所需防治药品的现场核查及试制样品的抽样工作。

突发公共卫生事件应急所需药品及预防用生物制品未在国内上市销售的，应当按照药品注册管理的有关规定和要求，向国家药品监督管理局提出注册申请。在获准进行药物临床试验之后，应当严格按照《药物临床试验通知书》的相关要求开展临床试验，并严格执行《药物临床试验质量管理规范》的有关规定。自2020年全球抗击新型冠状病毒肺炎疫情以来，国家药品监督管理局按照《国家食品药品监督管理局药品特别审批程序》，批准磷酸氯喹、瑞德西韦、法维拉韦等多种的新药用于新型冠状病毒肺炎防治的临床试验。因疫情很快控制而使得很多临床试验无法完成，最终获批上市的新型冠状病毒肺炎治疗药品有限。

2020年2月，在科技部、国家卫生健康委员会、国家药品监督管理局等多部门支持下，瑞德西韦从2020年2月2日受理申请，到2020年2月4日获批在中国开展治疗新型冠状病毒肺炎的临床试验，仅用3天时间。2月6日该研究率先在武汉金银潭医院进行，按照设计好的临床研究方案，对入组新型冠状病毒肺炎患者进行药物治疗。2020年2月15日，法维拉韦片获得国家药品监督管理局应急批准开展临床试验，适应证同样为新型冠状病毒肺炎。

2. 附条件批准上市　根据2019年修订的《药品管理法》第二十六条：对治疗严重危及生命且尚无有效治疗手段的疾病以及公共卫生方面急需的药品，药物临床试验已有数据显示疗效并能预测其临床价值的，可以附条件批准，并在药品注册证书中载明相关事项。2020 年 11 月 19 日，国家药品审评中心发布《药品附条件批准上市技术指导原则（试行）》，明确附条件批准上市主要适用于已有数据显示疗效并能预测其临床价值的治疗严重危及生命且尚无有效治疗手段的疾病／公共卫生方面急需的药品。应对重大突发公共卫生事件急需的疫苗或者国家卫生健康委员会认定急需的其他疫苗，基于Ⅲ期临床试验期中分析数据，经评估获益大于风险的也可附条件批准上市。

附条件批准上市的目的是缩短药物临床试验的研发时间，使其尽早应用于无法继续等待的危重疾病或公共卫生方面急需的患者。支持附条件批准上市的临床试验数据质量应符合人用药品注册技术国际协调会议（ICH）以及国内相关技术指导原则的要求和标准。在获得附条件批准上市后，药品上市许可持有人需按照药品注册证书中所附的特定条件，开展新的或继续正在进行的临床试验，这些临床试验通常是以确认预期的临床获益为目的的确证性临床试验，为常规上市提供充足证据。

2020 年新型冠状病毒肺炎疫情暴发后，中国同时选择 5 条技术路线并行研发新型冠状病毒疫苗，分别是灭活疫苗、腺病毒载体疫苗、基因工程重组亚单位疫苗、减毒流感病毒载体疫苗和核酸疫苗，覆盖全球在研新型冠状病毒疫苗的主要类型。疫苗上市前必须完成 2 项工作：一是Ⅲ期临床试验的安全性、有效性数据是否符合规定；二是完成商业化规模的生产工艺验证，建立可靠的质量标准进行控制。2020 年新型冠状病毒肺炎疫情以来，中国已有 17 支新型冠状病毒疫苗进入临床试验阶段，除已上市的灭活疫苗、腺病毒载体疫苗，其他 3 条技术路线也基本在Ⅲ期临床试验阶段，或者即将进入Ⅲ期临床试验阶段。截至 2021 年 3 月 21 日，中国有 5 款疫苗，包括 3 款灭活疫苗，1 款腺病毒载体疫苗，还有 1 款重组蛋白疫苗获批附条件上市或者是获准了紧急使用。其中，由军事科学院陈薇院士团队研发的腺病毒载体疫苗，Ⅲ期临床试验期中分析数据结果显示：在单针接种疫苗 28 日后，疫苗对所有症状的总体保护效力为 65.28%；在单针接种疫苗 14 日后，疫苗对所有症状总体保护效力为 68.83%。保护效力数据结果达到世界卫生组织相关技术标准及国家药品监督管理局印发的《新型冠状病毒预防用疫苗临床评价指导原则（试行）》中相关标准要求。2021 年 2 月 24 日，该疫苗的附条件上市申请获得受理，次日即被批准了附条件上市。疫苗上市许可持有人仍继续开展相关研究工作，完成附条件的要求，及时向国家药品监督管理局提交后续研究结果。另外，中国国药集团生产的新冠疫苗还获得了 WHO 的全球紧急授权使用。

3. 临床试验管理 突发公共卫生事件期间，药物临床试验从启动、实施到完成研究报告均需要一些特殊考虑。药品监督管理部门需与申办者、研究者共同讨论制订相关措施以完善特殊时期的药物临床试验管理工作。

2020 年 7 月 14 日，国家药品审评中心发布《新型冠状病毒肺炎疫情期间药物临床试验管理指导原则（试行）》，明确疫情防控期间药物临床试验仍应优先保护受试者的权利和利益。参加临床试验的所有人员应按照国家发布的新型冠状病毒肺炎疫情防控工作要求采取个人防护措施。参与临床试验的各方应严格遵循药物临床试验质量管理规范的各项要求，确保试验数据真实、完整、可靠。申办者应加强临床试验期间药物警戒体系建设。

　　该原则特别指出，对于经《国家食品药品监督管理局药品特别审批程序》批准开展的新型冠状病毒肺炎药物临床试验，药品审评中心组织制定每日简要研究信息报告模板。申办者应按照相关要求，向药品审评中心每日报告临床试验进展及安全性汇总信息，并主动开展风险评估，制订相应风险控制措施。若当日无进展或新的信息，也需简单说明。药品审评中心对申办者每日报告的临床试验进展、安全性信息以及风险控制措施开展风险识别和评估，可以根据审查情况，要求申办者调整报告周期，及时递交研发期间安全性更新报告，必要时提出风险控制建议或者风险沟通交流。

（二）已上市治疗药物临床研究

　　通常一个新药由研发到上市一般需要耗时 10 年以上，这明显无法应对尚无有效治疗手段的突发公共卫生事件。为达到应急需求，可利用已上市药品开展临床研究，即"超说明书用药（老药新用）"。在现有药品的适应证范围之外拓展其他新适应证、开发新用途，快速明确具有潜在治疗作用的药品，力争早日投入临床应用。当然，已上市药品也可以通过上文介绍的加速通道申请开展临床试验。例如，原本用于治疗疟疾的磷酸氯喹，在新型冠状病毒疫情暴发时，部分厂家选择向国家药品监督管理局申请开展临床试验，而部分厂家选择直接在医疗机构中开展临床研究。

　　基于已有药品作用机制进行药物重利用，开发或重定位是研发专家们关注的重要药物研发策略，已有大量成功案例。连花清瘟胶囊原本适用于治疗流行性感冒属热毒袭肺证。新型冠状病毒疫情全球暴发，患者无针对性药物可用情况下，钟南山院士的团队在新型冠状病毒疫情初期牵头全国多个医疗机构开展了严格设计的中医药物筛选和临床应用研究探讨，并组织启动了以连花清瘟胶囊为代表的随机对照临床研究，证实连花清瘟胶囊对新型冠状病毒感染引起的病变具有良好的抑制作用，在常规治疗基础上联合应用连花清瘟胶囊口服 14 日可显著提高新型冠状病毒肺炎引起的发热、乏力、咳嗽等临床症状的改善率，明显改善肺部影像学病变，缩短症状的持续时间，提高临床治愈率，遏制新型冠状病毒感染病情恶化，而且安全性较高。

　　临床研究所得的真实、有效、规范的数据结果，也可以用于注册申报。连花清瘟胶囊治疗新型冠状病毒感染的一系列临床研究，得到国家相关部门的高度认可。2020 年 4 月 12 日，国家药品监督管理局批准连花清瘟胶囊增加新型冠状病毒肺炎为适应证，在说明书"功能主治"项增加了"在新型冠状病毒性肺炎的常规治疗中，可用于轻型、普通型引起的发热、咳嗽、乏力"的内容。

　　为应对突发公共卫生事件而发起的已上市药品的临床研究，及超说明书用药一定要严谨、审慎，以患者利益最大化为至高原则，规范申请流程及实施过程（患者知情同意），避免不必要的医疗风险和患者风险。2020 年 2 月 24 日国务院应对新型冠状病毒肺炎疫情联防联控机制科研攻关组印发《关于规范医疗机构开展新型冠状病毒肺炎药物治疗临床研究的通知》。

　　1. 应急药品临床研究的审批　突发公共卫生事件中，开展相关药品临床研究的医疗机构应当按照《医疗机构开展临床研究项目管理办法》的要求进行立项、伦理审查和备案。国家卫生健康委科教司统一协调医疗机构承接临床研究任务，各级卫生和科技行政部门加强统筹协调，促进数据整合，提高研究效率。开展应急药品临床研究，应当坚持治疗优先、突发公共卫生事件防控优先，坚决防止因研究影响患者治疗、影响整体突发公共卫生事件防控工作开展。对创新性强以及风险较高的项目，要加强科学性审查和风险评估。如有明显不良反应或无明确治疗效果，应立即终止临床研究，切实保障受试者的权益与安全。亦应循证国家药物不良反应监测中心或省级药物不良反应监测中心，对相关药品过往不良反应的记录、症状及发生频率进行分析，以区分药物不良反应和新发疾病症状的异同。

2. 规范药品临床研究的开展 应急临床研究用药仅限于经评估后符合入组条件的确诊患者治疗；必须取得受试者的知情同意；所使用的药品应为已上市药品；相关药品应有支持开展临床研究的相关临床前研究结果；在临床研究中给药方法不超过现有药品说明书的用法用量；预期人体内药物浓度可以达到体外实验换算到人体的有效浓度。

医疗机构是临床研究的责任主体。应急药品临床研究原则上应当在县级以上地方卫生行政部门确定的救治定点医院（包括方舱医院等）进行。临床研究活动应由副高以上专业职称的执业医师负责，应严格按照给药方案开展研究工作，不得随意扩大用药范围、增加用药剂量和延长用药时间，在使用研究药物过程中必须进行严密观察，出现不良反应时应根据病情采取必要的处理措施，如调整剂量、中断使用药品等以保护患者安全。

3. 临床研究成果的应用 各医疗机构的药品临床研究结果，经卫生和科技行政部门初步审查后，上报国家科研攻关组药物研发部门汇总评估，推荐到国家卫生健康委医政医管局医疗救治组，由其组织专家研究决定是否扩大使用范围或纳入诊疗方案。国家科研攻关组建立药品临床研究信息的统一发布机制。

如新型冠状病毒肺炎疫情防控期间，多处医疗机构开展了磷酸氯喹药物治疗临床研究，磷酸氯喹被纳入国家《新型冠状病毒肺炎诊疗方案（试行第六版）》。为确保临床用药安全，2020年3月20日广东省科技厅与广东省卫生健康委磷酸氯喹治疗新型冠状病毒肺炎多中心协作组专门发布《磷酸氯喹治疗新型冠状病毒肺炎的专家共识》，强调严格按照专家共识和第六版诊疗方案推荐的剂量及使用时间用药，不得随意扩大用药范围、增加用药剂量和延长用药时间，在使用该药物过程中必须进行严密观察，出现不良反应时应根据病情采取必要的处理措施，如调整剂量、中断使用药物等以保护患者安全。

四、同情用药问题

对处于危及生命的情况下或病情严重的患者，如果无其他有效疗法选择（且患者无法参与临床试验），患者可在不参加临床试验的情况下使用尚未获批上市的在研药物。在美国，这种做法称为"同情用药"。2020年2月，美国研究人员出于"同情用药"原则对确诊新型冠状病毒肺炎患者使用尚未在全球任何国家获批上市在研药物瑞德西韦，患者在注射瑞德西韦后次日症状明显减轻、不再吸氧，最后痊愈出院。"同情用药"原则也在应对非洲传染病疫情中发挥了作用。据 WHO 网站介绍，为应对埃博拉病毒感染疫情，刚果（金）的伦理委员会于2018年6月在"同情用药"框架下，批准对该国埃博拉出血热患者使用5种在研药物。当年10月，有66名患者使用了其中一种在研药物。

2019年修订的《药品管理法》第二十三条："对正在开展临床试验的用于治疗严重危及生命且尚无有效治疗手段之疾病的药物，经医学观察可能获益，并且符合伦理原则的，经审查、知情同意后可以在开展临床试验的机构内用于其他病情相同的患者。"在我国，面对突发公共卫生事件中，对危重且尚无有效治疗手段的患者可拓展性同情使用临床试验用药物。拓展性同情使用临床试验用药是指在一些情况下，患者不能通过参加临床试验来获得临床试验用药品时，允许在开展临床试验的机构内使用尚未得到批准上市的药物给急需的患者。

我国的"同情用药"强调在开展临床试验的机构内使用试验用药物，而非全部医疗机构，故态度更加谨慎。但我国药品监督管理局规定拓展性同情用药需要得到国家药品监督管理局药品审评中心的审批，审批时间是30日。在突发公共卫生事件下这个程序可能无法满足现实需求。同情用药的申请、审批以及临床实施等方面还有待建立更加完善配套措施和规范。另一方面"同情用药"多适用于无法参与临床试验的个案，面对大规模人群，先开展临床随机对照双盲实验是更为稳妥的方法。

（孙萍萍、黎曙霞、黄凯文、吴久鸿）

第五节　突发公共事件中药品短缺的紧急应对措施

突发公共事件初期，大量患者需及时进行治疗，药品需求巨大，短期内会出现灾（疫）区药品短缺。这种突发性的药品大量需求，医疗救治机构、卫生行政管理部门以及药品生产、流通、使用、监管等部门都应做好紧急应对措施。

一、药品需求信息的收集、分析与报告

各级医疗机构和应急管理部门在日常工作中制订应急预案，根据医疗救治经验、文献分析和数据挖掘制定应急药品目录，储备应急药品，保证应急药品随时可调用。首发医疗救援队的携行药品主要来自医疗机构和政府部门的应急药品。

医疗救援队到达现场后，以及在救援过程中应及时评估现场患者情况，按治疗指南和医疗救治专家意见，做出急需药品的基本备药计划清单，并形成报告。报告中应写明药品的名称、剂型、规格、用量、预计接受治疗的人数，还需要考虑药物治疗方案之间的相互替代性。报告立即提交现场医疗卫生救援指挥部，以便医疗救援指挥中心随时了解一线情况，由卫生行政部门统计汇总，形成医疗卫生救援应急药品需求计划后迅速报本级人民政府或突发公共卫生事件应急指挥机构，统筹指挥和调用药品。

收治患者的各级医疗机构对急救治疗和后续治疗中必需的药品开列药品目录清单，在对短缺药品寻找、采购的同时，应及时向卫生行政部门报告药品需求，特别是短缺药品的情况，以便医疗救援指挥机构全面了解的药品需求情况，迅速启动应急药品生产、储备、调拨及紧急配送体系，确保救治所需药品及时得到供应。整个救援过程和后续治疗中，药品需求信息的及时收集、分析

和更新，对准确及时调动、合理应用有限医药资源，保证患者的顺利救治起着重要作用。

二、药品短缺的临时应对措施

医疗队出发前应根据突发公共事件的类型和规模妥善准备药品，并尽可能多地携带到急救现场。到达现场后，以及在救援过程中应经常性评估现场患者情况、携带药品情况、药品使用情况、剩余药品情况，分析是否存在药品短缺，并及时调整需求、计算短缺药品的品种及数量，向现场医疗卫生救援指挥部及医疗队派出单位报告，请求支援，也可就近向其他医疗队请求援助。

医疗机构在接到接收患者指令后应立即组织救援专家组（建议救援专家组有药学人员参加），专家组应评估所需药品的品种和数量，尤其对于本院没有或市场稀缺的品种应尽早通知医院药学部门。

医院药学部门应根据专家组给出的药品目录和数量，对照本院药品库存情况，尤其对于本院没有或数量不足的药品，立即组织紧急采购。医院药事管理委员会应对其进行特殊审批。当无法通过紧急采购及时获得药品时，应向救援指挥中心紧急求助，或就近向其他医疗机构借调。

救援指挥中心接到医疗队或医疗机构的缺药求助后，应迅速启用储备药品，通过应急救援"绿色通道"尽快将药品调配到医疗机构。如果救援指挥中心也存在药品短缺，应立即向上级部门紧急求助，必要时可就近借调或征用。

救治过程中应节约使用药品。根据"先救命后治伤、先救重后救轻"的原则，优先将短缺药品给最需要的患者使用。当无法及时获得药品时，应在现有资源中积极寻找替代药品，或采取非药物治疗措施，以减少因缺药而导致的人员伤亡情况。

医疗队要尽早组织转运患者到条件更好的医疗机构治疗。

三、大范围严重药品短缺的应对措施

在充分动用地方、中央两级医药储备还不能完全满足救援需要的情况下可采取如下措施：

1. 调用医药市场流通药品　在药品生产、经营企业、医疗机构等药品使用单位，流通和储存着大量药品。在应对突发公共事件，组织医疗救援时，药品监督管理部门在第一时间对辖区内抗灾救灾常用药品、急救药品的储存、包括大容量注射剂、血液制品、疫苗等供应情况进行认真清点摸底，建立供应保障网络。应从辖区内药品经营企业中遴选管理规范、信誉良好、货源充足的单位作为抗灾（疫）药品供应重点单位，并要求这些单位及时补充药品货源，随时接受政府或突发事件应急指挥机构的调用。其他地区也可征集药品资源，支援受灾地区。

2. 社会捐赠药品　发生重大灾难时，动员社会力量，支援受灾民众是政府的重要职责。有关部门可迅速与辖区内药品生产经营企业联系，采取各种形式组织动员药品生产经营企业捐赠急需药品。开辟快速检测绿色通道，确保捐赠药品的质量安全。对捐赠药品的接收、检验、储存和调拨，实行统一管理，建立跟踪追溯制度。

政府有关部门和指定公益性机构接受社会捐赠的药品后，应及时运送发放捐赠药品到救援医疗机构及医务人员手中，及时发挥其救治作用。

3. 医院制剂的紧急调配　正常情况下医院制剂仅在本医疗机构内部使用，生产的品种、数量和使用人群有限。在应急情况下，医疗机构派出的医疗队，可使用本院制剂临时应用于灾（疫）情救治，例如，用于救援治疗的复方炉甘石洗剂、止痒洗剂等皮肤科外用制剂可在救灾治疗过程中发挥很好作用。

4. 药品审批　对于国内短缺、救援所需的特殊药品，药品监督管理局应组织特殊药品的研发、生产、进口审批；海关应对突发事件医疗卫生救援急需进口的特殊药品优先通关验放。对急需药品的生产，国家药品监督管理局可按规定进行快速审批；相关特殊药品研发过程中，国家药品监督管理局可按规定准予减少或免做临床研究。

5. 急需药品的生产　由于突发公共事件中药品的需求集中，数量巨大，在现有及可调度药品不能满足需求的情况下，应迅速制定短缺药品的指令性生产计划，组织有生产能力的药品生产企业紧急安排生产。国家发展和改革委员会负责药品的调度、医药生产经营的宏观调控。应充分发挥大型药品生产企业在抗灾药品供应中的主力军作用，鼓励生产企业调整药品生产品种结构，加大灾区急需药品生产能力，组织协调药品生产企业做好救灾药品的生产和储备。国家药品监督管理局协助组织生产，并深入药品生产企业进行现场查验，确保救灾药品的质量安全。

6. 加大药品流通区域检查力度　药品监督管理局积极组织、协调相关部门开展药品流通、使用监管工作，重点加强救灾用药品的监督检验，切实保障良好的市场秩序，严厉打击制售假劣药品及囤积药品等违法行为，确保药品安全。

四、信息化和互联网在短缺药品紧急应对保障中的作用

政府有关部门应建立平战结合的短缺药品上报系统和应急药品处理调度信息系统。该系统应与各医疗机构和药品生产、流通企业、药品招标管理部门及卫生行政部门和药品监督管理部门联网，便于政府有关部门和应急医疗卫生救援指挥部及时了解短缺药品的情况（包括短缺的机构及救援队名称及位置，短缺药品的名称、类别、规格、剂型、数量，药品流通企业的库存情况及生产企业的生产能力等）。

灾（疫）情造成药品短缺时，最忌讳的是各医疗机构自行抢购紧缺药品，造成紧缺药品供应混乱和分布不平衡，这样更加剧药品局部短缺，甚至本来不短缺的药品也会造成局部短缺，并造成不必要的恐慌。因此政府及其应急指挥部应准确掌握短缺药品的分布情况，并集中统一调度紧缺药品，故平时建立有完善的短缺药品上报及应急药品处理调度信息系统非常重要。

短缺药品上报与应急药品处理调度信息系统应具备大数据处理能力，能够及时分析药品短缺的机构、短缺的数量、消耗的速度、储存的机构、储存数量、储存位置（远近）、生产（进口）的能力等，这些数据都应能直观地展示出来，为供应急医疗卫生救援指挥部准确进行紧缺药品调度提供数据信息支持。

医疗机构自身也应建立药品库存预警信息系统，该库存预警信息系统应具备数据处理能

力，以耗定存，平时可以优化库存管理，战时可以指导适宜库存。

发挥互联网平台的作用，医疗机构和政府及其应急医疗卫生救援指挥部都应及时准确地将药品短缺的信息发布在互联网上，呼吁有紧缺药品库存或有替代药品的机构及时提供援助。

五、突发公共事件中药品短缺的紧急应对措施路线图

突发公共事件中药品短缺的紧急应对措施，见图1-2.

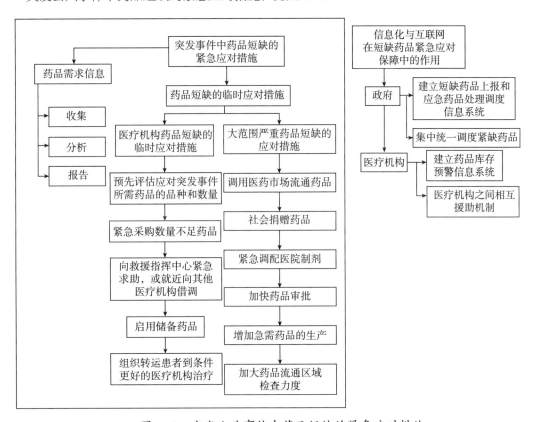

图 1-2　突发公共事件中药品短缺的紧急应对措施

（赖伟华）

第六节　捐赠药品的管理与善后

国家鼓励自然人、法人或者其他组织对公益事业进行捐赠。发生重大自然灾害、事故灾难和公共卫生事件等突发公共事件，需要迅速开展救助时，政府部门应当建立协调机制，提供药品、消毒剂、防护用品等物资需求信息，及时有序地引导开展捐赠和救助活动，动员社会力量、汇聚民众爱心，协助党和政府采取切实有效的措施应对突发公共事件。

自然人、法人或者其他组织可以选择符合其捐赠意愿的公益性社会团体和公益性非营利的事业单位进行捐赠。捐赠的财产应当是其有权处置的合法财产。药品作为突发公共事件中医疗救援的重要物资往往是捐赠的重点。

一、捐赠药品的受赠人

发生自然灾害时，县级以上人民政府民政部门接受救灾捐赠款物（包括药品），根据工作需要可以指定社会捐助接收机构、具有救灾宗旨的公益性民间组织实施，例如中国红十字总会、中华慈善总会及其分支机构等。

乡（镇）人民政府、城市街道办事处受县（县级市、市辖区）人民政府委托，可以组织代收本行政区域内村民、居民及驻在单位的救灾药品。代收的捐赠药品应当及时转交县级以上人民政府及其民政、卫生行政等相关部门，由其依据法律法规的有关规定对捐赠药品进行管理。

遇境外捐赠时，国务院民政部门负责对境外通报灾情，表明接受境外救灾捐赠的态度，确定受援区域，并负责接受境外对中央政府的救灾捐赠。县级以上地方人民政府民政部门负责接受境外对地方政府的救灾捐赠。具有救灾宗旨的公益性民间组织接受境外救灾捐赠的，应当向民政部门报备。

医疗卫生机构作为公益性非营利的事业单位，可以接受社会直接或间接的捐赠，比如接受自然人、法人和其他组织自愿无偿向医疗卫生机构提供的药品；也可以接受来自县级以上人民政府及其部门分配转交的捐赠药品，用于突发公共卫生事件中的医疗救治工作；同时还可以接受境外捐赠药品。此时应按照国家有关规定办理入境手续；实行许可管理的物品，由医疗卫生机构按照国家有关规定办理许可申领手续。

医疗机构必须以法人名义接受社会捐赠药品，其内部的职能部门和个人一律不得接收捐赠资助。特殊情况下，捐赠方要求以个人名义接受捐赠资助的，应当事先报告单位领导，集体审核同意后纳入单位物资管理部门统一管理使用。

二、捐赠药品的要求

突发公共卫生事件时，受赠人应当在尊重捐赠人意愿的前提下对捐赠药品的种类、质量和有效期等进行合理的选择，以保证医疗救治工作的安全和效率最大化。

1. 合理性要求　突发公共卫生事件时，药品的捐赠既要符合法律、法规要求，实现捐赠者的意愿，又应从专业角度、实际情况或本医疗卫生机构的实际出发，选择灾区或本医疗卫生机构最急需、药效最好、稳定性最高的相关药品，使捐赠药品得以合理使用、避免浪费。

捐赠的药品应是受赠方疾病或疫情所需要的，或对受赠者有益而无害的药品。关于捐赠药品的品种、数量，捐赠方应事先征得受赠方同意。

2. 质量要求　捐赠药品必须坚持安全可靠，质量第一的原则。药品须是经合法审批、质量合格的产品，并按照有关规定储存、管理和使用，合理调配，物尽其用，防止积压，避免浪费。

境内生产的药品，必须是经国家药品监督管理局批准生产、获得批准文号并且符合质量标准的药品。药品由捐赠人所在地省级药品检验所负责检验。捐赠本企业生产的药品，由该生产企业负责检验并出具检验报告。接受药品的受赠人应向所在地省级药品监督管理部门提交受赠产品清单及药品检验报告书或产品检验合格证明。

境外生产的药品，应为中国已批准进口注册的品种；捐赠药品有效期限距失效日期需在12个月以上；药品批准有效期为12个月以下的，捐赠药品有效期限距失效日期需在6个月以上；捐赠药品最小包装的标签上应加注"捐赠药品，不得销售"或类似字样，并附中文说明书。捐赠人应对捐赠药品的质量负责，捐赠时须向受赠人提供药品清单和捐赠药品检验报告。接收单位应及时翻译相关药品物资的说明书和使用方法。

对以下质量安全无法保证的药品，一律不得使用：捐赠渠道不详，无法核实药品生产厂家、检验标准和使用说明的；因包装破损或遭雨淋、暴晒影响质量安全的；未经中国政府部门批准注册，且无产品清单、生产国相关机构批准上市证明文件、质量检验报告及中文说明书的；药品外观性状发现异常的；有特殊储存条件要求，但是储存条件曾经失控的；超过有效期的。

三、捐赠药品的办理手续

所有捐赠药品的信息应事先通知受赠方，捐赠人可以与受赠人就捐赠药品的种类、质量、数量和用途等内容订立捐赠协议。所捐药品不能当场兑现的，捐赠协议中还应明确兑现时间。

医疗卫生机构在执行突发公共卫生事件紧急处置的特殊任务期间接受社会捐赠资助的，或者接受匿名捐赠资助的，可根据情况适当简化程序或者不签订捐赠资助书面协议。

根据《捐赠药品进口管理规定》，境外生产的药品应由受赠人或其委托的代理机构按照相关程序向入境口岸药品监督管理局申请办理进口备案，并经口岸药品检验所抽样进行质量检验，合格后方可分发使用。对于捐赠药品，口岸药品检验机构可优先予以检验。

捐赠药品价格应明确。如无此信息，可参考市场交易的价格。捐赠药品应直接快速地送到受赠方，尽量避免中间环节的影响。办理捐赠药品进口的受赠人应保证捐赠药品储存、运输、分发等环节符合《药品经营质量管理规范》要求，保证药品质量。

接受捐赠药品时，应当确认药品的种类、质量和数量等，当面清点并验收药品。受赠人接受捐赠药品后，应当向捐赠人出具符合国家财务、税收管理规定的接收捐赠凭证。

四、捐赠药品的存储

对捐赠药品实行"五专管理"——即专人负责、专设库房、专用账册、专项统计、专业审计；并确立依法管理、科学管理、有效使用的原则。受赠方应建立健全受赠药品管理和追溯制度，加强对捐赠药品的管理，接受有关行政管理部门监管和社会监督。

接收的捐赠药品必须有调拨或捐赠手续、有效的资质证明材料、药品质量检验报告等。对手续、材料不齐和质量不能保证的药品坚决不收。在库药品，按药品的理化性质和作用用途分类保管，保证药品的储存温度、湿度、光线及防虫、防鼠、防霉变等符合要求，规范储存保管，严格遵循"近效期先出"的原则，保证药品的合理、有效使用。

及时通报不断更新的捐赠药品品种和数量，制订并报送捐赠药品清单，以方便决策部门综合药品需求和药品库存情况进行调配和发放。编写捐赠药品处方集，让医护人员及时了解捐赠药品的品种、适应证、使用方法、注意事项以及不良反应等信息。

五、捐赠药品的调配

捐赠药品应及时提供给医疗救援人员，用于救治突发公共卫生事件中的伤员、患者。在国务院民政部门组织开展的跨省（自治区、直辖市）或者全国性救灾捐赠活动中，国务院民政部门可以统一分配、调拨全国救灾捐赠药品。县级以上人民政府民政部门根据灾情和灾区实际需求，可以统筹平衡和统一调拨分配救灾捐赠药品，并报上一级人民政府民政部门统计。

对捐赠人指定救灾捐赠药品用途或者受援地区的，应当按照捐赠人意愿使用。在捐赠药品过于集中在同一地方的情况下，经捐赠人书面同意，省级以上人民政府民政部门可以调剂分配。

具有救灾宗旨的公益性社会团体应当按照当地政府提供的灾区需求，提出分配、使用救灾捐赠款物方案，报同级人民政府民政部门备案，以接受监督。

六、捐赠药品的发放使用

发放救灾捐赠药品时，应当坚持公正公平、登记造册、张榜公布、公开发放程序等，做到制度健全、账目清楚、手续完备，并向社会公布。

县级以上人民政府民政部门应当会同监察、审计等部门及时对救灾捐赠药品的使用发放情况进行监督检查。医疗机构接受捐赠药品后，应在信息管理系统中对捐赠药品进行标示，向临床科室提供相关药品信息，指导临床合理用药，减少不必要、不合理的浪费与使用。避免某些新药、试验性用药、疗效或临床使用经验不足的药品盲目超前使用或不合理使用而造成不必要的药品费用开支，避免因药品的误导使用给医院带来负面影响。

七、捐赠药品的善后

因为捐赠药品来源复杂、品种广泛多样，具较高风险，而且药品具有时限性，做好捐赠药品的善后处理尤为重要。剩余捐赠药品在确保安全有效、质量第一的前提下，按照就地处置为主、多渠道分流为辅的原则，合理调配，物尽其用，防止积压，避免浪费。捐赠药品的善后可有以下处置方式：

1. 灾区或接收单位自行调剂处置 效期在规定日期前的药品，原则上由灾区地市或接收单位自行调剂使用；对安全性较高的非处方药品（OTC），可由属地医疗机构直接发放给有需要的受灾群众使用；对处方药品，应在有资质的医疗和药学人员指导下使用，或在医疗卫生机构使用，避免出现药物滥用。

2. 一般灾区或非灾区调剂 可以根据本地实际情况，提出突发公共事件中剩余救灾药品需求申请，接收调剂的一般灾区和非灾区应当将接收的药品用于基层惠民医院和免费医疗服务或建立当地应对突发公共事件的应急医用物资储备库。

3. 省内调剂或国内调剂使用 各地、各单位调剂使用不完的药品，经统计并确认未污染、安全有效的情况下，及时提出专项申请，由救灾指挥部统一调剂到提出需求的省内一般灾区，以及有医疗任务或者发生其他灾害的重灾区的医疗卫生机构。根据需要，省内的救灾指挥部医疗保障组负责经国家相关部门向国内其他灾区省市的捐赠药品调剂、支援国内灾区医疗救援和卫生防病工作。

4. 销毁 对质量安全无法保证的剩余药品，应就地封存，登记造册，按照有关规定予以集中销毁，销毁工作应在环保部门指导下进行，避免对灾区造成环境污染。集中销毁的药品包括：捐赠渠道不详，无法核实药品生产厂家、检验标准和使用说明的；未经政府部门批准注册，且无产品清单、生产国相关机构批准上市证明文件、质量检验报告及中文说明书的；因不满足存储条件影响药品质量的；超过有效期的；抽验不合格的药品。

八、捐赠药品的监督检查

受赠方要将捐赠药品使用情况及时向捐赠方通报，自觉接受捐赠方和社会各界的质询和监督。县级以上人民政府民政部门应当会同监察、审计等部门及时对救灾捐赠药品的使用发放情况进行监督检查。

医疗卫生机构要把捐赠药品的使用、管理情况列为院务公开内容，定期公开，接受职工和社会监督。要建立和完善接受捐赠资助项目档案制度，对接受捐赠资助项目的方案、审核、执行、完成情况进行档案管理。会计年度结束后，对本年度接受捐赠资助项目的资金、物资情况统一纳入年度财务报告反映。卫生行政、药品监督管理部门对医疗机构接受捐赠的情况进行监督检查。

（黎曙霞、孙萍萍）

第七节　灾情结束后的药品交接

为紧急应对突发公共事件，大量药品运往灾区和相关医疗机构，对救治生命和保证灾区人民群众的健康起到了重要作用。但灾情结束后，对剩余药品的处置，应秉承确保质量与充分利用，实行就地处置为主、多渠道分流的原则，既要在确保药品质量的前提下最大限度地发挥剩余药品的治疗价值，又要对过期失效、质量不能保证的药品按程序进行销毁，避免问题药品流入民间造成药物伤害。

突发公共事件结束后，现场应急救援医疗队和参与紧急救治的医疗机构，应收集剩余合格药品，及时移交当地卫生行政管理部门，由其汇总并整理出相关药品信息，统一在辖区内及时调剂分配使用。在办理药品交接时，应建立详细的登记手册，填写药品的通用名称、规格、剂型、生产企业、批准文号、来源、数量、产品批号、有效期、交接时间等内容，由交接双方签名，并接受同级药品监管部门的监督。

各级卫生行政管理部门要派专业人员对剩余的药品进行检查分类、鉴别和统计；对合格药品入库登记、分类存放、专账管理、规范使用。

一、确认未污染且质量可靠剩余药品的处理

对无污染、质量确认有保证的剩余药品（若为捐赠药品应首先参考原捐献单位的意见与意向），可在最适宜的医疗机构内使用或在事件发生地内进行调剂使用。有需求的单位应向当地卫生行政管理部门递交药品需求申请，经批准后统一调剂使用，并将使用情况上报卫生行政管理部门。跨县（区）的调剂由省（市）卫生行政管理部门负责。跨省的药品调剂，由国家卫生健康委员会统一安排。有效期较长的剩余药品可分别转入地方和省政府储备。药品调剂结束后按程序逐级上报省救灾应急办公室。

非处方药可由当地医疗卫生机构直接发放给有需要的灾民使用，并作详细登记。在满足当地灾民需要的基础上，多余的药品报上级卫生行政管理部门，由其调剂周转使用。

对于处方药，首先应提供给当地医疗机构的药品管理部门调配使用。为方便灾区伤员、群众治疗和灾区医疗卫生系统的重建，也可提供给有资质的乡村卫生院及医务人员使用。切不可将处方药品随意发放给灾民。

特殊管理处方药，主要包括麻醉药品、医疗用毒性药品和精神药品，其中精神类药品又包括第一类精神药品和第二类精神药品。对这类药品也应对其通用名称、规格、剂型、生产企业、批准文号、生产批号、有效期、来源、数量、交接时间等进行详细登记造册，将其收集转交省或市级设立的麻醉药品储存单位。在运输过程中应采取必要的安全保障措施。

二、质量无法保证剩余药品的处理

对药品名称、规格、生产批号或有效期模糊的药品，可以先放入专用药品储备库，待灾害后处理。对质量确实不合格的药品应向当地药品监督管理部门递交销毁申请。待销毁药品通常包括：捐赠渠道不详，无法核实药品生产厂家、检验标准和使用说明的；因包装破损或遭雨淋、暴晒影响质量安全的；未经我国政府部门批准注册，且无产品清单、生产国相关机构批准上市证明文件、质量检验报告书及中文说明书的；药品外观性状发现异常的；有特殊储存条件要求，但存储条件曾失控的；超过有效期的；抽验不合格的。经批准后，将这些药品在药品监督管理部门的监督下进行销毁，对销毁情况进行详细登记，同时向上一级药品监督管理部门报告备案。销毁工作应在环保部门指导下进行，避免对当地造成环境污染。

三、后续工作落实与监督检查

接收药品的卫生行政部门应建立收发药品公示公开制度，执行定期报告制度，自觉接受社会各界和新闻媒体的监督。

纪检监察部门要全程介入，加强对药品的接收、使用和管理情况的督导检查，确保药品使用安全、合理、有效。对挤占、截留、挪用、虚报冒领和贪污浪费等违法违规行为，一经查出，按有关法律法规从严惩处。

（周本杰、阙富昌）

参考文献

［1］突发公共卫生事件应急条例（2011年修订）.国务院公报，2011（增刊）.（2011-01-08）［2021-07-08］.http：//www.gov.cn/gongbao/content/2011/content_1860801.htm.

［2］中华人民共和国突发公共事件应对法（主席令第六十九号）.（2007-08-30）［2021-07-08］.http：//www.gov.cn/zhengce/2007-08/30/content_2602205.htm.

［3］中华人民共和国药品管理法（主席令第三十一号）.（2019-08-26）［2021-07-08］.http：//www.gov.cn/xinwen/2019-08/26/content_5424780.htm.

［4］国家突发公共卫生事件应急预案.（2006-02-26）［2021-07-08］.http：//www.gov.cn/yjgl/2006-02/26/content_211654.htm.

［5］中华人民共和国传染病防治法实施办法（卫生部令第17号）（1991-12-06）［2021-07-08］.http：//www.gov.cn/zhengce/2020-12/25/content_5574766.htm.

［6］突发公共卫生事件与传染病疫情监测信息报告管理办法（卫生部令第37号，2006年8月24日修改）.（2006-09-09）［2021-07-08］.http：//www.nhc.gov.cn/cms-search/xxgk/

getManuscriptXxgk.htm?id=896c7b47c2d84b8b84586f17ade28d71.

［7］卫生部办公厅关于印发《国家突发公共卫生事件相关信息报告管理工作规范（试行）》的通知（卫办应急发〔2005〕288号）.（2006-01-12）［2021-07-08］. http：//www.nhc.gov.cn/cms-search/xxgk/getManuscriptXxgk.htm?id=31353.

［8］国家卫生计生委办公厅关于印发传染病信息报告管理规范（2015年版）的通知（国卫办疾控发〔2015〕53号）.（2015-11-11）［2021-07-08］. http：//www.nhc.gov.cn/jkj/s3577/201511/f5d2ab9a5e104481939981c92cb18a54.shtml.

［9］中华人民共和国基本医疗卫生与健康促进法.（2019-12-29）［2021-07-08］. http：//www.gov.cn/xinwen/2019/12/29/content_5464861.htm.

［10］饶跃峰，郭剑浩，缪静，等.新型冠状病毒肺炎疫情防控下的医院药事管理和药学服务.中国医院药学杂志，2020，40（7）：726-729.

［11］吴久鸿.抗疫用药：时刻关注药物不良反应.健康报，2020：（005）.

［12］关于改革完善短缺药品供应保障机制的实施意见（国卫药政发〔2017〕37号）.（2017-06-27）［2021-07-08］. http：//www.nhc.gov.cn/cms-search/xxgk/getManuscriptXxgk.htm?id=b430c93e4d084928b02c8bc9fdbeccc0.shtml.

［13］国务院办公厅关于进一步做好短缺药品保供稳价工作的意见（国办发〔2019〕47号）.（2019-10-11）［2021-07-08］. http：//www.gov.cn/zhengce/content/2019-10/11/content_5438499.htm.

［14］关于印发国家短缺药品清单管理办法（试行）的通知（国卫办药政发〔2020〕5号）.（2020-04-20）［2021-07-08］. http：//www.gov.cn/zhengce/zhengceku/2020-04/24/content_5505943.htm.

［15］关于下达支持应急物资保障体系建设补助资金预算的通知（财建〔2020〕289号）.（2020-07-15）［2021-07-08］. http：//jjs.mof.gov.cn/zhengcefagui/202007/t20200724_3556163.htm.

［16］中物联冷链委.疫情之下，还原真实的冷链物流.（2020-06-22）［2021-12-17］. http：//www.chinawuliu.com.cn/xsyj/202006/22/509391.shtml.

［17］冯庚.大型灾害及事故紧急医疗救援研究内容的思考.中国现代医师，2013，51（19）：121-124.

［18］药品冷链物流运作规范（GB/T 28842—2012）.国家质量监督检验检疫总局，中国国家标准化管理委员会，2012.

［19］医药产品冷链物流温控设施设备验证性能确认技术规范（GB/T 34399—2017）.国家质量监督检验检疫总局，中国国家标准化管理委员会，2018.

［20］国家食品药品监督管理总局关于修改《药品经营质量管理规范》的决定（国家食品药品监督管理总局令第28号）.（2016-07-13）［2021-07-08］. http：//www.gov.cn/gongbao/content/2017/content_5174528.htm.

［21］国家突发公共事件总体应急预案．（2006-01-08）［2021-07-08］. http：//www.gov.cn/yjgl/2006-01/08/content_21048.htm.

［22］国务院办公厅关于印发国家自然灾害救助应急预案的通知（国办函〔2016〕25号）．（2016-03-24）［2021-07-08］. http://www.gov.cn/zhengce/content/2016-03-24/content_5057163.htm.

［23］国家突发公共事件医疗卫生救援应急预案．（2006-02-26）［2021-07-08］. http://www.gov.cn/yjgl/2006-02/26/content_211628.htm.

［24］Hogerzeil HV，Couper MR，Gray R. Guidelines for drug donations. BMJ, 1997, 314（7082）：737-740.doi：10.1136/bmj.314.7082.737.

［25］救灾捐赠管理办法（民政部令第35号）．（2008-04-28）［2021-07-08］. http://www.gov.cn/flfg/2008-05/09/content_965425.htm.

［26］麻醉药品和精神药品管理条例（2016年修订）．（2016-02-06）［2021-07-08］. http://www.gov.cn/zhengce/2020-12/27/content_5573558.htm.

［27］食品药品监管总局等四部门关于印发捐赠药品进口管理规定的通知（食药监药化管〔2016〕66号）．（2016-05-20）［2021-07-08］. http://www.gov.cn/xinwen/2016-06/02/content_5079034.htm.

［28］关于印发卫生计生单位接受公益事业捐赠管理办法（试行）的通知（国卫财务发〔2015〕77号）．（2015-08-26）［2021-07-08］. http://www.nhc.gov.cn/caiwusi/s3573/201510/761f2a9e36f74c1e9f00849f8de61f49.shtml.

［29］国家药监局 国家卫生健康委关于发布药物临床试验质量管理规范的公告（2020年第57号）．（2020-04-23）［2021-12-17］. https://www.nmpa.gov.cn/zhuanti/ypzhcglbf/ypzhcglbfzhcwj/20200426162401243.html.

［30］国家食品药品监督管理局药品特别审批程序（国家食品药品监督管理局令第21号）．（2015-12-01）［2021-07-08］. http://www.gov.cn/flfg/2005-12/01/content_114209.htm.

［31］国家卫生健康委医学伦理专家委员会办公室，中国医院协会．涉及人的临床研究伦理审查委员会建设指南（2019版）．（2019-10-29）［2021-07-08］. https://www.cha.org.cn/uploads/soft/191029/3058-191029130323.pdf.

［32］食品药品监管总局办公厅．总局办公厅公开征求拓展性同情使用临床试验用药物管理办法（征求意见稿）意见．（2017-12-15）［2021-07-08］. https://www.nmpa.gov.cn/xxgk/zhqyj/zhqyjyp/20171220170101778.html.

［33］关于印发医疗卫生机构开展临床研究项目管理办法的通知（国卫医发〔2014〕80号）.（2014-10-28）［2021-07-08］. http://www.nhc.gov.cn/cms-search/xxgk/getManuscriptxxgk.htm?id=9bd03858c3aa41ed8aed17467645fb68.

［34］国家药监局药审中心关于发布《新冠肺炎疫情期间药物临床试验管理指导原则（试行）》的通告（2020 年第 13 号）.（2020-07-14）［2021-07-08］. https：//www.nmpa.gov.cn/xxgk/ggtg/qtggtg/20200715110101939.html.

［35］国务院应对新冠肺炎疫情联防联控机制科研攻关组印发《关于规范医疗机构开展新型冠状病毒肺炎药物治疗临床研究的通知》.（2020-02-24）［2021-07-08］. http：//www.nhc.gov.cn/qjjys/s7949s/202002/01506aeeb2cd4cf698267d2f39b271f8.shtml.

［36］国家药监局药审中心关于发布《药品附条件批准上市技术指导原则（试行）》的通告（2020 年第 41 号）.（2020-11-19）［2021-07-08］. https：//www.cde.org.cn/main/news/viewInfoCommon/d1716db06f90c3adf134de337373b22c.

［37］药品注册管理办法（国家市场监督管理总局令第 27 号）.（2020-01-22）［2021-07-08］. http：//www.gov.cn/gongbao/content/2020/content_5512563.htm.

［38］新型冠状病毒预防用疫苗临床评价指导原则（试行）.（2020-08-14）［2021-08-07］. https：//www.cde.org.cn/zdyz/domesticinfopage?zdyzIdCODE=1282ab6772fa8f14ac669ac85d3a7a6c.

［39］医疗机构制剂注册管理办法（试行）（国家食品药品监督管理局令第 20 号）.（2005-06-22）［2021-07-08］. https：//www.nmpa.gov.cn/xxgk/fgwj/bmgzh/20050622010101621.html.

［40］广东省药学会.医疗机构超药品说明书用药管理专家共识.（2015-01-26）［2021-07-08］. http：//www.sinopharmacy.com.cn/download/15.html.

［41］吴久鸿，吴晓玲.《突发事件中的药学保障与药品供应》.北京：化工出版社，2010.

［42］中华人民共和国国务院令第 376 号《突发公共卫生事件应急条例》2003 年 5 月 9 日签发.

［43］国务院办公厅，《突发事件应急预案管理办法》,2013 年 10 月 25 日国办发〔2013〕101 号.

［44］Yu, W. U., Jue, L. I. U., Min, L. I. U., & Wan-nian, L. I. A. N. G.（2022）. Epidemiologic features and scientific prevention and control advice of SARS-CoV-2 Omicron variant. 中华疾病控制杂志 , 26（5），497-501.

［45］Yue, X., Hallett, D., Liu, Y., Iyengar, R., Basa, E., & Yang, H.（2021）. Characteristics and Outcomes of COVID-19 Patients with Mature B-Cell Non-Hodgkin Lymphomas（mB-Cell NHL）: A US Nationwide Electronic Health Record（EHR）Database Study. Blood, 138, 2418.

［46］Ye, Y., Yue, X., Krueger, W., & Wegrzyn, L.（2021）. Characteristics and outcomes in a real-world cohort of rheumatoid arthritis patients with COVID-19. Annals of the Rheumatic Diseases, 860-860.

［47］Wannian, L. I. A. N. G., Weizhong, Y. A. N. G., Jing, W. U., Yadong, W. A. N. G., Guangliang, S. H. A. N., Hui, H. A. N., & Lei, Z. H. O. U.（2021）. Development of the COVID-19 Cluster Containment Evaluation System Using the Emergency Management Theory. Chinese General

Practice, 24（17）, 2122.

［48］Xu, J., Shi, Y., Cheng, F., & Liang, W.（2021）. China's public health system：time for improvement. The Lancet Public Health, 6（12）, e869-e870.

［49］吴久鸿，柴逸峰，梁万年 . 突发公共事件药学保障与药品供应的战略思考 [J]. 世界临床药物 , 2022, 43（8）：982-985.

［50］孙萍萍，黄凯文，吴久鸿，等 . 突发公共卫生事件的特殊临床用药管理 [J]. 世界临床药物 , 2022, 43（8）：986-992.

第二章　应急药品日常储备与使用管理

第一节　药品储备

一、概述

国家医药储备是为确保发生灾情、疫情及突发事件时药品可及时且有效供应，中央统一政策、规划、组织，建立中央与地方（省、自治区、直辖市）两级医药储备制度，实行统一领导、分级负责的管理体制。我国应急药品的储备是各级人民政府的行政职能与政府行为。医药储备实行品种控制、总量平衡、动态管理、有偿调用，以保证储备物资的安全、保值和有效使用。

（一）医药储备体系

出于战备的需要，国家在 20 世纪 70 年代初即建立了国家医药储备制度，采用中央一级储备、静态管理的模式，并在全国建立了 13 个医药储备库，由原国家医药局负责管理。为了适应社会经济发展需要，国家从 1997 年开始对医药储备进行改革，改为由原国家经贸委负责，于 1999 年印发了《国家医药储备管理办法》，成为我国在医药储备方面的重要的规范性文件，确立了中央与地方两级储备、动态储备、有偿调用的新管理模式。2003 年非典疫情后，医药储备管理工作并入国家发展改革委。2008 年汶川地震后，国家增加了中央应急物资储备库的数量和储备经费，同年医药储备管理职能又并入新成立的工业和信息化部。2021 年，根据近年新冠肺炎疫情等重大公共卫生事件应对经验和新形势要求，国家有关部门又对《国家医药储备管理办法》进行了修订，明确了储备单位的任务、计划管理、采购储备、调用、资金管理等内容，扩展了储备企业条件和储备形式，形成了相对比较完备的国家医药储备管理制度。2022 年发布的《"十四五"医药工业发展规划》也对加强国家医药储备体系建设进行了规划。在立法层面，从《中华人民共和国药品管理法》《中华人民共和国传染病防治法》，到《中华人民共和国突发事件应对法》和《中华人民共和国基本医疗卫生与健康促进法》等都将国家实行医药储备纳入法律保障范畴。

2008 年 7 月起，国家医药储备管理的工作由国家发展和改革委员会划给工业和信息化部。因此，现阶段，工业和信息化部是国家医药储备的主管部门，负责管理全国医药储备工作，具体由消费品工业司承担。承担储备任务的企业分别由各省级医药储备管理部门根据其管理水平、仓储条件、企业规模及经营效益等情况择优选定，必须是国有或国有控股的大中型医药企业，是药品经营质量管理（GSP）达标企业。

（二）医药储备体系建设进展

新型冠状病毒肺炎疫情发生以来，工业和信息化部作为国务院联防联控机制医疗物资保障组组长单位，围绕医疗物资供应保障，主要开展了三方面工作。一是切实发挥医药储备的重要作用。加强重点医疗物资的生产调度，推进生产体系与储备体系的无缝对接，实现中央、地方的两级高效联动，有力保障了新型冠状病毒肺炎疫情应急防控工作的有序开展。二是推动重点医疗物资企业尽快复工复产。依托工业和信息化部重点医疗物资保障调度平台，对100余种医疗物资开展生产供应动态监测，全面梳理医用防护服、救治药品、检测试剂、医疗设备等重点物资供应链和产业链上下游企业，协调解决企业生产中的物料缺、运输堵、资金难等实际困难，推动重点企业及时恢复生产保障供应。三是做好常态化医疗物资供应保障。依托企业实物和产能储备，将医用防护服、救治药品、检测试剂、医疗设备等各类医疗物资纳入保供范围，做好疫情防控常态化下医疗物资保障工作，为巩固疫情防控持续向好形势提供支撑。

工业和信息化部结合新型冠状病毒肺炎疫情防控工作经验，支持医药产业加快发展，加强医药储备管理，推动建立应急物资保障体系。一是推动医药行业加快发展。贯彻落实《医药工业发展规划指南》，加强医药产业发展政策引导，增加对重点医疗物资研发和产业化投入，推动提升生产技术水平，推进一批解决关键共性技术、示范带动作用强的优质项目，实现医药行业转型升级和高质量发展。二是优化重点物资储备。会同相关部门统筹整合现行医药储备资源，优化储备品类，科学调整规模结构，健全完善国家公共卫生储备专项。在现行实物储备的基础上，针对不同的储备品种，研究增加产能储备、技术储备等多种储备形式，提高医药储备管理水平和应急保障能力。三是加强中央与地方应急联动。健全完善国家医药储备管理制度，加强对地方医药储备政策指导和技术支持，鼓励有条件的地区建立地市一级医药储备，形成中央储备与地方储备集中统一、有效互补的国家战略医药储备体系。四是强化应急产能保障。以"产得出、供得上、用得好"为目标，完善重点医用物资集中生产调度机制，支持企业应用智能制造、工业互联网等新技术新模式，提升柔性制造能力。

（三）医药储备的动员与管理

中央医药储备主要负责储备重大灾情、疫情及重大突发事件和战略储备所需的特种药品、专项药品；地方医药储备主要负责储备地区性或一般灾情、疫情及突发事故和地方常见病防治所需的药品。因此，应急药品储备的动用应遵循以下原则：

1.发生一般疫情、灾情或突发事件或一个省、自治区、直辖市区域范围内发生灾情、疫情及突发事件需紧急动用医药储备的，由地方各级医药储备负责供应。

2.发生较大灾情、疫情及突发事件或发生灾情、疫情及突发事件涉及若干省、自治区和直辖市时，首先动用本省、自治区和直辖市医药储备，不足部分按有偿调用的原则，向相邻省、自治区、直辖市人民政府或其指定的相关部门请求动用其医药储备予以支援，仍难以满足需要时，再申请动用中央医药储备。

3. 发生重大灾情、疫情及重大突发事件时，应首先动用地方医药储备，难以满足需要时，可申请动用国家医药储备。

4. 地方需要动用中央医药储备时，需由省级人民政府或其指定的相关职能部门向国家工业和信息化部提出申请，国家工业和信息化部会商有关部门审核批准后下达调用药品的品种、数量通知单，由有关承储单位组织调运相应的储备药品。

医药储备实行严格的计划管理。中央和地方医药储备计划，分别由国家工业和信息化部和省级医药储备管理部门下达。

每年 2 月底前，国家工业和信息化部根据国家有关部门的灾情、疫情预报，按照实际需要和适当留有余地的原则，报卫生、财政等部门后制订年度中央医药储备计划，下达给有关企业执行，并抄送有关部门。地方医药储备年度计划，参照中央医药储备计划并结合当地实际情况制订，于 4 月底前上报国家工业和信息化部备案。

二、中央医药储备

中央医药储备是为重大灾情、疫情及重大突发事件和战略储备所需的特种药品、专项药品提供药品保障。承担中央医药储备任务的企业不得擅自变更储备计划。计划的变动或调整，需报国家经济贸易委员会审核批准。

中央储备药品在调用过程中如发现质量问题，应就地封存，事后按规定进行处理。

中央医药储备所需资金由国务院落实。

三、地方医药储备

地方医药储备作为国家医药储备制度的重要组成，应当充分发挥整体布局、区域统筹、综合协调、标准实施、动态监测的作用，同时应当创新方式、方法，做好与中央医药储备、兄弟省份医药储备的衔接互动，实现优势互补、及时调剂，避免重复、过度储备和医药资源浪费。

地方医药储备主要针对地方高发疾病、一般突发公共事件所需药品的储备，所需资金由各省、自治区和直辖市人民政府落实。

四、医疗机构药品储备

医疗机构的药品储备是为发生灾情、疫情及突发事件时向灾区、疫区及突发事件现场派驻医疗救护队伍时携带药品的保障。为避免医药资源的浪费，应由省级直属大型综合性医院或市级中心医院进行药品储备。负责药品储备的医疗机构应落实储备职能部门管理，明确职责，建立相关的采购、储存和调用制度。

医疗机构应急药品储备可在中央医药储备和地方医药储备的基础上制订储备原则，常分为药品实物储备、药品目录储备和药品能力储备三类。

（一）药品实物储备

医疗机构药品目录范围内的药品可作为药品实物储备目录。储备的数量不应低于该院1周的常规医疗用量。

（二）药品目录储备

药品目录储备是指包括药品名称、药品规格、供应商及其联系方式等信息在内的文件。该文件为突发公共事件应急应对时医疗机构药品采购的依据。药品目录储备适用于各级政府有药品实物储备、医疗机构应对突发公共事件、非临床常规使用的药品储备方式。

（三）药品能力储备

药品能力储备是指包括药品名称、药品规格、生产商、供应商及其联系方式等信息在内的文件。药品能力储备适用于各级政府和医疗机构均没有药品实物储备的药品储备方式。突发公共事件发生时，医疗机构报告地方政府或直接与生产商和供应商联系，发出生产指令，供医疗机构应对突发公共事件时使用。

医疗机构药品储备应注意以下问题：一是应制订并及时更新应急事件关键治疗药物目录，以列入国家和省卫生健康委员会、科技部、相关医疗机构发布的防治、诊疗等临床技术指南的药品为基准，结合临床实际与本院用药目录，制订应急事件的关键治疗药物目录，确保药品供应。对于涉及外援医疗队的药物治疗需求，可通过发放药物治疗需求问卷的方式征求意见，及时进行治疗药物目录调整，确保各医疗队用药得到保障。二是要根据收治的危重症患者不同的基础疾病，紧急增加相关药物，切实保障患者特殊情况用药需求。三是结合危重症患者救治的需求，及时增加急救备用药品目录及基数，保障危重症患者急需药品（表2-1，表2-2）。四是注射剂产品优先选择即配型的工业化多腔袋或预充式药品，减少配制环节，降低错配和污染的风险，节省抢救治疗时间。

表2-1　医疗机构药品储备的主要类别及品种目录

药物类别	药品名称
抗感染类药物	阿莫西林胶囊、注射用青霉素钠、注射用头孢唑林钠、头孢丙烯片、注射用头孢曲松钠、注射用头孢他啶、亚胺培南西司他丁钠、阿米卡星注射液、注射用万古霉素、利奈唑胺注射液、利奈唑胺片、复方磺胺甲噁唑片、左氧氟沙星注射液、左氧氟沙星片、甲硝唑注射液、甲硝唑片、盐酸莫西沙星片、盐酸莫西沙星注射液、注射用阿奇霉素、阿奇霉素片、阿奇霉素干混悬剂、阿奇霉素注射液、阿奇霉素胶囊、氟康唑注射液、氟康唑胶囊、伏立康唑片、阿昔洛韦片、利巴韦林注射液、磷酸奥司他韦胶囊、磷酸奥司他韦颗粒、帕拉米韦氯化钠注射液、注射用更昔洛韦、阿昔洛韦氯化钠注射液
抗寄生虫病药物	左旋咪唑片、双氢青蒿素片、氯喹片、乙胺嗪片
解热镇痛药物	对乙酰氨基酚片、酚咖片、氨酚伪麻美芬片/氨麻美敏片Ⅱ、对乙酰氨基酚混悬液、布洛芬缓释胶囊、复方对乙酰氨基酚片（Ⅱ）、氨酚双氢可待因片

（续　表）

药物类别	药品名称
麻醉药及辅助药物	盐酸利多卡因注射液、盐酸罗哌卡因注射液、七氟烷或异氟烷（根据挥发罐配置）、盐酸氯胺酮注射液、注射用硫喷妥钠、维库溴铵注射液、泮库溴铵注射液、阿曲库铵、琥珀胆碱注射液、新斯的明注射液、异丙酚、纳美芬注射液、盐酸丁卡因凝胶、注射用帕瑞昔布、哌替啶注射液、吗啡注射液、盐酸羟考酮控释片、注射用舒芬太尼、丙泊酚、环泊酚
镇静和抗过敏药物	注射用苯巴比妥钠、盐酸氯丙嗪注射液、盐酸异丙嗪注射液、硫酸镁注射液、咪达唑仑注射液、地西泮片、苯海拉明片、氯雷他定片、地塞米松片、地塞米松注射液
心血管系统和抢救药物	硝酸甘油片、硝苯地平片、硝酸异山梨酯片、美托洛尔片、硝普钠注射液、维拉帕米注射液、多巴胺注射液、多巴酚丁胺注射液、尼可刹米注射液、洛贝林注射液、肾上腺素注射液、去甲肾上腺素注射液、异丙肾上腺素注射液、氢溴酸山莨菪碱注射液、盐酸麻黄碱注射液、西地兰注射液、地高辛片、阿托品注射液、氯化钾注射液、胺碘酮注射液、利多卡因注射液、盐酸乌拉地尔注射液、间羟胺注射液
呼吸系统药物	磷酸可待因片、氨溴索片、盐酸氨溴索注射液、注射用盐酸溴己新、氨茶碱注射液、布地奈德雾化液、沙丁胺醇雾化液、沙丁胺醇气雾剂、异丙托溴铵气雾剂、布地奈德福莫特罗粉吸入剂、复方甲氧那明胶囊、复方磷酸可待因溶液、复方甘草口服溶液、硫酸特布他林雾化液、硫酸特布他林注射液、孟鲁司特钠片、孟鲁司特钠颗粒、吸入用乙酰半胱氨酸溶液、乙酰半胱氨酸注射液、厄多司坦胶囊
消化系统药物	硫糖铝胶囊、雷尼替丁胶囊、注射用奥美拉唑钠、注射用泮托拉唑钠、奥美拉唑肠溶胶囊、艾司奥美拉唑肠溶片、多潘立酮片、复方氢氧化铝片、蒙脱石散、甲氧氯普胺注射液、阿托品注射液、莫沙必利片、开塞露灌肠剂、乳果糖口服溶液、精氨酸注射液、甘草酸二铵胶囊、双歧杆菌三联活菌肠溶胶囊、熊去氧胆酸片、柳氮磺吡啶肠溶片、盐酸格拉司琼注射液
泌尿系统药物	氢氯噻嗪片、呋塞米注射液、螺内酯片、甘露醇注射液、特拉唑嗪片、非那雄胺片
血液系统药物	氨甲环酸注射液、酚磺乙胺注射液、注射用立止血冻干粉针、凝血酶冻干粉针、肝素注射液、注射用枸橼酸钠、低分子肝素钠注射液、利伐沙班片、重组人粒细胞刺激因子注射液、重组人血小板生成素注射液
激素及内分泌药物	地塞米松注射液、地塞米松片、注射用甲泼尼龙琥珀酸钠、泼尼松片、垂体后叶激素注射液、缩宫素注射液、重组人胰岛素注射液、甘精胰岛素注射液、二甲双胍片、阿卡波糖片、格列喹酮片、达格列净片、利拉鲁肽注射液、瑞格列奈片、利格列汀片、左甲状腺素钠片、甲巯咪唑片、丙硫氧嘧啶片、阿仑膦酸钠片、阿法骨化醇片、维生素 D_2 注射液、孕酮注射液、甲羟孕酮片、丙酸睾酮注射液
维生素类	维生素 C 注射液、维生素 B_1 注射液、维生素 B_2 片、维生素 B_6 片、注射用多种维生素（12）
调节水、电解质平衡药物	5% 葡萄糖注射液、10% 葡萄糖注射液、50% 葡萄糖注射液、10% 葡萄糖酸钙注射液、葡萄糖氯化钠注射液、0.9% 氯化钠注射液、复方氯化钠注射液、10% 氯化钾注射液、5% 碳酸氢钠注射液、灭菌注射用水、口服补液盐、乳酸钠林格注射液

（续 表）

药物类别	药品名称
外用药	醋酸氟轻松软膏、麝香壮骨膏、京万红烫伤膏、无极膏、复方酮康唑霜、氯霉素滴眼液、利福平滴眼液、阿昔洛韦滴眼液、妥布霉素/地塞米松滴眼液、红霉素眼膏、左氧氟沙星滴眼液、毛果芸香碱滴眼剂、阿托品眼膏、盐酸麻黄素滴鼻剂、羟甲唑啉滴鼻剂、丙酸氟替卡松鼻喷雾剂、咪康唑栓、双氯芬酸乳、硼酸粉、创可贴、云南白药、清凉油、甘油、凡士林、止血敷贴、磺胺嘧啶银、磺胺嘧啶银涂膜剂、红霉素软膏、阿昔洛韦乳膏剂、莫匹罗星软膏、氢化可的松乳膏、炉甘石洗剂、维A酸乳膏剂、克霉唑栓剂、开塞露
解毒药物	硫代硫酸钠注射液、氯磷定注射液、碘解磷定注射液、戊乙奎醚注射液、亚甲蓝、纳洛酮注射液、乙酰胺注射液、氟马西尼注射液、青霉胺片
消毒药物	过氧乙酸、过氧化氢溶液、碘伏、次氯酸钠片、高锰酸钾片、75%乙醇、漂白粉、含氯消毒片、戊二醛消毒液、三氯异氰尿酸消毒片、无水乙醇注射液、氯己定消毒液、苯扎溴铵、甲醛
生物制品（冷链保存）	人用狂犬病疫苗、精制抗狂犬病血清、A/B型肉毒抗毒素、蝮蛇抗毒血清、五步蛇抗毒血清、眼镜蛇抗毒血清、蝰蛇抗毒血清、银环蛇抗毒血清、静脉注射人免疫球蛋白、20%人血白蛋白、人纤维蛋白原、乙型肝炎人免疫球蛋白、硫酸鱼精蛋白注射液、人破伤风免疫球蛋白、多价灭活流感疫苗、新型冠状病毒疫苗
特殊救治药品	洛匹那韦利托那韦片（艾滋病防治用药）、齐多拉米双呋啶片（双汰芝）（艾滋病防治用药）

表2-2 急救箱药品推荐目录

序号	药品名称	剂型	特殊储存条件
1	盐酸乌拉地尔（Urapidil Hydrochloride）	注射剂	——
2	葡萄糖酸钙（Calcium Gluconate）	注射剂	——
3	硫酸阿托品（Atropine Sulfate）（0.5mg）	注射剂	——
4	屈他维林（Drotaverine）	注射剂	——
5	盐酸利多卡因（Lidocaine Hydrochloride）	注射剂	——
6	盐酸异丙嗪（Promethazine Hydrochloride）	注射剂	遮光（保留原包装盒存放）
7	盐酸苯海拉明（Diphenhydramine Hydrochloride）	注射剂	——
8	盐酸氯丙嗪（Chlorpromazine Hydrochloride）	注射剂	遮光（保留原包装盒存放）
9	硝酸异山梨酯（Isosorbide Dinitrate）	片剂	——
10	硝酸甘油（Nitroglycerin）	注射剂、片剂	遮光（保留原包装盒存放）
11	盐酸胺碘酮（Amiodarone Hydrochloride）	注射剂	——
12	盐酸普罗帕酮（Propafenone Hydrochloride）	注射剂	遮光（保留原包装盒存放）
13	硫酸镁（Magnesium Sulfate）	注射剂	遮光（保留原包装盒存放）
14	呋塞米（Furosemide）	注射剂	遮光（保留原包装盒存放）
15	氨茶碱（Aminophylline）	注射剂	——

（续　表）

序号	药品名称	剂型	特殊储存条件
16	去乙酰毛花苷（Deslanoside）	注射剂	——
17	地塞米松（Dexamethasone）	注射剂	遮光（保留原包装盒存放）
18	碳酸氢钠（Sodium Bicarbonate）	注射剂	——
19	乳酸钠林格（Sodium Lactate Ringer's）	注射剂	——
20	葡萄糖（Glucose）（5%、10%、50%）	注射剂	——
21	葡萄糖氯化钠（Glucose and Sodium Chloride）（5%）	注射剂	——
22	甘露醇（Mannitol）（20%）	注射剂	——
23	过氧化氢（Hydrogen Peroxide）（3%）	外用溶液剂	——
24	盐酸肾上腺素（Adrenaline Hydrochloride）	注射剂	遮光（保留原包装盒存放）
25	盐酸异丙肾上腺素（Isoprenaline Hydrochloride）	注射剂	——
26	盐酸多巴胺（Opamine Hydrochloride）	注射剂	——
27	卡托普利（Captopril）	片剂	——
28	右旋糖酐40（Dextran 40）	注射剂	——
29	氯化钠（Sodium Chloride）（0.9%）	注射剂	——
30	纳洛酮（Naloxone）	注射剂	——
31	苯巴比妥（Phenobarbital）	注射剂	——
32	地西泮（Diazepam）	注射剂	——
33	盐酸曲马多（Tramadol Hydrochloride）	注射剂	——
34	甲氧氯普胺（Metoclopramidedi）	注射剂	——
35	酚磺乙胺（Etamsylate）	注射剂	——
36	盐酸洛贝林（Lobeline Hydrochloride）	注射剂	遮光（保留原包装盒存放）
37	尼可刹米（Nikethamide）	注射剂	遮光（保留原包装盒存放）
38	缩宫素（Oxytocin）	注射剂	遮光（保留原包装盒存放）

（杜　光、陈万生、李　娟、吴晓玲）

第二节　信息储备

一、信息储备概述

在突发公共卫生事件等突发应急状态下，信息储备是一种不可或缺的战略资源，在应对突发公共事件的复杂性、不确定性甚至是破坏性中具有重要的支撑作用。相对于传统的物资储备，信息储备具有不受时间及空间限制，具有可复制、实时性强等优点，可通过社会资源共同参与储备，平时所有者正常运营获利，突发公共事件发生时随时调用，形成战略能力，信息资源储备可较好地实现经济效益与战略能力的平衡统一。医疗机构药学部门（如：临床药学室）应具有应对突发事件的信息储备，包括药品供应信息和药品治疗信息的储备，尚需具备信息系统储备及人才储备。

（一）药品信息储备

药品信息储备是一项系统工程，涉及面广，涵盖环节多，需要多部门共同参与。根据国家灾情、疫情的需要，医疗机构药学部需熟悉并掌握卫生行政部门制订的储备药品目录，包括药品供应信息、使用及药学监管信息等。还包括目录中药品的具体供货商、供货量及价格；相关治疗药物用法用量、疗程、联合用药等指引信息以及用药过程中出现的药物不良反应（ADR）信息，尤其是特殊人群，如肝肾功能不全、老人、儿童及孕产妇的药物安全信息，为做好全面的药学监护提供参考。特别是面对新发疫情，相关治疗药物并非常用药物，可能涉及很多新药或老药新用等超说明书用药，相关药品信品尤为重要。参与危机处理的临床药师或药学信息人员应及时将所获得的用于预防及治疗药品的名称、用法用量、疗程、ADR 及特别注意事项等信息收集汇总归类，通过各种形式向相关人员宣传，以保障临床用药安全。

突发公共事件中，对药学信息的需求主要有药品供应保障的信息和合理用药的信息。药品供应保障的信息主要有药品准备目录、药品补充信息、药品调剂信息和药品安全信息；合理用药保障的信息主要有治疗方案中的药品选择信息，用药方案评价和捐赠药品替代信息等。针对突发公共卫生事件中，人们对药品供应和合理用药的药学信息需求，需保障药学信息和服务能力储备，具体涉及药品的政策、研发、生产、储备、配送和使用等多方面的信息。

（二）信息系统储备

完善的信息系统可帮助药学人员及早了解突发公共卫生事件的发生，并做好防治的信息储备。在突发公共卫生事件发生过程中，信息系统可以及时发现和呈现突发公共卫生事件的动态变化，为进一步分析加工信息资料，弥补和完善防治措施提供依据。待突发公共卫生事件从暴发期、高潮期到消退期，信息系统可以为做好危机后期的工作及危机应对措施的改进提供信息资料支持和依据。该类信息可以通过网络形式传播，可以有效提高社会对突发公共卫生事件的防范意识。

因突发公共事件的突发性、区域性、规模性，药品保障是否及时，药品信息的提供是否准确，及对突发公共事件处理是否得当有着直接关系。药品信息互联网的管理是药品保障系统的重要内容，需要建立具有地方特色的药品来源信息储备服务平台，在应急药品信息平台中，需要建立4大主要模块：突发公共事件药品目录、急救药品生产信息目录、急救药品配送信息目录和急救药品使用信息目录。

突发公共事件中应急药学信息服务不同于一般的临床或健康咨询药学信息服务，它对药品准备目录、药品补充信息、药品调剂信息、药品安全信息有更高的要求。随着基于移动互联网的移动设备的普及，建立基于移动通信设备和移动网络设备互联的应急药学信息服务模式，有助于第一时间调用已经建立好的药品分布信息储备模块，按区域及时补充、调剂以及保障药品的基本供应。

（三）信息人才储备

医疗机构需储备相关药学信息人才。制订并实施培训计划，培养具有较强知识储备及熟练操作信息系统的药学人员。遇突发公共事件及时启动预演机制，在由科主任直接领导，药学信息人员在危机发生的整个过程中，及时收集信息并将信息汇总后上报。

应急药品管理工作需安排信息专人负责。在质量管理组织的技术指导和审核下，信息人员负责各种信息制度的制订（流程制订、预案制订等），并按制度对药品效期等进行严格管理，熟练掌握每个药品的性能与特点，以备执行应急任务时为医师提供及时的药学专业知识，为医师赢得抢救患者的时间，提高保障任务的质量。在执行应急任务时，药学信息人员应尽量为每位医师备好药品目录。在应急状态下，医师难以像平时一样通过网络及时查阅药品情报，亦不能及时查阅不了解药品的说明书，此时信息人员提供的药品目录和相关用药信息可解决紧急情况下的相关问题，基层药学信息人员熟练掌握药品信息在应对突出公共卫生事件的一线救援工作中至关重要。

二、信息储备工作流程

（一）信息收集

医疗机构需具备较完整的信息查询管理系统，并需配备具有资料查询能力和从事药学信息分析的药学信息人员，可通过互联网或其他途径收集危机过程各类常规或非常规信息渠道的有关突发公共卫生事件及其药学相关信息。

1. 危机潜伏期　及早了解突发公共卫生事件的发生，并做好防治的信息储备。主要收集WHO和国际知名学术期刊网站的相关信息，如JAMA、《柳叶刀》《新英格兰杂志》等期刊的最新信息介绍，查证国内相关正规官方网站信息，如政策法规、应急方案、防治药物信息等，同时关注与防治方案、预防方案和治疗药物及药物不良反应（ADR）相关的非官方学术信息。

2. 危机暴发期　及时发现和掌握突发公共卫生事件的动态变化，为进一步分析信息资料，弥补和完善防治措施提供依据。主要收集正规官方信息、相关网络信息和"危机潜伏期"及危机发展动态变化时期的情况。

3. 危机高潮期和消退期　为做好危机后期的工作及危机应对措施的改进提供信息资料和依据。主要收集与"潜伏期爆发期"一致的正规官方信息，及危机处理相应政策法规，并通过官方及可靠信息渠道收集有关预防及治疗所需药物的使用信息安全信息及药物不良反应信息。

（二）信息分析

在科主任直接领导下，药学信息人员在危机发生的整个过程中，须定期将信息汇总分析制表总结，上报科主任。通过报告、电话咨询、制成宣传页或网页等形式，向医疗机构医政管理部门、医学专家、医护人员及公众提供较完整的相关药物信息资料。

（三）信息报告

1. 新药信息报告　参与危机处理时药学信息人员应及时将所获得的用于预防及治疗药物的名称、用法用量、疗程、ADR及特别注意事项等信息汇总归类，通过多种形式向相关人员宣传。特别是对新药使用的相关信息，对所谓"特效药"使用的相关信息，对临床试验用药、超说明书用药的相关信息及时报告。

目的为寻找最佳防治方案，为完善突发公共卫生事件的合理用药提供依据。

工作重点是整合预防及治疗药物的所有信息，总结救援中相关经验与可借鉴病例。

2. ADR报告　药学信息人员在危机发生的整个过程中，须通过各种渠道收集危机时期使用药物的ADR信息，并通过药讯、快讯、单位网页、会议、报告等方式提供给科主任、医政管理人员和相关医护人员。

提高医务人员对突发公共卫生事件中ADR的认识。提高医务人员发现ADR，救治ADR的能力。尤其关注新药的新发ADR监测与识别。并注意ADR与ADE（药物不良事件）相区别。

对收集的ADR/ADE信息进行整合分析，对严重不良反应和新发现的药物不良反应及时上报上级ADR监测中心。或直接上报国家ADR监测中心。

（四）信息传递

各级卫生行政部门、医院及相应的专科医院、公共卫生及监测人员在危机发生的全过程中，有必要将自己获得的有关突发公共卫生事件的政策法规、相关疾病信息、药品信息等，通过网络、报刊、电话等多种形式，传递给医政管理人员、医护人员、临床药师、公众及有关团体，以提高社会对突发公共卫生事件的防范意识、疾病诊疗水平及合理用药水平。

1. 危机潜伏期信息传递

政策法规 → 医政管理人员及相关人员。

相关疾病知识及预防治疗方案 → 医护人员。

相关药品知识、ADR、价格、注意事项 → 临床药师和其他药学相关人员。

疾病预防常识及法规 → 公众及有关团体。

2. 危机暴发期信息传递

最新疾病发展动向及新疗法 → 医政管理人员和医护人员。

最新药品研究进展、ADR 信息等 → 临床药师及相关人员。

3. 危机高潮期和消退期信息传递

最新政策信息、疾病研究动态 → 医政管理人员和医护人员。

药品研究动态 → 临床药师及其他相关人员。

（五）信息反馈

药学信息人员在危机发生的整个过程中，须主动了解临床医学专家、医政管理人员、医护人员甚至患者的需求，以及在上述提供信息的收集、加工、传递过程中的问题，应及时解决并给予答复，不断完善药学信息服务系统。

1. 危机潜伏期 主要收集医学专家、医政管理人员、医护人员提出的特别关注问题并及时回馈。

2. 危机暴发期 主要收集患者、临床专家、医政管理人员、医护人员对所提供信息的处理方面的意见和要求。

3. 危机高潮期和消退期 在听取各方面建议的基础上进行信息整合汇总，制订改进措施并及时回馈。

（六）信息更新

药学信息人员在危机发生的整个过程中，需关注并跟踪药物治疗进展，开展药学综合评价并及时更新药物研究的循证医学证据，同时进行治疗药物的不良反应 ADR 信息的监测与更新，为未来临床合理用药提供信息支持与帮助。

三、相关信息资源利用

1. 国内相关行政管理部门

机构名称	网　址
中华人民共和国国家卫生健康委员会	www.nhc.gov.cn
中华人民共和国工业和信息化部	www.miit.gov.cn
国家医疗保障局	www.nhsa.gov.cn
国家市场监督管理总局	www.samr.gov.cn
国家药品监督管理局	www.nmpa.gov.cn
中国疾病预防控制中心	www.chinacdc.cn
国家药品监督管理局药品评价中心 – 国家药品不良反应监测中心	www.cdr–adr.org.cn
香港特区政府卫生署	www.dh.gov.hk
香港医院管理局	www.ha.org.hk/visitor/ha_index.asp
"台湾卫生福利部"	www.tsh.org.tw

2. 国外药品监管机构

机构名称	网　址
World Health Organization （世界卫生组织）	www.who.int
U.S. Food and Drug Administration（美国食品药品监督管理局）	www.fda.gov
Centers for Disease Control and Prevention（美国疾病控制与预防中心）	www.cdc.gov
European Agency for the Evaluation of Medicinal Products（欧洲药品评价署）	www.ema.europa.eu/en
UK： Medicines and Healthcare Products Regulatory Agency（英国药物和保健产品监管署）	www.gov.uk/government/organisations/medicines–and–healthcare–products–regulatory–agency
Japan's Pharmaceuticals and Medical Devices Agency（日本药品与医疗器械管理局）	www.emergobyul.com/resources/japan/pharmaceuticals–medical–devices–agency
Sweden： Medical Products Agency（瑞典药品署）	www.lakemedelsverket.se/en
Spain：Spanish Drug Agency（西班牙药物署）	www.mscbs.gob.es/agemed/main.htm
New Zealand：Medicines and Medical Devices Safety Authority（新西兰：药物和医疗器械安全局）	www.medsafe.govt.nz
Korea： Food and Drug Administration（韩国食品药品管理局）	www.kfda.go.kr
Norway： Norwegian Medicines Agency（挪威药物署）	www.legemiddelverket.no
Germany： Federal Institute for Drugs and Medical Devices（德国联邦药物与医疗器械所）	www.bfarm.de/DE/Home/home_node.html

3. 相关数据库及网站

机构名称	网　址
美国 FDA 药品数据库	www.accessdata.fda.gov/scripts/cder/daf
美国 FDA 药品"橙色数据库"（Electronic Orange Book）	www.fda.gov/drugs/information-health-care-professionals-drugs/electronic-orange-book
全球上市药物数据库	pharmdata.ncmi.cn/globaldrugs
中国中医药数据库·检索系统	cintmed.cintcm.com/cintmed/main.html
Medline 数据库	www.ncbi.nlm.nih.gov/pubmed
中国生物医学文献服务系统	www.sinomed.ac.cn
中国医药信息网	https://www.cpi.ac.cn/
MedlinePlus 药物信息网址	medlineplus.gov/druginformation.html
中国药物评价网	www.drugchina.net
药物在线	www.drugfuture.com/Index.html
国际药学文摘	search.ebscohost.com

4. 相关学术协会

机构名称	网　址	电　话
1. 中华医学会	www.cma.org.cn	010-85158114
2. 中国药学会	www.cpa.org.cn	010-67095470
3. 中国药理学会	www.cnphars.org.cn	010-63165211
4. 中国医院协会	www.cha.org.cn	010-84279266
5. 中华中医药学会	www.cacm.org.cn	010-64218316
6. 中华预防医学会	www.cpma.org.cn	010-84039879
7. 中国卫生经济学会	www.hea.org.cn	010-82805576
8. 世界药学联合会	www.fip.org	31703021970

5. 图书、报纸及杂志

类　别	名　称
图书	《马丁代尔药物大典》（*Martindale：The Complete Drug Reference*）
	内科医生参考手册（The *Physicians' Desk Reference*，PDR）
	《默克索引》（*Merck Index*）
	《中华人民共和国药典临床用药须知（2015 版）》
	《新编药物学（2018 版）》
报纸	《健康报》《中国医学论坛报》《医药经济报》等
杂志	《中国药学杂志》《中国医院药学杂志》《医药导报》《国外医药》《中国药学文摘》等

（岳晓萌、李爱花、吴久鸿）

第三节 药品使用管理

突发公共事件药品使用管理，是指在任何突发性公共事件情况下，药品在使用过程中，保障其质量合格及使用安全的管理。其中包括突发公共事件现场药品的使用管理、医院环境下药品使用管理以及指导患者的合理用药。

在公共事件突发时，药品在应急现场正确管理是药品在非适当储放条件下保证其质量合格的前提，也是伤员和患者能得到合格药品救助的保障。在医院里，药品的及时供应及调配是管理工作的重心；同时，针对受到意外打击后患者的心理变化，还要做好患者的用药指导工作。

一、事件现场药品紧急使用管理

在事件突发现场快速建立一个合适的药品储放环境，是药品在突发公共事件现场安全存放，确保药品质量的保证。必须做到以下几点：

1. 利用所具备的设施，迅速建立起合格的卫生环境，减少药品在储放过程中可能受到的环境污染 在临时救助站中，药房选址通常接近手术室和重伤救治组室，便于药品供应，同时应选择适当的位置：靠近通道，便于装卸药品；地面平整，无积水和杂草，无污染源；简易帐篷或临时仓库应能防雨淋，挖有排水沟，固定妥当；有防盗措施。尽可能利用现场设施，建立起简易的药品调配环境，并根据实际情况，进行空气消毒。

在药品临时储放区及调配区内要有安全适当的应急照明设备，如应急灯等，不得使用明火，保证药品储存和使用安全。应安放一定数量的防鼠防虫设备、以防各类爬虫进入药品外包装，造成药品的污染。

在药品临时仓库中，需有必要的药品存放设施。建议使用标准托盘，既可以满足距离地面10cm，又方便叉车装卸搬运。配备必要的塑料垫架（可用木头或木板）、药品陈列架等。尽可能将成件的药品置放在塑料垫架（或木垫）上，以防潮湿。

尽可能保证药品临时仓库中有阴凉环境和冷藏设备，以保证需要特殊环境储放药品的质量。

如备有麻醉药品、医用毒性药品、精神类药品等特殊药品，应配备必要的安全保卫设施，如带锁的箱子等，保证特殊药品储存安全。

环境空气的消毒清洁。在灾后环境中，空气中尘土量增加，各种蚊蝇的滋生都会给药品储放调配环境造成极大的污染。因此，需要认真对药品临时仓库定时清扫、消毒，保持环境的相对洁净。

2. 药品摆放安全 突发公共事件现场的工作紧张繁忙，为了避免因疲劳而造成的疏忽，药品的摆放非常重要。明确划定药品的储放区，并要求在药品存放区及调配区域内，禁止非工作人员的进入，利用调剂台或办公桌的摆放隔离药品请领人员进入工作区。

在临时仓库内对不同用药途径的药品应有明显的分区。严格按药理作用分类摆放，保证位置固定，并且有明显的标识。

药品在拆件后使用时，也应有固定的位置。以保证在忙乱中，不会错发错配。在药品调配时，应尽可能将零散药物放回原包装盒中，以避免药物因外形相近而混淆。同时最大限度地节约药品。

3. 药品的调配管理 药品的发放有记录，有签名，特殊管理药品专人保管、专册（或单独）登记。所有药品的标签必须清晰，易于识别。

针对每个患者进行用药记录，在医师无法及时书写医嘱时备查。将所有医师口头医嘱及时整理后交由医师补签名。

在伤员转运过程中，应填写重伤员药物治疗情况表将伤员接收至医院，以便后续治疗顺利进行。

4. 特殊药品管理 在抢救过程中可能使用麻醉镇痛药，必须严格按特殊药品管理制度进行管理，若医师不能及时开具处方医嘱的，药师应及时做好记录，并督促医师及时补开处方医嘱。以保证麻醉药品、医用毒性药品、精神类药品的使用安全和记录完整。建议医疗队和救援队的麻醉镇痛药品指定专人管理并在应急保障任务结束后及时交接入库入账。

5. 药品储存 在人员及条件许可的情况下，药品储存及发放区域内可派人员24小时值班看守（尤其是夜间），以保证药品安全储放。

6. 药品补充 药品消耗应当及时盘点和请领补充。

二、医院环境中药品使用管理

在医院内建立应急药学管理系统并保证药品储备、调配、管理与配制系统正常运转。应有预案、有责任人、有流程图，应急药品的储放环境在医院中位置固定并应方便搬运。相关工作需做到以下几点：

1. 在突发公共事件需用紧急救援药品时，药学部积极组织应急药品采购，可不受医院药品采购常规计划限制，但应有紧急审批流程，相关手续期间或事后补办，以保证救援药品的及时供应。在积极组织救援药物采购的同时，将应急药品的供应情况及时报告医院主管领导。

2. 建立专门用于突发公共事件药品供应的应急药房，保证24小时对应急药品的及时补充调配。

3. 负责应急药品管理的药师应对应急药品进行定期清点有效期查看，及时联系药库补充与调整过期药品数量并补齐基数，以保证紧急情况下不因药品过期和质量问题而影响救援任务完成。

4.对因紧急使用而不能收取费用的药品,应及时记录并提交系统,对所有配发应急药品的处方进行专人管理,统计相关用药金额。

5.在医院应急药品的使用中,临床药师应加强合理应用评估,并密切关注药物的治疗效果和不良反应。特别是在受伤后肝肾功能有损害的患者,尽可能做到用药个体化,减少药品不良反应的发生。

三、对患者合理用药指导

(一)专业用药指导

突发公共事件中的群发伤一般为多处伤、复合伤等,灾后伤员出现的应激性症状增多,且治疗医师涉及多地区、多专业,可能会因为专业技术水平的差异或用药习惯不同导致患者的救治结果出现较大差异。因此,药师要主动参与到临床救治工作中,特别是对于复杂疑难病情的患者。药师通过主动了解患者病情变化和药物治疗情况,利用自身精通药物知识的优势,为患者提供合理用药方案。并根据患者的病情变化跟进、调整,跟踪其临床疗效,评估可能发生的药品不良反应及提供应对处理措施。药师应成为多学科合作治疗团队的重要成员,起到参谋、把关者和黏合剂的作用,从而提高患者的用药依从性,促进疾病的转归。用药教育应贯穿患者的治疗始终,不仅在院要做好用药监护,出院后患者的用药指导亦不能忽视。临床药师根据医师治疗方案,事先拟定好患者出院带药的用药指导资料,在患者出院时详细向患者或患者家属交代药物的用法用量、注意事项以及存储方式等信息。若存在与患者语言不通的情况,应使用文字说明,必要时使用图示法指导药品使用。

(二)用药心理指导

对于重大的突发公共事件,受灾者往往会伴发心理问题,更易出现消极的情绪,如焦虑、惊恐、抑郁、紧张、烦躁等,导致对药物治疗的依从性差,甚至放弃治疗,心理因素可能严重影响药物治疗的效果。因此,药师对灾后患者用药指导,不能只停留在用药方法的指导上。应关心患者情绪,耐心倾听,做好心理疏导,重塑生活信心,以保证患者用药的依从性,使其积极配合治疗,从而提高药物治疗的效果。

突发公共事件中药品使用管理线路图,见图2-1。

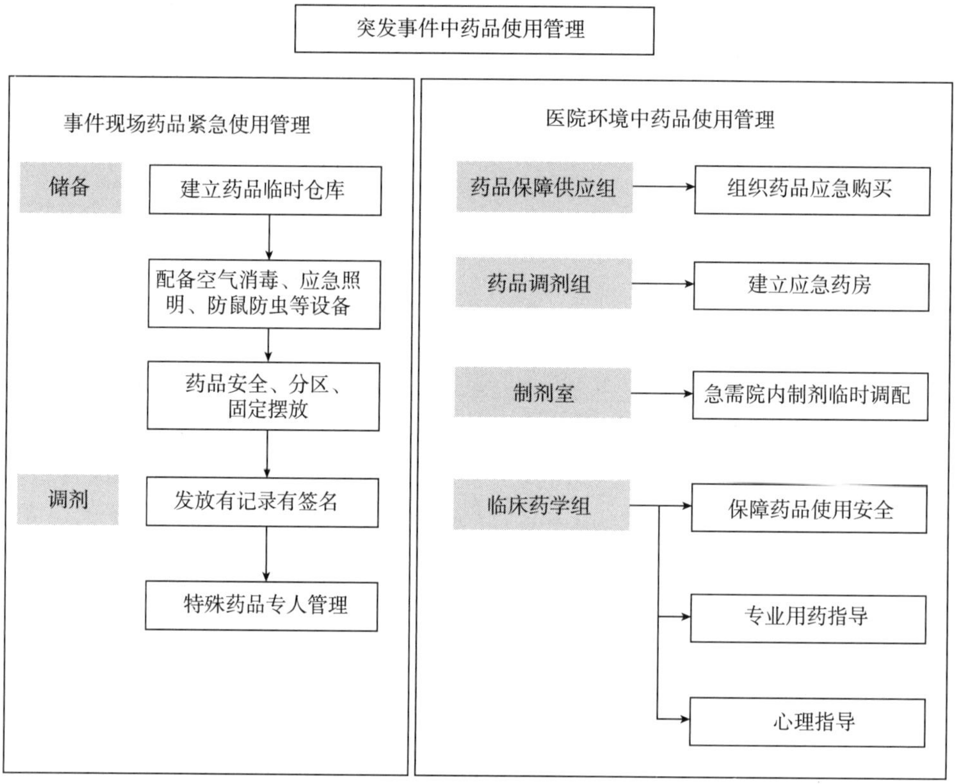

图 2-1　突发公共事件中药品使用管理线路图

（王立军）

第四节　药品调配与安全

一、药房流程设计与再造

在应急事件的救治中，通常会紧急设置临时救治场所，并安排定点医疗机构进行集中救治。临时救治场所要根据场地空间和医疗任务特点进行药房流程设计，注意确保药品的储存条件，尤其是冷藏、避光等特殊条件；药品摆放按种类进行分区和排位码管理，便于查找和调配。定点医疗机构可根据救治任务安排，适时进行药房流程改进或再造。一般应急事件基本无需调整药房流程，可采取特殊救治医嘱优先调配和增加调配频次等措施。重大暴发性传染病往往需要对平时流程进行再造，以满足药品配置环境和重症患者救治需求，通常必须采用静脉用药集中调配中心（PIVAS）集中配置模式，流程见图 2-2。可利用现代化的自动发药机、自动病区药柜和配药、送药机器人提高调配和物流效率。

二、特殊药品发放

应急情况下，为减少交叉污染和提高效率，所有麻醉药品、第一类精神药品处方不建议由病房医师签字流转到药房，可改为医师开具医嘱，药师在医院信息系统（HIS）上审方，调配药师及核对药师录入信息，生成红色麻醉处方并导入签名，全面实现病房麻醉和精一药品处方电子化打印管理。

三、病区备用药品管理

定点医疗机构临床科室备用药品要从实际出发，与以往模式存在较大差异。结合危重症患者救治的及时性和特殊性，向病区征集临床科室"备用药品"需求状况，制订应急情况下病区备用药品目录及基数。针对重症监护病房（ICU），扩大备用药品基数，保障危重症患者急需药品。此外，应定期派专人到病区抽查药品管理情况。对特殊药品如麻醉药品建立"使用登记本"，完善使用记录。可在病区放置自动药柜，并与药房系统对接，对基数进行预警和提醒，以及实时记录。

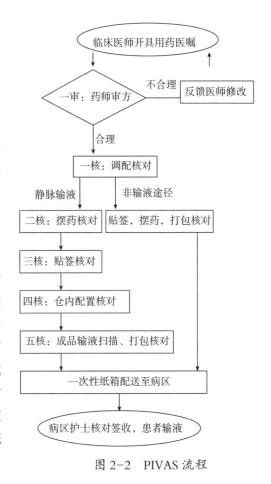

图 2-2　PIVAS 流程

四、药品安全与关注要点

突发公共事件背景下普遍强调救治速度，往往容易忽视用药安全问题，导致药害事件的发生。对于用药安全，应关注以下几点内容：

1. 药品质量安全性　药品质量是保障药品安全性的基础，在突发重大事件中要注意药品存储安全和捐赠药品质量安全。突发公共事件中常需要紧急调用药品，远途运输和搬运易出现破损；部分救治场所可能环境恶劣，药品存储条件存在一定挑战。捐赠药品来源渠道多样，存在质量安全隐患。因此，要强化药品质量安全意识，严格药品质量验收，创造良好的药品存储条件，加强药品维护，守好药品安全底线。

2. 严格控制药品调配环节差错　在突发公共事件的救治力量安排中，往往只配备少量调剂药师，例如在新型冠状病毒肺炎疫情中，近千张床位的方舱医院仅配备 3～5 名药师，药师每分钟要调配出 4 位患者的药品。药师配备人数不足造成高强度和超负荷的调剂工作，会严重影响药品调配的准确性，出现药品差错的风险增加。因此，应根据救治工作量补足配强药师队伍，保障调剂工作顺利开展。在调配过程中，应严格落实"四查十对"制度，确保不出现药品调配差错。

在储备注射剂产品时宜优先选择即配型的工业化多腔袋输液或预充式药品，该类产品无需进行复杂的穿刺加药等配制环节，没有异物 / 不溶性微粒、细菌污染和错配的风险，使用安全、方便、迅速，能够提高注射剂用药的安全性，节省药物配置时间。

3. 严把调配前的审核关，避免临床用药错误和不合理用药　在重大突发公共事件的临床治疗中，参与救治医师专业多样化，责任医师要独立处理所有病症，在高强度的工作压力下，用药错误的风险增加。同时，也可能出现因恐慌盲目用药、超适应证用药、超量用药、无效用药等不合理用药情况。因此，必须加强处方、医嘱审核，药学部门在接收到医师开具的处方或医嘱后，应重点就用药剂量、溶媒选择、配伍禁忌、药物相互作用和禁忌证等适宜性进行审核，如发现合理性和安全性问题，应联系临床医师沟通确认或者要求更改。在条件允许下，可配备计算机辅助合理用药审核系统，提高审核效率。

4. 密切关注新的或特殊治疗方案的安全性　重大突发公共事件危害较大，救治复杂，尤其是一些新发的重大传染疫情，发生突然，人类对其认知具有一定过程，循证证据质量高的药物治疗方案往往缺乏，常需要试验性治疗或超常规用药，可能会出现较严重的不良反应。药学部门要组织临床药学力量，及时跟踪最新救治方案，查阅并与临床沟通相关方案的药学信息，优化治疗方案；对患者进行用药监护，及时分析出现的不良反应，调整治疗方案，并汇总和反馈相关预警信息，避免出现药品安全性问题。

（刘秀兰、李冬艳、李　娟、杜　光、陈万生、徐德铎）

参考文献

［1］杨丽，徐晓涵，陈晨，等 . 新型冠状病毒感染应对：基于药品、物资供应与应急管理的防控策略 . 中国药房，2020，31（5）：517-522.

［2］姜艳 . 突发事件中医院药事应急管理的探索与实践 . 基层医学论坛，2016，20（27）：3841-3842.

［3］宋超，杨静，张晓丽，等 . 重大交通事故医院药品应急保障实践研究 . 中国医院药学杂志，2016，36（16）：1416-1419.

［4］饶跃峰，郭剑浩，缪静，等 . 新型冠状病毒肺炎疫情防控下的医院药事管理和药学服务 . 中国医院药学杂志，2020，40（7）：726-729.

［5］都丽萍，张波．突发重大传染病事件中的药品保障和药学支持．临床药物治疗杂志，2020，18（3）：84-88.

［6］国家经贸委．关于印发《国家医药储备管理办法》的通知．（1999-06-14）［2021-07-08］．http：//www.setc.gov.cn/was40/detail?record=239&channelid=39277.

［7］崔湲．完善我国国家医药储备制度研究．经济研究参考，2014（61）：36-41.

［8］甄健存．突发事件应急药事管理．北京：人民卫生出版社，2010.

［9］宋再伟，胡杨，刘爽，等．新型冠状病毒肺炎诊疗国际信息资源的分析与评价．中国药学杂志，2020，55（10）：784-788.

［10］应涛．突发事件医院药事应急管理的探索与实践．中医药管理杂志，2020，313（6）：125-126.

［11］龚志成，刘韶．新型冠状病毒肺炎防控药学保障指导．长沙：湖南科学技术出版社，2020.

［12］刘秀兰，刘昇，裘琳，等．新冠肺炎患者定点收治医院药事管理工作实践．中华医院管理杂志，2020，36（4）：324-327.

［13］汤韧，张宜，刘宏．对突发公共事件药学信息服务体系的思考．药学服务与研究，2009，9（4）：241-244.

［14］王平根，梁月兰，罗文龙，等．海南省应急药品储备信息系统的研究．中国卫生统计，2017，34（3）：472-473.

［15］李惠莹，陈君，梁月兰．医院急救药品来源信息储备模块的研究进展．海南医学，2016，27（15）：2505-2507.

［16］吕欣航，黄浩．基于移动设备平台的药学信息服务新模式．科技创新导报，2015，12（11）：40，43.

［17］谭永红，范开华，韩倩，等．应急保障药品的管理体会．中国药房，2014（9）：808-810.

［18］陈洁，刘义伟，冯佳佳，等．突发公共卫生事件与COVID-19安全用药思考．中国研究型医院，2020，7（2）：80-86.

［19］杨勇，朱玉莲，廉江平，等．方舱医院药事管理与药学服务模式探讨．医药导报，2020，39（4）：518-521.

［20］中华人民共和国基本医疗卫生与健康促进法．（2019-12-29）［2021-07-08］．http：//www.gov.cn/xinwen/2019-12/29/content_5464861.htm.

［21］对十三届全国人大三次会议第7009号建议的答复．（2020-09-18）［2021-07-08］．https：//www.miit.gov.cn/zwgk/jytafwgk/art/2020/art_25f094bb6b894728bc6ce605e53a9a26.html.

［22］国务院办公厅关于印发工业和信息化部主要职责内设机构和人员编制规定的通知（国办

发〔2008〕72号）.（2008-07-11）〔2021-07-08〕. https：//www.miit.gov.cn/xwdt/gxdt/ldhd/art/2020/art_8503d2ac043d4422b5a4ca042f392aca.html.

［23］徐娟，余鸣人.我国医药应急物资储备政策溯源〔J〕.中国卫生，2020（05）:26-27.

［24］工业和信息化部.国家医药储备管理办法（2021年修订）〔EB/OL〕.〔2021-12-10〕. https://www.miit.gov.cn/jgsj/xfpgys/wjfb/art/2021/art_d03e03715d4b45debed4702f956eac57. html.

［25］国家九部门联合发布"十四五"医药工业发展规划〔J〕.化工时刊，2022，36（02）:29.

［26］徐德铎，金晓玲，温燕，等.我国应急药品储备与使用管理的现状与思考[J].世界临床药物，2022,43（8）:993-997.

［27］刘荣，张建中.新型冠状病毒肺炎定点医院中应急药房的管理实践与思考[J].世界临床药物，2022,43（8）:998-1003.

［28］张文见，彭倩雯，唐倩雯，等.转型新冠定点医院药学部门设置及运行的实践与探讨[J].世界临床药物，2022,43（8）:1004-1011.

第三章 消毒剂的保障

第一节 常用消毒剂概述

消毒是切断传播途径防止传染病扩散或蔓延的有效措施和手段之一。消毒剂，又称消毒剂，是指用于杀灭传播媒介上微生物，使其达到消毒或灭菌要求的制剂。不同于抗微生物药物，消毒剂的主要作用是消灭环境中存在的病原微生物，切断传染的传播途径，达到控制传染病的目的。

消毒剂按照消毒对象分为两大类：一是生活中衣物及地面的消毒剂，二是用于人体皮肤和表皮及黏膜部位的消毒。《中华人民共和国传染病防治法》以及《消毒管理办法》规定消毒剂主要是用于人体皮肤和黏膜感染病原微生物后的杀灭和清除，从而达到防治传染病的目的。

消毒剂与药品存在着本质区别。首先，消毒剂的作用是预防疾病，而不是诊断疾病或治疗疾病；其次，消毒剂是一种用化学、物理、生物的方法消除病原微生物的产品，而不是以药理学或免疫学的方法预防疾病的产品。从作用对象上讲，消毒剂针对的是环境中的病原微生物，而不是针对人的疾病。从管理方式与监管范围而言，消毒剂批准文号为"卫消字"，不同于药品的"药准字"，两者所需要的销售资质也有所不同。

一、常用消毒剂种类

消毒剂通常指化学消毒剂，主要用于人体皮肤和感染病原微生物后的杀灭和清除，从而起到防治传染病的作用。消毒剂按照其作用的强度可分为灭菌剂、高效消毒剂、中效消毒剂和低效消毒剂。

灭菌剂是指可杀灭一切微生物使其达到灭菌要求的制剂。包括戊二醛消毒剂、过氧化物消毒剂（过氧乙酸和过氧化氢）等。

高效消毒剂是指可杀灭一切细菌繁殖体（包括分枝杆菌）、病毒、真菌及其孢子等，对细菌芽孢也有一定杀灭作用，达到高水平消毒要求的制剂。包括含氯消毒剂、过氧化物消毒剂（臭氧）和含溴消毒剂等。

中效消毒剂是指仅可杀灭分枝杆菌、真菌、病毒及细菌繁殖体等微生物，达到消毒要求的制剂。包括含碘消毒剂、醇类消毒剂和酚类消毒剂等。

低效消毒剂是指仅可杀灭细菌繁殖体和亲脂病毒的制剂。包括苯扎溴铵等季铵盐类消毒剂，汞、银、铜等金属离子类消毒剂和中草药消毒剂。

下面介绍部分常用的消毒剂。

1. 漂白粉 主要成分为次氯酸钙。革兰阳性和革兰阴性菌对含氯消毒剂均高度敏感，真菌和抗酸杆菌中度敏感；高浓度时，亲脂、亲水病毒及芽孢亦敏感。其杀菌活性随溶液 pH 的升高而减弱，pH 升至 8 以上，可失去杀菌活性。其成品的有效氯含量达 28%～35%。

使用方法：使用前应测定其有效氯的含量。配制时先加少量水，调成糊状，然后边加水边搅拌成乳液，静置后取上清液。干粉可用于人、畜排泄物和地面的消毒。

注意事项：依照测定的有效氯含量，按所需浓度用药。要注意漂白粉对织物的漂白作用和对各类物品如金属制品的腐蚀作用，操作时做好个人防护。漂白粉稳定性较差，应置阴凉、干燥处密闭保存。

2. 次氯酸钠 目前使用最广泛的含氯消毒剂，其有效氯含量达 8%～12%。可用于环境、水、疫源地、餐饮用具及医疗器械等的消毒。可用其水溶液进行浸泡、喷洒、擦拭消毒，也可用超低量喷雾器进行空气消毒。其使用方法和注意事项与漂白粉相同。

3. 过氧化氢 本品消毒用有效含量为 3%～6%，是广谱、高效、快速的较强氧化剂，可用于空气、物体表面及餐（饮）具的消毒。

注意事项：在配置和消毒过程中要戴乳胶手套和眼罩；稀释后的过氧化氢溶液极其不稳定，应当天配置当天使用。

4. 过氧乙酸 本品为酸性强氧化剂，灭菌剂，具有广谱、高效、快速的特点。其消毒用商品有效含量不得低于 20%。能自然分解，不爆炸，稀释不产热。可对空气或物品进行熏蒸、喷雾、喷洒、浸泡、擦拭消毒。

注意事项：使用时应注意原药浓度低于 12% 时不宜用于消毒；对皮肤、黏膜有刺激性，对金属和物品有腐蚀性，尤其对大理石、水磨石损坏极大；配制时使用塑料容器，不得使用玻璃容器和搪瓷容器；稀释后的过氧乙酸溶液极其不稳定，应当天配置当天使用。

5. 环氧乙烷 本品对物品穿透力强，高浓度环氧乙烷遇明火可爆炸。几乎各种微生物对其敏感。温度、湿度、浓度和微生物的状态对环氧乙烷的杀菌作用影响较大。一般以温度 45℃、相对湿度 60%～80%、450mg/L 为宜。对于易吸收环氧乙烷的物品应加大剂量。

注意事项：环氧乙烷消毒过程中应注意防火防爆；要防止灭菌消毒袋、消毒柜泄漏，以保证消毒过程中环氧乙烷的浓度并避免污染环境，要控制温湿度；不适用于饮用水和食品的消毒。

6. 含碘的消毒剂 如碘伏、游离碘溶液，常用于擦拭消毒和皮肤黏膜消毒。碘酊：有效碘 18～22g/L，乙醇 40%～50%。碘伏：有效碘 2～10g/L。具有广谱杀菌，刺激性小，毒性低，性质稳定和无腐蚀性等优点。

注意事项：其稀释液不稳定，应在临用前配置。使用中应避免接触银、铝和二价金属。应注意用于皮肤时会有过敏反应发生的可能。

7. 苯扎溴铵 本品易溶于水，毒性很小，无刺激性，对金属有轻度腐蚀。使用其水溶液对物品浸泡、擦拭、喷洒消毒。通常情况下，其使用浓度为 50～100mg/L。

注意事项：使用中应注意及时更换消毒液，不得与肥皂或其他阴离子洗涤剂合用。

8.甲醛 甲醛为无色气体，易溶于水；有很强的还原作用和特殊刺激性气味；甲醛能与细菌蛋白质结合，使蛋白质变性，因而具有强大的广谱杀菌作用，对细菌、芽孢、真菌及病毒均有效。

9.乙醇（酒精） 通常使用75%的乙醇（俗称：酒精）用于消毒。因为过高浓度的乙醇会在细菌表面形成一层保护膜，阻止其进入细菌体内，难以将细菌彻底杀死。若酒精浓度过低，虽可进入细菌，但不能将其体内的蛋白质凝固，同样也不能将细菌彻底杀死。

10.甲酚皂溶液 煤酚皂溶液又称来苏儿、甲酚皂，为黄棕色至红棕色黏稠液体，有酚臭味，性稳定，耐储存。对细菌繁殖体、真菌、亲脂性病毒有一定杀灭作用，用于器械、地面消毒及污染物的处理。1%～2%用于皮肤、手指消毒，5%～10%用于器械、地面消毒及污染物的处理。配制时水的硬度不宜过高以免影响消毒效果。

二、常用消毒剂用途与用法用量

常用消毒剂的种类、用途和用法用量，见表3-1。

表3-1 常用消毒剂的种类、用途和用法用量

消毒剂分类	代表性消毒剂	常用浓度	用途用法
含氯消毒剂	漂白粉	5%～10%乳液	喷洒、喷雾等
		0.03%～0.15%	饮用水
	次氯酸钠	5%～6%	水沟等
		0.02%～0.05%	地面、餐具等
过氧化物类消毒剂	过氧化氢	30 000～60 000mg/L	空气消毒（30ml/m³）物表消毒
		0.3%	餐具消毒
	过氧乙酸	5%溶液 2.5ml/m³	密闭空间消毒，密闭4小时以上
		0.3%溶液 30ml/m³	喷雾、场地消毒
	环氧乙烷	450mg/L	医疗器械、空气消毒等
含碘消毒剂	碘酒	1%、3%～5%	皮肤、小创口、注射部位等，消毒
季铵盐类消毒剂	苯扎溴铵	400～1200mg/L	用于皮肤、器械等的消毒，浸泡
醛类消毒剂	甲醛（福尔马林）	10%	用具消毒、喷洒
		20ml/m³	密闭空间消毒，加热熏蒸24小时
醇类消毒剂	乙醇（酒精）	70%～75%	皮肤消毒，小件器械消毒涂擦、浸泡
酚类消毒剂	甲酚皂溶液	1%～2%	皮肤
		5%	器械、地面消毒，喷洒

三、疫区饮用水的消毒与管理

在疫区，应加强对集中式给水系统（如自来水厂）的管理与消毒，确保供水安全，同时亦应重视对分散式用水的管理与消毒。疫源地终末消毒应严格按照《医院空气净化管理规范》（WSIT368-2012）、《医疗机构水污染排放标准》（GB18466-2005）、《低温消毒剂卫生安全评价技术要求》等标准执行。

（一）井水消毒

1. 水井的卫生要求　水井应有井台、井盖与公用取水桶。水井周围30m不得有渗水厕所、粪坑、垃圾堆、渗水井等污染源。

2. 井水量的计算

圆井水量（m³）=π×[水面半径（m）]²×水深（m）

方井水量（m³）=边长（m）×边宽（m）×水深（m）

3. 直接加漂白粉消毒法　将所需量漂白粉放入碗中，加少许冷水调成糊状，再加适量的水，静置10分钟。将上清液倒入井水中，用取水桶上下振荡数次，30分钟后即可使用。一般要求余氯量为0.5mg/L。井水消毒，一般每日2～3次。所需用漂白粉量应根据井水量、规定加氯量与漂白粉含有效氯量进行计算。

4. 持续加漂白粉法　为减少对井水频繁进行加氯消毒，并持续保持一定的余氯，可用持续消毒法。持续法常用的工具有竹筒、无毒塑料袋、陶瓷罐或小口瓶，可因地制宜选用。

方法是在容器上面或旁边钻4～6个小孔，孔的直径为0.2～5.0cm。根据水量和水质情况加入漂白粉。一般竹筒装漂白粉250～300g，塑料袋装250～500g。将加漂白粉容器口塞住或扎紧，放入井内，用浮筒悬在水中，利用取水时的振荡，使容器中的氯慢慢从小孔放出，以保持井水中一定的余氯量。一次加药后可持续消毒1周左右。采用本法消毒，应有专人负责定期投加药物，测定水中余氯。

（二）缸水消毒

1. 由于河、湖及塘水的水量大，流动快，饮用水最好采用缸水法处理。当缸水浊度高于3度时，应先经过常规水处理（混凝沉淀、过滤）后再进行消毒。

2. 混凝沉淀时，以一水缸装原水，用明矾（十二水合硫酸铝钾）混凝沉淀。用一直径3～4cm，长1m左右的竹筒（或其他替代物），筒底四周钻几十个小孔，竹筒装入明矾后，在缸水中搅动。通常用量为每100kg水加明矾50g。也可用其他混凝剂。

静置沉淀约1小时后，取上清水至砂滤缸内过滤。砂滤缸中细砂以0.5mm粒径为宜，粗砂直径宜为0.8mm。细砂与粗砂层厚各15～20cm。每层用棕皮或其他材料隔开，表层与底层都放置石子，砂滤缸使用一定时间后，当滤速减慢或滤出水变浊时，将滤材取出用清水洗净后重新装入可继续使用。

3. 将经清洁处理的水引入消毒缸中进行消毒。消毒时，可使用含氯消毒剂，一般在 4～8mg/L，作用 30 分钟。使用含氯消毒剂片剂时，用量可按使用说明书投放。消毒后，测量余氯，在 0.3～0.5mg/L 时，即可饮用。

4. 水中余氯量过高，有明显氯臭时，饮用前可用煮沸、吸附和化学中和等方法进行脱氯处理。以中和剩余的氯，可用递增加药法测试，以刚好使氯臭消失的用量为准。一般情况下，饮用前煮沸较好；使用硫代硫酸钠进行化学中和时，其用量为余氯量的 1.7 倍以上；用亚硫酸钠时，其用量约为余氯量的 3.5 倍。使用的中和药物应符合有关标准和要求。

（三）疫区饮用水的管理

1. 生活饮用水水质应符合下列基本要求，保证用户饮用安全 ①生活饮用水中不得含有病原微生物；②生活饮用水中化学物质不得危害人体健康；③生活饮用水中放射物质不得危害人体健康；④生活饮用水感官性状良好；⑤生活饮用水经消毒处理；⑥具体要求见中华人民共和国国家标准《生活饮用水卫生标准》。

2. 水质监测

（1）供水单位的水质检测：①供水单位的水质非常规指标选择由当地县级以上供水行政主管部门和卫生行政部门协商确定；②城市集中式供水单位水质检测的采样点选择、检验项目和频率、合格率计算按照 CJ/T 206 执行；③村镇集中式供水单位水质检测的采样点选择、检验项目和频率、合格率计算按照 SL308 执行；④供水单位水质检测结果应定期报送当地卫生行政部门，报送水质检测结果的内容和办法由当地供水行政主管部门和卫生行政部门商定；⑤当饮用水水质发生异常时应及时报告当地供水行政主管部门和卫生行政部门。

（2）卫生监督的水质检测：①各级卫生行政部门应根据实际需要定期对各类供水单位的水质进行卫生监督、监测；②当发生影响水质的突发性公共事件时，由县级以上卫生行政部门根据需要确定饮用水监督、监测方案；③卫生监督的水质检测范围、项目、频率由当地市级以上卫生行政部门确定。

3. 水质检测方法 生活饮用水水质检验应按照 GB/T 5750（所有部分）执行。

（龚志成、冯婉玉、成舒乔）

第二节 消毒剂的使用与注意事项

一、各种污染对象的常用消毒方法

1. 地面、墙壁、门窗 用 0.2%～0.5% 过氧乙酸溶液或有效溴为 500～1000mg/L 的二溴海因溶液或有效氯为 1000～2000mg/L 的含氯消毒剂溶液喷雾。泥土墙吸液量为 150～300ml/m²，水泥墙、木板墙、石灰墙为 100ml/m²。对上述各种墙壁的喷洒消毒剂溶液不宜超过其吸液量。

地面消毒先由外向内喷雾 1 次，喷药量为 $200 \sim 300ml/m^2$，待室内消毒完毕后，再由内向外重复喷雾 1 次。以上消毒处理，作用时间应不少于 60 分钟。

2. 空气 房屋经密闭后，用 15% 过氧乙酸溶液 7ml（$1g/m^3$），放置瓷或玻璃器皿中加热蒸发，熏蒸 2 小时，即可开门窗通风。

3. 衣服、被褥、书报、纸张 耐热、耐湿的纺织品可煮沸消毒 30 分钟，或用流通蒸气消毒 30 分钟，或用有效氯为 $250 \sim 500mg/L$ 的含氯消毒剂浸泡 30 分钟；不耐热的毛衣、毛毯、被褥、化纤尼龙制品和书报、纸张等，可采取过氧乙酸熏蒸消毒。熏蒸消毒时，将欲消毒衣物悬挂室内（勿堆集一处），密闭门窗，糊好缝隙，用 15% 过氧乙酸 $7ml/m^3$（$1g/m^3$），放置瓷或玻璃容器中，加热熏蒸 $1 \sim 2$ 小时。或将被消毒物品置环氧乙烷消毒柜中，在温度为 54℃，相对湿度为 80% 条件下，用环氧乙烷气体（800mg/L）消毒 $4 \sim 6$ 小时；或用高压灭菌蒸气进行消毒。

4. 患者排泄物和呕吐物 稀薄的排泄物或呕吐物，每 1000ml 可加漂白粉 50g 或有效氯为 20g/L 的含氯消毒剂溶液 2000ml，搅匀放置 2 小时。无粪的尿液每 1000ml 加入干漂白粉 5g 或次氯酸钙 1.5g 或有效氯为 10g/L 的含氯消毒剂溶液 100ml 混匀放置 2 小时。成形粪便不能用干漂白粉消毒，可用 20% 漂白粉乳剂（含有效氯 5%），或有效氯为 50g/L 含氯消毒剂溶液 2 份加于 1 份粪便中，混匀后，作用 2 小时。

5. 餐（饮）具 首选煮沸消毒 $15 \sim 30$ 分钟，或流通蒸气消毒 30 分钟。也可用 0.5% 过氧乙酸溶液或有效溴为 $250 \sim 500mg/L$ 二溴海因溶液或有效氯为 $250 \sim 500mg/L$ 含氯消毒剂溶液浸泡 30 分钟后，再用清水洗净。

6. 食物 瓜果、蔬菜类可用 $0.2\% \sim 0.5\%$ 过氧乙酸溶液浸泡 10 分钟，或用 12mg/L 臭氧水冲洗 $60 \sim 90$ 分钟。患者的剩余饭菜不可再食用，煮沸 30 分钟，或用 20% 漂白粉乳剂、有效氯为 50 000mg/L 的含氯消毒剂溶液浸泡消毒 2 小时后处理。也可焚烧处理。

7. 盛排泄物或呕吐物的容器 可用 2% 漂白粉澄清液（含有效氯 5g/L）或有效氯为 5g/L 的含氯消毒剂溶液，或 0.5% 过氧乙酸溶液浸泡 30 分钟，浸泡时，消毒液要漫过容器。

8. 家用物品、家具 可用 $0.2\% \sim 0.5\%$ 过氧乙酸溶液或有效氯为 $1 \sim 2g/L$ 的含氯消毒剂进行浸泡、喷洒或擦洗消毒。

9. 手与皮肤 用 0.5% 聚维酮碘溶液（含有效碘 5g/L）或 0.5% 氯己定醇溶液涂擦，作用 $1 \sim 3$ 分钟。也可用 75% 酒精或 0.1% 苯扎溴铵溶液浸泡 $1 \sim 3$ 分钟。必要时，用 0.2% 过氧乙酸溶液浸泡，用 0.2% 过氧乙酸棉球、纱布块擦拭。

10. 疫区患者尸体 对患者的尸体用 0.5% 过氧乙酸溶液浸湿的布单严密包裹后尽快火化。

11. 运输工具 车、船内外表面和空间，可用 0.5% 过氧乙酸溶液或有效氯为 10g/L 的含氯消毒剂溶液喷洒至表面湿润，作用 60 分钟。密封空间，可用过氧乙酸溶液熏蒸消毒。对细菌繁殖体的污染，用 15% 过氧乙酸 $7ml/m^3$（$1g/m^3$），对密闭空间还可用 2% 过氧乙酸进行气溶胶喷雾，用量为 $8ml/m^3$，作用 60 分钟。

12. 垃圾 可燃物质尽量焚烧，也可喷洒 10g/L 有效氯含氯消毒剂溶液，作用 60 分钟以上。消毒后深埋。

13. 疫点内的生活污水 应尽量集中在缸、桶中进行消毒。每 10L 污水加入有效氯为 10g/L 的含氯消毒溶液 10ml，或加漂白粉 4g。混匀后作用 1.5 ～ 2 小时，余氯 ≥ 6.5mg/L 时即可排放。

为方便工作，将各种污染对象常用消毒方法、消毒剂量等列于表 3-2，现场消毒时可参照进行。

表 3-2 污染场所、污染物品的消毒处理方法与使用浓度

消毒场所	消毒方法	用量	消毒时间
室外污染表面	500 ～ 1000mg/L 二溴海因喷洒	500ml/m²	30 分钟
	1 ～ 2g/L 含氯消毒剂喷洒	500ml/m²	60 ～ 120 分钟
	漂白粉喷撒	20 ～ 40g/m²	2 ～ 4 小时
室内表面	250 ～ 500mg/L 含氯消毒剂擦拭	适量	适时
	0.5% 新洁尔灭擦拭	适量	适时
	0.5% 过氧乙酸熏蒸 150 000mg/L	适量	1 ～ 2 小时
	500 ～ 1000mg/L 二溴海因喷洒	100 ～ 300ml/m²	1 小时
	1 ～ 2g/L 含氯消毒剂喷洒	100 ～ 300ml/m²	60 ～ 120 分钟
	2% 过氧乙酸气溶胶喷雾	8ml/m³	60 分钟
	0.2% ～ 0.5% 过氧乙酸喷洒	300ml/m²	60 分钟
室内地面	0.1% 过氧乙酸拖地	适量	适时
	0.2% ～ 0.5% 过氧乙酸喷洒	200 ～ 350ml/m²	60 分钟
	1 ～ 2g/L 含氯消毒剂喷洒	100 ～ 500ml/m²	60 ～ 120 分钟
室内空气	紫外线照射	1W/m³	30 ～ 60 分钟
	臭氧消毒	30mg/m³	30 分钟
	15% 过氧乙酸熏蒸	7ml/m³	120 分钟
餐（饮）具	蒸煮	100℃	10 ～ 30 分钟
	臭氧水冲洗	≥ 12mg/L	60 ～ 90 分钟
	含氯消毒剂浸泡	250 ～ 500mg/L	15 ～ 30 分钟
	远红外线照射	—	15 ～ 20 分钟
被褥、书籍、电器电话机	环氧乙烷简易熏蒸	120 ～ 150℃、1.5g/L	16 分钟～ 24 小时
	0.2% ～ 0.5% 过氧乙酸擦拭	适量	适时

（续 表）

消毒场所	消毒方法	用量	消毒时间
服装、被单	煮沸	100℃	30 分钟
	10 ～ 30g/L 含氯消毒剂浸泡	浸没被消毒物品	1 ～ 2 小时
	50g/L 过氧乙酸浸泡	浸没被消毒物品	120 分钟

二、消毒剂使用中的注意事项

根据消毒剂的特点在使用时应注意以下事项：

1. 过氧化物类消毒剂的特点是具有很强的氧化能力，虽可将所有微生物杀灭，但也因其氧化能力强，高浓度时可刺激甚至损害皮肤黏膜、腐蚀物品，因此在使用时要注意其使用的浓度，根据需要配制（现用现配）并做好防护措施（如戴口罩、手套等）。如过氧乙酸浓度较高时对皮肤、黏膜有强烈的刺激性，甚至会损伤皮肤和黏膜，当浓度降为 0.2％ 时，对健康皮肤无刺激性；浓度降为 0.02％ 时，口腔黏膜和眼结膜不会受到损伤。常用于器械、环境消毒。此外，该类消毒剂有烧伤危险，且易燃易爆。需特别注明远离明火，高热及还原剂。

2. 含氯消毒剂的作用时间和消毒效果与有效氯浓度直接相关，浓度愈高效果愈好，作用时间亦愈长，但高浓度时对人的呼吸道黏膜和皮肤有明显的刺激作用，对物品亦有腐蚀与漂白作用。因此，在使用时也要要根据需要配制（现用现配）并做好防护措施（如戴口罩、手套等）。在杀灭病毒时建议可选用有效氯 1000mg/L，作用 30 分钟。常用于环境、器具等消毒。含氯消毒剂为强氧化剂，不得与易燃物接触，应远离火源。

3. 醛类消毒剂可引起呼吸道刺激症状，少数人有眼睛刺激症状，并可使人致敏，因此，不能用于空气、食具等消毒。甲醛、戊二醛对人有一定毒性，应在通风良好的环境中使用，使用时应注意个人防护。一般用于器械消毒。

4. 醇类消毒剂的特点是易挥发，作用时间短，因此，使用时应采取浸泡消毒或反复擦拭等保证作用时间。75％ 的乙醇（酒精）为外用消毒剂，不得口服，同时由于其易燃易爆，切记远离火源并密封保存。常用于手、皮肤消毒，不宜用于空气消毒及脂溶性物体表面的消毒，需远离火源，且不宜稀释后使用。乙醇过敏者慎用。

5. 含碘消毒剂包括碘酊（碘和碘化钾的乙醇溶液），碘伏（碘、聚氧乙烯脂肪醇醚、烷基酚聚氧乙烯醚、聚乙烯比咯烷酮、碘化钾等组分制成的络合碘消毒剂），和复合含碘消毒剂（以有效碘和氯己定类、季铵盐类、乙醇为主要杀菌成分的复合消毒剂），常用于皮肤黏膜消毒。碘酊用于注射前或者手术前的消毒，也可以用来进行大面积的消毒。较为常用的是聚维酮碘溶液和碘伏消毒液，都是常用的含碘的消毒剂。其主要的差别在于聚维酮碘是一种复合的碘剂，其优势在于持续缓慢释放出活性碘，从而对伤口起到长效杀菌的作用，且对皮肤的刺激性比较小，用于皮肤的伤口、黏膜处不会产生强烈的反应，患者不会感到疼痛，容易被人接受；而碘伏一般其效用时间较短，半小时左右即可挥发，消失其杀菌的作用。碘酊则不适用于黏膜及破损皮肤的消毒。

三、消毒剂使用中的人员防护

1. 含氯消毒剂的防护　针对职业暴露的预防，首先应该采用物理预防手段，正确配置规范浓度的消毒液，优化操作流程，减少人员在挥发性氯气环境中的暴露时间。配置消毒液的容器应有遮盖，以减少挥发。残余消毒液应加以稀释后经管道排出，同时配备通风设备。消毒作业人员应佩戴密封护目镜，穿戴手套、橡胶靴、帽子、防护服，并佩戴有过滤酸性气体功能的呼吸道护具。

2. 过氧化物消毒剂的防护　过氧化物消毒剂与含氯消毒剂的消毒原理类似，对实施喷洒作业的人员同样可以采取含氯消毒剂下的防护措施。

3. 醛类消毒剂的防护　戊二醛属于挥发性有机物，需在通风处使用，除含氯消毒剂项下的基本物理防护措施外，还应该注意到戊二醛对手套的渗透性，建议选用丁腈橡胶手套，因其密封性使其可以阻挡戊二醛。在通风环境下，呼吸道护具建议采用医用活性炭口罩或有"有机蒸气异味及颗粒物防护"性能标志的呼吸道护具。医用活性炭口罩在平时的存储过程中易吸附水蒸气、二氧化碳，从而导致吸附力下降，因此，必须密封包装。如果医用活性炭口罩包装不密封或者超过保存期，建议将口罩用热风干燥后再使用，以达到预期的防护效果。在密闭、高浓度戊二醛蒸气环境中，工作人员应佩戴正压、负压或自给式呼吸器，口罩与高效微粒空气（HEPA）呼吸器不适用。

4. 其他类消毒剂的防护　常见的醇类消毒剂是乙醇。乙醇是易燃易挥发的液体，使用前应彻底清除周围易燃及可燃物，使用时不得接触明火或靠近明火，使用后必须将容器上盖封闭，严禁敞开放置。

环氧乙烷属于高效消毒剂，具有毒性、致癌性、刺激性和致敏性，属于易燃易爆化学品，一旦意外与人体接触需立即处理，皮肤接触应立即脱去污染的衣物，用大量流动清水冲洗至少15分钟，然后就医。眼睛接触应立即提起眼睑，用大量流动清水或生理盐水彻底冲洗至少15分钟，然后就医。不慎吸入后应迅速脱离现场至空气清新处，保持呼吸道通畅。如呼吸困难，给予输氧。如呼吸停止，立即进行人工呼吸。呼吸心跳停止时，立即进行人工呼吸和胸外心脏按压术。

四、消毒剂中毒与解救方法

各类消毒剂中毒均无特效解毒剂，发生中毒后应将中毒患者立即移离现场，脱去污染衣物，注意保暖，加强监护。

1. 皮肤接触后彻底使用清水或肥皂水清洗至少15分钟，如环氧乙烷液体沾染皮肤，可使用3%硼酸溶液反复冲洗。出现红肿、水疱并伴有糜烂渗出者应按皮肤科常规处理。

2. 有吸入中毒者应立即转移至空气通风处，保持呼吸道通畅，有痰液时，及时给予吸痰，如出现咳嗽、呼吸困难等呼吸道刺激症状，给予吸氧、支气管解痉剂等。

3. 如果消毒剂是经口服途径中毒，应立即给予口服 100～200ml 的生蛋清、氢氧化铝凝胶或牛奶保护消化道黏膜。口服含碘消毒剂后应服用大量淀粉、米汤；甲醛中毒后服用 3% 碳酸铵或 15% 乙酸铵（醋酸铵）100ml，使甲醛变为毒性较小的六亚甲基四胺。如果服用了大量高浓度腐蚀性强的消毒剂，应早期放置胃管，并保留胃管，避免因操作不当引起消化道穿孔，小心使用牛奶或氢氧化铝凝胶洗胃，每次灌入量小于 100ml，最后保留胃管防止食管狭窄。注意维持水电解质酸碱平衡，防止发生循环衰竭和肾衰竭。对症与支持治疗，必要时行血液透析。由于患者长期不能进食，应注意补充营养。

4. 如果有消毒剂溅入眼睛，必须立即用流动清水或生理盐水冲洗 15 分钟，有持续的疼痛、畏光、流泪症状时，冲洗后可在眼内涂抹可的松眼膏或红霉素眼药膏，如果症状持续加重，要立即就医，请眼科医师会诊。

5. 对症治疗，保护脏器功能。消毒剂中毒后可引起多脏器损害，应密切观察各脏器的功能变化，纠正水、电解质紊乱及酸碱失衡，保护内环境稳定，改善各脏器功能。发生过敏反应时给予抗过敏药物。醇类消毒剂重度中毒时使用血液透析。

综上所述，消毒剂中毒在紧急情况下时有发生，应正确按照说明书使用，不是浓度越高越好，消毒过程中要有适当的防护措施。消毒剂的使用警示、浓度换算、发生后处置以及紧急预案尤为重要。

五、新冠肺炎疫情消毒剂使用与管理

新型冠状病毒的变异性和传播的隐匿性增加了新冠肺炎疫情防控工作难度。消毒是"人－物－环境"同防的重要手段，严格执行消毒技术规范和流程，做好消毒工作事关防疫整体措施落实以及疫情防控效果。

1. 首先，了解一下消毒剂杀灭病毒的原理：病毒之所以能够被消毒剂灭活主要源于病毒自身的理化特性。绝大多数病毒可被分为两类：包膜病毒（Enveloped Virus，如新冠病毒、流感病毒、疱疹病毒等）和非包膜病毒（Non-enveloped Virus，如腺病毒、肠道病毒等），两类病毒最大的区别就在于病毒的核心结构"蛋白质衣壳"外面是否有一层包膜。包膜的主要成分是脂质，它的存在能加强病毒的伪装，使病毒容易进入宿主细胞，亦可增加病毒结构上的稳定性，然而一旦包膜病毒离开宿主暴露在外界环境中时，其表面的包膜就容易被脂溶剂、脱脂剂、强碱等物质洗脱、破坏，反而成了消毒剂杀灭病毒的主要"靶点"之一。因此相对于非包膜病毒而言，包膜病毒普遍对化学消毒剂更为敏感。有研究表明，新冠病毒无论怎么变异，其包膜病毒的结构特征并未改变，因此即使是奥密克戎变异株这种在环境中能长时间存活的病毒，用 40%～80% 的乙醇消毒 15 秒便可使其失去活性。其实不只是乙醇，目前市面上大部分常用的消毒剂都可以快速灭活新冠病毒变异株。

2. 针对新冠病毒——选择适合的消毒剂。消毒剂的分类可参见表 3–3。各类消毒剂的特点如下：

含氯消毒液消毒剂杀灭病毒能力强，但它是强氧化剂会腐蚀金属，漂白织物。因此适用于瓷砖，塑料等物品表面消毒。含氯消毒液需要现配现用，使用时需要戴上手套，防止腐蚀皮肤，消毒后需要用清水漂洗。并且含氯消毒液不能与洁厕灵等酸性清洁产品混用，它们会起反应产生有毒气体。

醇类消毒剂对新冠病毒灭活作用明显，有效浓度以 75% 为佳。可以喷洒或擦拭门把手、包装盒表面、桌椅、手机等。但由于酒精的易燃特性，请使用时远离明火，对电器消毒前请切断电源。家中切勿大量囤积酒精，避免火灾隐患。

过氧化物消毒剂和含碘消毒剂均适用于对伤口和黏膜的消毒，并不适用于大面积的消毒。

市售衣物消毒液中通常含有酚类消毒成分如对氯间二苯酚，这种消毒剂一定浓度下能够灭活新冠病毒。但是对于衣物的消毒建议首选物理消毒方式，比如可以选择 60℃ 热水，浸泡消毒 30 分钟。

单链季铵盐类消毒剂如苯扎溴铵和苯扎氯铵属于低效消毒剂，不能有效杀灭冠状病毒。但双链季铵盐或者复合季铵盐类消毒剂属于中效消毒剂，它们都能够灭活冠状病毒，并且季铵盐对皮肤黏膜无刺激、稳定性好，无腐蚀性，对环境友好。其缺点是不能与阴离子表面活性剂如日常使用的肥皂、洗衣粉等混用。

双胍类消毒剂如氯己定的消毒机制主要是破坏细菌的细胞膜以及抑制细菌的酶系统，可杀灭革兰氏阴性和阳性细菌，对病毒则无效。

表 3–3　各类消毒剂的病毒灭活效果

消毒剂		作用方式			灭活效果	
分类	成分	作用靶点	有效浓度	作用时间（分钟）	包膜病毒	非包膜病毒
含氯消毒剂	84 消毒液	包膜、蛋白质、核酸	有效氯含量 0.5% 以上	0.5 ～ 10	+	+
	漂白粉					
醇类消毒剂	乙醇（酒精）	包膜、蛋白质	75%	0.5 ～ 5	+	+/–
	异丙醇					
过氧化物消毒剂	过氧化氢	包膜、蛋白质	3%	1 ～ 10	+	+
含碘消毒剂	碘伏	包膜、蛋白质	0.5% ～ 7.5%	0.5 ～ 5	+	+
酚类消毒剂	苯酚 / 对氯间二苯酚	包膜、蛋白质	1% ～ 5%	10	+	+/–
季铵盐类消毒剂	苯扎溴铵 / 苯扎氯铵	包膜	0.1% ～ 2%	10	+/–	–
	双链季铵盐 / 复合季铵盐					
				1 ～ 10	+	–

注：+ 有效灭活　+/- 效果不明显　- 无效果。

3. 疫区消毒包括终末消毒、居家环境预防性消毒、个人预防／清洁消毒三个主要场景。

一是对公共场所的终末消杀，要严格按照流行病学调查结果，对感染者污染的居住和工作学习场所、诊间和隔离场所、转运和公共交通场所等进行消毒；预防性消杀要根据疫情形势和污染风险严重程度，划定人员密集、流动性大的重点区域。加大高频接触物体表面的消毒频次。对已关闭的场所，在开业运行前要进行全面的预防性消毒。此外，需严格做好进口货物的检疫消毒，尤其要加强进口低温冷链物品和外包装的消毒管理，防范风险隐患。总之，规范技术操作流程，疫源地终末消毒应严格按照《医院空气净化管理规范》（WS/T368-2012）、《医疗机构水污染物排放标准》（GB18466-2005）、《低温消毒剂卫生安全评价技术要求》等标准执行；公共场所预防性消毒应参照《新冠肺炎疫情期间办公场所和公共场所空调通风系统运行管理卫生规范》（WS696-2020）。

研究表明，并非所有的消毒剂都能杀灭新型冠状病毒。这类病毒对热比较敏感，所以，56℃ 30 分钟、乙醚、75% 乙醇、含氯消毒剂、过氧乙酸和氯仿等均可有效灭活新型冠状病毒。不过需要注意的是，如果喷洒 0.5% 过氧乙酸或 84 消毒剂进行消毒，每三天交替使用一次就可以，如果环境比较干净，可以适当延长使时间为一周一次。因酒精是易燃物品，使用时因保持室内通风、远离火源，不要过多囤积。此外，消毒剂应注意避光保存，严禁用金属容器装消毒剂。装有消毒剂的瓶子尽量放在柜橱里或是孩子无法接触的地方。更不要将消毒液放在厨房或者与食物混放。

二是居家环境预防性消毒，规范消毒方式和强度，根据环境风险、污染程度和物品特性，可选择消毒剂化学消毒方式，或与物理消毒方式相结合；家庭清洁消毒要注重科学消毒，消除消毒盲区和误区，不要"过度消毒"。家庭以日常清洁为主，预防性消毒为辅；不对室外环境开展大规模消毒，不对外环境进行空气消毒；不直接使用消毒剂对人进行消毒；不使用高浓度消毒剂做预防性消毒。以下消毒剂适合用于居家消毒。

（1）84 消毒液：配置简易居家用消毒水，可以考虑使用 84 消毒液，因消毒液具有腐蚀性，所以要佩戴橡胶手套进行防护，在用 84 消毒液进行家庭消毒时应注意合理配比，一般 84 消毒液瓶盖的容量为 10ml 左右，一瓶盖消毒液加上 4 瓶矿泉水量的水搅拌均匀即可。配制好消毒剂后可以擦拭家具、地面等，尤其要注意门把手的消毒。等待 30 分钟后，再用清水进行擦拭，减少化学物质的危害。

（2）漂白粉、高锰酸钾：漂白粉或者高锰酸钾可用于清理厕所。使用时，也需要用水来配置，浓度大约配置 1% ～ 3% 即可，可以将配置好的消毒液直接用喷壶喷洒。浓度 0.5% 的漂白液还可以给餐具消毒，浸泡一段时间即可。

（3）75% 酒精：酒精消毒适用于一般物体表面消毒，如手和皮肤的消毒，手机、键盘和护目镜消毒等。使用酒精消毒时，只可以擦拭，不可以喷洒用于空气消毒。医用酒精必须到医疗机构购买，切不可误用工业酒精，工业酒精中不仅含有较多的杂质，还含有有毒物质（如甲醇）。

三是个人预防／清洁消毒，目前采用的消毒剂和消毒方式对新冠病毒变异株仍然是有效的。勤洗手、戴口罩、保持社交距离、适度消毒、做好环境清洁等，仍然是人类对抗新冠病毒变异株的有效方式！在我们选择消毒剂时一定要特别注意消毒剂的有效成分及安全使用方法。

总之，消毒剂应用范围广泛，由于其种类繁多，不同产品之间性质、特点、使用效果和方法不同。使用过程中需特别注意不要随意混合使用；需要根据产品使用说明合理选用、规范配置或稀释后按标准使用，并加强消毒剂从生产到使用全流程的监管；购买使用消毒剂前，可在"全国消毒产品网上备案信息服务平台"进行合规性查询。首先，正确选用消毒剂应该是首要关注的问题；其次，消毒剂使用过程中大多存在很多安全隐患，可在说明书上增加安全警示图标，减少消毒剂安全事故；再次，消毒剂应尽量贮存在要求的环境内，应避免放置在儿童可及处；最后，发生消毒剂中毒或安全事故的情况，应该积极按照要求应急处置。

（龚志成、冯婉玉、成舒乔）

第三节　消毒剂配制及浓度计算

一、常用消毒剂的快速配制

1．"84"消毒液　市售"84"消毒液的有效氯含量 5％左右，日常消毒若需配置 0.5％的消毒液，应稀释至 10 倍，如取 100ml 原液加水至 1000ml 即得。

2．含氯泡腾片　以有效氯含量 250 ～ 500mg 含氯泡腾片为例：

（1）用于空气消毒：每片 250mg，每 1L 水加入 6 片；每片 500mg，每 1L 水加入 3 片：20ml/m^3，必须使用超低容量喷雾器喷雾。

（2）擦拭物体表面：每片 250mg，每 1L 水加入 4 片；每片 500mg，每 1L 水加入 2 片。

（3）地面消毒：每片 250mg，每 1L 水加入 4 ～ 8 片；每片 500mg，每 1L 水加入 2 ～ 4 片。

3．二氧化氯　该消毒液是将活化剂和消毒剂组分分别包装，使用前需将活化剂与消毒剂按 1：10 的比例混合，经 3 ～ 5 分钟混合反应后成为浓度≥2％的原液，将此原液按照实际应用的需要（如空气消毒、物体表面消毒等）可配置成不同使用浓度的应用液。

4．过氧化氢（双氧水）　本品为强腐蚀性液体，市售成品含量一般为 27％或 35％。配置有效含量为 3% 的过氧化氢消毒剂：1 份原药加入 9 份水中，混合后使用。

5. 过氧乙酸 该消毒剂将甲（冰醋酸 + 硫酸）、乙（过氧化氢）两组分分别包装，使用前将甲 2 份、乙 1 份混合，经 12～24 小时混合反应后成为浓度≥18% 的原液，将此原液按照实际应用的需要（如空气消毒、物体表面消毒等）可配置成不同使用浓度的应用液。

二、消毒剂浓度换算与计算公式

1. 消毒剂有效浓度表示方式

（1）固体对固体以质量百分数 w/w% 表示。

（2）液体对液体以体积百分数 v/v% 表示。

（3）固体对液体以 mg/L 或 g/L 表示，通常 500mg 以下用 mg 表示，大于 500mg 用 g 表示。

2. 消毒剂溶液稀释换算方法 1

（1）V=（C'×V'）/C；或 V×C=C'×V'。

（2）X=V'－V。

3. 消毒剂溶液稀释换算方法 2

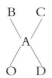

（1）A 为需配溶液浓度，B 为已知原溶液浓度；O 为稀释用水中所含的消毒剂浓度（一般为 0）；C 为配制液溶液所需原溶液的份数；D 为配制该涤液所需加水的份数。

（2）B－A=D；O－A=C。

例 1：用 5% 的"84"消毒液配制成 0.05%（500mg/L）的该溶液如何稀释？

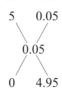

根据交叉法得知 5% 的"84"消毒液 0.05 份，加水 4.95 份（即 5% "84"消毒液 1 份加水 99 份），即成 0.05%（500mg/ L）"84"消毒液。

4. 由浓缩液配制成稀释液的换算方法 3

（1）检查所用的消毒产品的浓度（%）。

（2）使用如下公式确定所需水的份数。

（3）总水份数 $= \left[\dfrac{\text{浓缩液浓度（\%）}}{\text{稀释液浓度（\%）}} \right] - 1$。

（4）将 1 份浓缩消毒液与总水份数混合。

例 2：从 5% 浓缩液配制 0.5% 的稀释液

第一步：总水份数 $= \dfrac{5.0\%}{0.5\%} - 1 = 10 - 1 = 9$。

第二步：将 1 份浓缩液加入 9 份水中。

5. 消毒剂配制过程中应注意问题

（1）配制浓度应根据国家权威部门的规定为依据。各消毒剂均应在其标签上注明其有效成分及含量，配制时浓度计算应准确。

（2）消毒剂具有毒性、腐蚀性、刺激性。消毒剂仅限于物体及外环境等的消毒处理，切忌内服，不同的消毒剂毒性、腐蚀性及刺激性均不同，如含氯消毒剂、过氧乙酸、二氧化氯等对金属制品有较大的腐蚀性，对织物有漂白作用，慎用于这种材质物品的消毒。如果使用，应于消毒后用水漂洗或用清水擦拭，以减轻对物品的损坏。盛消毒液的容器应根据消毒药品性质不同选用，以防引起腐蚀、溶解等。

（3）消毒剂的稳定性：消毒剂标签上有标注的有效期，大多数消毒剂有效期为 1 ～ 2 年，少数消毒剂不稳定，有效期仅为数月。有些消毒剂原液比较稳定，但稀释成使用液后不稳定，如过氧乙酸等，稀释后不能放置时间过长。有些消毒剂只能现用现配，不能储存，如臭氧水等。

（4）消毒剂的贮存安全性：多数消毒剂在常温下于阴凉处避光保存，应存放于儿童不易拿到的地方，不能存放于冰箱中，以免腐蚀冰箱。部分消毒剂易燃易爆，保存时应远离火源，如环氧乙烷和醇类消毒剂等。

（5）配置消毒剂要注意做好个人防护，戴好口罩、护目镜和乳胶手套等。

（6）大部分消毒剂都溶于水，可用水做稀释液用。

（7）切记配好后可长期贮存的消毒液应使用规定容器盛放，否则易造成容器被腐蚀，消毒液泄漏；还需贴上写有消毒剂名称、配制浓度、配制时间以及存储条件的标签，妥善保存，以防混淆。

综上所述，在常态化疫情防控形势下，消毒剂的正确使用和管理，直接关系着感染的预防和控制效果 / 正确认识消毒剂，熟悉各类消毒剂特点，科学管理和使用消毒剂，可为我国各类感染性疾病及突发疫情防控工作提供保障。

（龚志成、冯婉玉、成舒乔）

参考文献

［1］赵宇，王东黎.常见化学消毒剂特点及在铁路站车的应用.铁路节能环保与安全卫生，2018，44（2）：40-43，56.

［2］国家卫生健康委办公厅关于部分消毒剂在新型冠状病毒感染的肺炎疫情防控期间紧急上市的通知（国卫办监督函〔2020〕99号）.（2020-02-03）［2021-07-08］. http：//www.nhc.gov.cn/zhjcj/gongwen1/202002/077eea9dc23841e0b3a37af2369138aa.shtml.

［3］魏秋华，任哲.2019新型冠状病毒感染的肺炎疫源地消毒措施.中国消毒学杂志，2020，37（1）：1-4.

［4］张文福，何俊美，帖金凤，等.冠状病毒的抵抗力与消毒.中国消毒学杂志，2020（1）：1-5.

［5］关于印发新型冠状病毒感染的肺炎诊疗方案（试行第五版）的通知（国卫办医函〔2020〕103号）.（2020-02-04）［2021-07-08］. http：//www.nhc.gov.cn/yzygj/s7653p/202002/3b09b894ac9b4204a79db5b8912d4440.shtml.

［6］各种污染对象的常用消毒方法（2003年5月）.（2005-07-07）［2021-07-08］. https：//www.chinacdc.cn/jkzt/crb/zl/crxfdxfy/jszl_2213/200507/t20050707_24444.html.

［7］许建霞.常用化学消毒剂的配制和应用.中国临床医生，2000，28（11）：48-50.

［8］蔡文锋，陈纯，王鸣.关注抗击新型冠状病毒肺炎中的过度消毒.热带医学杂志，2020，20（2）：156-158.

［9］张宏顺.消毒剂的中毒及处理.中国临床医生，2004，32（6）：12-13.

［10］戴俊斌，宋江南，尹进，等.新型冠状病毒肺炎流行期间公共交通工具的消毒与个人防护.实用预防医学，2021，28（2）：250-252.

［11］郭云涛，张东荷雨，张丽阳，等.新型冠状病毒等病原体空气消毒技术综述.清华大学学报（自然科学版），2021，61（12）：1438-1451.

［12］张宏顺.消毒剂中毒的预防与处理.中国工业医学杂志，2020，33（6）：560-561，566.

［13］张海霞，王茜，崔玉杰，等.《疫源地消毒剂通用要求》（GB 27953—2020）标准解读.环境卫生学杂志，2020，10（5）：502-504.

［14］祖姆热提·艾孜则，郑玉梅，何聪芬，等.皮肤用消毒剂种类及防护建议.日用化学品科学，2020，43（7）：53-59.

［15］GB/T36758-2018含氯消毒剂卫生要求［M］.国家市场监督管理总局，国家标准化管理委员会.2018.

［16］《新型冠状病毒肺炎诊疗方案》（试行第九版）［M］//国家卫生健康委员会.2022.

［17］GB27953-2020疫源地消毒剂通用要求［M］.国家市场监督管理总局，国家标准化管理

委员会 . 2020.

［18］周延慧，袁妍，黄延茂，等 . 新型冠状病毒疫情下常见消毒剂的研究与应用进展［J］. 化工新型材料，2021,49（11）：36－40.

［19］郭铭（武汉大学病毒学国家重点实验室生物安全平台负责人）科普——哪些常用消毒剂能"秒杀"环境中的新冠病毒?

分论篇

引　言

本篇将第一版的第四章（各类重大突发公共卫生事件救治的主要特点及备药目录）和第五章（各类救治药物使用指引要点）进行合并，其目的是更加突出各类突发公共事件药学保障与药品供应相关资讯的系统性以及实施流程的完整性。根据突发公共卫生事件对人类生命健康损害的程度以及发生的频率，本篇收录十余类对人类生命健康威胁巨大且时有发生的重大突发公共事件，其中包括4大类自然灾害，例如地震灾害、水灾等；5大类事故灾难，例如矿难与隧道坍塌、化学物质伤害等；9种重大传染病，例如暴发性流感、埃博拉出血热、新型冠状病毒感染肺炎等，同时参考国内外最新权威文献报道以及相关疾病临床诊疗指南，对每类突发公共事件（包括次生灾害）所发生或引发的疾病从疾病特点、用药原则、推荐药品目录以及临床使用指引等方面进行归纳整理，从而对突发公共卫生事件救治中的药品供应与药学保障工作进行全方位、系统性的用药指导。此外，本篇收录了突发公共卫生事件救治中的营养支持。随着医学救援水平的不断进步，人们越来越认识到营养支持在灾难疾病救治中的重要作用，本章从膳食营养到医学营养支持，系统总结了灾难救治中营养支持的临床应用原则和实施要点，以指导营养支持在突发公共卫生事件中的高效应用，同时也是中国首次系统性地对突发公共卫生事件中的营养支持提出临床合理应用指导意见。本篇作为药学专业指导，为广大医师、药师、护士以及政府相关部门等在突发公共卫生事件救治中实施安全、有效、经济、精准的药物治疗提供了技术保障。

一、各类重大突发公共卫生事件救治备药目录的制定原则

本篇对19类重大突发公共卫生事件相关疾病的药物治疗实施制定了推荐药品目录及营养支持配备使用目录（以下简称"推荐药品目录"），推荐药品目录的制定遵循以下四大原则：

1. 全面保障原则　遵循"精简能覆盖、必须有保障"的原则，推荐药品目录涵盖突发公共事件所发生或引发的疾病（包括次生灾害所引发的疾病）药物治疗中所需的各类药物品种，同时包含营养支持所需的必备品种。

2. 优先首选原则　参照国内外最新用药指南，结合药理学、药效学特点，推荐药品目录列出各类疾病治疗相关的首选药物。

3. 特殊不可替代原则　为保障药品供应，覆盖特殊人群的用药，推荐药品目录根据每类药品作用特点的不同，以及临床应用的不可替代性，保留不同人群的特殊用药。

4. 中西医并重原则　对于中药治疗有良好效果的突发卫生事件相关疾病，例如暴发性流感、新型冠状病毒肺炎等，根据辨证施治的原则，其推荐药品目录推荐具有代表性的中成药以及中医经典方剂。

二、各类重大突发公共卫生事件推荐药品使用指引应用说明

本篇对推荐药品目录中的每个药品给出了使用指引，从临床应用角度，对每个药品的作用特点和临床使用要点进行了提炼总结，主要包括：①药品使用指征；②临床应用注意事项；③主要药物相互作用及处理建议；④主要药物不良反应及处理建议。使用指引归纳药物治疗知识要点，突出临床应用指导及应急处理，以供药物治疗中快速精准制定用药方案，达到最佳的药物治疗效果。

三、医疗队随行药品推荐目录的使用指引

本篇根据每类突发公共卫生事件疾病的用药特点及指南推荐用药，对 19 类重大突发公共事件制定了医疗队随行药品推荐目录（以下简称"随行目录"）。随行目录包括 4 大部分：每类突发公共卫生事件必备专科用药、急救箱药品、消毒防疫药品及营养支持药品。随行目录是应急救援时的必备基础用药，供医疗队备药时制定用药清单作参考，指导救援医疗队快速建立随行药品库，提高应急救援的时效性。由于随行目录推荐的是必备基础用药，故医疗队所制定的用药清单不建议少于随行目录，因各种原因无法提供随行目录中的某一种药品时，应及时补充其他可替代使用的药品，最好是同类可替代使用药品。

（吴晓玲）

第四章　地震灾害

第一节　地震灾害概述

地震（Earthquake）是指地球各板块运动相互挤压碰撞使地球内部能量逐渐积累，当积累的能量对地壳产生的巨大压力超过岩层所能承受的限度时，导致岩层突然发生断裂或错位，使能量得以快速释放，同时产生地震波向四面八方传播。一次强烈地震过后往往伴随着一系列较小的余震。

地震发生后，因山体或建筑物垮塌造成大量的地震伤员，主要表现为外伤和挤压伤，且地震伤员创口常伴发感染。地震后环境改变、生命通道破坏，可能导致传染性疾病的发生，包括霍乱、痢疾、伤寒、鼠疫、结核、疟疾、黑热病、炭疽、血吸虫病等。这些传染性疾病主要经过消化系统或呼吸系统进行传播，病原体以细菌和寄生虫为主。地震灾害后期也会衍生一些社会心理问题。

在整个人类历史上发生过无数次地震灾害，给各国人民带来无法弥补的伤害。1556 年，陕西华县大地震，死亡人数 83 万人，是中国乃至世界历史上死亡人数最多的地震。地震强度 8.0 ～ 8.3 级，烈度 11 度。1976 年 7 月 28 日，唐山大地震，地震强度 7.8 级，烈度 11 度，死亡人数 24 万人。2008 年 5 月 12 日，汶川大地震，地震强度 8.0 级，烈度 11 度，截至 2008 年 9 月 25 日 12 时，确认 69 227 人遇难，374 643 人受伤，失踪 17 923 人。2004 年 12 月 6 日，印度洋地震引发海啸，死亡人数 292 206 人，地震强度 9.2 级，引发的印度洋海啸波及涉及 11 个国家。2010 年 1 月 12 日，海地地震，地震强度 7.0 级，死亡人数 27 万人。2018 年 9 月 6 日，日本北海道地震，地震强度 7.0 级，死亡人数 13.7 万人。

地震灾害具有发生突然、伤亡大、伤情严重、救治困难等特点，由于交通破坏、通信中断、救援人员及物资无法及时抵达，常使营救行动数十小时后才能全面展开，导致灾害后疾病流行，灾害归纳如下：

1. 直接伤害　室内因器物倾倒或房屋倒塌被砸伤；在室外被倒塌的建筑物等砸伤；在野外被山上的滚石砸伤；被地火烧伤。

2. 次生灾害　地震的直接灾害发生后，破坏了自然或社会相关设施从而引发出新的灾害，主要有火灾、水灾、毒气泄漏、危险品爆炸、瘟疫等。

3. 后续问题　包括饮水、食物短缺或污染、居住环境恶劣、医疗保健受阻等问题，均可使人群出现免疫力下降，易感疾病。

第二节 地震灾害后病种特点及主要防治要点

一、分类及临床表现

地震灾害后伤员的伤情主要以外伤为主，伴有少量内科疾病和其他伤害，救治早期以外伤处置为主。

1. 外伤 地震伤的主要原因为机械性损伤，建筑物倒塌引起的砸伤、挤压伤和掩埋窒息占95%～98%，系高能量损伤，早期往往造成大规模伤亡事件，短时间内出现大批量伤员，伤亡分布面广而分散，伤势复杂。

临床表现为开放性和粉碎性骨折、颅脑外伤及脊柱损伤、挤压伤和挤压综合征、皮肤裂伤及挫伤等软组织损伤，伤口污染、感染是其主要并发症。外伤合并感染主要致病菌为存在于自然环境中的细菌，病原菌种类较多，常见的致病菌主要为鲍曼不动杆菌、大肠埃希菌、铜绿假单胞菌、阴沟肠杆菌和金黄色葡萄球菌等。

2. 内科疾病 地震灾害发生后，因环境污染和恶劣气候条件影响，容易出现大量的急性呼吸道感染和急性肠炎患者，加之部分灾区群众患有高血压、糖尿病等慢性疾病，因交通中断，给救治工作带来极大困难。地震灾害后常见的感染性疾病有痢疾、炭疽、结核和疟疾等。

二、流行特点

1. 时间特点 地震灾害医学救援通常分为3个阶段，早期（应急阶段）以外伤处置为主，中期（亚急期）主要是治疗内科疾病及卫生防疫，后期（恢复期）主要进行心理干预和卫生防疫。

2. 季节特点 由于病媒的季节和地域差异，以及环境消杀的难度不同，冬天易引起冻灾，夏天可引起"环境污染"和瘟疫流行。

3. 易感人群 地震后，饮水、食物短缺与污染、居住环境恶劣等问题，均可使人群出现免疫力下降，容易感染疾病。

三、预防原则及要点

1. 环境消杀 及时对垃圾、废墟进行消毒与杀菌，及时清除处理垃圾、人畜粪便和尸体。

2. 饮用水监测 保障饮水卫生是预防控制肠道传染病的关键措施。饮用水进行消毒煮沸，饮用煮开后的水。

3. 食品卫生 严禁食用因地震砸伤致死、病死和不明原因死亡的家禽、家畜。不食腐败变质食物。

4. 健康教育　开展灾后防病知识宣传教育，发放宣传单，张贴宣传海报，把简便易行的各种卫生防病措施和知识传授给群众，促进民众自觉提高自我防病和自我保护能力。

5. 病媒生物监测　针对灾区病媒特点，采取紧急、有效措施杀灭蚊、蝇、鼠等，降低其密度，避免病媒生物传染病和肠道传染病的发生与流行。

6. 传染病症状监测及疫情调查　根据灾区地理区域特点、灾害程度、灾民数量及年龄结构特征、灾民安置方式以及当地既往传染性疾病谱和流行水平，确定应急监测病种和临床症候群。

四、治疗原则及要点

1. 分类救治　分类救治是解决灾害救治现场供需矛盾避免救治工作无序的关键。地震伤员数量大、伤情复杂、危重伤员多，然而救治现场的救治力量和物资不足、轻重伤员都需要有序救治。因此，对伤员进行分类救治是解决这些矛盾的有效办法。根据救治紧急程度常规分为 4 类：立即治疗类（重伤员）、延迟治疗类（中度伤，且短时间内无生命危险）、简单治疗类（轻伤员）和观察或等待治疗类，分类后医疗队即可分区展开救治工作。

2. 分级救治　分级救治是灾后医疗救援的重要原则。地震后，短时间内在恶劣环境中建立设备完善的救治医疗机构很困难，伤员救治必须从时间和空间上分离，由多个救治机构分工协作完成。

3. 传染病的预防　坚持"控制传染源、切断传播途径、保护易感人群"原则，切实做到早发现、早诊断、早治疗，保护群众的生命健康安全。

五、用药原则及要点

1. 抗菌治疗

（1）用药指征：诊断为细菌性感染者方有指征应用抗菌药物。

（2）用药时机：具有用药指征的患者，应及时给予经验性抗菌药物治疗。

（3）选用药物基本原则：根据病原学检查和药物敏感试验选择适宜的抗菌药物。但地震伤员创口病原菌感染率高，多重细菌感染较常见，同一伤员不同部位创口感染细菌或不一致，应根据患者发病情况、发病场所、原发病灶、基础疾病推断最可能病原体，经验性选择抗菌药物。患者病情较重时，可经验性选择广谱抗菌药物。

（4）疗程：因感染不同而异，应用足剂量和疗程。如炭疽的治疗疗程或长达 60 天。

（5）联合用药原则：单一药物可有效治疗的感染不需要联合用药，避免盲目或不恰当联合用药。

2. 对症治疗

（1）失血性休克：在活动性出血控制以前，进行限制性液体复苏，即通过控制液体输注速度，使机体血压维持于较低水平，直至彻底止血。同时给予血管活性药物改善微循环，以及纠正酸中毒；对难治性失血性休克患者，及时使用肾上腺皮质激素。

（2）高热者：合理使用解热镇痛药物，以及采取物理降温等措施。

（3）吐泻者：及时补充液体和电解质，维持患者水、电解质和酸碱平衡。

3. 中医药的使用　在我国抗击疟疾、伤寒、霍乱等传染性疾病的历史中，传统中医药发挥了重要作用。中医药的选用应在中医师、中药师指导下，根据中医传统理论辨证分型施治，制订适宜的个体化用药方案。

第三节　地震灾害推荐药品目录及使用指引

地震灾害发生后，除皮肤消毒药物和常规急救药品（抗休克药物），以及调节水、电解质和酸碱平衡的药物外，还需推荐以下药品：

一、抗菌药物

■ 哌拉西林钠他唑巴坦（注射剂）Piperacillin Sodium and Tazobactam Sodium

用法用量	成人：一次 4.5g，每 8～12 小时 1 次。每日用药总剂量可根据感染的严重程度和部位增减。缓慢静脉注射（至少 3 分钟），缓慢静脉滴注（滴注时间 20 分钟以上） 儿童：12 岁以上儿童，同成人
临床使用要点	作用特点：广谱青霉素加酶抑制剂，对地震伤员外伤合并感染的主要致病菌鲍曼不动杆菌、大肠埃希菌、铜绿假单胞菌、阴沟肠杆菌和金黄色葡萄球菌都有效 适应证：用于革兰阳性菌、阴性杆菌及厌氧菌引起的中、重度血流感染、呼吸道感染、尿路感染、胆道感染、腹腔感染、皮肤软组织感染、骨及关节感染等 注意事项：治疗期间，出现腹泻症状，应考虑是否有假膜性肠炎发生。哺乳妇女应暂停哺乳
药物相互作用及处理建议	与肝素、口服抗凝药物合用，可能会影响血液凝固或血小板功能，应加强监测，必要时应调整抗凝药的剂量
常见不良反应及处理建议	常见皮疹、瘙痒、腹泻、恶心、呕吐等 建议停药，对症治疗

■ 头孢唑林（注射剂）Cefazolin

用法用量	成人：一次 0.5～1.0g，一日 2～4 次，严重感染可增加至一日 6g，分 2～4 次 儿童：一日 50～100mg/kg，分 2～3 次 预防用药：术前 0.5～1 小时肌内注射或静脉给药 1g，手术时间超过 6 小时者术中加用 0.5～1.0g，术后每 6～8 小时 0.5～1.0g，术后 24 小时停止使用
临床使用要点	作用特点：针对地震伤员外伤合并感染的金黄色葡萄球菌（MSSA）、表皮葡萄球菌、大肠埃希菌、奇异变形杆菌、产气肠杆菌等有效 适应证：用于敏感菌所致的呼吸道感染、尿路感染皮肤软组织感染、骨和关节感染、血流感染、心内膜炎等。外科手术前的预防用药

（续　表）

	注意事项：不宜用于中枢神经系统感染。肾功能不全时根据肾功情况，调整剂量。妊娠妇女和哺乳妇女获益大于风险时，正常使用 存放要点：密闭，凉暗（避光，不超过 20℃）干燥处保存
药物相互作用及处理建议	与华法林合用，可能增加出血的风险。建议严密监测国际标准化比值（INR），根据 INR 调整华法林剂量。与强利尿药（如呋塞米、依他尼酸、布美他尼等）、氨基糖苷类抗菌药物合用，可增加肾毒性，避免联用；必需联用时，监测肾功能
常见不良反应及处理建议	常见瘙痒、腹泻等，严重可出现史 – 约综合征、艰难梭菌性结肠炎、假膜性小肠结肠炎、过敏反应和超敏反应。若过敏反应立即停药并进行抢救；若出现腹泻，停药，对症治疗

■ 头孢曲松（注射剂）Ceftriaxone

用法用量	成人：1 ～ 2g，一日 1 次；可增至 4g，一日 1 次 新生儿（14 天以下）：每日剂量为 20 ～ 50mg/kg，不超过 50mg/kg 婴儿及儿童（15 天至 12 岁）：每日剂量 20 ～ 80mg/kg。体重 50kg 或以上，同成人剂量 预防用药：预防污染或非污染手术的术后感染，根据感染的危险程度，在术前 30 ～ 90 分钟，注射本品 1 ～ 2g
临床使用要点	作用特点：非脑膜炎肺炎链球菌感染首选，对革兰阴性杆菌特别是肠杆菌属有强大抗菌活性 适应证：用于敏感菌所致的呼吸道、皮肤软组织、骨和关节等感染，以及手术前预防感染 禁忌证：禁止在 28 日以内的新生儿中同时使用含钙静脉注射用溶液，包括连续含钙输液。高胆红素血症新生儿禁用，早产新生儿发生胆红素脑病（核黄疸）的风险增加 注意事项：妊娠妇女和哺乳妇女，谨慎使用 存放要点：遮光，密闭，在阴凉（不超过 20℃）干燥处保存
药物相互作用及处理建议	与氨基糖苷类抗菌药物合用，有协同作用，但同时可能加重肾损害。与含钙剂或含钙产品合用有可能导致致死性结局的不良事件。本药可影响乙醇代谢，出现双硫仑样反应
常见不良反应及处理建议	严重者可出现超敏反应、溶血性贫血、假膜性小肠结肠炎、新生儿的核黄疸、肾衰竭。建议停药，对症治疗

■ 甲硝唑（片剂、注射剂）Metronidazole

用法用量	成人 口服给药：①预防术后厌氧菌感染：一次 0.4g，每 8 小时 1 次；②治疗厌氧菌感染：首次剂量为 0.8g，随后一次 0.4g，每 8 小时 1 次；③腿部溃疡和压疮：一次 0.4g，一日 3 次 静脉滴注：首次剂量为 15mg/kg（70kg 成人为 1g），维持剂量为一次 7.5mg/kg，每 6 ～ 8 小时 1 次 疗程：7 日或更长 儿童 口服给药：①预防术后厌氧菌感染：孕龄小于 40 周的新生儿，术前单次给予 10mg/kg；12 岁以下儿童，术前 1 ～ 2 小时单次给予 20 ～ 30mg/kg；②治疗厌氧菌感染：疗程约为 7 日。8 周以下儿童，一日 15mg/kg，单次给予或分为每 12 小时 7.5mg/kg；8 周至 12 岁儿童，一日 20 ～ 30mg/kg，单次给予或分为每 8 小时 7.5mg/kg，日剂量可增至 40mg/kg 静脉滴注：儿童用法用量同成人

（续　表）

临床使用要点	作用特点：对拟杆菌属、梭杆菌属及革兰阳性厌氧球菌、滴虫、阿米巴原虫、贾第鞭毛虫具有作用 适应证：各种敏感需氧菌与厌氧菌所致混合感染，包括腹腔感染、盆腔感染、肺脓肿、脑脓肿等，通常需要与抗需氧菌抗菌药物联合应用。也用于考虑厌氧菌风险的手术预防用药 禁忌证：妊娠初始 3 个月者禁用 注意事项：用药期间应戒酒。重复一个疗程之前，应做白细胞计数。肝功能不全者，需监测血药浓度。肾功能减退者，剂量减半。妊娠妇女和哺乳妇女禁用
药物相互作用及处理建议	可减缓华法林代谢，增加出血的风险。建议严密监测 INR，根据 INR 调整华法林剂量。可影响乙醇代谢，出现双硫仑样反应，用药期间或停药后 1 周内，禁用含乙醇饮料或药品。与细胞色素 P450（CYP）抑制药合用，可能延长本药的半衰期，需调整剂量
常见不良反应及处理建议	大剂量可致抽搐 建议停药，对症治疗

■ 左氧氟沙星（片剂、胶囊、注射液）Levofloxacin

用法用量	成人：口服或静脉滴注。250mg 或 500mg 或 750mg，每 24 小时 1 次
临床使用要点	作用特点：广谱抗菌药物，口服吸收迅速而完全。可联合用于耐药鲍曼不动杆菌、铜绿假单胞菌等感染 适应证：用于革兰阳性菌（如甲氧西林敏感金黄色葡萄球菌、甲氧西林敏感凝固酶阴性葡萄球菌、链球菌等）和革兰阴性菌（如大肠埃希菌、阴沟肠杆菌等）引起的轻、中、重度感染，以及作为联合治疗药物用于耐药鲍曼不动杆菌、铜绿假单胞菌等感染 注意事项：使用期间避免暴露于日光或紫外线下。肾功能不全者，根据肾功能调整剂量。不建议妊娠妇女使用。哺乳妇女，应暂停哺乳
药物相互作用及处理建议	可使华法林抗凝作用增强，合用时密切监测 INR，还应监测是否有出血的迹象。与茶碱类药合用可导致茶碱血浆浓度升高、$t_{1/2}$ 延长，密切监测茶碱水平，并调整剂量
常见不良反应及处理建议	严重者可出现心搏骤停、重症肌无力、肌腱断裂、肌腱炎等 建议立即停药，并对症治疗

■ 多西环素（片剂、胶囊）Doxycycline

用法用量	成人：第 1 日，一次 100mg，每 12 小时 1 次；以后一次 100～200mg，一日 1 次（或一次 50～100mg，每 12 小时 1 次） 儿童：8 岁以上儿童，体重小于或等于 45kg 者，第 1 日，一次 2.2mg/kg，每 12 小时 1 次，以后一次 2.2～4.4mg/kg，一日 1 次（或一次 2.2mg/kg，每 12 小时 1 次）；体重大于 45kg 者：用法用量同成人 预防用药：预防恶性疟疾，一周 100mg；预防钩端螺旋体感染，一次 100mg，一周 2 次
临床使用要点	作用特点：广谱抗菌作用，且对地震灾害中可能导致非典型病原体的感染，可作为优先选择，抗菌作用优于四环素 适应证：主要用于非典型病原体感染如衣原体、支原体、螺旋体、立克次体、鼠疫耶尔森菌等感染；可用于对青霉素类抗菌药物过敏者的破伤风、气性坏疽和预防恶性疟疾 注意事项：肾功能减退者无须调整剂量；妊娠妇女禁用；哺乳妇女暂停哺乳

（续　表）

药物相互作用及处理建议	与抗凝药合用可增强抗凝血药的作用，需调整剂量；与青霉素合用可能干扰青霉素的杀菌作用，应避免
常见不良反应及处理建议	常见光敏性、腹泻、鼻咽炎等；严重可导致艰难梭菌相关性腹泻 建议立即停药，并给予相应治疗

■ **阿米卡星（注射液、洗剂）Amikacin**

用法用量	成人：①单纯性尿路感染，肌内注射或静脉滴注，每12小时200mg；②其他全身感染，肌内注射或静脉滴注，每12小时7.5mg/kg（或每24小时15mg/kg），一日剂量不得超过1.5g，疗程不得超过10日；③严重外伤感染：局部外用，洗剂喷涂于患处，一日2～3次 儿童：肌内注射或静脉滴注，首剂10mg/kg，随后每12小时7.5mg/kg（或每24小时15mg/kg）
临床使用要点	作用特点：作为耐药菌的联合治疗药物之一，主要用于革兰阴性杆菌，如大肠埃希菌、阴沟肠杆菌、铜绿假单胞菌等所致的严重感染 适应证：用于敏感菌所致的严重感染，如菌血症、败血症、细菌性心内膜炎、下呼吸道感染、骨或关节感染、胆道感染、腹腔感染、复杂性尿路感染、皮肤及软组织感染 注意事项：用药时补充足够的水分，减轻肾小管损害；肾功能不全者，肌酐清除率为50～90ml/min（不包括50ml/min），每12小时给予常规剂量（7.5mg/kg）的60%～90%；肌酐清除率为10～50ml/min者，每24～48小时给予常规剂量的20%～30%；妊娠妇女禁用；哺乳妇女暂停哺乳；静脉滴注应于30～60分钟内缓慢滴入；本药洗剂不应喷涂于耳内，深部感染应先清除创面脓块后使用 存放要点：密闭，避光且不超过20℃保存
药物相互作用及处理建议	与头孢唑林合用，可能增强肾毒性；与多黏菌素类合用，增加肾毒性和神经肌肉阻滞作用；与呋塞米、万古霉素等合用，增加耳毒性与肾毒性。应避免与以上药物联用
常见不良反应及处理建议	常见关节痛、肝功能异常等；严重可出现神经肌肉阻滞、耳毒性、肾毒性、呼吸道麻痹 应立即停药，对症处理

■ **阿奇霉素（胶囊、片剂、颗粒剂）Azithromycin**

用法用量	成人：一般感染，一日500mg，顿服，连用3日；或第1日500mg，第2～5日250mg，均顿服。社区获得性肺炎疗程7～10日 儿童：6个月以上儿童，餐前1小时或餐后2小时口服；中耳炎、呼吸道感染、皮肤、软组织感染，10mg/kg（一日最大剂量500mg），一日1次，连用3日
临床使用要点	作用特点：支原体、衣原体感染首选。地震灾害中，可用于儿童 适应证：主要用于化脓性链球菌、流感嗜血杆菌、卡他莫拉菌、肺炎链球菌、流感嗜血杆菌、军团菌、支原体、衣原体等所致感染 禁忌证：胆汁淤积性黄疸、严重肝功能损伤禁用 注意事项：不得与含铝和镁的抗酸剂同服；轻中度肝功能不全，无需调整剂量；轻、中度肾功能不全者（肾小球滤过率为10～80ml/min）不需要调整剂量；严重肾功能不全者（肾小球滤过率＜10ml/min）慎用
药物相互作用及处理建议	与地高辛合用导致地高辛的血药浓度升高 建议加强监测，调整地高辛剂量

（续 表）

常见不良反应及处理建议	常见胃肠道不良反应，腹泻（稀便）、恶心和腹痛等。严重者可出现尖端扭转型室性心动过速、重症肌无力。停药，对症治疗

■ 美罗培南（注射剂）Meropenem

用法用量	成人：一般治疗剂量为一次 1g，每 8 小时 1 次 小儿：3 月龄至 12 岁的儿童，每 8 小时按 10 ～ 20mg/kg 给药；体重超过 50kg 的儿童，按成人剂量给药
临床使用要点	作用特点：可覆盖革兰阳性菌、阴性菌和厌氧菌感染，主要用于鲍曼不动杆菌、大肠埃希菌、铜绿假单胞菌、阴沟肠杆菌等耐药菌所致重症感染 适应证：多重耐药但对本药物敏感的需氧革兰阴性杆菌所致的呼吸道、尿路、肝胆、外科、骨科、妇科、五官科的严重感染，以及腹膜炎、皮肤化脓性疾病等。本品可用于敏感菌所致脑膜炎 注意事项：肝功能不全者无须调整剂量。肾功能不全者，肌酐清除率＜ 50ml/min 应减少给药剂量或延长给药间隔等；肌酐清除率 26 ～ 50ml/min，1g，每 12 小时 1 次；肌酐清除率 10 ～ 25ml/min，0.5g，每 12 小时 1 次；肌酐清除率＜ 10ml/min，0.5g，每 24 小时 1 次
药物相互作用及处理建议	与丙戊酸钠合用，会导致丙戊酸浓度降低，增加癫痫发作风险，应调整丙戊酸钠剂量
常见不良反应及处理建议	常见恶心、呕吐、腹泻等，局部疼痛、硬结等，肝功能异常；严重可出现过敏性休克、急性肾衰竭、重症肝炎等。应停药，对症治疗

■ 克林霉素（胶囊、颗粒、分散片、注射剂）Clindamycin

用法用量	成人：①口服，300 ～ 450mg，一日 3 次，严重感染可一日 4 次；②肌内注射和静脉滴注，一次量不宜超过 600mg，严重感染可用至 2.4g，对危及生命的感染可增至 4.8g，均需分 2 ～ 4 次给药 儿童：①口服，一日 8 ～ 16mg/kg，重度感染可增至 17 ～ 20mg/kg，分 3 ～ 4 次给药；②肌内注射和静脉滴注，中度感染，一日 15 ～ 25mg/kg；重度感染，一日 25 ～ 40mg/kg。均需分 3 ～ 4 次给药，每 8 或 6 小时 1 次
临床使用要点	作用特点：伤口金黄色葡萄球菌感染首选，也可用于链球菌和表皮葡萄球菌（含产酶菌株）感染。吸收好、骨浓度高且对厌氧菌感染具有良好的疗效。对于地震伤需要手术且对青霉素、头孢过敏的患者，可作为围手术期预防的替代方案预防感染 适应证：用于链球菌属、葡萄球菌属及厌氧菌（包括脆弱拟杆菌、产气荚膜杆菌、放线菌等）所致的中、重度感染，如吸入性肺炎、脓胸、肺脓肿、骨关节感染、腹腔感染、盆腔感染及败血症等 注意事项：静脉滴注时，每 0.6g 需用 100 ～ 200ml 生理盐水或 5% 葡萄糖溶液稀释成小于 6mg/ml 浓度的药液，缓慢滴注，通常每分钟不超过 20mg；克林霉素具有神经肌肉阻滞特性，应慎用于接受神经肌肉阻滞剂的患者；制剂中含苯甲醇，禁用于早产儿
药物相互作用及处理建议	与大环内酯类抗菌药物和氯霉素有拮抗作用，不应联合应用。避免与利福平联用，降低疗效
常见不良反应及处理建议	常见腹泻和过敏反应。如发生假膜性结肠炎，补充水、电解质和蛋白质，无好转可口服甲硝唑治疗

（续　表）

■ 氟康唑（胶囊、注射剂）Fluconazol

用法用量	成人：①念珠菌血症、播散性念珠菌病及其他侵入性念珠菌感染，常用剂量为第 1 日 400mg，以后每日 200mg；危及生命感染时，每日剂量可用至 800mg。②其他黏膜念珠菌感染：如食管炎、非侵入性支气管感染、肺部感染、念珠菌尿症、慢性黏膜皮肤念珠菌病等，常用剂量为每日 1 次 50mg，连续 14 ～ 30 日。对上述难治病例，剂量可增至每日 100mg
临床使用要点	作用特点：对白念珠菌等念珠菌属（克柔念珠菌对本品耐药）、隐球菌属、球孢子菌有效 适应证：用于口咽部和食管念珠菌感染、播散性念珠菌病、念珠菌阴道炎、脑膜以外的隐球菌病，隐球菌脑膜炎患者经两性霉素 B 联合氟胞嘧啶治疗病情好转后可选该药作为维持治疗的药物 注意事项：在治疗过程中监测肝功能，异常则停药。肾功能不全者，肌酐清除率＜ 50%，48 小时（常规剂量）或 24 小时（常规剂量减半）。妊娠妇女权衡利弊后使用。哺乳妇女，建议停止哺乳
药物相互作用及处理建议	与利福平联用，降低本品血药浓度，适当增加氟康唑剂量。与抗凝血药、芬太尼、他汀类等药物联用，可导致这些药物浓度升高，需调整药物剂量
常见不良反应及处理建议	常见消化道反应：恶心、呕吐、腹痛或腹泻等。严重可导致肝衰竭和死亡。停药、对症处理

二、止血药物

■ 维生素 K_1（注射剂）Vitamin K_1

用法用量	成人：低凝血酶原血症，肌内或深部皮下注射，每次 10mg，每日 1 ～ 2 次，24 小时内总量 ≤ 40mg 儿童：肌内、静脉注射，一般一次 10mg，一日 1 ～ 2 次
临床使用要点	作用特点：是肝脏合成凝血酶原（凝血因子 Ⅱ）的必需物资，还参与凝血因子 Ⅶ、Ⅸ、Ⅹ 的合成 适应证：用于维生素 K 缺乏引起的出血 禁忌证：小肠吸收不良所致的腹泻患者 注意事项：对肝素引起的出血倾向无效；静滴应缓慢，速度 ≤ 1mg/min；遇光快速分解，注射过程应避光
药物相互作用及处理建议	与水杨酸类药、磺胺类药、奎宁、奎尼丁合用，可影响该药的疗效。与双香豆素类口服抗凝药合用，可抵消两者作用，均应避免合用
常见不良反应及处理建议	严重可致心搏骤停，呼吸骤停，休克；代谢性酸中毒；超敏反应等 停药，对症处理

■ 蛇毒血凝酶（注射剂）Hemocoagulase

用法用量	成人：①一般出血：静脉注射 1 ～ 2U；②紧急出血：立即静脉注射 0.25 ～ 0.50U，同时肌内注射 1U 儿童：①药量酌减；②一般出血：静脉注射 0.3 ～ 0.5U 预防用药：各类外科手术，术前一天晚肌内注射 1U，术前 1 小时肌内注射 1U，术前 15 分钟静脉注射 1U，术后 3 天，每天肌内注射 1U

（续　表）

临床使用要点	作用特点：注射 5 ～ 30 分钟可出现止血作用，时间持续 48 ～ 72 小时 适应证：止血或预防出血 禁忌证：有血栓史者禁用 注意事项：弥散性血管内凝血（DIC）及血液病所致的出血不宜使用本品。宜在补充血小板或缺乏的凝血因子或输注新鲜血液的基础上用本品。在原发性纤溶系统亢进情况下，宜与抗纤溶酶的药物联合应用 存放要点：冻干粉，密闭，2 ～ 10℃保存

■ 垂体后叶激素（注射剂）Posterior Pituitary

用法用量	成人：呼吸道或消化道出血，一次 6 ～ 12 U
临床使用要点	作用特点：强烈收缩平滑肌，尤以对血管及子宫的基层作用更强 适应证：用于肺、支气管出血（如咯血）和消化道出血（如呕血、便血） 禁忌证：剖宫产史患者，心肌炎、血管硬化等患者 注意事项：静脉给药避免药液外渗导致局部皮肤坏死。中重度肾功能不全者禁用 存放要点：密封，遮光，2 ～ 10℃保存
常见不良反应及处理建议	常见恶心、呕吐、头晕、头痛等。能耐受就继续使用，不能就停药；严重可导致过敏性休克应立即停药，并进行急救

三、抗凝药物

■ 依诺肝素（注射剂）Enoxaparin

用法用量	成人：皮下注射，根据患者的血栓风险预防剂量 2000 ～ 4000IU 一日 1 次或每 12 小时 1 次；治疗剂量根据 100IU/kg，每 12 小时 1 次使用
临床使用要点	作用特点：预防静脉血栓栓塞性疾病疗效确切 适应证：预防静脉血栓栓塞性疾病，治疗深静脉栓塞，预防脑卒中 禁忌证：对于依诺肝素，肝素或其衍生物，包括其他低分子肝素过敏。出血或严重的凝血障碍相关的出血（与肝素治疗无关的弥散性血管内凝血除外）。在既往 100 天内有免疫介导性肝素诱导性血小板减少症病史或者存在循环抗体 注意事项：注意患者存在的潜在出血风险；肝功能障碍者慎用；重度肾功能损害患者（肌酐消除率 < 15ml/min）不推荐给予本品治疗
常见不良反应及处理建议	常见皮下淤斑 建议停药，给予对症处理

四、镇痛药物

■ 吗啡（片剂、注射剂）Morphine

用法用量	成人：口服，每次 5 ～ 15mg，一日 15 ～ 60mg；极量为每次 30mg，一日 100mg。皮下注射，每次 5 ～ 15mg，一日 15 ～ 40mg，极量每次 20mg，一日 60mg。静脉注射镇痛时常用量 5 ～ 10mg，静脉麻醉按体重不得超过 1mg/kg 儿童：皮下注射一次 0.1 ～ 0.2mg/kg。1 岁以内不用
临床使用要点	作用特点：镇痛作用强，镇静作用明显 适应证：严重创伤患者镇痛；麻醉和手术前给药可保持患者镇静 禁忌证：休克尚未纠正控制前、脑外伤颅内压增高等患者禁用 注意事项：应用大量吗啡与神经安定药并用进行静脉麻醉时，诱导中可发生低血压，手术开始遇到外科刺激时血压又会骤升，应及早对症处理；妊娠妇女和哺乳妇女禁用
药物相互作用及处理建议	吩噻嗪类、镇静催眠药、单胺氧化酶抑制剂、三环抗抑郁药、抗组胺药等药物，可增强吗啡的抑制作用；本品可增强香豆素类药物的抗凝血作用。联用应监测患者情况
常见不良反应及处理建议	严重可导致呼吸抑制。若出现，应保持气道通畅，必要时给予纯阿片拮抗剂纳洛酮

五、镇静催眠药物

■ 地西泮（片剂、注射剂）Diazepam

用法用量	成人：①镇静、催眠，开始 10mg，以后按需每隔 3 ～ 4 小时加 5 ～ 10mg。24 小时总量以 40 ～ 50mg 为限。②基础麻醉或静脉全麻，肌内或静脉注射 10 ～ 30mg。③破伤风，可能需要较大剂量。静注宜缓慢，每分钟 2 ～ 5mg 儿童：静脉注射，0.25 ～ 0.50mg/kg，一次不超过 20mg
临床使用要点	作用特点：长效，肌内注射 20 分钟内、静脉注射 1 ～ 3 分钟起效，有肝肠循环，长期用药有蓄积作用 禁忌证：因含有苯甲醇，禁用于儿童肌内注射 注意事项：静脉注射易发生静脉血栓或静脉炎；静脉注射时宜慢，避免心脏停搏和呼吸抑制；严重肝功能不全禁用；妊娠妇女和哺乳妇女禁用
药物相互作用及处理建议	与抗酸药合用可延迟但不减少地西泮吸收。与中枢抑制剂合用可增加呼吸抑制作用，应加强监测
常见不良反应及处理建议	严重可导致共济失调、呼吸抑制 过量时可给予氟马西尼

六、生物制品

■ 冻干人血白蛋白（注射剂）Cryodesiecant Human Albumin

用法用量	成人：低白蛋白血症，静脉给药，持续失去白蛋白的严重低白蛋白血症患者可能需要较大的剂量。一般情况下，低白蛋白血症的治疗目标为血浆白蛋白浓度达 30g/L 儿童：一般为成人剂量的 1/4～1/2。平均一日用量：新生儿 1～2g，婴儿 2～8g，儿童 8～16g
临床使用要点	作用特点：增加血容量和维持血浆胶体渗透压，提供营养供给 适应证：用于血容量不足的紧急治疗，脑水肿及损伤引起的颅压升高，低白蛋白血症（白蛋白 ≤ 30g/L）和急性呼吸窘迫综合征 禁忌证：严重贫血和患有心力衰竭的患者禁用 注意事项：监测患者的血压，以便于发现和治疗在较低血压下不会出现的出血；不要在容器开启超过 4 小时后才开始输注；肾功能不全者禁用 存放要点：2～25℃避光保存，严禁冻结
常见不良反应及处理建议	常见胃肠道、消化道出血、恶心、呕吐、味觉障碍；荨麻疹、血管神经性水肿、皮疹、潮红、瘙痒、汗疱疹、多汗；严重可导致过敏反应（包括过敏性休克）。建议立即停药，对症处理

■ 人凝血酶原复合物（注射剂）Human Prothrombin Complex

用法用量	成人：静脉滴注，通常 10～20U/kg，随后减少或酌减剂量，凝血因子 IX 缺乏者每隔 24 小时、凝血因子 II 和凝血因子 X 缺乏者每隔 24～48 小时、凝血因子 VII 缺乏者每隔 6～8 小时给药 1 次，持续 2～3 日
临床使用要点	作用特点：用于伤员出血止血 适应证：主要用于因外伤出血导致凝血因子 II、VII、IX、X 缺乏症（单独或联合缺乏） 注意事项：本品不得用于静脉外的注射途径；出血量较大或大手术时可根据病情适当增加剂量；凝血酶原时间延长（如拟做脾切除）者应先于术前用药 存放要点：2～8℃避光保存
常见不良反应及处理建议	常见发热、潮红、头痛等；严重可导致 DIC、深静脉血栓、肺栓塞，应控制滴速，如出现 DIC 或血栓的临床症状和体征，应立即停药，并给予肝素拮抗

■ 破伤风人免疫球蛋白（注射剂）Human Tetanus Immunoglobulin

用法用量	成人：预防，一次用量 250IU，创面严重或创面污染严重者可加倍；臀部肌内注射；治疗，3000～6000IU，尽快用完，可多点注射
临床使用要点	作用特点：免皮试，出现大批量伤员时使用方便 适应证：预防和治疗破伤风，尤其是对破伤风抗毒素（TAT）有过敏反应者 注意事项：严禁血管内注射 存放要点：2～8℃避光保存和运输，严禁冻结
药物相互作用及处理建议	合用活病毒疫苗，免疫球蛋白制品可能干扰活病毒疫苗的作用。建议注射本品约 3 个月后方能接种活病毒疫苗；如在接种减毒活疫苗后的 3～4 周内使用本药，建议在最后一次注射本药 3 个月后重新接种相应减毒活疫苗

七、解热镇痛药物

■ 对乙酰氨基酚（片剂、胶囊、混悬剂）Paracetamol

用法用量	成人：一次 0.3 ～ 0.6g，每 4 小时 1 次（或一日 4 次，一日量不宜超过 2g） 儿童：一次 10 ～ 15mg/kg（总量 < 600mg），每 4 ～ 6 小时 1 次，每日 ≤ 4 次，连续用药不超过 3 天；新生儿 1 次 10mg/kg，每 6 ～ 8 小时 1 次，如果有黄疸应减量至 5mg/kg
临床使用要点	作用特点：具有解热镇痛作用，无抗炎作用。婴幼儿可用 适应证：发热，轻至中度疼痛 注意事项：镇痛不得超过 5 天、解热不得超过 3 天；严重肝肾功能不全禁用；不推荐妊娠妇女和哺乳妇女使用；餐后服用，以减少对胃肠道的刺激
药物相互作用及处理建议	与巴比妥类药物合用，长期应用可致肝损害，应监测肝功能
常见不良反应及处理建议	常见恶心、呕吐、出汗、腹痛、皮肤苍白；严重可导致急性泛发性发疹性脓疱病，史－约综合征，中毒性表皮坏死松解症，肝肾功能异常。应停药，对症处理

八、胃肠用药物

■ 奥美拉唑（注射剂、片剂、胶囊）Omeprazole

用法用量	成人：静脉滴注，每次 40mg，一日 1 ～ 2 次 儿童：静脉注射给药，1 月龄至 12 岁，最初 0.5mg/kg（最大 20mg），必要时可增加至 2mg/kg（最大 40mg），一日 1 次
临床使用要点	作用特点：预防应激性溃疡的首选 适应证：消化性溃疡出血、吻合口溃疡出血、应激状态时并发或由 NSAID 引起的急性胃黏膜损伤、预防重症疾病（如脑出血、严重创伤）应激状态和胃手术后引起的上消化道出血 注意事项：本药可增加发生艰难梭菌相关性腹泻风险，故应结合病情采取最低剂量和最短疗程进行治疗。严重肝功能损害者每日用量不超过 20mg。静脉注射液应先用 10ml 专用溶剂溶解后 4 小时内使用，注射速度不宜过快。静脉滴注液应以 0.9% 氯化钠注射液或 5% 葡萄糖注射液 100ml 溶解
药物相互作用及处理建议	奥美拉唑可使酮康唑、伊曲康唑的吸收显著降低。奥美拉唑是一种中等强度 CYP2C19 抑制剂，可使华法林、西酞普兰、地西泮等暴露量增加。克拉霉素和伏立康唑通过抑制奥美拉唑的代谢速率使其血药浓度升高，应调整剂量。利福平可以通过加快奥美拉唑的代谢速率从而使其血药浓度降低，应调整剂量
常见不良反应及处理建议	常见头痛、腹痛、便秘、腹泻、肠胃胀气、恶心、反酸、呕吐等；严重可导致皮肤型红斑狼疮、多形性红斑、史－约综合征、低镁血症、艰难梭菌性腹泻、急性间质性肾炎。建议停药，对症处理

九、外用药物

■ 云南白药（气雾剂、注射剂）Yunnan Baiyao

用法用量	成人：外用，喷于伤患处。使用云南白药气雾剂，一日 3 ~ 5 次。凡遇较重闭合性跌打损伤者，先喷云南白药气雾剂保险液，若剧烈疼痛仍不缓解，可间隔 1 ~ 2 分钟重复给药，一天使用不得超过 3 次。喷云南白药气雾剂保险液间隔 3 分钟后，再喷云南白药气雾剂
临床使用要点	作用特点：使用方便，消肿镇痛疗效好 适应证：活血散淤，消肿镇痛，用于跌打损伤、淤血肿痛、肌肉酸痛及风湿疼痛 禁忌证：对酒精过敏者禁用；皮肤及黏膜破损、化脓者禁用 注意事项：妊娠妇女禁用；使用本品后请勿按摩、揉搓；使用时勿近明火，切勿受热，应置于阴凉处保存 存放要点：密封，在阴凉（不超过 20℃）处保存
药物相互作用及处理建议	本品含乙醇（酒精），用药期间与部分头孢菌素类（如头孢哌酮、头孢唑林、头孢氨苄等）、甲硝唑、替硝唑、呋喃唑酮等药物联合使用，可导致双硫仑样反应，避免合用
常见不良反应及处理建议	常见皮疹、瘙痒、皮肤潮红。建议停药，彻底清洁用药部位，对症治疗

第四节　医疗队随行药品推荐目录

地震灾害发生后，医疗队的随行药品推荐目录除了上述推荐药品目录外，还应包括以下几部分：急救药品目录、消毒防疫药品目录和营养支持药品目录，具体详见表 4-1。

表 4-1　医疗队随行药品推荐目录

药品名称		剂型	特殊储存条件
中文	英文		
必备药品			
1. 维生素 K_1	Vitamin K_1	注射剂	——
2. 蛇毒血凝酶	Hemocoagulase	注射剂	冷藏
3. 垂体后叶激素	Posterior Pituitary	注射剂	冷藏
4. 依诺肝素	Enoxaparin	注射剂	——
5. 吗啡	Morphine	注射剂、片剂	——
6. 克林霉素	Clindamycin	注射剂、胶囊、颗粒、分散片	——
7. 哌拉西林钠他唑巴坦	Piperacillin Sodium and Tazobactam Sodium	注射剂	——
8. 头孢唑林	Cefazolin sodium	注射剂	——

（续　表）

药品名称		剂型	特殊储存条件
中文名称	英文名称		
9. 头孢曲松	Ceftriaxone	注射剂	——
10. 甲硝唑	Metronidazole	注射剂、片剂、胶囊剂	——
11. 左氧氟沙星	Levofloxacin	注射剂、片剂、胶囊剂	——
12. 多西环素	Doxycycline	片剂、胶囊剂	——
13. 阿米卡星	Amikacin	注射剂、洗剂	——
14. 阿奇霉素	Azithromycin	注射剂、片剂、胶囊、颗粒	——
15. 美罗培南	Meropenem	注射剂	——
16. 氟康唑	Fluconazole	注射剂、胶囊	——
17. 人血白蛋白	Human Albumin	注射剂	冷藏
18. 人凝血酶原复合物	Human Prothrombin Complex	注射剂	冷藏
19. 破伤风人免疫球蛋白	Human Tetanus Immunoglobulin	注射剂	冷藏
20. 破伤风抗毒素	Tetanus Antitoxin	注射剂	2～8℃避光
21. 奥美拉唑	Omeprazole	注射剂、片剂、胶囊	——
22. 对乙酰氨基酚	Paracetamol	片剂、胶囊、混悬液	——
23. 地西泮	Diazepam	注射剂、片剂	——
24. 云南白药气雾剂	Yun Nan Bai Yao Qi Wu Ji	气雾剂	
急救药品			
急救箱（详见"第二章 表2-2"）			
消毒防疫药品			
详见第三章			
营养支持药品			
1. 常用肠外营养制剂（详见"第十五章第三节"）			
2. 电解质平衡调节药（详见"第十五章第三节"）			

（童荣生、舒永全、易小清、陈祝君、韩丽珠、吴晓玲）

参考文献

[1] 中华外科杂志编辑部.汶川地震外科救治工作专家座谈会纪要.中华外科杂志，2008，46
（24）：1848-1852.

［2］冯华，朱刚，林江凯，等.应建立地震灾害伤员的分类分级救治体系.中华神经外科杂志，2008，24（7）：481-482.

［3］陈竺，沈骥，康均行，等.特大地震应急医学救援：来自汶川的经验.中国循证医学杂志，2012，12（4）：383-392.

［4］崔佳，张金红，吴芳，等.海地地震救援中的药品保障.中国急救复苏与灾害医学杂志，2010，5（9）：805-807.

［5］占美，胡巧织，金朝辉，等.破坏性地震的应急药学服务体系的循证评价.中国医院药学杂志，2016，36（10）：848-855.

［6］林果为，王吉耀，葛均波.实用内科学.15版.北京：人民卫生出版社，2017.

［7］国家药典委员会.中华人民共和国药典临床用药须知：化学药和生物制品卷（2015年版）.北京：中国医药科技出版社，2017.

第五章　火　灾

第一节　火灾概述

火灾（Fire disaster）是指在时间或空间上失去控制的灾害性燃烧现象。在各种灾害中，火灾是最常见、最普遍地威胁公众安全和社会发展的主要灾害之一，主要分为固体物质火灾、液体火灾及可熔化的固体火灾、气体火灾、金属火灾、带电火灾及烹饪火灾等六类。火灾所诱发的次生灾害（如环境灾害、化学灾害）等可引起呼吸系统疾病、局部或全身的感染性疾病。据统计，我国平均每日 37 次火灾，每年约有 1.5 万人死于烧烫伤，其中火灾致死占 1/5。2019 年全国接报火灾 23.3 万起，亡 1335 人，伤 837 人，直接财产损失达 36 亿元。

火灾的发生不受时间、空间控制，具有发生突然、伤亡大、伤情严重、救治困难等特点。火灾直接伤害可引起皮肤烧伤及并发症；火灾烟气中的有毒成分可引起呼吸道或全身中毒症状；火灾后可能伴发心理疾病。

火灾所致疾病流行的原因主要包括：

1. 直接伤害　火灾直接对人体皮肤造成创伤，创面易受微生物感染，引起局部和 / 或全身感染性疾病。严重烧伤及吸入性损伤患者易产生内脏器官损伤，并由此导致继发性器官感染或衰竭。

2. 火灾烟气损伤　烟气中包含有毒成分、腐蚀性成分、颗粒物，可引起集体毒气效应、窒息性效应、刺激性效应及灼伤性效应。

3. 心理伤害　灾后由于身体不可恢复性伤残及部分或完全工作能力的丧失，会引发心理性疾病。

第二节　火灾后疾病的特点及主要防治要点

一、疾病分类及主要疾病特点

火灾后疾病多以皮肤组织烧伤，烧伤后并发感染、休克、呼吸道出现吸入性损伤，或严重的全身各个系统的并发症等，还可诱发心理疾病。根据临床特征，可以分为组织烧伤、吸入性损伤、继发性器官感染和心理疾病。

1. 皮肤烧伤　根据组织损伤的程度，皮肤烧伤被分为浅表或表皮烧伤（Ⅰ度）、部分分层烧伤（Ⅱ度）、全皮层烧伤（Ⅲ度）、深至皮下组织以下，累及筋膜肌肉或骨骼的烧伤（Ⅳ度）。

2. 吸入性损伤 火灾发生时可伴随热气、烟雾等有毒气体吸入，通常可引起上呼吸道快速水肿，有烟雾吸入者可能发展成全气道堵塞及呼吸窘迫，伴发一氧化碳或氰化物中毒。吸入伤害主要包括吸入性肺炎、肺水肿、烟雾中毒等。

3. 局部或全身性感染疾病

（1）皮肤烧伤引起的屏障功能破坏易造成感染，感染的主要病原菌包括金黄色葡萄球菌、铜绿假单胞菌、弗氏枸橼酸杆菌、硝酸盐阴性杆菌及其他肠道阴性杆菌等。

（2）全身性感染：分为早期感染和后期感染两个阶段，早期感染一般在烧伤后的 2 周内，是全身侵袭性感染的高峰期，发病急。烧伤 2 周后发生的感染属于后期感染，由于皮肤屏障破坏、机体长期消耗、免疫力低下、抗菌药物的使用等原因，导致患者继发二重感染。

4. 多脏器功能障碍综合征 包括急性肾衰竭、休克和再灌注损伤等。

5. 心理疾病 主要表现为失眠、精神恍惚、反应迟钝、敏感易梦、抑郁、自卑等各种心理疾病。

二、流行特点

1. 严重程度 火灾蔓延速度快，烟气毒性大，可引发爆炸性灾难，救治难度大，极易造成人员伤亡。

2. 季节规律 由于秋冬季节天气干燥、用电用火增加，较易引发火灾事故。

3. 易感人群 火灾后居住环境破坏，火灾烧伤、皮肤损毁，甚至面容损毁，完全或部分丧失工作能力等均可造成灾后心理创伤，出现免疫力下降，容易感染疾病。

三、预防原则及要点

1. 疏散人群，转移伤员，避免由次生灾害引起的二次伤害。

2. 积极开展环境清理及居家卫生整治，避免接触致病菌及有毒气体。

3. 保护水源，加强饮用水消毒管理，严格食品卫生管理。

4. 开展灾后心理疏导，进行应急健康教育，提高群众自我防病意识。

四、治疗原则及要点

1. 早发现、早转移、清理呼吸道，保持气道通畅。

2. 防治休克，休克复苏与补充液体是预后关键，应随时根据排出量补充液体，并注意防治水中毒和肺水肿。

3. 通畅呼吸道，积极处理烧伤创面，防止和尽量清除外源性沾染。

4. 积极防治创面感染，尽早完善病原学检查和药物敏感性试验以选择适宜的抗菌药物。

5. 早期胃肠道营养与支持治疗。

五、用药原则及要点

1. 皮肤烧伤用药原则 ①清创：使用生理盐水和碘伏进行清创与消毒，或其他皮肤消毒剂（如氯己定、聚维酮碘）等清洗创面；②镇痛：使用对乙酰氨基酚等非甾体抗炎药或阿片类药物联合镇痛，伤口更换敷料时可增加镇痛药物；③气道管理：维持气道通畅和给予辅助供氧，必要时气管插管；④液体治疗：严重烧伤者应密切监测体液状态，必要时补充电解质；⑤抗感染治疗：预防性应用抗菌药物，可用头孢菌素类联合阿米卡星等，之后根据病原学检查和药物敏感性试验选择适宜的抗菌药物。

2. 吸入性损伤 ①吸氧或高压氧治疗；②抗氰急救：亚硝酸异戊酯和亚硝酸钠等。

3. 呼吸系统损伤 ①保持气道通畅，需要时用皮质激素解痉，如湿化气道最好应用超声雾化；②控制肺水肿，严格控制输液量，快速利尿，使用呋塞米或依地尼酸钠；③改善肺毛细血管通透性，可使用氢化可的松或地塞米松，抗组胺药异丙嗪或苯海拉明等；④降低肺循环阻力，可使用氨茶碱、甲磺酸酚妥拉明、东莨菪碱、硝酸甘油或硝普钠等；⑤纠正酸碱失衡与电解质紊乱。

4. 脓毒血症用药原则 ①积极开展病原学检查，选择敏感的相应抗菌药物；②防治休克和器官衰竭。

5. 抗感染用药原则 ①皮肤创面感染：常见病原体为金黄色葡萄球菌、溶血链球菌、铜绿假单胞菌及厌氧菌，应及时进行创面细菌培养，可选择局部用药如制霉菌素抑制真菌，全身用头孢菌素类联合阿米卡星等抗感染，而后根据病原学检查和药物敏感性试验选择适宜的抗菌药物；②全身性感染期：根据病原学结果选择恰当的抗菌药物。

6. 心理疾病治疗原则 ①镇静药、抗抑郁药等药物治疗，如盐酸丙咪嗪等；②心理疏导与治疗。

第三节　火灾推荐药品目录及使用指引

火灾救治中涉及药物种类很多，主要包括血浆或血液制品、电解质、循环系统用药、利尿脱水药、中枢神经系统用药、抗感染药、外用消毒药品、抗毒素及免疫调节剂等。火灾的推荐药品目录及使用指引详见以下内容。

一、血液制品

■ 人血白蛋白（注射剂）Human Albumin	
用法用量	成人：由医师酌情考虑，严重烧伤或失血所致休克时可直接注射 5 ～ 10g，隔 4 ～ 6 小时重复注射 1 次

（续　表）

临床使用要点	作用特点：增加血容量和维持血浆胶体渗透压；运输和解毒作用；营养供给 适应证：失血创伤、烧伤引起的休克；烧伤的辅助治疗 禁忌证：禁用于对白蛋白严重过敏；高血压、急性心脏病、正常血容量及高血容量的心力衰竭；严重贫血；肾功能不全等 注意事项：本品开启后，应一次输注完毕，不得分次或给第二人输注；有明显脱水者应同时补液；输注本品前后需要用生理盐水冲管；运输及贮存过程中严禁冻结 存放要点：2～25℃避光保存
药物相互作用及处理建议	不应与静脉注射用脂肪乳、米卡芬净、维拉帕米、万古霉素、咪达唑仑配伍使用
常见不良反应及处理建议	寒战、发热、皮疹、恶心呕吐等症状，肺水肿，过敏反应等 及时停药并做相应处置

二、电解质平衡调节药

■ 口服补液盐 Oral Rehydration Salts Solution

用法用量	成人：开始时 50ml/kg，4～6 小时内服完 儿童：开始时 50ml/kg，4 小时内服用 预防：6 个月以下患儿每次服用 50ml；6 个月至 2 岁患儿每次服用 100ml；2～10 岁患儿每次服用 150ml；10 岁以上患者遵医嘱 用法：将 5.125g 溶解于 250ml 温开水中口服
临床使用要点	作用特点：烧伤休克期液体治疗，纠正酸中毒、维持电解质平衡 适应证：预防和治疗腹泻引起的轻、中度脱水，并可用于补充钠、钾、氯离子 禁忌证：肾功能不全者、严重失水、严重腹泻、葡萄糖吸收障碍、不能口服者、肠梗阻、肠麻痹和肠穿孔、酸碱平衡紊乱，伴有代谢性碱中毒时 注意事项：不能直接服用袋内粉末，也不能用牛奶或果汁代替水来溶解
药物相互作用及处理建议	无
常见不良反应及处理建议	恶心呕吐，多为轻度，可分为多次服用，减轻胃肠道反应

■ 复方电解质注射液 Multiple Electrolytes Injection

用法用量	成人：根据患者年龄、体重、临床症状和实验室检查结果而定
临床使用要点	作用特点：烧伤患者水、电解质的补充 适应证：可作为水、电解质的补充源和碱化剂 注意事项：心、肝、肾功能不全、高血钾、高血钠、代谢性或呼吸性碱中毒、接受激素治疗患者慎用；静脉输注可能引起充血、肺水肿；监测其体液平衡、电解质平衡、酸碱平衡的变化
药物相互作用及处理建议	无

（续　表）

常见不良反应及处理建议	产热反应、注射部位局部感染、静脉栓塞、静脉炎、液体外渗和循环血容量过多应立即停止输液，如有必要，保留剩余输液以供测试

三、循环系统用药

■ 去甲肾上腺素注射液 Norepinephrine Injection

用法用量	成人：以每分钟 8～12μg 速度滴注，调整滴速以达到血压升到理想水平；维持量每分钟 2～4μg 儿童：按体重以每分钟 0.02～0.10μg/kg 用法：5% 葡萄糖注射液或葡萄糖氯化钠注射液稀释后静脉滴注
临床使用要点	作用特点：烧伤休克期循环稳定药 适应证：适用于烧伤休克期，血容量不足引起的休克、低血压 禁忌证：可卡因中毒及心动过速患者禁用 注意事项：缺氧、高血压、动脉硬化、甲状腺功能亢进、糖尿病、闭塞性血管炎、血栓病患者慎用 存放要点：遮光、密闭，在阴凉处（不超过 20℃）保存
药物相互作用及处理建议	与全身麻醉药如氯仿，环丙烷、氟烷等同用，可使心肌对拟交感胺类药反应更敏感 处理建议：禁与含卤素的麻醉剂和其他儿茶酚胺类药物合用
常见不良反应及处理建议	药液外漏可引起局部组织坏死；在缺氧、电解质失衡、器质性心脏病患者中或过量时，可出现心律失常；血压升高后可出现反射性心率减慢；持续出现焦虑不安、眩晕、头痛、皮肤苍白、心悸、失眠等

四、利尿药

■ 呋塞米 Furosemide

用法用量	成人：水肿性疾病，静脉滴注，开始 20～40mg，必要时每 2 小时追加剂量；急性左心衰竭，起始 40mg 静脉注射，必要时每小时追加 80mg；急性肾衰竭，可用 200～400mg，每日总剂量不超过 1g 儿童：起始按 1mg/kg，必要时每隔 2 小时追加 1mg/kg，最大日剂量可达 6mg/kg。新生儿应延长用药间隔 用法：5% 葡萄糖注射液或葡萄糖氯化钠注射液稀释后静脉滴注
临床使用要点	作用特点：适用于吸入性肺损伤的肺水肿患者 适应证：水肿性疾病、高血压、预防急性肾衰竭、高钾血症及高钙血症、抗利尿激素分泌过多症 注意事项：对磺胺药和噻嗪类利尿药过敏者，对本药可能交叉过敏。用药期间监测电解质、血压、肝功能、肾功能、血糖、血尿酸、酸碱平衡及听力；少尿或无尿患者应用最大剂量后 24 小时仍无效时应停药

药物相互作用 及处理建议	与降压药合用应调整剂量；与碳酸氢钠合用发生低氯性碱中毒机会增加；与两性霉素等合用，肾毒性和耳毒性增加；与多巴胺合用，利尿作用加强
常见不良反应 及处理建议	常见：直立性低血压、休克、低血钾症等 少见：过敏反应、骨髓抑制、肝功能损害等

五、抗菌药物

■ 青霉素 G（注射剂）Benzylpenicillin G

用法用量	成人 肌内注射：一日 80 万～200 万 U，分 3～4 次给药 静脉注射：一日 200 万～2000 万 U，分 2～4 次给药 儿童 肌内注射，2.5 万 U/kg，每 12 小时给药 1 次 静脉滴注：5 万～20 万 U/kg，分 2～4 次给药 新生儿：5 万 U/kg，肌内注射或静脉滴注，出生第 1 周每 12 小时给药 1 次，1 周以上每 8 小时给药 1 次，严重感染每 6 小时给药 1 次 早产儿：每次按体重 3 万 U/kg，出生第 1 周每 12 小时给药 1 次，2～4 周以上每 8 小时给药 1 次，以后每 6 小时给药 1 次
临床使用要点	作用特点：对烧伤皮肤表面破溃继发的敏感菌感染有效 适应证：适用于敏感菌所致的各种感染，如脓肿、菌血症、肺炎和心内膜炎等 注意事项：应用前需皮试，不可与其他药物同瓶滴注
药物相互作用 及处理建议	氯霉素、红霉素、四环素类、磺胺类可干扰本品活性；青霉素可增强华法林的抗凝作用 避免联用
常见不良反应 及处理建议	少见：过敏反应、耐药菌的二重感染 用药前需皮试，出现严重过敏反应应立即停药

■ 哌拉西林钠他唑巴坦（注射剂）Piperacillin and Tazobactam

用法用量	成人：静脉滴注，4.5g，每 8 小时 1 次（每日的用药总剂量根据感染的严重程度和部位增减，剂量范围 4.5～18.0g，可每 6 小时、8 小时或 12 小时 1 次） 儿童：>12 岁，4.5g，每 8 小时 1 次；9 个月以上、体重不超过 40kg、肾功能正常的患阑尾炎和/或腹膜炎的儿童，哌拉西林 100mg 或他唑巴坦 12.5mg/kg，每 8 小时 1 次；2～9 个月，为哌拉西林 80mg 或他唑巴坦 10mg/kg，每 8 小时 1 次 老年人：肾功能不全时的调整剂量，肾小球滤过率（GFR）> 40 ml/min，常规剂量；GFR 20～40 ml/min，13.5g/d，分次用药，每次 4.5g，每 8 小时 1 次；GFR < 20 ml/min，9g/d，分次用药，每次 4.5g，每 12 小时 1 次

（续　表）

临床使用要点	作用特点：广谱青霉素酶抑制剂，对皮肤烧伤感染致病菌金黄色葡萄球菌、铜绿假单胞菌及厌氧菌感染均有效
	适应证：用于皮肤烧伤引起的金黄色葡萄球菌、铜绿假单胞菌及厌氧菌感染
	禁忌证：由该药物过敏史或皮试阳性患者禁用
	注意事项：脑膜存在炎症时，中度的中枢神经系统穿透力，对铜绿假单胞菌可能无效；使用哌拉西林钠他唑巴坦患者进行半乳甘露聚糖抗原分析，可引起假阳性结果；部分患者可有出血表现；给予高剂量时，患者可能会出现惊厥形式的神经系统并发症，特别是有肾功能损害的患者
	存放要点：遮光密闭保存，在 10～25℃ 保存
药物相互作用及处理建议	与肝素、口服抗凝药物同用，可能影响凝血功能
	处理建议：用药期间应监测凝血功能
常见不良反应及处理建议	胃肠道不耐受，输液部位静脉炎，二重感染，皮疹，用药前需皮试，出现严重过敏反应应立即停药，并对症处理

■ 阿米卡星 Amikacin

用法用量	成人：肌内注射或静脉滴注，全身感染每 12 小时 7.5mg/kg 或每 24 小时 15mg/kg。成人一日不超过 1.5g，疗程不超过 10 日
	儿童：肌内注射或静脉滴注，首剂按 10mg/kg，继以每 12 小时 7.5mg/kg 或每 24 小时 15mg/kg
临床使用要点	作用特点：适用于烧伤继发的铜绿假单胞菌等革兰阴性菌感染
	适应证：适用于烧伤继发的铜绿假单胞菌及部分其他假单胞菌感染、大肠埃希菌、克雷伯菌属、肠杆菌属等敏感革兰阴性菌与葡萄球菌所致感染
	禁忌证：对阿米卡星或其他氨基糖苷类过敏的患者禁用
	注意事项：交叉过敏，对一种氨基糖苷类过敏的患者可能对其他氨基糖苷类也过敏
	存放要点：避光，在 20℃ 以下保存
药物相互作用及处理建议	氨基糖苷类与 β-内酰胺类混合使用可导致相互失活
	处理建议：与肾毒性药物联用可能加重肾毒性，用药期间监测肾功能
常见不良反应及处理建议	听力减退、耳鸣或耳部饱满感；肾毒性；其他不良反应如头痛、麻木、针刺感染、震颤、抽搐等

■ 万古霉素 Vancomycin

用法用量	成人：50 万 U（每 6 小时给药 1 次）或 100 万 U（每 12 小时给药 1 次），根据肾功能及血药浓度调整剂量
	儿童：每次总量 1 万 U/kg（每 6 小时给药 1 次）。婴儿与新生儿建议初始剂量 1.5 万 U/kg，之后 1 万 U/kg；出生 1 周的初生儿，每 12 小时给药 1 次；出生后 1 日至 1 个月者，每 8 小时给药 1 次

（续 表）

临床使用要点	作用特点：适用于烧伤继发的革兰阳性球菌，尤其是医院获得性耐甲氧西林的葡萄球菌感染 适应证：适用于耐甲氧西林的葡萄球菌引起的感染，对青霉素过敏的患者及不能使用其他抗菌药物包括青霉素类、头孢菌素类患者；由于长期服用广谱抗菌药物所致难辨梭状杆菌引起的假膜性结肠炎或葡萄球菌性肠炎 禁忌证：过敏者，严重肝、肾功能不全，孕妇及哺乳妇女 注意事项：快速给药可伴发严重低血压包括休克，罕见心脏停搏现象
药物相互作用及处理建议	与麻醉药合用可能出现红斑、潮红或过敏反应
常见不良反应及处理建议	肾毒性；快速滴注可能引起类过敏反应，包括低血压、喘息、呼吸困难等。用药期间严密监测相关反应，监测血药浓度及肾功能

六、镇痛药物

■ 对乙酰氨基酚（胶囊、混悬剂）Paracetamol	
用法用量	成人：一次 0.3～0.6g，每 4 小时 1 次，或一日 4 次，一日量不宜超过 2g 儿童：一次 10～15mg/kg（总量＜600mg），每 4～6 小时 1 次，每日≤4 次，连续用药不超过 3 日 新生儿：一次 10mg/kg，每 6～8 小时 1 次，如果有黄疸应减量至 5mg/kg 用法：餐后服用，以减少对胃肠道的刺激
临床使用要点	作用特点：具有解热镇痛作用，无抗炎作用 适应证：发热，轻至中度疼痛 注意事项：镇痛不得超过 5 日、解热不得超过 3 日；严重肝肾功能不全禁用；不推荐妊娠妇女和哺乳妇女使用
药物相互作用及处理建议	与巴比妥类药物合用，长期应用可致肝损害 应监测肝功能
常见不良反应及处理建议	常见：恶心、呕吐、出汗、腹痛、皮肤苍白 严重：急性泛发性发疹性脓疱病，史－约综合征，中毒性表皮坏死松解症，肝肾功能异常

第四节 医疗队随行药品推荐目录

火灾救治医疗队随行药品推荐目录，详见表5-1。

表5-1 医疗队随行药品推荐目录

药品名称		剂型	特殊储存条件
中文	英文		
必备药品			
1. 盐酸肾上腺素	Adrenaline Hydrochloride	注射剂	——
2. 盐酸多巴胺	Dopamine Hydrochloride	注射剂	——
3. 盐酸异丙肾上腺素	Isoprenaline Hydrochloride	注射剂	——
4. 芬太尼	Fentanyl	注射剂	——
5. 盐酸吗啡	Morphine Hydrochloride	片剂、注射剂	——
6. 氯硝西泮	Clonazepam	片剂、注射剂	——
7. 艾司唑仑	Estazolam	片剂	——
8. 盐酸氯胺酮	Ketamine Hydrochloride	注射剂	——
9. 氨苄西林	Ampicillin Sodium	注射剂	——
10. 青霉素	Benzylpenicillin	注射剂	——
11. 头孢噻肟钠	Cefotaxime Sodium	注射剂	——
12. 哌拉西林钠他唑巴坦	Piperacillin Sodium and Tazobactam Sodium	注射剂	——
13. 硫酸阿米卡星	Amikacin Sulfate	注射剂	——
14. 阿莫西林	Amoxicillin	注射剂	——
15. 头孢呋辛	Cefuroxime	片剂、注射剂	——
16. 盐酸多西环素	Doxycycline Hydrochloride	片剂、胶囊剂	——
17. 环丙沙星	Ciprofloxacin	注射剂、片剂、胶囊	——
18. 左氧氟沙星	Levofloxacin	片剂、胶囊、注射剂	——
19. 甲硝唑	Metronidazole	片剂、胶囊、注射液、泡腾片	30℃以下
20. 替硝唑	Tinidazole	注射液、栓剂、片剂、胶囊	——
21. 呋喃妥因	Nitrofurantoin	片剂、口服混悬液	——
22. 复方磺胺甲噁唑	Compound Sulfamethoxazole	片剂、口服混悬液	——

（续 表）

药品名称		剂型	特殊储存条件
中文名称	英文名称		
23. 制霉素（制霉菌素）	Nysfungin	片剂	——
24. 氟康唑	Fluconazole	片剂、胶囊剂、注射剂	——
25. 硝酸咪康唑	Miconazole Dinitrate	乳膏、搽剂、胶囊、栓剂	30℃以下
26. 阿昔洛韦	Aciclovir	片剂、胶囊剂、注射剂、乳膏、颗粒剂、滴眼剂	——
27. 利巴韦林	Ribavirin	注射剂、片剂、颗粒剂、口服液、滴眼剂、滴鼻剂、含片	——
28. 地塞米松磷酸钠	Dexamethasone Sodium Phosphate	注射剂	遮光
29. 氯化钾	Potassium Chloride	片剂、颗粒剂、注射剂	——
30. 氯化钠（0.9%）	Sodium Chloride	注射剂	——
31. 葡萄糖（5%、10%、50%）	Glucose	注射剂	密闭
32. 葡萄糖氯化钠（5%）	Glucose and Sodium Chloride	注射剂	密闭
33. 碳酸氢钠	Sodium Bicarbonate	片剂、注射剂	——
34. 破伤风抗毒素	Tetanus Antitoxin	注射剂	2～8℃避光干燥处
35. 破伤风抗毒血清	Tetanus Antitoxic Serum	注射剂	2～8℃避光干燥处
36. 人血白蛋白	Human Albumin	注射剂	2～25℃避光保存
37. 人免疫球蛋白	Human γ–globulin	注射剂	2～8℃避光
38. 破伤风人免疫球蛋白	Human Tetanus Immunoglobulin	注射剂	2～8℃避光保存和运输
急救药品			
急救箱（详见"第二章 表2-2"）			
消毒防疫药品			
1. 75% 乙醇（酒精）	Ethanol（75%）	溶液剂	——
2. 过氧化氢 3%	Hydrogen Peroxide	溶液剂	——
3. 戊二醛	Glutaral	溶液剂	——
4. 过氧乙酸	Peracetic Acid	溶液剂	——
5. 聚维酮碘	Povidone Iodine	溶液剂	——
6. 高锰酸钾	Potassium Permanganate	溶液剂	——

（续　表）

药品名称		剂型	特殊储存条件
中文名称	英文名称		
7. 氯己定	Chlorhexidine	溶液剂	——
8. 乳酸依沙吖啶	Ethacridine Lactate Solution	溶液剂	——
营养支持药品			
1. 常用肠外营养制剂（详见第十五章第三节）			
2. 电解质平衡调节药（详见第十五章第三节）			

（龚志成、杜　洁、唐密密）

参考文献

［1］董兰 . 烧伤治疗的新进展 . 医学参考报·灾害救援医学频道，2015-04-23（G04）.

［2］舒付婷，罗鹏飞，纪世召 . 重度烧伤后高代谢特征及临床治疗新进展 . 中华损伤与修复杂志（电子版），2019，（1）：63-66.

［3］杨巧红，王声湧，马绍斌 .1994—2003 年我国火灾的流行病学分析 . 疾病控制杂志，2004，8（6）：539-542.

［4］刘颖，卫广辉 . 重度烧伤伴多发脏器功能衰竭的分析 . 中外医疗，2008，27（18）：82-82.

［5］王淑杰，巴特 . 烧伤侵袭性感染的防治及护理 . 中国冶金工业医学杂志，2017，（3）：350-351.

［6］于益鹏，毛跃 . 成批烧伤在基层医院的组织救治 . 中华烧伤杂志，2001，17（4）：245-245.

［7］赵杰，朱明学，陆一鸣 . 火灾烟雾中的有毒气体及中毒机制 . 中华急诊医学杂志，2004，13（7）：497-498.

［8］吕海建，徐俊赐，孟宏 . 烧伤患者侵袭性感染的细菌学监测 . 中国基层医药，2010，8：1031-1032.

第六章 水 灾

第一节 水灾概述

水灾（Flood）泛指洪水泛滥、暴雨积水和土壤水分过多对人类社会造成的灾害。本书所指的水灾，一般以洪涝灾害为主。

水灾后常见的疾病包括细菌性痢疾、霍乱、伤寒、病毒感染性腹泻、病毒性肝炎、流行性感冒（流感）、麻疹、登革热、肾综合征出血热、流行性乙型脑炎、疟疾、血吸虫病、钩端螺旋体病以及皮肤和软组织感染等。病原体以细菌、病毒、寄生虫为主。

一、水灾后疾病流行的危害

水灾的危害严重，不但会直接危害人民群众的生命财产安全，还会造成严重的经济损失。据国际灾害数据库统计，全球平均每年发生重大水灾 211 次，受灾人数高达 8730 万人，直接致死 6847 人，经济损失约 294 亿美元。中国是受水灾影响最严重的国家之一，平均每年发生重大水灾 11 次，受灾人数为 5100 万人，经济损失平均每年高达 93 亿美元。除此之外，水灾之后传染病易暴发流行，严重威胁着人类健康。在非洲撒哈拉沙漠以南的 41 个国家中，1990—2010 年发生 515 次水灾，研究人员发现与水灾相关的霍乱共暴发 34 次，平均每 15 次水灾之后会暴发 1 次霍乱流行。2008 年非洲莫桑比克水灾后，全国包括首都马普托在内大面积暴发霍乱，造成 70 余人死亡。2014 年 12 月马来西亚水灾后暴发钩端螺旋体病，感染人数达 1229 名，最终导致 7 名患者死亡。中国广西壮族自治区南宁市 2004—2010 年发生 8 次水灾，受灾人数达 391.2 万人，造成 13 人死亡，经济损失超过 1.21 亿美元。水灾每持续 1 天，痢疾的发病率就可增加 8%。对长江流域血吸虫病传播的研究发现，水灾后日本血吸虫病的感染率增加 2.8 倍。2016 年 6 月，中国安徽省发生自 1998 年以来的最大水灾，受灾人数达 1282 万人，造成直接经济损 82.5 亿美元，水灾后感染性腹泻的流行比例增加了 14.7%，5～14 岁儿童的感染比例增加 29.5%。

二、水灾后疾病流行的原因

经典的流行病学三角模型包括外部病原体（微生物）、易感宿主、将宿主和病原体聚集在一起的环境，这一模型可以揭示水灾后传染病流行的机制。

（一）外部病原体

细菌、病毒在温暖、潮湿的环境中可以更好地生存，在水灾期间（最常见为春夏两季），病原体可快速生长并繁殖。潮湿的环境还可加速食物变质，滋生细菌及产生毒素。

（二）易感人群

水灾导致大量人群流离失所，临时避难场所通常拥挤、潮湿，人们缺少足够的营养食物、清洁的饮水、衣物等，合并的劳累、营养不良、生活不规律、心理恐慌等因素，导致疾病的易感。

（三）将宿主和病原体聚集的环境

1.水源污染 水灾后水源地被灾后的生活垃圾污染。污水处理设备损坏，污水无法及时处理，进一步污染水源，加重洁净水源的短缺。洪水可将地面排泄物中的病原体输送到地下水，污染水源。饮用受污染的水后，可导致细菌性痢疾、霍乱等胃肠道传染病发生。

2.拥挤、潮湿的临时避难所 水灾破坏居民的生存环境，导致大量人群流离失所，临时居住场所，人口密度大，卫生条件差，容易引发胃肠道传染病和呼吸道传染病的传播。在狭小的临时避难场所，人和动物的接触增加，以动物为媒介的传染病亦容易发生。

3.公共健康服务中断 水灾可导致卫生设施损坏、医疗秩序失衡、交通中断，居民突发疾病及常见疾病无法及时就医，导致病情加重。水灾使冷链作业中断，疫苗接种被迫停止，导致居民无法按时接种疫苗，肺结核、流感、病毒性肝炎等疾病的发病率升高。

4.自然疫源地的暴露和扩散 水灾淹没某些传染病的疫源地，大量鼠类和动物迁徙至高地，形成新的疫源地，导致相应的疾病传播。

第二节　水灾后疾病的特点及主要防治要点

一、疾病分类及特点

水灾后常见的疾病包括细菌性痢疾、肠炎、霍乱、伤寒、病毒感染性腹泻、病毒性肝炎、流感、麻疹、登革热、肾综合征出血热、流行性乙型脑炎、疟疾、血吸虫病、钩端螺旋体病以及皮肤和软组织感染。

1.细菌性痢疾 细菌性痢疾是由志贺菌属细菌引起的肠道传染病。患者和带菌者是主要传染源，致病菌通过污染手、食品、水源或生活接触等直接入口，或经苍蝇、蟑螂等间接污染食物入口传播。人群对志贺菌属细菌易感染，尤其是机体抵抗力低下时。细菌性痢疾的临床表现为发热、腹痛、腹泻、排黏液脓血便以及里急后重等，可伴有发热及全身毒血症状，严重者可出现感染性休克或中毒性脑病。

2.霍乱 霍乱是由霍乱弧菌引起的烈性肠道传染病。患者和带菌者是霍乱的主要传染源，通常因食用被患者或带菌者排泄物污染的食物和水源而感染。正常胃酸可以杀死霍乱弧菌，胃酸过少或缺乏的人群易感。典型的临床表现为起病急，腹泻剧烈、多伴有呕吐，并由此导致脱水、肌肉痉挛，严重的患者可发生循环衰竭和急性肾衰竭。

3. 伤寒 伤寒是由伤寒杆菌引起的一种急性肠道传染病。患者和带菌者是伤寒的主要传染源。伤寒杆菌在自然界中的活力较强，在水中可存活 2～3 周，在粪便中能维持 1～2 个月，在牛奶中不仅能生存，且可繁殖。食用被患者或带菌者污染的食物和水源是主要的传播途径。人群对伤寒杆菌普遍易感。临床特征以持续发热、表情淡漠、相对缓脉、玫瑰皮疹、肝脾肿大和白细胞减少等。有时还可以出现肠出血、肠穿孔等严重并发症。

4. 病毒感染性腹泻 病毒感染性腹泻的主要病原体包括轮状病毒、诺罗病毒、肠腺病毒等。患者和病毒携带者是其主要传染源。病毒感染性腹泻除通过粪－口途径传播，还可通过个体接触或呼吸道飞沫传播。机体抵抗力低下者易感。主要临床特征有呕吐、腹泻、水样便，还可出现发热、恶心、厌食、腹痛等临床表现。免疫力正常的患者病程多具有自限性。

5. 病毒性肝炎 病毒性肝炎分别由甲、乙、丙、丁、戊五种肝炎病毒引起，水灾期间流行的病毒性肝炎以甲型和戊型为主。患者和病毒携带者是甲型和戊型肝炎的主要传染源，主要通过粪－口途径传播。人群对甲型和戊型肝炎普遍易感。一般起病急，前期常有发热、畏寒、腹痛、恶心等症状，继而出现明显厌食、乏力、尿色加深如浓茶、皮肤巩膜黄染，黄疸出现3～5 天后，上述症状逐渐缓解。

6. 流感 流感是由流感病毒引起的急性呼吸道传染病。患者和病毒携带者是流感病毒的主要传染源。主要通过呼吸道飞沫传播，也可通过接触污染物的手、日常用具等间接传播，人群普遍易感。该病起病急，高热、头痛、乏力、眼结膜炎和全身肌肉酸痛等中毒症状明显，而鼻咽部症状较轻，可有食欲减退。

7. 麻疹 麻疹是由麻疹病毒引起的急性呼吸道传染病。患者和病毒携带者是麻疹病毒的主要传染源，主要通过呼吸道分泌物飞沫传播。麻疹病毒传染性极强，人群普遍易感。主要临床表现为发热、咳嗽、流涕等上呼吸道卡他症状及眼结膜炎，口腔麻疹黏膜斑及皮肤丘疹等。

8. 登革热 登革热是由登革病毒引起的急性传染病。登革热的主要传染源是患者和病毒携带者，其经蚊媒传播。在新流行区域，人群普遍易感，但发病以成人为主。登革热是一种全身性疾病，临床表现复杂多样，临床特点为突起发热，全身肌肉、骨、关节痛，极度疲乏，皮疹，淋巴结肿大及白细胞减少等。

9. 肾综合征出血热 肾综合征出血热又称为流行性出血热，由汉坦病毒属的各型病毒引起，是以鼠类为主要传染源的自然疫源性疾病。人群普遍易感，隐性感染率较低。临床上以发热、低血压休克、充血出血和肾损害等为主要表现。

10. 流行性乙型脑炎 流行性乙型脑炎的病原体为乙型脑炎病毒。感染者和动物是主要传染源，经蚊虫叮咬传播。人群普遍易感，感染后多数呈隐性感染。临床上以高热、意识障碍、抽搐、病理反射及脑膜刺激征为特征，病死率高，部分病例可留有严重后遗症。

11. 疟疾 疟疾是由人类疟原虫感染引起的寄生虫病。传染源为疟疾现症患者或无症状带虫者，主要通过蚊虫叮咬方式传播。人群普遍易感，尤其是儿童、孕妇、老人和免疫功能低下者。疟疾的典型症状为突发寒战、高热和大量出汗。各种疟疾的两次发作之间都有一定的间歇期,经数次发作后逐渐变得规律。反复发作可造成红细胞破坏,可使患者出现不同程度的贫血和脾肿大。

12. 血吸虫病　血吸虫病是由血吸虫寄生于人体所致的疾病,主要传染源是血吸虫患者的粪便,人群皮肤和黏膜接触疫水可被感染。人与脊椎动物对血吸虫普遍易感。我国流行的主要为日本血吸虫病,血吸虫病临床表现复杂多样,轻重不一。急性血吸虫病的临床表现以发热、过敏反应、消化系统症状、肝脾肿大为主。

13. 钩端螺旋体病　钩端螺旋体病是由致病性钩端螺旋体引起全身性感染性疾病,鼠类和猪是两大主要传染源,人群皮肤和黏膜接触疫水可被感染。人群普遍易感,发病率高低与接触疫水的机会和机体免疫力有关。主要临床特征早期为发热和全身感染中毒症状,中期为各脏器损害和功能障碍,后期为各种变态反应性后发症。

14. 皮肤和软组织感染　皮肤和软组织感染很常见,感染病原体以气单胞菌、创伤弧菌、副溶血性弧菌、破伤风梭菌、金黄色葡萄球菌等细菌为主。水灾后伤口感染最初表现为伤口部位红、肿,并迅速发展为水疱和出血性大疱。有时会发生广泛性感染。

二、流行特点

1. 时间特点　水灾后传染病的传播或暴发可能在灾后几天、几周甚至几个月后出现。

2. 与经济发展相关　水灾后疾病发病率与经济条件相关。经济条件差,公共卫生设施和医疗保障系统不完善,在水灾事件应急方面准备不足的国家或地区,水灾后更易暴发相关传染病。

3. 季节规律　感染性腹泻的发病率具有明显的季节性,一般在夏秋季达到高峰,然后逐渐下降。

4. 与病媒分布相关　水灾之后,通过病媒传播的疾病暴发具有地域性。

5. 易感人群　水灾后,免疫力低下的人群更易感染相关疾病。

三、预防原则及要点

1. 严格管理传染源:对传染源早发现、早报告、早诊断、早隔离。

2. 受灾人群居住场所严格消毒,保障环境卫生。

3. 保障洁净的饮用水和食物供给。

4. 及时处理积水,防止病原体及虫媒滋生。

5. 加强公共卫生工作人员防护。

6. 保护易感人群:对于易感人群通过接种疫苗、药物预防等措施防范传染病流行。

四、治疗原则及要点

重视水灾后传染病的防控，及时控制传染源、防止感染性疾病传播。坚持综合治疗的原则，治疗与护理、隔离、消毒并重；一般治疗、对症治疗和病原治疗并重的原则。

五、用药原则及要点

（一）抗菌治疗

1. 用药指征 诊断为细菌和真菌感染的患者；诊断为支原体、衣原体、螺旋体、立克次体、原虫感染的患者；尚未感染，但发生细菌感染概率高，需要通过抗菌药物预防感染的应特别慎重对待。

2. 用药时机 早期发现、早期诊断、早期治疗。具有用药指征的患者，留取相应标本进行病原学检查后，应及时给予经验性抗菌药物治疗。病原学明确后应给予目标性治疗。

3. 药物选择原则 根据病原学检查和药物敏感性试验选择适宜的抗菌药物。当病原学检查未明确时，根据患者发病情况、发病场所、原发病灶、基础疾病推断最可能的病原体，经验性选择抗菌药物。患者病情较重时，可经验性选择广谱抗菌药物。胃肠道细菌性感染，如伤寒推荐选用喹诺酮类、第三代头孢菌素；霍乱推荐选用喹诺酮类；轻型细菌性痢疾可不用抗菌药物，重型可选用喹诺酮类、第三代头孢菌素类。儿童、妊娠期和哺乳期妇女不宜应用喹诺酮类药物，可选用第三代头孢菌素。钩端螺旋体病轻度感染推荐口服阿莫西林，中、重度感染推荐静脉给予青霉素 G、头孢曲松或氨苄西林。

4. 联合用药原则 单一药物可有效治疗的感染不需要联合用药，避免盲目或不恰当联合用药，特别需要经会诊后可考虑联合用药。

（二）抗病毒治疗

早发现、早诊断、早隔离、早治疗是提高病毒性传染病治愈率、降低病死率的关键。目前多数病毒性传染病没有特效的抗病毒药物，如病毒性腹泻、登革热、流行性乙型脑炎、麻疹等。

1. 流感 流感患者一旦发病，应尽快开始抗病毒治疗，理想情况是症状开始出现的 48 小时内给予抗病毒药物。抗流感病毒药物主要有神经氨酸酶抑制剂（包括奥司他韦和扎那米韦）和血凝素抑制剂（如阿比多尔）。抗病毒治疗的疗程推荐为 5 天，治疗 5 天后患者病情仍严重或有病毒复制依据的患者，应考虑延长疗程，亦可考虑中成药，如连花清瘟等治疗流感。

2. 病毒性肝炎 甲型肝炎和戊型肝炎不需要抗病毒治疗。慢性乙型肝炎常需要抗病毒治疗，主要药物包括核苷类似物（如替诺福韦、恩替卡韦、替比夫定、拉米夫定等）和干扰素。对于初治乙肝患者，优先推荐使用恩替卡韦、替诺福韦或长效干扰素。

3. 流行性乙型脑炎 目前尚无特效的抗病毒治疗药物，早期可试用利巴韦林、干扰素等。

4. 肾综合征出血热　尽早给予抗病毒治疗，最好在起病 3 ～ 5 天内用药，进入少尿期后抗病毒治疗为时已晚。可早期给予利巴韦林，也可选用 α 干扰素，疗程 3 ～ 5 天。

（三）抗寄生虫治疗

1. 疟疾　根据疟原虫虫种、对抗疟药物的敏感性以及患者临床症状与体征，合理选择抗疟药物。严格掌握剂量、疗程和给药途径，以保证治疗和预防效果，延缓抗药性的产生。间日疟和卵形疟首选磷酸氯喹和磷酸伯氨喹，氯喹无效时，可选用磷酸哌喹、磷酸咯萘啶或青蒿素类复方。三日疟首选氯喹，无效时，可选用磷酸哌喹、磷酸咯萘啶或青蒿素类复方。恶性疟首选青蒿素类复方或磷酸咯萘啶，妊娠期 3 个月内的孕妇患有恶性疟可选用磷酸哌喹。重症疟疾可选用青蒿素类药物注射剂或咯萘啶注射剂。恶性疟原虫与间日疟 / 卵形疟原虫混合感染的患者可选用青蒿素类复方或咯萘啶，加用伯氨喹。预防疟疾可选用氯喹或哌喹。疟疾休止期根治可选用伯氨喹。

2. 血吸虫病　吡喹酮是目前用于治疗日本血吸虫病最有效的药物，可用于各期、各型血吸虫病患者。

（四）辨证使用中医药

中医药是中国特色的传统医药，自古代就在伤寒、霍乱、流感等传染性疾病的治疗中发挥了重要作用。中医药的选用应在中医师指导下，辨证分型选择适宜的中成药药品，汤剂使用应根据个人体质适当增减药材与剂量，制订适宜的用药方案。

（五）对症治疗

1. 高热者　采取降温措施，如物理降温，或合理应用解热镇痛药。

2. 吐泻者　补充液体及盐类，维持患者水、电解质和酸碱平衡。

3. 颅内压升高者　采取脱水疗法，选用适宜的脱水药物。

4. 抽搐者　采取镇静措施，防止患者自伤。

5. 缺氧者　根据缺氧程度采取适当的方式进行氧疗，必要时使用辅助呼吸通气治疗。

6. 营养不良者　加强营养支持治疗，根据患者病情给予流质、半流质软食或静脉途径的肠外营养补充。

7. 休克患者　维持患者血压，给予改善微循环的措施。

8. 肝功能异常者　保肝治疗要慎重，特别需要时可经医生诊断后选择适宜的药品。

第三节 水灾后疾病推荐药品目录及使用指引

一、抗菌药物

■ 青霉素钠 Benzylpenicillin Sodium

用法用量	成人：肌内注射，一日 80 万～200 万单位，分 3～4 次给药；静脉滴注，一日 200 万～1000 万单位，分 2～4 次给药 儿童：肌内注射，一日 2.5 万～5 万 U/kg，分 2～4 次；静脉滴注，每日 5 万～20 万 U/kg，分 2～4 次给药
临床使用要点	作用特点：治疗水灾后中、重度钩端螺旋体病的一线用药 适应证：适用于敏感细菌所致各种感染 禁忌证：有青霉素类药物过敏史或青霉素皮肤试验阳性患者禁用 注意事项：用药前必须进行青霉素皮肤敏感试验
药物相互作用及处理建议	与阿司匹林联用使青霉素血药浓度升高，半衰期延长，不良反应增加 处理建议：适当减少青霉素用量或延长给药间隔
常见不良反应及处理建议	过敏反应

■ 头孢曲松（注射剂）Ceftriaxone

用法用量	成人，一般每 12 小时 0.5～1.0g 或每 24 小时 1～2g，每日最大剂量为 4g；儿童，一般每日 50mg/kg
临床使用要点	作用特点：治疗水灾后伤寒、细菌性痢疾等传染病的一线用药 适应证：适用于对头孢曲松敏感的细菌所致的下列感染：呼吸道感染、泌尿道感染、皮肤和软组织感染等 禁忌证：对本品及其他头孢菌素类抗菌药物过敏者禁用；禁止与含钙的药品同时静脉给药；新生儿高胆红素血症患者禁用 注意事项：青霉素过敏性休克病史者避免使用
药物相互作用及处理建议	与林格等含钙的溶液混合使用产生沉淀，有致死报道 处理建议：避免使用含钙的溶媒；避免本品与其他含钙的药品静脉给药同时进行
常见不良反应及处理建议	胃肠道反应：腹泻、恶心、呕吐 过敏反应：皮疹、瘙痒、发热、支气管痉挛和血清病等过敏反应 实验室检查异常：嗜酸性粒细胞增多、血小板增多或减少和白细胞减少等

■ 左氧氟沙星（注射剂、片剂、滴眼液）Levofloxacin

用法用量	用量：口服，每日 500mg，一日 1 次；静脉滴注，一次 0.5g，一日 1 次；至少连续 2 日后改为口服，一次 0.5g
临床使用要点	作用特点：治疗水灾后伤寒、细菌性痢疾等传染病的一线用药 适应证：适用于敏感细菌所引起的下列中、重度感染，包括呼吸系统感染、皮肤软组织感染、肠道感染等

（续　表）

临床使用要点	注意事项：①服用本品，宜多饮水；②应用本品时应避免过度暴露于阳光；③儿童、18岁以下青少年、妊娠期和哺乳期妇女应避免使用
药物相互作用及处理建议	与铝碳酸镁片剂联用时可干扰本品口服剂型吸收 处理建议：不宜合用，或至少间隔2小时
常见不良反应及处理建议	胃肠道：恶心、胃痉挛 神经系统：可有头晕、头痛、嗜睡或失眠 过敏反应：皮肤瘙痒、皮疹

二、抗寄生虫药物

■ 磷酸伯氨喹（片剂）Primaquine Phosphate

用法用量	用量：根治间日疟，每次13.2mg，一日3次。消灭恶性疟原配子体：一日26.4mg
临床使用要点	作用特点：治疗水灾后间日疟、卵形疟的首选用药 适应证：根治间日疟和控制疟疾传播 禁忌证：妊娠期妇女禁用；有蚕豆病及其他溶血性贫血的病史及家族史、有葡萄糖-6-磷酸脱氢酶缺乏及烟酰胺腺嘌呤二核苷酸还原酶缺乏等病史者禁用；有粒细胞减少倾向的急性全身性疾病，例如系统性红斑狼疮及活动性类风湿关节炎患者禁用 注意事项：仔细询问患者有无禁忌证的病史；哺乳期妇女慎用；定期检查红细胞计数及血红蛋白
药物相互作用及处理建议	与米帕林（阿的平）及氯胍联用时可抑制本品代谢，增加本品血药浓度，毒性增加 处理建议：不宜合用
常见不良反应及处理建议	神经系统：疲倦、头晕 胃肠道反应：恶心、呕吐、腹痛等

■ 甲苯咪唑（片剂）Mebendazole

用法用量	成人：①蛔虫、蛲虫病，200mg，顿服；②钩虫、鞭虫病，一次200mg，一日2次 儿童：①蛔虫、蛲虫病，200mg，顿服；②钩虫、鞭虫病，一次100mg，一日2次
临床使用要点	作用特点：蛔虫、蛲虫病，用药1次；钩虫、鞭虫病，3～5日 适应证：用于治疗蛲虫病、蛔虫病、钩虫病、鞭虫病、粪类圆线虫病、绦虫病 禁忌证：未满2岁幼儿禁用；有对本类药物过敏史或家族过敏史者禁用 注意事项：腹泻患者应在腹泻停止后服药
药物相互作用及处理建议	与西咪替丁联用可使本品作用增强，不良反应增加 处理建议：避免与西咪替丁同时使用，或调整本品给药剂量
常见不良反应及处理建议	胃肠道反应：恶心、腹部不适、腹痛、腹泻 皮肤：乏力、皮疹

三、消化系统药物

■ 口服补液盐（片剂）Oral Rehydration Salts

用法用量	成人：①轻度失水，开始时 50ml/kg，4～6 小时内饮完；②中度失水，开始时 50ml/kg，6 小时内饮完 儿童：用于轻度脱水治疗。开始时 50ml/kg，4 小时内服用，直至腹泻停止 用法：婴幼儿应少量多次给药
临床使用要点	作用特点：WHO 推荐将口服补液盐作为腹泻疾病的首选用药 适应证：预防和治疗体内失水 禁忌证：少尿或无尿；严重失水、有休克征象时应静脉补液；严重腹泻，粪便量超过每小时 30ml/kg；葡萄糖吸收障碍；由于严重呕吐等原因不能口服者；肠梗阻、肠麻痹和肠穿孔患者 注意事项：一般不用于早产儿；随访检查血压、体重、血电解质、血 pH、失水体征、粪便量
药物相互作用及处理建议	尚不明确
常见不良反应及处理建议	胃肠道反应：恶心、呕吐 处理建议：少量多次服用

第四节　医疗队随行药品推荐目录

水灾后疾病暴发时，医疗队随行药品推荐目录除了上述推荐药品目录外，还应包括以下几部分：通用药品目录、急救药品目录、消毒防疫药品目录，具体详见表 6-1。

表 6-1　医疗队随行药品推荐目录

药品名称		剂型
中文	英文	
必备药品		
1. 青霉素	Penicillin	注射剂
2. 头孢曲松	Ceftriaxone	注射剂
3. 左氧氟沙星	Levofloxacin	注射剂、片剂、滴眼液
4. 磷酸伯氨喹	Primaquine Phosphate	片剂
5. 甲苯咪唑	Mebendazole	片剂
6. 口服补液盐	Oral Rehydration Salt	散剂
通用药品		
1. 阿莫西林	Amoxicillin	胶囊
2. 头孢唑林	Cefazolin	注射剂

（续　表）

药品名称		剂型
中文	英文	
3. 庆大霉素	Gentamicin	注射剂
4. 阿奇霉素	Azithromycin	片剂、注射剂
5. 甲硝唑	Metronidazole	片剂、注射剂
6. 氟康唑	Fluconazole	胶囊、注射剂
7. 利巴韦林	Ribavirin	片剂、注射剂
8. 阿比多尔	Arbidol	胶囊、片剂
9. 铝碳酸镁	Hydrotalcite	片剂
10. 西咪替丁	Cimetidine	片剂、注射剂
11. 阿托品（0.5mg）	Atropine	注射剂
12. 蒙脱石	Montmorillonite	散剂
13. 盐酸肾上腺素	Epinephrine Hydrochloride	注射剂
14. 右美沙芬	Dextromethorphan	口服液
15. 氨溴索	Ambroxol	注射剂
16. 氨茶碱	Aminophylline	注射剂
17. 布洛芬	Ibuprofen	片剂、胶囊、溶液
18. 对乙酰氨基酚	Acetaminophen	片剂、胶囊、溶液
19. 苯巴比妥钠	Phenobarbital Sodium	注射剂
20. 地西泮	Diazepam	注射剂
21. 盐酸利多卡因	Lidocaine Hydrochloride	注射剂
22. 氯苯那敏	Chlorpheniramine Maleate	片剂
23. 地塞米松	Dexamethasone	注射剂
24. 呋塞米	Furosemide	片剂、注射剂
25. 螺内酯	Spironolactone	片剂
26. 甘露醇（20%）	Mannitol	注射剂
27. 复合维生素B	Vitamin B Complex	片剂、注射剂
28. 维生素C	Vitamin C	片剂、注射剂
29. 0.9% 氯化钠注射液	0.9% Sodium Chloride	注射剂
30. 10% 氯化钾注射液	10% Potassium Chloride	片剂、注射剂
31. 5% 葡萄糖	5% Glucose	注射剂

（续 表）

药品名称		剂型
中文	英文	
32. 复方氯化钠	Compound Sodium Chloride	注射剂
33. 碳酸氢钠	Sodium Bicarbonate	片剂、注射剂
34. 高锰酸钾	Potassium Permanganate	外用片剂
35. 过氧化氢 3%	Hydrogen Peroxide	溶液
急救药品		
急救箱（详见"第二章 表2-2"）		
消毒防疫药品		
疫源地消毒剂（详见第三章）		

（苏玉永、杜 光、李 娟、李 杰、王俊伟、吴晓玲）

参考文献

［1］李宜霏，倪伟，丁国永，等．近五十年我国洪涝灾害的时空分布变化及与人类健康的关系．环境与健康杂志，2014，31（4）：367.

［2］Kouadio IK，Aljunid S，Kamigaki T，et al. Infectious diseases following natural disasters：prevention and control measures. Expert Rev Anti Infect Ther，2012，10（1）：95.

［3］Liang SY，Messenger N. Infectious Diseases After Hydrologic Disasters. Emerg Med Clin North Am，2018，36（4）：835.

［4］Ding G，Li X，Li X，et al. A time-trend ecological study for identifying flood-sensitive infectious diseases in Guangxi，China from 2005 to 2012. ENVIRON RES，2019，176：108577.

［5］Tempark T，Lueangarun S，Chatproedprai S，et al. Flood-related skin diseases：a literature review. INT J DERMATOL，2013，52（10）：1168.

［6］Rieckmann A，Tamason CC，Gurley ES，et al. Exploring Droughts and Floods and Their Association with Cholera Outbreaks in Sub-Saharan Africa：A Register-Based Ecological Study from 1990 to 2010. AM J TROP MED HYG，2018，98（5）：1269.

［7］Carroll B，Balogh R，Morbey H，et al. Health and social impacts of a flood disaster：responding to needs and implications for practice. DISASTERS，2010，34（4）：1045.

［8］Mohd RM，Hashim JH，Jaafar MH，et al. Leptospirosis Outbreak After the 2014 Major

Flooding Event in Kelantan，Malaysia：A Spatial-Temporal Analysis. AM J TROP MED HYG，2018，98（5）：1281.

［9］Liu Z，Ding G，Zhang Y，et al. Analysis of Risk and Burden of Dysentery Associated with Floods from 2004 to 2010 in Nanning，China. AM J TROP MED HYG，2015，93（5）：925.

［10］Wu XH，Zhang SQ，Xu XJ，et al. Effect of floods on the transmission of schistosomiasis in the Yangtze River valley，People's Republic of China. PARASITOL INT，2008，57（3）：271.

［11］Zhang N，Song D，Zhang J，et al. The impact of the 2016 flood event in Anhui Province，China on infectious diarrhea disease：An interrupted time-series study. ENVIRON INT，2019，127：801.

［12］Zhang F，Liu Z，Zhang C，et al. Short-term effects of floods on Japanese encephalitis in Nanchong，China，2007—2012：A time-stratified case-crossover study. SCI TOTAL ENVIRON，2016，563-564：1105.

［13］李兰娟，任红.传染病学.第9版.北京：人民卫生出版社，2018.

［14］《抗菌药物临床应用指导原则》修订工作组.抗菌药物临床应用指导原则2015版.北京：人民卫生出版社，2016.

［15］中华医学会呼吸病学分会，中华医学会儿科学分会.流行性感冒抗病毒药物治疗与预防应用中国专家共识.中华医学杂志，2016，96（2）：85-90.

［16］葛均波，徐永健，王辰.内科学.第9版.北京：人民卫生出版社，2018.

［17］抗疟药物使用规范（WS/T 485—2016）.北京：国家卫生和计划生育委员会，2016.

［18］国家药典委员会.中华人民共和国药典临床用药须知：化学药和生物制品卷（2015年版）.北京：中国医药科技出版社，2017.

［19］国家药典委员会.中华人民共和国药典临床用药须知：中药饮片剂卷（2015年版）.北京：中国医药科技出版社，2017.

第七章　严重食物中毒

第一节　严重食物中毒概述

食物中毒（Food Poisoning）是指人摄入了含有生物性、化学性有毒、有害物质后或把有毒、有害物质当作食物摄入后所出现的非传染性的急性或亚急性疾病。其症状包括发热、休克、腹泻、恶心与呕吐、腹痛、脱水、代谢性酸中毒、周围血管征等。

根据致病原因可将食物中毒分为以下几类：细菌性食物中毒，有毒动、植物中毒，化学物质中毒，真菌毒素和霉变食品中毒等。

2015年世界卫生组织指出，全球每年有6亿人因食用了受致病细菌、化学毒素或寄生虫污染的食物导致急性中毒性疾病。根据世界卫生组织报告，每年有5500万人在食用受污染的食物后，出现腹泻的症状，其中23万人因腹泻而死亡。估计，中国有超过8亿人体内残留有早期使用的农药六氯环已烷（六六六）和双对氯苯基三氯乙烷（滴滴涕）。

食物中毒发生的原因主要有：

1. 原料选择不严格，可能食品本身有毒，或受到大量活菌及其毒素污染，或食品已经腐败变质。

2. 食品在生产、加工、运输、贮存、销售等过程中被污染，或操作不当造成食品污染，食用前未充分加热处理，造成食物中毒等。

3. 食品从业人员自身带菌，个人卫生差，造成对食品的污染。

4. 有毒化学物质混入食品中并达到人体中毒剂量。

第二节　食物中毒的特点及主要防治要点

一、食物中毒的分类及疾病特点

1. 细菌性食物中毒　是指人们摄入含有细菌或细菌毒素污染的食品而引起的食物中毒。包括沙门菌属食物中毒、副溶血性弧菌食物中毒、变形杆菌属食物中毒、致病性大肠杆菌属食物中毒、肉毒中毒、蜡样芽孢杆菌食物中毒等。细菌性食物中毒的疾病特点：具备感染性腹泻的特点，在临床症状上有一系列的消化系统症状，如恶心、呕吐、反酸、胃灼热、腹痛、腹泻，腹泻为稀水样便、黏液脓血便，严重的细菌性食物中毒患者，还具有消化道出血、便血等特点。患者还会出现不同程度的发热，体温在38～39℃。

2. 有毒动植物中毒　有毒动物中毒，如河鲀、有毒贝类等引起的中毒；有毒植物中毒，如毒蕈、木薯、四季豆中毒等。有毒动、植物中毒的疾病特点：季节性和地区性较明显，潜伏期较短，大多在数十分钟至十多小时，少数超过 1 天。发病率和病死率较高，但因有毒动物和植物种类的不同而有所差异。临床可表现为胃肠炎，神经、精神毒性，贫血、黄疸、血尿、肝脾肿大等溶血症状及肝肾损害。

3. 化学物质食物中毒　食入化学性中毒食品引起的食物中毒，即为化学性食物中毒。如某些金属或类金属化合物，农药等引起的中毒。化学性食物中毒的疾病特点：发病与含有毒化学物的食物有关，且与进食时间、食用量有关，一般进食不久发病，进食量大则发病时间短，病情重。无地域性、季节性和传染性。剩余食物、呕吐物、血尿等样品中可检出相应的化学毒物。临床可表现为：轻度中毒可出现恶心、呕吐、头痛、头晕、乏力、口唇麻木、醉酒感等；重度中毒可出现晕厥、意识丧失，甚至死亡。

有机磷农药中毒和氰化物中毒，均可导致严重的组织器官损伤，甚至致死，属于重大食物中毒。急性有机磷农药中毒会导致先兴奋后衰竭的一系列毒蕈碱样作用、烟碱样作用和中枢神经作用等中毒症状，严重者可因昏迷和呼吸衰竭而死亡。氰化物蒸气主要由呼吸道吸入，高浓度氢氰酸也可经皮肤吸收。生产中如不慎氢氰酸溅入眼内，可经黏膜迅速吸收。氰化物经胃肠道吸收也很迅速。氰化物大多数属剧毒类，人口服 1～2 滴即可致死。若大量摄入或误服氰化物，可在数分钟内呼吸、心搏停止，造成所谓"闪电型"中毒。重大食物中毒由于发病急，损伤严重，难以逆转，故应引起足够的重视，加强防治措施。

4. 真菌毒素和霉变食品中毒　真菌在谷物或其他食品中生长繁殖产生有毒的代谢产物，人和动物食用该类毒性物质发生的中毒，称为真菌性食物中毒。如赤霉病麦，霉甘蔗等引起的中毒。真菌毒素和霉变食品中毒的疾病特点：中毒往往有比较明显的季节性和地区性。临床表现为：短时间一过性的恶心、呕吐、腹痛、腹泻、头晕、头痛、乏力，可有发热、黄疸、嗜睡。一般 1 天到 1 周恢复，黄曲霉毒素中毒的重症患者在 2～3 周内可出现腹水、下肢水肿、肝脾肿大，甚至很快死亡。

二、食物中毒的流行病学特点

影响食物中毒发病、潜伏期、病程、病情轻重和预后的因素，主要取决于被进食有毒食物的种类，毒性和数量，同时也与食用者胃肠空盈度、年龄、体质情况、抵抗力、健康和营养状况等因素有关，但就食物中毒的流行特点而言，一般都具有以下共同特点。

1. 潜伏期短　一般食物中毒潜伏期较短，发病突然，食入"有毒食物"后于短时间内几乎同时出现一批患者，来势凶猛，很快形成高峰，呈暴发流行。如农药中毒、亚硝酸盐中毒，在进食后十几分钟到几十分钟即可发病；细菌性食物中毒一般也在数小时至 48 小时内发病。

2. 患者有食用共同食物史　食物中毒是一种外因经口的食源性疾病，发病与食用有毒食物有明显关系，群体性食物中毒所有中毒患者均在相近时间段食用过同一种有毒食物，发病范围局限在食用该种有毒食物的人群中，停止食用该种有毒食物后，发病则很快停止。

3. 一般人与人之间不传染　停止食用有毒食物或污染源被清除后，不再有新患者出现，呈一过性暴发。流行曲线常于发病后急剧上升又很快下降，形成一个高峰，无传染病所具有的尾端余波。

4. 有明显的季节性　夏秋季多发生细菌性和有毒动植物食物中毒，冬春季多发生肉毒中毒和亚硝酸盐中毒等。

三、食物中毒的预防原则与要点

1. 细菌性食物中毒

（1）预防原则：①防止食物污染，防止生食感染，对家畜家禽加强管理，防止禽类疾病引发的食物中毒和传播发展；②加强屠宰前的检疫，防止病畜禽流入市场；③控制细菌增长增殖和产生毒素，彻底杀死病原体及毒素。

（2）预防要点：①防止污染，控制微生物生长繁殖，用消毒设施杀灭病原菌；②不生吃海产品，在加工、运输、销售等各个环节严禁违规操作；③避免各种污染源对食品的污染，生熟食品应分开存放，冷藏温度为 $-1 \sim 8℃$；④食品销售部门应做到当日加工，当日销售，罐头食品生产应严格按照工艺流程生产加工；⑤做好防蝇、防鼠、防尘工作；⑥具有传染性疾病和皮肤病患者不得从事食品加工和食品销售工作；⑦不食过期变质食品。

2. 有毒动植物引起食物中毒

（1）预防原则：①加强宣传教育，防止误食；②正确加工食材；③避免因中草药不合理使用引起的中毒，严格遵守中医师的用药原则。

（2）预防要点：①加强市场管理，不准销售腐败变质的食物；②广泛宣传毒蘑菇中毒的危险性，提高人们对毒蘑菇的识别能力；③正确加工动植物食材，去除食材有毒部位，充分烹调加热食物；④不随意服用中草药。

3. 化学性食物中毒

（1）预防原则：①严格监管有害化学物的存放；②加强对食物存放和加工器皿的清洁消毒；③注意对蔬菜水果加工前的彻底清洁。

（2）预防要点：①严禁将有害化学物质与食品一处存放，食品加工生产过程中使用的化学物质，如酸、碱、盐类以及某些食品添加剂必须符合国家食品安全卫生标准要求；②不随意使用来源不明的食品或容器；③蔬菜粗加工时应有效去除蔬菜表面的农药。

4. 真菌毒素和霉变食品引起食物中毒

（1）预防原则：①加强粮食的卫生管理，制定粮食中相关毒素的限量标准；②防止谷物受到霉（真）菌的侵染。

（2）预防要点：①加强田间和储藏过程中的防霉措施，防止麦类、玉米等谷物受到霉（真）菌的侵染而产毒；②甘蔗等易腐败变质食物贮藏时间不宜过长，防止霉（真）菌繁殖，已经变质的甘蔗等食物不得出售和食用；③去除或减少粮食中的有害物质和毒素。

四、食物中毒的治疗原则与要点

食物中毒的治疗原则：①排出毒物，尽快排出胃肠道内未被吸收的毒物；②防止毒素吸收，保护胃肠道黏膜；③使用特效解毒剂；④促进已被吸收毒物的排泄；⑤根据病情，对症治疗。

食物中毒的中医治疗原则：中医理论认为食物中毒所引起的急性肠炎属中医的"泄泻"范畴，本病与暑湿相关，尤以湿邪为重，当属湿热中阻夹有风邪之腹痛和泄泻，在内与脾胃功能失调相关。治疗当以祛暑化湿、升清降浊、调畅气机为法，方用藿香正气散和王氏连朴饮加减，两方均是传统中医药的经典方剂。

表 7-1 常见食物中毒后疾病救治要点

中毒类型	疾病种类	病因 / 有毒成分	救治要点
细菌性食物中毒	沙门菌属食物中毒	鼠伤寒沙门菌、肠炎沙门菌和猪霍乱沙门菌	补充水分和电解质。对重症、发热和有并发症患者，可用抗菌药物治疗。一般 3～5 日可恢复
	蜡样芽孢杆菌食物中毒	与活菌、类肠毒素物质及磷酰胆碱有关	①急救：催吐、洗胃、清肠；②对症治疗；③特殊治疗：对氯霉素、庆大霉素、卡那霉素敏感者使用相关抗生素
真菌毒素中毒	臭米面中毒	可能为真菌毒素中毒（与串珠镰刀菌有关）	彻底排除毒物、洗胃、抗休克、保肝等对症处理
	霉变甘蔗中毒	甘蔗阜孢霉、串珠镰刀菌等产生的霉菌毒素	催呕、洗胃可用 0.9% 氯化钠注射液或 1:2000 高锰酸钾液、0.5% 医用活性炭混悬液，彻底排除毒物
植物性食物中毒	含氰甙果仁中毒	氢氰酸	采用 1:5000 高锰酸钾溶液或 3% 过氧化氢洗胃；口服 10% 硫代硫酸钠溶液
	鲜黄花菜中毒	秋水仙碱在体内氧化为氧化二秋水仙碱	洗胃与对症处理
	蕈中毒	胃肠毒素、神经精神毒素、血液毒素、原浆毒素	①清除毒物，可用 1:5000 高锰酸钾溶液或 3%～5% 鞣酸溶液洗胃，而后再口服蓖麻油或硫酸镁导泻；②使用阿托品至阿托品化（皮肤干燥、瞳孔较前扩大、口干、心率增快达 90～110 次/分、双肺无湿啰音）后，减量维持 3～4 天，对阿托品无效者，可试用抗毒蕈血清
	四季豆中毒	可能与"豆素"及"细胞凝集素"有关	催吐，可用 1:5000 高锰酸钾洗胃，后用硫酸镁导泻，并静脉滴注 10% 葡萄糖注射液及大量维生素 C 并结合症状进行治疗
	发芽马铃薯中毒	龙葵素	催吐，5% 鞣酸水溶液或 2% 碳酸氢钠溶液洗胃，再给予口服硫酸镁导泻
	白果中毒	银杏酸、银可酚	服用鸡蛋清或医用活性炭，以减轻毒素的继续吸收。静脉注射葡萄糖 0.9% 氯化钠注射液，服用镇静剂
	粗制棉籽油中毒	游离棉酚	对症、保肝、解毒、给钾等
	有毒蜂蜜中毒	各种有毒花粉，如雷公藤花粉	对症处理，重点保护心、肾等器官功能

（续　表）

中毒类型	疾病种类	病因/有毒成分	救治要点
动物性食物中毒	河鲀中毒	河鲀毒及河鲀酸	①立即采取排毒措施，口服1%硫酸铜溶液予以催吐；后用1:5000高锰酸钾溶液或0.5%医用活性炭悬液洗胃，也可用高位清洁灌肠；最后口服硫酸镁导泻。②尚无特效解毒剂，但可用相应药物以拮抗毒素对人体的毒性作用，如应用阿托品，可拮抗毒素对心脏的毒性作用；肌内注射1%盐酸士的宁，可拮抗毒素对运动麻痹的作用等。③静脉补液必要时加用升压剂及肾上腺皮质必要时还可用激素。必要时氧气吸入，注射呼吸兴奋剂及人工辅助呼吸
	鱼胆中毒	胆汁成分对人体细胞的损害作用及所含组织胺类物质的致敏作用	①对症治疗，催吐、洗胃、导泻、减少毒物吸收；②防治急性肾衰竭，早期透析治疗；③保护肝肾功能，口服葡萄糖或静脉注射葡萄糖注射液、肝泰乐（葡醛内酯）及大量维生素C等保肝药物；④重症使用肾上腺皮质，激素
化学性食物中毒	亚硝酸盐中毒	亚硝酸盐	洗胃、灌肠导泻，用1%美蓝溶液或静脉注射，有条件者应立即吸氧并服用维生素C和注射50%葡萄糖液治疗
	钡盐中毒	氯化钡、碳酸钡等可溶性钡盐	硫酸钠溶液洗胃和内服，严重者静脉注射大量硫代硫酸钠，二巯基丙醇，及时补钾
	磷化锌中毒	毒鼠药磷化锌	彻底洗胃，保肝及对症处理，内服0.1%～0.2%硫酸铜液，液体石蜡
	砷化物中毒	三氧化二砷	①催吐、洗胃，洗胃后服用医用活性炭；②解毒，特效药是二巯基丙醇、二巯基丙磺酸钠、二巯基丁二酸钠；③输液、纠正酸中毒和维持水盐平衡等
	有机磷农药中毒	有机磷化合物	①清除毒物：吸入中毒者，脱离毒源，脱去污染衣物；接触中毒者，清水清洗污染的皮肤和头发；口服中毒者，立即催吐洗胃（最安全的洗胃液是微温开水），洗胃后用50%的硫酸钠导泻（忌用硫酸镁）。②特效解毒剂：阿托品和胆碱酯酶复活剂。③加速排泄：重症患者经大量阿托品配合复活剂治疗而疗效不佳者，应考虑同时输新鲜血或采用新鲜血液做换血疗法。④对症支持治疗：保持呼吸道通畅，吸氧，必要时行气管切开术；维持水、电解质、酸碱平衡；防治脑水肿、肺水肿；预防感染

（续　表）

中毒类型	疾病种类	病因 / 有毒成分	救治要点
化学性食物中毒	氰化物中毒	氰化物	①清除毒物：立即脱离现场，清理皮肤、衣物。皮肤、黏膜受氰化物污染者，立即用大量自来水冲洗；误服者，洗胃，清水或微温水，也可用 1：5000 高锰酸钾溶液冲洗。②特效解毒剂：用 3% 亚硝酸钠抢救，测血压；用 25% 的硫代硫酸钠静脉注射，或用 1% 的亚甲蓝静脉滴注，根据病情，2～4 小时重复。③并发症处理：呼吸困难者需施行超压输氧，呼吸停止者进行人工呼吸，休克或窒息，应立即将亚硝酸异戊酯 1～2 个安瓿包在纱布内打碎，紧贴在患者口鼻前吸入，同时进行人工呼吸，每 1～2 分钟令患者吸入 15～30 秒，根据病情反复吸入数次

第三节　食物中毒推荐药品目录及使用指引

一、治疗消化性溃疡的药物

■ 碳酸氢钠（片剂）Sodium Bicarbonate

用法用量	用量：成人，一次 0.25～2g，一日 3 次
临床使用要点	作用特点：共识推荐也可用于碱化尿液，弱酸性化合物，如水杨酸、苯巴比妥等中毒时，用碳酸氢钠静脉滴注，尿 pH 达 8.0 能加速毒物排出 适应证：用于碱化尿液及酸血症，也可用于胃酸过多 注意事项：少尿或无尿；钠潴留并有水肿时，如肝硬化、充血性心力衰竭、肾功能不全、妊娠高血压综合征；高血压等情况慎用
药物相互作用及处理建议	本品可加速酸性药物的排泄（如阿司匹林）；本品可降低胃蛋白酶、维生素 E 的疗效；本品可增强氨基糖苷类抗菌药物的疗效 处理建议：注意调整剂量
常见不良反应及处理建议	中和胃酸时所产生的二氧化碳可能引起嗳气及继发性胃酸分泌增加，本品连续使用不得超过 7 天

■ 雷尼替丁（胶囊、片剂）Ranitidine

用法用量	成人，一次 150mg，一日 2 次，或一次 300mg，睡前 1 次 维持治疗：一次 150mg，每晚 1 次 严重肾病患者：剂量应减少，一次 75mg，一日 2 次

（续 表）

临床使用要点	作用特点：为强酸、强碱中毒造成胃局部充血、水肿、坏死和溃疡的治疗药物
	适应证：用于强酸、强碱中毒导致的胃局部溃疡
	注意事项：对肝脏有一定毒性，但停药后即可恢复；肝功能不全者及老年患者，偶见服药后出现定向力障碍、嗜睡、焦虑等精神状态
药物相互作用及处理建议	与普鲁卡因胺并用，可使普鲁卡因胺的清除率降低；与普萘洛尔、利多卡因等代谢受肝血流量影响大的药物合用时，可延缓这些药物的作用
	处理建议：注意调整剂量
常见不良反应及处理建议	常见：恶心、皮疹、便秘、乏力、头痛、头晕等
	严重：少数患者服药后引起轻度肝功能损伤曾怀疑可能系药物过敏反应，与药物的用量无关
	处理建议：停药后症状即消失，肝功能也恢复正常

二、导泻药

■ 硫酸镁（合剂）Magnesium Sulfate

用法用量	成人，每次 5 ~ 20g
	用法：空腹服用，同时饮 100 ~ 400ml 水，也可用水溶解后服用
临床使用要点	作用特点：共识推荐的渗透性泻药，为常用清除毒物的方法之一
	适应证：导泻、利胆
	禁忌证：肠道出血、孕妇、急腹症患者、经期妇女禁用本品导泻
	注意事项：在肾功能不全患者中使用可能导致镁中毒，建议监测使用；孕妇连续服用硫酸镁超过 5 ~ 7 天，可导致发育中胎儿出现低钙血症和骨异常；新生儿骨折已有报道；只有在明确需要时才可在妊娠期间使用
药物相互作用及处理建议	与巴比妥类药物、麻醉药、其他的安眠药或其他中枢神经系统抑制剂同时使用时，镁剂可增加对中枢神经系统的抑制作用
	处理建议：调整剂量
常见不良反应及处理建议	导泻时如服用大量浓度过大的溶液，可自组织中吸取大量水分而导致脱水。宜空腹服用，并大量饮水，加速导泻作用和防止脱水

三、利尿药

■ 呋塞米（片剂）Furosemide

用法用量	起始剂量为 20 ~ 40mg（1 ~ 2 片），每日 1 次，必要时 6 ~ 8 小时后追加 20 ~ 40mg（1 ~ 2 片），直至出现满意利尿效果。最大剂量：虽可达每日 600mg（30 片），但一般应控制在 100mg（5 片）以内，分 2 ~ 3 次服用，以防过度利尿和不良反应发生
临床使用要点	作用特点：共识推荐强化利尿通过扩充血容量、增加尿量，达到促进毒物排泄目的
	适应证：用于急性药物、毒物中毒

（续表）

临床使用要点	慎用：无尿或严重肾功能损害者；严重肝功能损害者；急性心肌梗死；有低钾血症倾向者 注意事项：可致血糖升高、尿糖阳性，尤其是糖尿病或糖尿病前期患者，过度脱水可使血尿酸和尿素氮水平暂时性升高；血 Na^+、Cl^-、K^+、Ca^{2+} 和 Mg^{2+} 浓度下降
药物相互作用 及处理建议	①肾上腺糖、盐皮质激素，促肾上腺皮质激素及雌激素能降低本药的利尿作用，并增加电解质紊乱尤其是低钾血症的发生机会；②非甾体类抗炎镇痛药能降低本药的利尿作用，肾损害机会也增加；③与多巴胺合用，利尿作用加强；④降低抗凝药物和抗纤溶药物的作用；⑤本药加强非去极化肌松药的作用；⑥与两性霉素、头孢霉素、氨基糖苷类等抗菌药物合用，肾毒性和耳毒性增加；⑦与碳酸氢钠合用发生低氯性碱中毒机会增加 处理建议：合用时应酌情调整剂量
常见不良反应 及处理建议	常见：大剂量应用时，如直立性低血压、休克、低钾血症、低氯血症、低氯性碱中毒、低钠血症、低钙血症以及与此有关的口渴、乏力、肌肉酸痛、心律失常等。过敏反应视物模糊、黄视症、光敏感、头晕、头痛、食欲缺乏、恶心、呕吐、腹痛、腹泻等 严重：胰腺炎、肌肉强直等，骨髓抑制导致粒细胞减少，血小板减少性紫癜和再生障碍性贫血，肝功能损害 处理建议： 随访检查：血电解质、血压、肾功能、肝功能、血糖、血尿酸、酸碱平衡情况、听力；药物剂量应从最小有效剂量开始，然后根据利尿反应调整剂量，以减少水、电解质紊乱等副作用的发生；存在低钾血症或低钾血症倾向时，应注意补充钾盐；少尿或无尿患者应用最大剂量后 24 小时仍无效时应停药

四、抗胆碱药

■ 阿托品（片剂、注射剂）Atropine

用法用量	口服，0.3～0.6mg，一日3次，极量每次1mg，一日3mg。皮下、肌内或静脉注射，每次0.5～1.0mg，极量每次 2mg
临床使用要点	作用特点：共识推荐可对抗各种拟胆碱药导致的毒蕈碱样作用 适应证：适用于拟胆碱药中毒，如毛果芸香碱、毒扁豆碱、新斯的明等中毒；有机磷农药和神经性毒气中毒；含毒蕈碱的毒蕈中毒等 禁忌证：青光眼及前列腺肥大者、高热者禁用 注意事项：下列情况应慎用：儿童、老人、妊娠妇女、哺乳期妇女，脑损伤、发热、腹泻、胃溃疡患者
药物相互作用 及处理建议	与尿碱化药联用时使阿托品作用时间和／或毒性增加；与 H_2 受体阻断剂联用时增加外周和中枢神经效应 处理建议：避免联合使用；若确需联用，应密切观察患者用药反应
常见不良反应 及处理建议	常见：胃肠道，便秘，其他：出汗减少，口鼻干燥，视物模糊，皮肤潮红 严重：神经系统，中枢兴奋转入抑制，产生昏迷和呼吸麻痹 处理建议：缓慢、小剂量重复给药。出现严重不良反应及中毒症状时，及时停药，立即治疗

五、抗菌药物

■ 头孢呋辛（片剂、注射剂）Cefuroxime

用法用量	成人：一般每日 2.25g ～ 4.50g，分 3 ～ 4 次给药。每日用量不超过 6g
	儿童：一般用量为每日 30 ～ 100mg/kg，分 2 ～ 4 次
临床使用要点	作用特点：适用于敏感菌所致食物中毒肠道感染的治疗
	适应证：适用于革兰阳性需氧菌：葡萄球菌，革兰阴性需氧菌：大肠埃希菌、奇异变形杆菌、沙门菌属等肠道感染
	注意事项：头孢菌素类抗菌药物与青霉素类药物有交叉反应的报告，因而对青霉素类药物过敏的患者慎用。青霉素过敏性休克病史者避免使用。肾功能不全者、胃肠道疾病慎用
	存放要点：遮光，密封，在阴凉处（不超过 20℃）保存
药物相互作用及处理建议	与氨基糖苷类、强利尿药联用易产生肾毒性；与其他抗菌药物混合使用具有配伍禁忌
	处理建议：避免与氨基糖苷类、强利尿药联用，可换用青霉素类或喹诺酮类抗菌药物。避免与其他抗菌药物混合使用，或两种抗菌药物使用间隔用生理盐水冲管
常见不良反应及处理建议	常见：药物疹（皮肤），血清氨基转移酶升高、嗜酸性粒细胞增多、血红蛋白降低（血液系统）
	严重：过敏性休克，多形性红斑、史 - 约综合征、中毒性表皮剥脱性坏死等
	处理建议：过敏样反应停用本品，必要时开始适当的治疗。血液系统，密切观察，评估进行继续治疗的风险获益评价。严重不良反应应立即停药，并给予适当治疗

■ 诺氟沙星（片剂、胶囊）Norfloxacin

用法用量	成人：一次 300 ～ 400mg，一日 2 次。肾功能不全，按照肌酐清除率调整剂量使用
临床使用要点	作用特点：喹诺酮类是细菌性食物中毒等治疗的一线用药
	适应证：适用于敏感菌所致的肠道感染和其他沙门菌感染
	禁忌证：18 岁以下儿科患者禁用
	注意事项：服用本品，宜多饮水；应用氟喹诺酮类药物可发生中、重度光敏反应；应用本品时应避免过度暴露于阳光
药物相互作用及处理建议	与降糖药联用可致血糖波动；与胺碘酮、利多卡因等联用使 Q-T 间期延长作用相加
	处理建议：与降糖药联用，需加强血糖监测，调整降糖药用量
常见不良反应及处理建议	常见：恶心、胃痉挛（胃肠道）；可有头晕、头痛、嗜睡或失眠（神经系统）
	严重：肌腱炎和肌腱断裂，周围神经病变；抽搐、癫痫；Q-T 间期延长
	处理建议：密切观察，反应不能缓解或加重则应停药（胃肠道反应）；密切观察，评估进行继续治疗的风险获益评价（神经系统）；严重不良反应应立即停药，并给予适当治疗

■ 左氧氟沙星（片剂、注射剂）Levofloxacin

用法用量	成人：每日 500mg，一日 1 次，细菌性痢疾疗程一般为 3 ～ 5 天。肾功能不全，按照肌酐清除率调整剂量使用，老年患者，按肾功能减退减量使用
临床使用要点	作用特点：第三代喹诺酮类是细菌性痢疾等传染病的一线用药
	适应证：适用于敏感细菌所引起的肠道感染等
	禁忌证：18 岁以下儿科患者禁用，妊娠期和哺乳期妇女应避免使用
	注意事项：服用本品，宜多饮水；应用本品时应避免过度暴露于阳光

（续　表）

临床使用要点	存放要点：遮光，阴凉（不超过 20℃）干燥处密闭保存
药物相互作用 及处理建议	见"诺氟沙星"
常见不良反应 及处理建议	常见：恶心、胃痉挛（胃肠道）；可有头晕、头痛、嗜睡或失眠（神经系统）；皮肤瘙痒、皮疹（过敏反应） 严重：肌腱炎和肌腱断裂，周围神经病变；抽搐、癫痫；Q-T 间期延长；过敏性休克 处理建议：胃肠道反应，密切观察，反应不能缓解或加重则应停药，神经系统，密切观察，评估进行继续治疗的风险获益评价；过敏反应、严重不良反应，立即停药，必要时给予适当治疗

六、抗感染中药制剂

■ 盐酸小檗碱（片剂）Berberine Hydrochloride

用法用量	用量：成人，一次 0.1 ～ 0.3g，一日 3 次
临床使用要点	作用特点：适用于敏感菌所致食物中毒肠道感染的治疗 适应证：用于敏感细菌导致的胃肠炎、细菌性痢疾等肠道感染 禁忌证：溶血性贫血患者及葡萄糖 -6- 磷酸脱氢酶缺乏的儿童禁用 注意事项：早期妊娠慎用；本品性状发生改变时禁止使用
药物相互作用 及处理建议	与含鞣质的中药生成难溶性鞣酸盐沉淀，降低疗效 处理建议：避免联合使用
常见不良反应 及处理建议	偶有恶心、呕吐（胃肠道），皮疹和药热。停药后可消失

七、解毒药

■ 纳洛酮（注射剂）Naloxone

用法用量	成人：重度乙醇中毒 0.8 ～ 1.2mg，一小时后重复给药 0.4 ～ 0.8mg 儿童：小儿静脉注射的首次剂量为 0.01mg/kg
临床使用要点	作用特点：共识推荐用于阿片类药物中毒和急性乙醇中毒 适应证：用于阿片类药物过量及急性乙醇中毒 注意事项：在对抗急性阿片类药物过量时，除了应用本品，还要采取维持气道通畅、人工呼吸、给予升压剂等其他复苏措施；有心血管疾病史，或接受其他有严重的心血管不良反应（如低血压、室性心动过速或室颤、肺水肿等）的药物治疗的患者应慎用本品；肾功能不全者慎用本品
药物相互作用 及处理建议	尚不明确

（续 表）

常见不良反应及处理建议	严重：可能引起以下不良反应：低血压、高血压、室性心动过速和室颤、呼吸困难、肺水肿和心搏骤停；术后患者使用大剂量的本品可引起明显的痛觉缺失逆转和焦躁不安

■ 氯解磷定（注射剂）Pyraloxime Methylchloride

用法用量	成人：肌内注射或静脉缓慢注射 0.5～1.0g（1～2 支），视病情需要可重复注射 儿童：按体重 20mg/kg，用法参见成人 一般中毒，肌内注射或静脉缓慢注射 0.5～1.0g（1～2 支）；严重中毒，1.0～1.5g（2～3支），以后根据临床病情和血胆碱酯酶水平，每 1.5～2 小时可重复 1～3 次
临床使用要点	作用特点：解救有机磷中毒的首选复能剂 适应证：用于解救多种有机磷酸酯类杀虫剂的中毒 注意事项：口服有机磷杀虫剂患者应用本品至少要维持 48～72 小时，以防引起延迟吸收后加重中毒，甚至致死。用药过程中要随时测定血胆碱酯酶作为用药监护指标。要求血胆碱酯酶维持在 50%～60% 以上。急性中毒患者的血胆碱酯酶水平与临床症状有关，因此，密切观察临床表现亦可及时重复应用本品
药物相互作用及处理建议	与阿托品联合应用增强阿托品的生物效应 处理建议：在与阿托品同时应用时要减少阿托品剂量
常见不良反应及处理建议	常见：注射后可引起恶心、呕吐、心率增快、心电图出现暂时性 S-T 段压低和 Q-T 时间延长；注射速度过快引起眩晕、视物模糊、复视、动作不协调 严重：剂量过大可抑制胆碱酯酶、抑制呼吸和引起癫痫样发作 处理建议：注意控制剂量及注射速度

■ 碘解磷定（注射剂）Pralidoxime Iodide

用法用量	成人，常用量静脉注射一次 0.5～1.0g（1～2 支），视病情需要可重复注射
临床使用要点	作用特点：系胆碱酯酶复活剂，无法获得氯解磷定时，可选用碘解磷定作为解救有机磷中毒的复能剂 适应证：用于解救多种有机磷酸酯类杀虫剂的中毒 禁忌证：对碘过敏患者，禁用本品，应改用氯解磷定 注意事项：有机磷杀虫剂中毒患者越早应用本品越好；口服有机磷杀虫剂患者应用本品至少要维持 48～72 小时，以防引起延迟吸收后加重中毒，甚至致死；用药过程中要随时测定血胆碱酯酶作为用药监护指标；要求血胆碱酯酶维持在 50%～60% 及以上；使用时如遇本品出现结晶现象，可在热水中加温，溶解后使用
药物相互作用及处理建议	参见"氯解磷定"
常见不良反应及处理建议	常见：注射后可引起恶心、呕吐、心率增快、心电图出现暂时性 S-T 段压低和 Q-T 时间延长；口中苦味和腮腺肿胀与碘有关 严重：注射速度过快引起眩晕、视物模糊、复视、动作不协调；剂量过大可抑制胆碱酯酶、抑制呼吸和引起癫痫发作 处理建议：注意控制剂量及注射速度

（续　表）

■ 谷胱甘肽（注射剂）Glutathione	
用法用量	成人：遵医嘱每日 1 ～ 2 支；用于药物性肝炎，1.2 ～ 1.8g，每日 1 次，静脉注射，14 ～ 30 天；滴注时间为 1 ～ 2 小时 用法：可经肌内注射，也可缓慢静脉注射，或加入输液中静脉滴注
临床使用要点	作用特点：参与多种外源性、内源性有毒物质结合生成减毒物质 适应证：用于药物毒性、酒精毒性引起的肝脏损害 注意事项：该药可引起过敏性休克；有哮喘发作史的患者慎用
药物相互作用及处理建议	本品不得与维生素 B_{12}、维生素 K_3（亚硫酸氢钠甲萘醌）、泛酸钙、乳清酸、抗组胺制剂、磺胺药及四环素等混合使用
常见不良反应及处理建议	严重：可能在用药过程中出现出疹、面色苍白、血压下降、脉搏异常等症状；可引起过敏性休克 处理建议：如在用药过程中出现哮喘、胸闷、气促、呼吸困难、心悸、大汗、血压下降等症状和体征，应立即停药并及时治疗。肌内注射仅限于需要此途径给药时使用，并应避免同一部位反复注射

■ 二巯丙磺钠（注射剂）Unithiol	
用法用量	用于急性金属中毒：静脉注射，每次 5mg/kg，每 4 ～ 5 小时 1 次，第 2 日，一日 2 ～ 3 次，以后一日 1 ～ 2 次，7 日为 1 个疗程 用于慢性中毒：每次 2.5 ～ 5.0mg/kg，一日 1 次，用药 3 日停 4 日为 1 个疗程，一般用 3 ～ 4 个疗程 毒鼠强中毒：首剂 0.125 ～ 0.250g 肌内注射，必要时 0.5 ～ 1 小时后，再追加每次 0.125 ～ 0.50g，至基本控制抽搐
临床使用要点	作用特点：共识中指出巯基与重金属结合形成复合物，后者经尿液排出；用为汞中毒、砷中毒首选解毒药物 适应证：用于汞中毒、砷中毒解毒 注意事项：高敏体质者或对巯基化合物有过敏史的患者，应慎用或禁用，必要时脱敏治疗后密切观察下小剂量使用
药物相互作用及处理建议	尚不明确
常见不良反应及处理建议	常见：静注速度过快时有恶心、心动过速、头晕及口唇发麻等，一般 10 ～ 15 分钟即可消失 严重：偶有过敏反应，如皮疹、寒战、发热，甚至过敏性休克，剥脱性皮炎等 处理建议：一旦发生应立即停药，并对症治疗；轻症者可用抗组胺药，反应严重者应用肾上腺素或肾上腺皮质激素

■ 硫代硫酸钠（注射剂）Sodium Thiosulfate	
用法用量	成人：氰化物中毒，缓慢静脉注射 12.5 ～ 25.0g，必要时可在 1 小时后重复半量或全量 口服中毒，用 5% 溶液洗胃，并保留本品适量于胃中

（续　表）

临床使用要点	作用特点：共识中指出并可将血红蛋白中的二价铁氧化成三价铁，形成高铁血红蛋白而解救氰化物中毒。硫代硫酸钠中的硫离子会与重金属离子结合，形成沉淀，降低毒性 适应证：主要用于氰化物中毒，也可用于砷、汞、铅、铋、碘等中毒 注意事项：本品与亚硝酸钠治疗氰化物中毒，应先后作静脉注射，不能混合后同时静注。本品继亚硝酸钠静注后，立即由原针头注射本品。肾功能不全患者慎用；必须使用时应注意选择剂量，并监测肾功能
药物相互作用及处理建议	尚不明确
常见不良反应及处理建议	常见： 身性损害：苍白、乏力、晕厥、水肿等；神经系统损害：头晕、眩晕、头痛等；胃肠系统损害：恶心、呕吐等；皮肤及其附件损害：瘙痒、皮疹、多汗等，呼吸系统损害：胸闷、憋气等；其他损害：潮红、局部麻木、注射部位疼痛、暂时性渗透压改变等 严重： 心血管系统损害：心悸、血压降低等；免疫功能紊乱和感染：过敏样反应、过敏性休克等 处理建议：在静脉滴注过程中应密切监测血压，若提示低血压应调慢滴注速度

■ 依地酸钙钠（注射剂）Calcium Disodium Edetate

用法用量	成人：每日 1g 加入 5% 葡萄糖注射液 250 ～ 500ml，静滴 4 ～ 8 小时。连续用药 3 天，停药 4 天为一疗程。肌内注射，用 0.5g 加 1% 盐酸普鲁卡因注射液 2ml，稀释后作深部肌内注射，每日 1 次，疗程参考静脉滴注。儿童，每日按体重 25mg/kg
临床使用要点	作用特点：共识中指出依地酸钙钠与二价和三价重金属离子络合形成可溶性复合物，以排除毒性物质 适应证：主要用于治疗铅中毒，亦可治疗镉、锰、铬、镍、钴和铜中毒 禁忌证：少尿、无尿和肾功能不全的患者禁用 注意事项：本品与乙二胺有交叉过敏反应；各种肾脏病患者应慎用本品；每一疗程治疗前后应检查尿常规，多疗程治疗过程中要检查血尿素氮、肌酐、钙和磷
药物相互作用及处理建议	本品能络合锌，干扰精蛋白锌胰岛素的作用时间
常见不良反应及处理建议	常见：头晕、前额痛、食欲缺乏、恶心、畏寒、发热，组胺样反应有鼻黏膜充血、喷嚏、流涕和流泪。有尿频、尿急、蛋白尿、低血压和心电图 T 波倒置 严重：过大剂量可引起肾小管上皮细胞损害，导致急性肾衰竭 处理建议：不良反应和肾脏损害一般在停药后恢复

■ 亚甲蓝（注射剂）Methylthioninium Chloride

用法用量	成人：静脉注射；亚硝酸盐中毒，一次按体重 1 ～ 2mg/kg；氰化物中毒，一次按体重 5 ～ 10mg/kg，最大剂量为 20mg/kg
临床使用要点	作用特点：共识中指出亚甲蓝氧化还原剂，用于亚硝酸盐、苯胺、硝基苯等中毒引起的高铁血红蛋白血症

（续　表）

临床使用要点	适应证：本品对化学物亚硝酸盐、硝酸盐、苯胺、硝基苯、三硝基甲苯、苯醌、苯肼等和含有或产生芳香胺的药物（如乙酰苯胺、对乙酰氨基酚、非那西丁、苯佐卡因等）引起的高铁血红蛋白血症有效 注意事项：葡萄糖 -6- 磷酸脱氢酶缺乏患者和小儿应用本品剂量过大可引起溶血；对肾功能不全患者应慎用；对化学物和药物引起的高铁血红蛋白血症，若 30 ～ 60 分钟皮肤黏膜发绀不消退，可重复用药
药物相互作用及处理建议	尚不明确
常见不良反应及处理建议	常见：静脉注射过速，可引起头晕、恶心、呕吐、胸闷、腹痛 严重：剂量过大，除上述症状加剧外，还出现头痛、血压降低、心率增快伴心律失常、大汗淋漓和意识障碍；用药后尿呈蓝色，排尿时可有尿道口刺痛 处理建议：注意调整注射速度及剂量

■ 鞣酸小檗碱（片剂）Berberine Tannate

用法用量	成人：1 次 0.3 ～ 0.9g 儿童：1 次 0.1 ～ 0.3g，一日 3 次，首次可加倍
临床使用要点	作用特点：鞣酸小檗碱在肠道中分解成小檗碱和鞣酸，前者有抗菌作用，后者有收敛作用 适应证：适用于痢疾杆菌、大肠埃希菌等引起的肠炎、痢疾 禁忌证：因本品可引起溶血性贫血，葡萄糖 -6- 磷酸脱氢酶缺乏的儿童禁用 注意事项：非感染性胃部疾病者慎用
药物相互作用及处理建议	不宜与胰酶、胃蛋白酶、乳酶生同服 与铁剂等药不宜合用
常见不良反应及处理建议	偶见皮疹、恶心和药热。停药后可消失

■ 活性炭（粉剂）Charcoal

用法用量	成人：对中毒进行选择性消化道去污，50 ～ 100g 单剂量口服或每 4 ～ 6 小时可重复 1 次，与山梨醇合用：50g 单剂量口服 儿童：对中毒进行选择性消化道去污；年龄≥ 12 岁，50 ～ 100g 单剂量口服或每 4 ～ 6 小时可重复 1 次；年龄 1 ～ 12 岁，25 ～ 50g 单剂量口服或每 4 ～ 6 小时可重复 1 次；年龄＜ 1 岁，1g/kg 单剂量口服或每 4 ～ 6 小时可重复 1 次；与山梨醇合用，年龄＞ 12 岁，50g 单剂量口服
临床使用要点	作用特点：共识推荐为安全有效、能够减少毒物从胃肠道吸收入血的清除剂 适应证：对中毒进行选择性消化道去污 禁忌证：肠鸣音缺失者、胃肠穿孔者、肠梗阻者、近期手术者、存在消化道出血风险者禁用 注意事项：注意肠动力受损
药物相互作用及处理建议	相互作用：与地高辛、吗替麦考酚酯、呋塞米可能会有相互作用，证据不充分
常见不良反应及处理建议	常见：黑便（胃肠道），腹泻，呕吐；肺吸入（呼吸系统） 严重：心血管系统，低血压（罕见）；内分泌系统及代谢，电解质失衡（罕见）；胃肠道，消化道梗阻

八、电解质平衡调节药

■ 口服补液盐 Oral Rehydration Salts Solution

用法用量	成人：开始时 50ml/kg，4～6 小时内服完 儿童：开始时 50ml/kg，4 小时内服用 预防：6 个月以下患儿每次服用 50ml；6 个月至 2 岁患儿每次服用 100ml；2～10 岁患儿每次服用 150ml；10 岁以上患者遵医嘱 用法：将 5.125g 一袋量溶解于 250ml 温开水中口服
临床使用要点	作用特点：共识指出用于纠正急性中毒患者呕吐、腹泻、出汗、洗胃以及利尿等引发的水、电解质与酸碱失衡 适应证：预防和治疗腹泻引起的轻、中度脱水，并可用于补充钠、钾、氯 禁忌证：肾功能不全者、严重失水、严重腹泻、葡萄糖吸收障碍、不能口服者、肠梗阻、肠麻痹和肠穿孔、酸碱平衡紊乱，伴有代谢性碱中毒时 注意事项：不能直接服用袋内粉末，也不能用牛奶或果汁代替水来溶解
药物相互作用及处理建议	无
常见不良反应及处理建议	恶心呕吐，多为轻度。可分为多次服用，减轻胃肠道反应

第四节 医疗队随行药品推荐目录

发生食物中毒时，医疗队的随行药品推荐目录除了上述推荐药品目录外，还应包括以下几部分：急救药品目录、消毒防疫药品目录、营养支持药品目录，具体详见表 7-2。

表 7-2 医疗队随行药品推荐目录

药品名称		剂型	特殊储存条件
中文	英文		
必备药品			
1. 碳酸氢钠	Sodium Bicarbonate	片剂	——
2. 雷尼替丁	Ranitidine	片剂、胶囊剂	——
3. 硫酸镁	Magnesium Sulfate	合剂	——
4. 呋塞米	Furosemide	片剂	——
5. 阿托品（0.5mg）	Atropine	片剂、注射剂	——
6. 头孢呋辛	Cefuroxime	片剂、注射剂	——
7. 诺氟沙星	Norfloxacin	片剂、胶囊剂	——
8. 左氧氟沙星	Levofloxacin	片剂、注射剂	——
9. 盐酸小檗碱	Berberine Hydrochloride	片剂	——
10. 纳洛酮	Naloxone	注射剂	——

（续　表）

药品名称		剂型	特殊储存条件
中文	英文		
11. 氯解磷定	Pyraloxime Methylchloride	注射剂	——
12. 碘解磷定	Pralidoxime Iodide	注射剂	——
13. 谷胱甘肽	Glutathione	注射剂	——
14. 二巯丙磺钠	Unithiol	注射剂	——
15. 硫代硫酸钠	Sodium Thiosulfate	注射剂	——
16. 依地酸钙钠	Calcium Disodium Edetate	注射剂	——
17. 亚甲蓝	Methylthioninium Chloride	注射剂	——
18. 鞣酸小檗碱	Berberine Tannate	片剂	——
19. 医用活性炭	Charcoal	粉剂	——
20. 口服补液盐	Oral Rehydration Salts Solution	散剂	——
急救药品			
急救箱（详见"第二章 表2-2"）			
消毒防疫药品			
详见第三章			
营养支持药品			
详见第十五章			

（马晓鹂、厉　婷）

参考文献

［1］郝晓宁，张振忠，薄涛. 食源性疾病应急管理（德国应对 O104 大肠杆菌疫情启示）. 北京：人民卫生出版社，2014.

［2］黄韶清，周玉淑，刘仁树. 现代急性中毒诊断治疗学. 北京：人民军医出版社，2002.

［3］陈新谦，金有豫，汤光. 新编药物学. 第 18 版. 北京：人民卫生出版社，2019.

［4］姜远英，文爱东. 临床药物治疗学. 第 4 版. 北京：人民卫生出版社，2016.

［5］国家药典委员会. 中华人民共和国药典临床用药须知：化学药和生物制品卷（2015 年版）. 北京：中国医药科技出版社，2017.

［6］中国医师协会急诊医师分会，中国毒理学会中毒与救治专业委员会. 急性中毒诊断与治疗中国专家共识. 中华急诊医学杂志，2016，25（11）：1361-1375.

［7］中国医师协会急诊医师分会. 急性有机磷农药中毒诊治临床专家共识（2016）. 中国急救医学，2016，36（12）：1057-1065.

第八章 化学物质伤害

第一节 化学物质伤害概述

化学物质伤害（Chemical Injury）是指由一种或几种危险化学物质或其能量意外释放造成的人员伤亡、财产损失或环境污染等伤害。危险化学物质具有易燃、易爆、毒性、腐蚀性等危险特性，在其生产、存储、运输、使用和废弃等环节均可能发生严重的化学事故，主要包括泄漏、爆炸、火灾、中毒等事故类型，可在短时间内导致爆炸伤、化学烧伤与中毒等人员伤害。其中，危险化学物质爆炸的杀伤强度大，很容易导致复合伤如冲烧毒复合伤，伤情严重、救治困难。

中国是化学物质生产和使用大国，近几十年来，危险化学物质事故的发生率居高不下。基于中国化学品安全网和中国化学品安全协会公布数据的统计分析结果显示，2013—2019 年间发生的危险化学物质事故仍多达 5513 起，共导致 5592 人受伤，2560 人死亡。其中，突发灾害性化学物质事故也处于频发状态。如 2015 年天津港"8·12"瑞海公司危险品仓库特别重大火灾爆炸事故，造成 165 人遇难、8 人失踪、798 人受伤住院治疗，直接经济损失 68.66 亿元；该事故还对大气环境、水环境和土壤环境造成了不同程度的污染。再如 2019 年江苏响水天嘉宜化工有限公司"3·21"特别重大爆炸事故，造成 78 人死亡、76 人重伤，640 人住院治疗，直接经济损失 19.86 亿元。可见我国化学物质安全形势依然十分严峻。

化学物质伤害中，人员伤害发生的主要原因可总结如下：

1. 化学中毒 化学毒物一般通过呼吸道、皮肤黏膜等接触等途径进入体内。毒物对人体的危害程度，取决于毒物的种类、接触时间的长短以及进入体内量的多少，短时间内接触高浓度的毒物可即刻中毒死亡。

2. 化学烧伤与中毒 化学烧伤的局部损害与化学物质的种类、性质、浓度、剂量以及与皮肤黏膜接触的时间等均有关系。化学物质的种类不同，局部损害的方式也不同，例如酸凝固组织蛋白，碱则皂化脂肪组织。除皮肤损害外，黏膜受伤的机会也较多，尤其是某些化学蒸气或发生爆炸燃烧时更为多见。除了可造成局部严重的进行性损害，化学毒物还可通过创面等途径吸收，引发全身中毒和内脏继发性损伤（以肝肾损害较多见，神经系统障碍、肺水肿也较常见；一些化学物质如苯可直接破坏红细胞，造成严重溶血；有的则与血红蛋白结合成异性血红蛋白，发生严重缺氧），甚至死亡。

3. 冲烧毒复合伤 冲烧毒复合伤的致伤机制十分复杂，可能与冲击波、热力和有毒气体的直接作用及其所致的继发性损害有关。化学毒物所致的冲烧毒复合效应不应理解为各单一致伤因素效应的总和，而是由于热力、冲击波和毒气各致伤因素的相互协同、互相加重的综合效应，因此，伤情更为严重。

第二节　化学物质伤害的特点及主要防治要点

一、主要疾病特点

化学事故常导致化学中毒、化学烧伤、复合伤等化学物质伤害。其中，复合伤的致伤因素多而杂，临床表现各异，可以是多种致伤因素效应的综合表现，也可以是以某种致伤因素效应为主、其他致伤因素效应为辅的表现。

1. 化学中毒　对于刺激性和腐蚀性化学毒物，接触皮肤可出现发红、皮疹、瘙痒、疼痛、肿胀、水疱，甚至变性及坏死；进入眼内可引起剧烈疼痛、畏光、流泪，甚至失明；有毒气体或蒸汽刺激鼻腔、咽喉上呼吸道，可引起咽部发干发痒、胸闷气短、咳嗽和呼吸困难，甚至导致肺水肿；若吸入毒物可立即发病中毒，也可在 48 小时后发生。发生氰化物、氢氰酸（HCN）及高浓度硫化氢等剧毒物中毒时，可在数分钟内发生死亡。

2. 化学烧伤与中毒　大部分伤者呼吸加快、呼吸困难、声音嘶哑、胸闷、喘息、咳嗽、痰中有烟尘，甚至出现发绀和精神错乱等症状。数日后可发生肺炎等并发症，肺部可闻及干湿啰音和捻发音，可出现呼吸道阻塞征象。伴有特殊毒物中毒时可表现出相应的症状和体征。

3. 冲烧毒复合伤　伤者基本情况差，咳嗽频繁，呼吸困难甚至呼吸窘迫（呼吸频率 35 ~ 40次/分），心率加快（≥ 125 次/分），出现发绀、胸痛、胸闷、恶心、呕吐、头痛、眩晕、肢体发软无力等症状。可有双肺呼吸音低且满布干湿啰音，合并支气管痉挛时可闻及喘鸣音和哮鸣音。创伤和烧伤严重时，可有低血容量性休克的发生。胃肠道损伤时可见便血，肾和膀胱损伤时可见血尿，腹腔脏器损伤时则有腹膜刺激征。

二、预防原则及要点

1. 终止化学物质继续损害机体　快速切断化学事故源，尽快脱离事故现场。

2. 早期预防肺水肿发生　立即离开烟雾环境，置于安静通风凉爽处，解开衣领、裤带，适当保温。

3. 化学烧伤的感染控制　尽快冲洗创面以预防感染外，尚应注意大面积化学烧伤常伴有吸入性损伤，中度以上吸入性损伤应予以雾化吸入、叩背排痰，必要时行气管切开冲洗，预防肺部感染的发生；及时封闭创面是控制创面感染的根本措施；缩短置管时间和加强管周消毒，避免导管菌血症的发生。

4. 预防器官功能障碍发生　进行脏器功能支持，如充分有效的复苏，清除和引流感染灶，加强循环、呼吸和代谢的支持等。

三、治疗原则及要点

现场急救的救治原则为：先救命后治伤，先重伤后轻伤，先抢后救，抢中有救。

1. 危险化学品爆炸所致复合伤初期的现场急救 需重视伤后"白金10分钟"与"1小时"的黄金时段抢救，特重症复合伤伤员需对多种致伤因素造成的多重损伤进行兼容并治，使伤员在尽可能短的时间内获得最有效的救治。

2. 化学中毒处置的基本原则 先撤离，后救治；先救命、后治伤；先洗消，后治疗；先抗毒，后对症。

3. 化学烧伤与中毒的应急处置 立即脱去被化学物质浸渍的衣物，用大量清水或生理盐水冲洗创面及其周围的正常皮肤（石灰烧伤时，冲洗前先将石灰除去）；头面部烧伤时，应注意眼、鼻、耳、口腔内的清洗（眼睛灼伤要优先彻底冲洗）；特殊化学物质按其理化特性分别处理；考虑选用适当中和剂中和处理。一旦诊断有化学中毒的可能，立即通过输液、利尿等加快代谢，以及应用排毒剂和解毒剂尽快排出或中和吸入体内的毒物。

4. 化学烧伤的抗感染治疗 密切监视创面菌群变迁和抗菌药物敏感性变化，合理审慎应用抗菌药物。

5. 预防并发症 早期积极地抗休克、抗中毒及防治脑疝是化学物质伤害抢救成功的关键，同时还要防治肺水肿和脑水肿。此外，需警惕危险化学物质中毒致迟发性严重化学性肺水肿发生。

6. 心理疏导和精神照护 需特别关注化学事故对公众造成的精神创伤和心理危害程度，及时采取有效的应对策略，如安排专业的心理医师对伤员进行一对一的心理疏导等。

7. 综合治疗至关重要 主要包括心肺复苏、应用抗泡剂、超声雾化吸入、抗过敏或应用碱性中和剂、消除高铁血红蛋白血症、莨菪碱类药物联用地塞米松冲击疗法、维生素 B_6 联用复方氨基酸（20AA）新疗法，采取适当的体位、进行高流量吸氧，以保证组织细胞供氧、维持重要脏器功能，纠正水、电解质紊乱和酸碱失衡等，积极对症治疗和采用支持疗法，以促进机体的修复和愈合等。

四、用药原则及要点

1. 抗中毒治疗 皮肤染毒后，应及时洗消并迅速应用特效抗毒药。原则是早期、足量，快速达到药物治疗有效量，同时注意防止药物不良反应。尚无特效抗毒药时，应尽快将毒物排出体外以减少危害，一般可静脉补液和使用利尿药加速代谢。

（1）有机磷中毒：应用阿托品、氯解磷定或碘解磷定等药品；对症治疗（如补液、镇痛、纠正脱水等），必要时给予呼吸兴奋剂等药品。

（2）苯中毒：给予葡醛内酯、葡萄糖及维生素，及时应用中枢兴奋剂等。

（3）苯胺、硝基苯类中毒，给予葡萄糖和维生素 C，保肝疗法，发绀明显时给予 1% 亚甲蓝。

（4）汽油中毒：必要时给予呼吸兴奋剂与强心剂，使用抗菌药物。

（5）铬及其化合物中毒：给予硫代硫酸钠等。

（6）沥青（煤焦沥青）中毒：对症治疗。

2. 消除高铁血红蛋白血症　可给予 1% 亚甲蓝和维生素 C，早期也可使用泼尼松、氢化可的松或地塞米松以减轻溶血反应。氰化物、苯胺或硝基苯等化学物质中毒引起的严重高铁血红蛋白血症，可酌情输注适量新鲜全血，以改善缺氧状态。

3. 急性化学性肺水肿的药物治疗

（1）抗泡 / 消泡：应用 50% 酒精抗泡或用 1% 二甲基硅油雾化剂吸入使用消泡。

（2）解除支气管痉挛：可采用 0.25% ～ 0.50% 异丙肾上腺素或 0.2% 沙丁胺醇或地塞米松气雾剂，也可用支气管扩张药氨茶碱。

（3）脱水：一般采用呋塞米或用 20% 甘露醇输注。

（4）增强心肌收缩力：心率快者可用去乙酰毛花苷，出现循环衰竭时可用毒毛花苷 K。

（5）莨菪碱类药物联用地塞米松冲击疗法：大部分化学物质中毒和烧伤所致化学中毒性肺水肿可采用莨菪碱类药物联合地塞米松进行冲击治疗。

（6）维生素 B_6 联用复方氨基酸（20AA）新疗法：具有利尿、解毒、抗氧化、减少渗出、促进机体酶代谢、保护大脑及神经系统功能的功效，对于治疗化学性肺水肿很有效。

4. 急性脑水肿的药物治疗

原则：早期降颅压、纠正脑疝主要选择 20% 甘露醇加用利尿药脱水；早期应用大剂量地塞米松和人血白蛋白可减轻脑水肿。颅脑损伤合并出血性休克，出现治疗上的矛盾时应遵循：先抗休克，后用脱水剂；使用全血、血浆、低分子右旋糖酐等胶体溶液，既可扩容纠正休克，又不至于加重脑水肿。

基本用药方案与药物选择原则：

（1）血管源性脑水肿：可选择高渗脱水药如甘露醇、50% 葡萄糖、血浆蛋白和利尿药，如呋塞米等。

（2）细胞毒性脑水肿：应及时纠正酸中毒，改善缺氧状态和补充高能量药物如三磷酸腺苷和脑细胞代谢药物如辅酶 A、细胞色素 C 等，高压氧、类固醇糖皮质激素、自由基清除药、钙通道阻滞药和兴奋性氨基酸拮抗药等对控制脑水肿也有较好疗效。

5. 有效控制抽搐与惊厥　若给予维生素 B_6 仍不能有效止痉时，可给予苯巴比妥钠。

6. 镇静镇痛治疗　化学灾害中，烧伤伤员均存在不同程度的疼痛及烦躁不安，可给予安定镇静药，如氯氮䓬、地西泮等。

五、支持疗法

1. 密切关注伤员伤情变化　尤其是由爆炸冲击伤导致的动脉气体栓塞，迟发性胃肠穿孔等。

2. 纠正脱水和休克　对于出现脱水及早期休克等症状的伤员，尚能口服的可给予淡盐水（少量多次饮用），禁忌饮用白开水和糖水；超过 40% 的大面积烧伤重伤员，伤后 24 小时需禁食；若伤员口渴不止，可给少量水滋润口咽，并注意保暖。

3. 适当的体位　疑有肺损伤的患者都应卧床休息，以减轻心、肺负担，防止肺出血加重。

4. 营养支持与代谢调理　高消耗是深度化学烧伤之重要的代谢特征之一，可采用完全的代谢营养支持及免疫营养支持治疗，以防止病情恶化。

5. 应用抗氧化剂　如维生素 C、维生素 E、谷胱甘肽或牛磺酸单独或联合应用，有利于减轻氮氧化物导致的肺效应。

6. 免疫调理　如给予人参皂苷、黄芪多糖口服、干扰素应用等，以增强机体免疫功能，促进机体修复和愈合等。

第三节　化学物质伤害推荐药品目录及使用指引

一、有机磷中毒解毒药

■ 氯解磷定（注射剂）Pralidoxime Chloride	
用法用量	成人：肌内注射或静脉缓慢注射，①轻度中毒，首次 0.5～1.0g；②中度中毒，首次 1～2g；③重度中毒，首次 1.5～3.0g。随后以 0.5～1.0g 每 2 小时 1 次肌内注射，疗程一般 3～5 日 儿童：一次 20mg/kg，用法参见成人
临床使用要点	作用特点：解救有机磷中毒的首选复能剂 适应证：解救有机磷酸酯类中毒（对马拉硫磷、敌百虫、敌敌畏、乐果、甲氟磷（dimefox）、丙胺氟磷（mipafox）和八甲磷（schradan）等的中毒效果较差；对氨基甲酸酯杀虫剂所抑制的胆碱酯酶无复活作用） 注意事项：①尽早应用本品；②老年人适当减量、减慢静脉注射速度；③随时测定血胆碱酯酶（维持在 50%～60% 以上）
药物相互作用及处理建议	本品可增强阿托品的生物效应 处理建议：合用时减少阿托品剂量
常见不良反应及处理建议	常见：注射后可引起恶心、呕吐、心率加快、心电图出现暂时性 ST 段压低和 Q-T 间期延长；注射速度过快可引起眩晕、视物模糊、复视、动作不协调 严重：剂量过大可抑制胆碱酯酶、抑制呼吸和引起癫痫样发作 处理建议：控制注射速度，不宜太快；避免大剂量使用

（续　表）

■ 碘解磷定（注射剂）Pralidoxime Iodide	
用法用量	成人：首次缓慢静脉注射，随后也可静脉滴注；用量参照氯解磷定（1g 氯解磷定相当于 1.5g 碘解磷定）。疗程一般 3 ～ 5 天
临床使用要点	作用特点：无法获得氯解磷定时，可选用碘解磷定作为解救有机磷中毒的复能剂 适应证：参见"氯解磷定" 注意事项：参见"氯解磷定"
药物相互作用及处理建议	参见"氯解磷定"
常见不良反应及处理建议	参见"氯解磷定"
■ 阿托品（注射剂）Atropine	
用法用量	成人：肌内注射或静注 首次剂量：①轻度中毒，2 ～ 4mg；②中度中毒，4 ～ 10mg；③重度中毒，10 ～ 20mg；④一般首次给药 10 分钟未见症状缓解即可重复给药，严重患者 5 分钟即可重复给药 重复剂量：①重度中毒多采用首次中度剂量；②中度中毒多采用首次轻度剂量；③达"阿托品化"后给予维持量 维持量：①轻度中毒，0.5mg，每 4 ～ 6 小时 1 次；②中度中毒，0.5 ～ 1.0mg，每 2 ～ 4 小时 1 次；③重度中毒，0.5 ～ 1.0mg，每 1 ～ 2 小时 1 次；④ 3 小时以上多采用皮下注射，中毒情况好转后逐步减量至停用 疗程：中、重度中毒疗程一般不少于 5 ～ 7 日，通过减量口服过渡，逐渐停药
临床使用要点	作用特点：救治有机磷酸酯类中毒可靠的经典抗胆碱能药物，最为常用 适应证：解救有机磷酸酯类中毒 禁忌证：青光眼及前列腺肥大、高热 注意事项：①儿童、老年人、妊娠妇女和哺乳期妇女，慎用；②下列情况慎用：发热、速脉、腹泻；脑损害、心脏病、反流性食管炎、食管与胃的运动减弱、下食管扩约肌松弛、溃疡性结肠炎、前列腺肥大引起的尿路感染（膀胱张力减低）及尿路阻塞性疾病；③早期、适量、反复、尽快"阿托品化"，高度个体化
药物相互作用及处理建议	与复能剂合用可增强本品的生物效应 处理建议：合用时减少本品剂量：首次剂量，轻度中毒 1 ～ 3mg、中度中毒 3 ～ 5mg、重度中毒 5 ～ 15mg 与尿碱化药合用使本品作用时间和 / 或毒性增加
常见不良反应及处理建议	常见：大量应用可出现阿托品中毒，表现为瞳孔明显扩大、颜面绯红、皮肤干燥；原意识清楚的患者出现神志模糊、谵妄、幻觉、狂躁不安、抽搐或昏迷、体温升高、心动过速，同时伴有明显尿潴留 严重：大量应用使患者表现为昏迷、皮肤黏膜苍黄而非潮红、心率变慢、瞳孔回缩，严重时出现中枢性呼吸衰竭 处理建议：严重阿托品中毒时，采用血液净化如灌流解除

（续 表）

■ 戊乙奎醚（注射剂）Penehyclidine	
用法用量	成人：肌内注射 首次用量：①轻度中毒，1～2mg，必要时伍用氯解磷定500～750mg；②中度中毒，2～4mg，同时伍用氯解磷定750～1500mg；③重度中毒，4～6mg，同时伍用氯解磷定1500～2500mg 重复剂量：①首次用药45分钟后，仅有恶心、呕吐、出汗、流涎等毒蕈碱样症状时，使用本药1～2mg；②仅有肌颤、肌无力等烟碱样症状或胆碱酯酶活力低于50%时，使用氯解磷定1000mg，无氯解磷定时可用碘解磷定代替；③上述症状均有时重复使用本药和氯解磷定的首次半量1～2次；④中毒后期或胆碱酯酶老化后可用本药维持阿托品化 维持量：①轻度中毒，1mg，每12小时1次；②中－重度中毒，1～2mg，每8～12小时1次
临床使用要点	作用特点：选择性抗胆碱能药，具有副作用小、治疗效果好、使用方便等特点 适应证：解救有机磷酸酯类中毒 禁忌证：青光眼 注意事项：①严重呼吸道感染伴痰少、黏稠者，慎用；②不能以心跳加快来判断"阿托品化"，应以口干和出汗消失或皮肤干燥等症状判断"阿托品化"；③前列腺肥大的老年患者可加重排尿困难，用药时应严密观察；④心搏不低于正常值时，一般不需伍用阿托品
药物相互作用 及处理建议	与阿托品、东莨菪碱和山莨菪碱等合用有协同作用 处理建议：酌情减量
常见不良反应 及处理建议	常见：治疗剂量时常伴有口干、面红和皮肤干燥等 严重：用量过大，可出现头晕、尿潴留、谵妄、体温升高、幻觉、定向障碍和昏迷等 处理建议：必要时，对症治疗或给予镇静药物

二、氰化物中毒解毒药

■ 亚硝酸异戊酯（吸入剂）Amyl Nitrite	
用法用量	成人：经鼻腔吸入，每次15秒；一次0.3～0.4ml，2～3分钟可重复1次，总量不超过1.0～1.2ml；氰化物中毒后立即吸入本品，继而缓慢静注3%亚硝酸钠溶液，随即缓慢静注50%硫代硫酸钠
临床使用要点	作用特点：氰化物中毒的特效抗毒药（亚硝酸盐－硫代硫酸钠法） 适应证：治疗氰化物中毒 禁忌证：青光眼、近期脑外伤或脑出血 注意事项：①老年人、心血管疾病患者，慎用；②本品易燃，不可近火；③接触本品可导致接触性皮炎
常见不良反应 及处理建议	常见：面红、头痛与头晕、恶心与呕吐、低血压、不安和心动过速 严重：过量可引起发绀、晕厥、呼吸困难和肌软弱 处理建议：严重不良反应：将中毒者腿部抬高，保暖，活动四肢末端可有助于静脉回流，吸氧或人工通气，给予血浆扩容剂及适当的电解质溶液以维持循环功能；如发生高铁血红蛋白血症，应静脉注射亚甲蓝；如有较多的喷雾剂被吞咽下去，可进行洗胃

（续　表）

■ 亚硝酸钠（注射剂）Sodium Nitrite

用法用量	成人：静脉注射，一次 0.3～0.6g（10～20ml 即 6～12mg/kg），每分钟注射 2～3ml（应用本品后，应立即通过原静脉注射针头注射硫代硫酸钠）；需要时在 1 小时后可重复半量或全量 儿童：静脉注射，6～12mg/kg，用法同成人
临床使用要点	作用特点：氰化物中毒的特效抗毒药（亚硝酸盐 - 硫代硫酸钠法） 适应证：治疗氰化物中毒 注意事项：①老年人，慎用；②应密切监测血压；③心血管和动脉硬化患者应用时，适当减少剂量和减慢注射速度；④必须在中毒早期应用，中毒时间稍长即无解毒作用
常见不良反应及处理建议	恶心、呕吐、头晕、头痛、出冷汗、发绀、气促、昏厥、低血压、休克、抽搐；不良反应严重程度与剂量过大、注射速度有关 处理建议：控制注射速度，不宜太快；注射较大剂量本品引起高铁血红蛋白的发绀，可用亚甲蓝还原

■ 硫代硫酸钠（注射剂）Sodium Thiosulfate

用法用量	成人 ①注射液：氰化物中毒，缓慢静注 12.5～25.0g（继亚硝酸钠静注后，立即由原针头注射本品）；必要时可在 1 小时后重复半量或全量。②粉针剂：常用量，肌内或静脉注射一次 0.5～1g（临用前用灭菌注射用水溶解成 5% 溶液） 口服中毒者，用本品 5% 溶液洗胃，并保留适量于胃中 儿童 注射液：静注，每次 250～500mg/kg，一日 1 次
临床使用要点	作用特点：氰化物中毒的特效抗毒药（亚硝酸盐 - 硫代硫酸钠法） 适应证：主要用于氰化物中毒，也可用于砷、汞、铅、铋、碘等中毒 注意事项：①肾功能不全，慎用；必须使用时，注意选择剂量并监测肾功能；②一次静注量较大，应注意一般的静注反应；③静注过程应密切监测血压，低血压时应调慢注射速度
常见不良反应及处理建议	静注后出现暂时性渗透压改变。药物过量可引起头晕、恶心、乏力等

三、其他解毒药

■ 亚甲蓝（注射剂）Methylthioninium Chloride

用法用量	成人：本品为 1% 溶液，需用 25% 葡萄糖注射液 40ml 稀释；静脉缓慢注射（10min 注射完）。①亚硝酸盐中毒：一次 1～2mg/kg；②氰化物中毒：一次 5～10mg/kg，最大剂量 20mg/kg 儿童：①硝酸、亚硝酸盐中毒：一次 1～2mg/kg，缓慢静脉注射（5～10 分钟以上）；②氰化物中毒：一次 10mg/kg，加 5% 葡萄糖注射液 20～40ml，缓慢静脉注射。至口周发绀消失，再给硫代硫酸钠

（续　表）

临床使用要点	作用特点：亚硝酸盐、苯胺、硝基苯等中毒的特效抗毒药 适应证：①治疗亚硝酸盐、硝酸盐、苯胺、硝基苯、三硝基甲苯、苯醌、苯肼等引起的高铁血红蛋白血症；②用于急性氰化物中毒，可暂时延迟其毒性 注意事项：①不能皮下、肌内或鞘内注射；②肾功能不全，慎用；③6-磷酸-葡萄糖脱氢酶缺乏者和小儿应用本品剂量过大可引起溶血；④化学物和药物引起的高铁血红蛋白血症，若30～60分钟皮肤黏膜发绀不消退，可重复用药
药物相互作用及处理建议	与5-羟色胺能药物合用可引发5-羟色胺综合征 处理建议：避免合用
常见不良反应及处理建议	常见：静脉注射过速，可引起头晕、恶心、呕吐、胸闷、腹痛。用药后尿呈蓝色，排尿时可有尿道口刺痛 严重：剂量过大，除上述症状加剧外，还出现头痛、血压降低、心率增快伴心律失常、大汗淋漓和意识障碍 处理建议：控制注射速度，不宜太快；避免大剂量使用

■ 二巯丙磺钠（注射剂）Sodium Dimercaptopropanesulfonate

用法用量	成人 ①急性金属中毒：静脉注射，一次5mg/kg，第1日每4～5小时1次，第2日2～3次，以后一日1～2次，7日为一疗程；②毒鼠强（四亚甲基二砜四胺）中毒：肌内注射，首剂125～250mg，必要时0.5～1小时后再追加每次125～500mg，至基本控制抽搐
临床使用要点	作用特点：金属及类金属解毒药，汞、砷中毒的首选解毒药 适应证：①常用于治疗汞中毒（对有机汞有一定疗效）、砷中毒；②对铬、铋、铅、铜、钋、锌、镉、钴、镍及锑化合物（包括酒石酸锑钾）等中毒均有疗效 注意事项：高敏体质或对巯基化合物有过敏史的患者，应慎用或禁用，必要时脱敏治疗后密切观察下小剂量使用
常见不良反应及处理建议	常见：静注速度过快时有恶心、心动过速、头晕及口唇发麻等，一般10～15分钟即可消失 严重：过敏反应（如皮疹、寒战、发热、剥脱性皮炎、过敏性休克等） 处理建议：控制静注速度，不宜过快；过敏反应轻症者可给予抗组胺药，反应严重者给予肾上腺素或肾上腺皮质激素

■ 依地酸钙钠（注射剂）Calcium Disodium Edetate

用法用量	成人 ①铅、镉、锰、铬、镍、钴、铜中毒：静脉滴注，一日1g，用5%葡萄糖注射液250～500ml稀释后静脉滴注4～8小时，连用3日后再停药4日为一疗程；肌内注射，一次0.5g，用1%盐酸普鲁卡因注射液2ml稀释后作深部肌内注射，一日1次，疗程参见"静脉滴注"。②铅移动试验：静脉滴注，一次1g，用5%葡萄糖注射液500ml稀释后静脉滴注4小时；自用药开始起保留24小时尿。24小时尿铅排泄量超过2.42μmol（0.5mg），即认为体内有过量铅负荷 儿童 铅、镉、锰、铬、镍、钴、铜中毒：静脉滴注，一日25mg/kg，其余同成人"静脉滴注"项

（续　表）

临床使用要点	作用特点：铅中毒的特效抗毒药，亦可用于镉、锌、锰、铜、钴等中毒 适应证：①治疗铅、镉、锰、铬、镍、钴和铜中毒；②作诊断用的铅移动试验 禁忌证：少尿、无尿或肾功能不全、肝炎（国外资料） 注意事项：①老年人（应减少剂量和缩短疗程）、肾病患者、哺乳期妇女（国外资料），慎用；②每一疗程治疗前后应监测尿常规；③多疗程治疗过程中应监测血尿素氮、肌酐、钙和磷；④本药与乙二胺有交叉过敏反应，用药前后及用药时应当检查或监测；⑤伴有脑水肿的铅脑病患者宜采用肌内注射，必须静脉滴注时应避免速度过快；⑥儿童急性严重铅脑病，一般与二巯丙醇联用；⑦剂量过大和疗程过长可引起急性肾小管坏死；⑧严重铅中毒不宜使用较大剂量
常见不良反应及处理建议	常见：头晕、前额痛、食欲缺乏、恶心、畏寒、发热，组胺样反应有鼻黏膜充血、喷嚏、流涕和流泪；一般在停药后恢复 严重：大剂量可引起肾小管上皮细胞损害，导致急性肾衰竭

■ 乙酰胺（注射剂）Acetamide

用法用量	成人：肌内注射，一次 2.5 ～ 5.0g，一日 2 ～ 4 次；或一日 0.1 ～ 0.3g/kg，分 2 ～ 4 次注射；危重患者可给予 5 ～ 10g 疗程：一般连用 5 ～ 7 日
临床使用要点	作用特点：氟乙酰胺（有机氟农药）、氟乙酸钠及甘氟中毒的特效抗毒药 适应证：用于氟乙酰胺（有机氟农药）、氟乙酸钠及甘氟中毒 注意事项：①氟乙酰胺中毒（或疑似中毒）者，应及时给予本药，早期应给予足量；②与解痉药、半胱氨酸联用，疗效较好
常见不良反应及处理建议	常见：注射时可引起局部疼痛 严重：大量应用可能引起血尿 处理建议：①局部疼痛，本品一次量（2.5 ～ 5.0g），注射时可加入盐酸普鲁卡因 20 ～ 40mg 混合使用，以减轻疼痛；②血尿，必要时停药并加用糖皮质激素使血尿减轻

■ 甲吡唑（片剂、注射剂）Fomepizole

用法用量	成人 乙二醇中毒：①静脉滴注，首次给予负荷剂量 15mg/kg，随后 4 次每 12 小时 10mg/kg，之后每 12 小时 15mg/kg，直至乙二醇浓度低于 200mg/L。每次滴注时间不少于 30 分钟。②口服给药：首次给予负荷剂量 15mg/kg，12 小时后 5mg/kg，之后每 12 小时 10mg/kg，直至无法检测出乙二醇的血浆浓度；或首次给予负荷剂量 10mg/kg，随后一次 5mg/kg，一日 2 次，直至 36 小时，之后一次 10mg/kg，一日 2 次，直至 96 小时 甲醇中毒：静脉滴注，参见"乙二醇中毒" 肾功能不全患者：慎用（国外资料），应考虑透析 ①血液透析开始时：若上次给药在 6 小时以内，不得再给药；反之，可给予下次剂量；②血液透析过程中：静脉滴注，首次给予负荷剂量 15mg/kg，随后 4 次每 4 小时 10mg/kg，之后每 4 小时 15mg/kg，直至乙二醇或甲醇血浆浓度低于 200mg/L；或首次给予负荷剂量 10 ～ 20mg/kg，之后每小时 1.0 ～ 1.5mg/kg（如可持续 8 ～ 12 小时）以补偿透析的损失；③血液透析结束时：若上次给药和血液透析结束时的间隔时间小于 1 小时，不得在血液透析结束时给药；若间隔时间为 1 ～ 3 小时，可给予下次剂量的一半；若间隔时间大于 3 小时，可给予下次剂量

（续 表）

临床使用要点	作用特点：甲醇中毒的首选解毒剂 适应证：用于乙二醇、甲醇中毒，也用于治疗儿童丙二醇中毒
临床使用要点	禁忌证：对本药或其他吡唑类药过敏者（国外资料），禁用 注意事项：①肝病患者（国外资料），慎用；②本药注射剂在未稀释条件下禁止使用及推注； ③用药时需监测本药血浆水平（药物治疗浓度：100～300μmol/L 即 8.2～24.6mg/L）、用药反应、血浆或尿液乙二醇或甲醇水平、血浆或尿液渗透压、肝肾功能、血清电解质、动脉血气、阴离子和渗透间隙
药物相互作用 及处理建议	与乙醇合用可减少两者清除 处理建议：避免饮酒
常见不良反应 及处理建议	常见：头晕和头痛；口服给药后可见恶心 严重：不高于 3% 的患者出现无尿 处理建议：无尿情况应加强尿量监测

四、正性肌力药

■ 去乙酰毛花苷（注射剂）Deslanoside

用法用量	成人：缓慢静脉注射，首剂 0.4～0.6mg，后每 2～4 小时可再给 0.2～0.4mg，总量 1.0～1.6mg 儿童：按下列剂量分 2～3 次间隔 3～4 小时给予：早产儿和足月新生儿或肾功能减退、心肌炎患儿，肌内或静脉注射 0.022mg/kg，2 周至 3 岁 0.025mg/kg。本品静脉注射获满意疗效后，可改用地高辛常用维持量
临床使用要点	作用特点：增强心肌收缩力，心率快者选用 适应证：急性化学性肺水肿 禁忌证：任何强心苷制剂中毒、室性心动过速、心室颤动 注意事项：①低钾血症、高钙血症患者，慎用。②肾功能不全、哺乳期妇女，慎用。③剂量计算应按标准体重。④禁与钙注射剂合用。⑤不宜与酸、碱类配伍。⑥肝肾功能不全，表观分布容积减小或电解质平衡失调的老年人，必须减量。⑦肝功能不全患者需减量；⑧妊娠后期母体用量可能适当增加，分娩后 6 周减量。⑨用药期间随访检查：血压、心率及心律；心电图；心功能监测；电解质尤其钾、钙、镁；肾功能；疑有洋地黄中毒时，应作地高辛血药浓度测定。⑩引起严重或完全性房室传导阻滞时，不宜补钾。⑪洋地黄化患者常对电复律极为敏感，应高度警惕
药物相互作用 及处理建议	与两性霉素 B、皮质激素或失钾利尿剂合用可引起低血钾而致洋地黄中毒 处理建议：监测血钾浓度，及时补钾
常见不良反应 及处理建议	常见：新出现的心律失常、胃纳不佳或恶心、呕吐（刺激延髓中枢）、下腹痛、异常的无力、软弱 处理建议：必要时停用本品及利尿治疗，如有低钾血症而肾功能尚好，可给钾盐 严重：严重心律失常，如窦性停搏、心室颤动等 处理建议：监测地高辛血药浓度、血钾浓度下应用，及时调整用量、补钾

（续　表）

■ **毒毛花苷 K（注射剂）Strophanthin K**

用法用量	成人 常用量：首剂 0.125 ～ 0.250mg，缓慢静脉注射不少于 5 分钟，2 小时后按需要重复再给一次 0.125 ～ 0.250mg，总量每天 0.25 ～ 0.50mg。极量：静脉注射一次 0.5mg，一日 1mg。病情好转后，可改用洋地黄口服制剂。成人致死量为 10mg 儿童 小儿常用量：0.007 ～ 0.010mg/kg 或 0.3mg/m^2，首剂给予一半剂量，其余分成几个相等部分，间隔 0.5 ～ 2 小时给予
临床使用要点	作用特点：增强心肌收缩力，循环衰竭时选用 适应证：急性化学性肺水肿 禁忌证：参见"去乙酰毛花苷" 注意事项：①哺乳期妇女应用时停止哺乳；②不宜与碱性溶液配伍；③用药期间忌用钙剂；④余同"去乙酰毛花苷"
药物相互作用及处理建议	参见"去乙酰毛花苷"
常见不良反应及处理建议	参见"去乙酰毛花苷"

五、维生素类

■ **维生素 B$_6$（注射剂）Vitamin B$_6$**

用法用量	成人 ①轻度伤员：0.9% 氯化钠注射液 250ml+ 维生素 B$_6$ 3g+ 维生素 C 2g，静脉滴注，每日 1 次； ②中度伤员：0.9% 氯化钠注射液 250ml+ 维生素 B$_6$ 5g+ 维生素 C 2g，静脉滴注，每日 1 次； ③重症伤员：0.9% 氯化钠注射液 250ml+ 维生素 B$_6$ 5g+ 维生素 C 2g，静脉滴注，每日 2 次。 连续使用至病情控制〔与复方氨基酸（20AA）联用〕
临床使用要点	作用特点：维生素 B$_6$ 联用复方氨基酸（20AA）新疗法 适应证：急性化学性肺水肿 注意事项：①干扰诊断，尿胆原试验呈假阳性；②孕妇接受大量维生素 B$_6$，可致新生儿维生素 B$_6$ 依赖综合征
药物相互作用及处理建议	与氯霉素、肾上腺皮质激素合用可引起贫血或周围神经炎 处理建议：避免合用
常见不良反应及处理建议	常见：肾功能正常时几乎不产生毒性。若每天 200mg，持续 30 天以上，可致依赖综合征 严重：每日应用 2 ～ 6g，持续数月，可引起严重神经感觉异常、进行性步态不稳至足麻木、手不灵活，停药后可缓解，但仍软弱无力

■ **维生素 C（注射剂）Vitamin C**

用法用量	成人：参见"维生素 B$_6$"中的用法用量

（续　表）

临床使用要点	作用特点：维生素 B_6 联用复方氨基酸（20AA）新疗法 适应证：急性化学性肺水肿 注意事项：①孕妇大剂量应用时，可产生婴儿坏血病；②本品可分泌入乳汁；③大量应用将影响大便隐血、尿糖（硫酸铜法）、葡萄糖（氧化酶法）等诊断性试验的结果；④制剂色泽变黄后不可应用
常见不良反应及处理建议	常见：每日 1～4g，可引起腹泻、皮疹、胃酸增多、胃液反流；长期应用每日 2～3g 可引起停药后坏血病 严重：快速静脉注射可引起头晕、昏厥；每日用量超过 5g 时，可导致溶血，重者可致命 处理建议：①缓慢静脉注射；②避免长期大剂量应用，长期大量应用宜逐渐减量停药；③避免每日用量超过 5g

六、其他药物

■ 复方氨基酸注射液（20AA）（注射剂）Compound Amino Acid Injection（20AA）

用法用量	成人：500ml/d，静脉滴注，每日 1 次（与维生素 B_6 联用）；连续使用至病情控制
临床使用要点	作用特点：维生素 B_6 联用复方氨基酸（20AA）新疗法 适应证：急性化学性肺水肿 禁忌证：①非肝源性氨基酸代谢紊乱；②酸中毒；③水潴留；④休克 注意事项：①应密切注意水、电解质和酸碱平衡，根据血清离子谱补充电解质；②肾功能不全患者的用量应根据血清尿素和肌酐水平调整
常见不良反应及处理建议	低钠血症或血清渗透压升高的患者，输注速率过快会引起氨基酸失衡。控制输注速率，不宜过快

第四节　医疗队随行药品推荐目录

医疗队随行药品推荐目录，见表 8-1。

表 8-1　医疗队随行药品推荐目录

药品名称		剂型	特殊储存条件
中文	英文		
必备药品			
1. 氯解磷定	Pralidoxime Chloride	注射剂	——
2. 碘解磷定	Pralidoxime Iodide	注射剂	——
3. 阿托品（0.5mg、5mg）	Atropine	注射剂	——
4. 戊乙奎醚	Penehyclidine	注射剂	——

（续 表）

药品名称		剂型	特殊储存条件
中文	英文		
5. 亚硝酸异戊酯	Amyl Nitrite	吸入剂	——
6. 亚硝酸钠	Sodium Nitrite	注射剂	——
7. 硫代硫酸钠	Sodium Thiosulfate	注射剂	——
8. 亚甲蓝	Methylthioninium Chloride	注射剂	——
9. 二巯丙磺钠	Sodium Dimercaptopropanesulfonate	注射剂	——
10. 依地酸钙钠	Calcium Disodium Edetate	注射剂	——
11. 乙酰胺	Acetamide	注射剂	——
12. 甲吡唑	Fomepizole	片剂、注射剂	——
13. 去乙酰毛花苷	Deslanoside	注射剂	——
14. 毒毛花苷 K	Strophanthin K	注射剂	——
15. 维生素 B_6	Vitamin B_6	注射剂	——
16. 维生素 C	Vitamin C	注射剂	——
17. 复方氨基酸注射液（20AA）	Compound Amino Acid Injection （20AA）	注射剂	——
急救药品			
急救箱（详见"第二章 表2-2"）			
消毒防疫药品			
1. 疫源地消毒剂（详见第三章）			
2. 疫区饮用水消毒（详见第三章）			
营养支持药品			
1. 常用肠外营养制剂（详见第十五章第三节）			
2. 电解质平衡调节药（详见第十五章第三节）			
3. 血容量扩充剂（详见第十五章）			

（陈 孝、林晓彬）

参考文献

［1］李娜，陈建宏.2013～2019年我国危险化学品统计分析.应用化工，2020，49（5）：1261-1265.

［2］岳茂兴，李奇林.危险化学品爆炸伤现场卫生应急处置专家共识（2016）.中华卫生应急电子杂志，2016，2（3）：148-156.

［3］岳茂兴.危险化学品爆炸致冲烧毒复合伤急救.中华灾害救援医学，2015，3（11）：602-606.

［4］邱泽武，彭晓波，王永安，等.危险化学品事故与中毒救治.中华卫生应急电子杂志，2015，1（6）：5-8.

［5］岳茂兴.灾害事故现场急救.北京：化学工业出版社，2013.

［6］肖振忠.突发灾害应急医学救援.上海：上海科学技术出版社，2007.

［7］欧景才，李贵涛.突发灾害事故伤应急救护与阶梯治疗.郑州：郑州大学出版社，2007.

［8］中国医师协会急诊医师分会，中国毒理学会中毒与救治专业委员会.急性中毒的诊断与治疗专家共识.中华卫生应急电子杂志，2016，2（6）：333-347.

［9］中国医师协会急诊医师分会.急性有机磷农药中毒诊治临床专家共识（2016）.中国急救医学，2016，36（12）：1057-1065.

［10］孟庆冰，田英平.胆碱酯酶复能剂与抗胆碱能药物的具体应用-《急性有机磷农药中毒诊治临床专家共识（2016）》解读.河北医科大学学报，2019，40（3）：249-251，257.

第九章　核应急与放射性物质伤害

第一节　核应急与放射性物质伤害概述

放射性物质（Radioactive Substance）是指原子核能通过衰变释放出具有极强穿透力的射线，从而向外辐射能量的物质。放射性物质放出的射线有 3 种，它们分别是 α 射线、β 射线、γ 射线及中子粒子。放射性物质的来源分为两类，一类是自然界原存在的可发出射线的物质，通常是原子质量较高的金属，如钍、铀等，称为天然放射性物质。另一类是人工合成可发出射线的物质，称为人工放射性物质。通常情况下，放射性物质不会有很明显的危害性，能大范围对人员造成伤亡的是核事故产生的核辐射。核事故（Nuclear Accident）是指核电厂或其他核设施中发生的严重偏离运行状况的状态。在此状态下，放射性物质的释放可能或已经失去应有的控制而达到不可接受的水平。应急（Emergency）是指需立即采取某些超出正常工作程序的行动，以避免事故发生或减轻事故后果的状态。核辐射作用于机体后所引起的病理反应，可分为全身性损伤（急、慢性放射病）、局部损伤（如皮肤和视觉器官损伤）、复合性损伤以及在此基础上的后遗症等。

随着核能技术广泛应用于国民经济中，因违反安全规程或人为操作失误等原因，放射性物质伤害事故也时有发生。苏联切尔诺贝利核电站于 1986 年发生了放射性物质大量泄漏，导致 31 人当场死亡，超过 200 人遭受严重的放射性辐射，随后的 15 年内又出现 6 万～8 万人死亡，13.4 万人被各种辐射疾病所折磨，并且造成了严重的经济和社会影响，如 $14.4 \times 10^4 \, hm^2$（平方百米）农田停止生产，$49.2 \times 10^4 \, hm^2$ 森林土地禁用，33 万多人迁离严重污染地区。之后巴西（1987 年）、俄罗斯（1997 年）及日本（2011 年）也相继发生了辐射事故。自新中国成立至 1998 年，我国总共发生了 13 起较大的放射性事故，出现大量人员伤亡仅山西 1992 年核事件 141 人受伤，3 人死亡。国内外的经验和教训反复告诫我们，对于重大的放射性物质灾害，制订和采取相应的应急预案和防治措施非常重要。

核应急与放射性物质伤害发生的主要原因如下：

1. 放射性物质具有穿透性　核辐射主要包括 α 、β 和 γ 三种射线以及中子粒子等。α 射线是带电粒子，是氦、氡等带电粒子，α 射线只要用一张纸就能挡住，但吸入体内危害大，其与其他原子发生碰撞改变对方位置和化学结构；β 射线是高速电子，同样改变物质化学结构，皮肤沾上后烧伤明显；γ 射线穿透能力非常强，能穿透人体和建筑物，危害距离远；而中子则可直接将原子核击碎，使其变为同位素。

2. 传播途径简单　发生核爆炸和核泄漏事故时，放射性物质对人员的伤害主要是放射性碎片和尘埃沉积于身体表面与衣物上的外照射以及吸入体内照射造成的。放射性物质可通过呼吸吸入、皮肤伤口或消化道吸收进入体内而引起内辐射，甚至可穿透一定距离被机体吸收，使人员受到外照射伤害。其中放射性碘的吸入内照射，对人员伤害起主要作用。

放射性污染来源：

1. 核武器试验的沉降物，核爆的碎片、烟尘及沉降后对地面的污染。

2. 核燃料循环的"三废"，产生、使用、回收循环中对环境带来的污染。

3. 医疗照射引起的放射性污染，医用射线源成为潜在的环境人工污染源。

4. 其他辐射源，如核电站、军事、核舰艇、运输、放射性实验研究及居民消费品中的辐射源。

第二节　核应急与放射性物质伤害的特点及主要救治要点

一、放射性物质伤害分类及主要疾病特点

在防护不当时，放射性物质可通过外照射和／或内照射两种途径引起居民和放射工作人员急性或慢性的放射性疾病。

1. 内照射放射病：是指内照射引起的全身性疾病。初期反应症状不明显或延迟，其主要临床表现为恶心、呕吐和腹泻，甚至还可出现骨髓功能低下、造血障碍等全身性表现。

2. 外照射放射病：根据人体受到外照射时间长短分为外照射急性、亚急性和慢性放射病。

（1）外照射急性放射病：是指人体一次或短时间（数日）内分次受到大剂量电离辐射外照射引起的全身性疾病。根据临床特点和基本病理变化，外照射急性放射病可分为骨髓型、肠型和脑型。①骨髓型急性放射病：在临床上最为常见，其主要表现为白细胞数减少、感染、出血等。受照射剂量范围为 1～10Gy［（gray unit）辐射剂量单位戈瑞）］；②肠型急性放射病：主要有频繁呕吐、严重腹泻以及水电解质代谢紊乱的临床表现。受照射剂量范围为 10～50Gy；③脑型急性放射病：其特殊的临床表现为意识障碍、共济失调、定向力丧失、肌张力增强、震颤、抽搐等中枢神经系统症状。受照射剂量＞50Gy。

（2）外照射亚急性放射病：是指人体在较长时间（数周至数月）内受连续或间断较大剂量外照射引起的全身性疾病。主要表现为全血细胞减少、淋巴细胞染色体畸变增高、骨髓检查增生减低等，可伴有微循环障碍、免疫力低下、凝血机制障碍和生殖功能低下等异常，一般抗贫血药治疗无效。

（3）外照射慢性放射病：是指人体在较长时间内连续或间断受到较高年剂量的外照射，达到一定累积剂量后引起的以造血组织损伤为主并伴有其他系统改变的全身性疾病。临床表现为乏力明显、易疲劳、睡眠障碍、肌肉酸痛等神经衰弱的症状或有出血倾向，白细胞计数持续性减少（≤3.0×10^9/L），其中以粒细胞数量减少为主，伴有其他系统功能障碍，染色体畸变率增高。

（4）放冲复合伤：是指人体同时或相继发生以放射损伤为主，伴随复合冲击伤的一类复合伤。可出现意识丧失、头痛、头晕、耳鸣、憋气感以及胸、腹部疼痛等症状，疾病特点是伤情外轻内重、发展迅速，应根据伤员的临床表现来判断病情轻重。

（5）放射性皮肤疾病：根据皮肤表现和吸收剂量值对皮肤损伤深度作出分度诊断。

1）急性放射性皮肤损伤：是指身体局部受到一次或短时间（数日）内多次大剂量外照射所引起的急性放射性皮炎及放射性皮肤溃疡。

Ⅰ度：症状明显期出现毛囊丘疹和暂时脱毛，吸收剂量 ≥ 3Gy。

Ⅱ度：皮肤出现红斑，吸收剂量 ≥ 5Gy。

Ⅲ度：以红斑和烧灼感为主，可出现水泡，吸收剂量 ≥ 10Gy。

Ⅳ度：损伤皮肤进一步坏死、溃疡，吸收剂量 ≥ 20Gy。

2）慢性放射性皮肤损伤：是指局部皮肤长期受到超剂量限值照射，累积剂量一般大于15Gy，数年后引起的慢性放射性皮炎及皮肤溃疡，亦可由急性放射性皮肤损伤迁延为慢性放射性皮炎或溃疡。由急性损伤迁延而来的剂量大于 5Gy。

Ⅰ度：临床表现以皮肤色素沉着或脱失、粗糙、指甲灰暗或纵嵴色条甲为主。

Ⅱ度：皮肤角化过度、皲裂或萎缩变薄、毛细血管扩张、指甲增厚变形。

Ⅲ度：坏死溃疡、角质突起、指端角化融合、肌腱挛缩、关节变形功能障碍（或具备其中一项）。

二、救治原则及要点

1. 首先尽快组织受照射人员撤离现场，同时做好人员防护，可将毛巾或衣物等打湿后掩住口鼻，以防核污染物质侵犯呼吸道并进入人体。

2. 对怀疑体表有污染的人员进行体表污染监测，同时快速进行去污染处理，以防止污染扩散。减少污染扩散的措施：①工作人员穿戴好防护衣具，如防护服、防护面具或口罩、橡胶或塑料手套和套鞋等；②用大塑料单或耐磨厚纸铺在伤员身下；③用塑料袋收集伤员接触过的物品，如衣服、擦拭物、敷料、器具、手套和防护服等；④用大容器储存伤员去污液体；⑤用专门容器盛放组织样品、尿液和粪便。

三、治疗原则及要点

1. 脱离射线接触，对受照人员进行特殊护理，同时进行全环境保护。对于受照剂量大于0.2Gy 者，应进行医学检查并对症治疗。受照剂量大于 0.5Gy 者，需密切观察，必要时可安排住院治疗。

2. 疑有放射性核素内污染，应收集样品和资料，进行分析和测量，以确定污染放射性核素的种类和数量，尽快清除引起内污染的污染源。

（1）放射性核素阻吸收：是指能阻止放射性核素由进入部位吸收入血的措施。①胃肠道吸入：先进行口腔含漱、机械或药物催吐，必要时用温水或生理盐水洗胃，放射性核素进入人体3～4小时后可服用沉淀剂或缓泻剂。对某些放射性核素可选用特异性阻吸收剂；②呼吸道吸入：先用棉签拭去鼻孔内污染物，剪去鼻毛，鼻咽喷洒血管收缩剂，随后用大量生理盐水反复冲洗鼻咽腔。必要时给予祛痰处理；③体表吸收：及时对受污染的体表进行洗消，用大量生理盐水冲洗伤口，必要时尽早清创。

（2）放射性核素加速排出：是指加速体内放射性核素排出或阻止放射性核素沉积于体内的措施，包括药物和其他医学措施。加速排出治疗前、中、后应测量放射性核素的排出量，根据测量结果判断后续的处理措施。

四、用药原则及要点

核事故场内医学应急药品包括：常规急救药品；放射性核素阻吸收和促排药品；去污药品；放射损伤防治药品；烧伤治疗药品；化学中毒特效解毒药品。

其中放射性核素阻吸收和促排药品将在下文中详细介绍。而去污药品针对不同放射性体表污染处理选择不同：对各种核素的干性污染，用特制洗消皂洗消1～2次，污染基本可以去除；对 ^{239}Pu 和超铀核素（^{241}Am，^{242}Cm）、稀土核素应选用 DTPA 复合剂（pH:3～5）、5% DTPA 溶液（pH:3～5）和1%～2%的稀盐酸溶液；对于污染核素种类不明或难以去除的局部污染，可选用5%次氯酸钠溶液或6.5%高锰酸钾溶液浸泡后再用10%～20%的盐酸羟胺刷洗脱色，一般均可去除。放射损伤防治药品包括氨巯基类药物（如氨磷汀）、细胞因子类、激素类药物等。

1. 内照射放射病

原则：放射性核素过量摄入人员，应立即进行鼻咽腔含漱、催吐、洗胃，及时服用放射性核素阻吸收药物与进行放射性核素加速排出治疗。

（1）基本用药方案：主要推荐药物有阻吸收药物（如抗酸剂、吸附剂、钴盐、海藻酸钠、碘化钾、普鲁士蓝等）和加速排出药物（如利尿剂、金属螯合剂等）。

（2）药物选择原则：

1）钶、镅、锫、锎、铈、铬、锔、锬、锫、铟、铱、镧、锰、镎、铌、钚、铕、钪、钇、锌、锆：阻吸收药物有吸附剂和抗酸剂，促排药物首选二乙烯三胺五乙酸三钠钙，如无该药，可用二乙烯三胺五乙酸三钠锌。

2）锑、砷、汞、金、镍、钋：前五者的阻吸收药物为吸附剂和轻泻剂，钋的阻吸收药物为吸附剂和抗酸剂，以上核素的促排药物均首选二巯基丙磺酸钠。

3）铋、镉、铅、铁、铀：阻吸收药物是吸附剂；对于促排药物，铋、镉、铅首选二巯基丙磺酸钠，铁首选去铁胺、磷酸铝胶体，铀可选碳酸氢盐。

4）铯、铷、铊：阻吸收和促排药物均为普鲁士蓝。

5）铜、钙、钯：促排药物可选二甲半胱氨酸。

157

6）钌、钍：阻吸收药物是吸附剂，促排药物可选磷酸铝胶体，其适用于食入情况。

7）钡、钙：促排药物首选硫酸镁或硫酸钠和利尿剂，钡的阻吸收药物为硫酸盐，钙的阻吸收药物为磷酸钙。

8）镭、锶：阻吸收药物为褐藻酸钠，促排药物首选氯化铵。

9）其他：钴——钴盐（阻吸收），钴－乙二胺四乙酸或葡萄糖酸钴（促排泄首选）；氟——氢氧化铝（促排泄）；碘——碘化合物（阻吸收），碘化钾（促排泄）；磷——磷酸铝（阻吸收），磷酸盐（促排泄）。

2. 外照射急性放射病

原则：根据病情需要及不同临床特点，早期有针对性地对症治疗，尽早使用辐射损伤防治药物，采取综合救治措施；努力控制病情进展，积极预防和治疗并发症，纠正代谢紊乱，维持体内环境相对稳定。

（1）抗感染治疗

1）使用时机：应早期使用抗菌药物。感染出现之前使用抗菌药物，防治早期出现菌血症。根据以下指征使用抗菌药物：白细胞数 $< 3.0 \times 10^9/L$；明显脱发；皮肤、黏膜出血；血沉明显加快，C反应蛋白、降钙素原升高；有感染灶。

2）使用原则：①应用广谱抗菌药物或数种抗菌药物联合应用；②经不同途径用药（如口服、静脉滴注、肌内注射和感染局部应用），快速达到一定的血药浓度并保持有效的抗菌浓度；③周期性交替或间断使用不同抗菌药物，以避免产生耐药性；④配合应用其他药物和生物制剂，以提高疗效；⑤由于抗菌药物应用时间长，用药剂量大，因此，要注意防止菌群平衡失调和霉（真）菌感染；⑥应用抗菌药物治疗过程中，需密切注意患者全身变化，应进行血液、咽喉拭子及粪便细菌培养，并根据药物敏感试验结果有针对性地选用有效的抗菌药物。

（2）抗出血治疗：①维护和改善血管功能：静脉滴注安络血（肾上腺色素缩氨脲）；②维护凝血功能，纠正凝血障碍：口服或静脉注射6-氨基己酸。

（3）应用造血生长因子：依血象结果，可用重组人粒细胞集落刺激因子或重组人血小板生成素，若中性粒细胞计数经过最低值时期后回升到 $5 \times 10^9/L$ 以上或血小板计数恢复至 $100 \times 10^9/L$ 以上，或血小板计数绝对值升高 $\geq 50 \times 10^9/L$ 应停药，观察病情。

（4）移植造血干细胞：造血干细胞移植适用于 $7 \sim 12Gy$ 较均匀全身外照射且无严重复合伤的极重度骨髓型或轻度肠型急性放射病患者。移植最佳时机为受照射后 10 日以内。

（5）其他：重度以上的骨髓型急性放射病和肠型、脑型急性放射病应在受照射后第一周给予肠外营养，必要时矫正物质代谢紊乱和解毒。受照射后第二周输注丙种球蛋白。预防弥散性血管内凝血。

3. 外照射亚急性放射病

原则：根据病情严重程度与临床特点进行处理。

（1）禁用不利于造血的药物。

（2）保护并促进造血功能的恢复，可联合应用雄性激素或蛋白同化激素与改善微循环功能的药物，如山莨菪碱等。

（3）纠正贫血，补充各种血液有形成分以防治造血功能障碍所引起的并发症。

（4）增强机体抵抗力，肌内注射丙种球蛋白，较重病例有免疫功能低下者，可静脉输注免疫球蛋白。

（5）其他抗感染、抗出血等对症治疗。

4. 外照射慢性放射病、放冲复合伤与放射性皮肤疾病

原则：根据病情及早采取积极的综合对症支持治疗等措施，如镇静、止吐、调节神经功能、纠正水和电解质及酸碱平衡失调、改善微循环障碍和自主神经系统功能紊乱、积极抗感染、抗出血等，减轻患者痛苦。

（1）放冲复合伤伤员应及时口服和/或注射抗放药物，并继续口服抗菌药物。可常规注射破伤风抗毒素。

（2）对放冲复合伤的危重伤员早期可一次性应用大剂量皮质类固醇激素。

（3）对于Ⅰ、Ⅱ度或Ⅲ、Ⅳ度急性放射性皮肤损伤，在皮肤出现水疱之前，注意保护局部皮肤。必要时可用抗组织胺类或皮质类固醇类药物。对于Ⅲ、Ⅳ度急性放射性皮肤损伤出现水疱时，可在严密消毒下抽去水疱液，可选用有效抗菌外用药物，结合使用含维生素 B_{12} 的溶液及抗菌敷料覆盖创面，加压包扎，预防感染。

（4）Ⅰ度慢性放射性皮肤损伤无需特殊治疗，可用润肤霜、膏，保护皮肤。Ⅱ度损伤具有角质增生、脱屑、皲裂，使用含有脲素类药物的霜或膏软化角化组织，或使用刺激性小的霜膏保护皮肤。Ⅲ度损伤早期或伴有小面积溃疡，局部可使用含维生素 B_{12} 的溶液或含有超氧化物歧化酶、表皮细胞生长因子、成纤维细胞生长因子的抗菌药物类霜、膏，促使创面加速愈合。创面出现长期不愈合或反复破溃者，应及时手术治疗。

第三节　核应急与放射性物质伤害推荐药品目录及使用指引

一、放射性核素的阻吸收和促排药物

■ 二巯基丙磺酸钠（注射剂）Sodium Dimercaptosulphonate	
用法用量	治疗急性中毒：静脉输注，5mg/kg，首日每4～5小时1次，第2日起每日2～3次，以后每日1～2次。静脉注射速度要慢，应在5分钟以上注射完毕。7日为一疗程 治疗慢性中毒：肌内注射，1次2.5～5.0mg/kg，每日1次。用药3日停4日为一疗程，一般2～3个疗程

（续　表）

临床使用要点	作用特点：为放射性核素锑、砷、汞、金、镍的首选促排药物
	适应证：对铬、铋、铅、铜及锑化合物（包括酒石酸锑钾）均有疗效。实验治疗观察对锌、镉、钴、镍、钋等中毒，也有解毒作用
	注意事项：在金属中毒时需要重复给予足量的二巯基丙磺酸钠
常见不良反应及处理建议	常见：静注速度过快时可有恶心、心动过速、头晕等
	处理建议：一般静脉注射 10～15 分钟后不良反应即可消失或减慢静滴速度。静脉注射可改为肌内注射

■ 二乙烯三胺五乙酸三钠钙（注射剂）Diethylenetriamine Pentaacetic Acid Trisodium Calcium

用法用量	成人：静脉输注 1g，5% 葡萄糖溶液或乳酸林格液或生理盐水稀释至 250ml，静脉滴注 30 分钟以上；雾化吸入 1g，无菌水或生理盐水 1:1 稀释
	儿童：14mg/kg，静脉滴注，总剂量不超过 1g
临床使用要点	作用特点：放射性核素污染时的常用推荐促排药物
	适应证：作为金属螯合剂用于解毒
	注意事项：忌与碱性物质、强氧化剂混存

■ 二巯基琥珀酸（胶囊）Dimercaptosuccinic Acid

用法用量	成人：口服给药一次 0.5g，一日 3 次，连用 3 日为一疗程，停药 4 日再开始下一疗程；或一次 0.5g，一日 2 次，隔日服药，连续 10 日为一疗程，停药 5 日再开始下一疗程。通常使用 2～3 个疗程。儿童：口服，初始剂量：10mg/kg 或 350mg/m^2，每 8 小时 1 次，连用 5 日；降低剂量：10mg/kg 或 350mg/m^2，每 12 小时 1 次，连用 14 日。19 日为 1 个疗程
临床使用要点	作用特点：作为金属中毒的解毒剂，放射性核素铋、镉、铅的首选促排药物
	适应证：用于治疗铅、铜及锑等金属中毒
	禁忌证：严重肝功能障碍者禁用；妊娠期妇女禁用
	注意事项：①治疗时应监测血铅浓度。因治疗后血铅浓度降低，但有些人再次接触铅和治疗时，血铅反而升高。此外，经短时治疗后，可引起血铅反跳性升高，这是因铅从骨中游离出来，重新分布的结果。所以应反复用药，才能保证疗效；②肝病慎用，治疗时每周监测血清氨基转移酶；③每周监测全部血细胞计数，发现有中性粒细胞减少时停药；④监测尿铅的排出；⑤对一些缺乏葡萄糖 -6- 磷酸脱氢酶和镰状细胞性贫血儿童用本品治疗无效
常见不良反应及处理建议	恶心、呕吐、腹泻、食欲丧失、稀便等胃肠道反应

■ 钴 - 乙二胺四乙酸（注射剂）Cobaltethylenediamine Teacetic Acid

用法用量	静脉注射 0.6g（40ml），缓慢注射后立即注射 50ml 高渗葡萄糖溶液
临床使用要点	作用特点：放射性物质中毒时的常用金属螯合剂，钴的首选促排药物
	适应证：主要用于治疗铅中毒，亦可治疗镉、锰、铬、镍、钴和铜中毒

■ 二甲半胱氨酸（片剂）Dimethysteine

用法用量	每日两餐之间和睡前口服，每次 250mg，每日总剂量可达到 4～5g
临床使用要点	作用特点：作为放射性核素铜、钙、钯的推荐促排药物
	适应证：用于铅、汞和铜等金属解毒

（续　表）

常见不良反应及处理建议	乏力、恶心、呕吐及腹泻等

■ 普鲁士蓝（胶囊）Prussian Blue

用法用量	成人：口服每次 3g，每日 3 次；连用 5 ~ 6 日为一疗程，停 1 周后再用 5 ~ 6 日 儿童：口服每日 1.0 ~ 1.5g，分 2 ~ 3 次给药 用法：应与食物同服，如患者无法吞服，应打开胶囊与清淡食物或液体混合后服用，但可使牙龈和口腔黏膜变蓝色
临床使用要点	作用特点：同时作为放射性核素铯、铷和铊的阻吸收和促排药物 适应证：治疗急慢性铊、铯、铷中毒 注意事项：①疑似体内辐射污染后应尽快使用本药，即使用药延迟，治疗仍有效，且不应暂停用药；②放射性铊体内污染应持续治疗至 24 小时尿铊水平正常（低于 5μg/L）且辐射水平处于可接受范围；③可使大便呈蓝色；④用药期间应监测放射性铯和铊水平 存放要点：贮存时要避免与氧化物、酸、氨、光接触
药物相互作用及处理建议	与抗胆碱能类精神药物：与氯氮平、氯丙嗪合用可能加重便秘 处理建议：应增加膳食纤维和服用含纤维素的泻药，必要时可服用泻药，如乳果糖
常见不良反应及处理建议	常见：可致便秘和低钾血症 处理建议：应注意监测血钾，必要时补钾治疗。服药期间应增加膳食纤维和服用含纤维素的泻药，以减少便秘发生

■ 氢氧化铝（口服液）Aluminium Hydroxide

用法用量	成人：60 ~ 100ml，单次口服。餐前 1 小时服用。连续使用不得超过 7 日
临床使用要点	作用特点：作为放射性核素氟的促排药物 适应证：促进氟的排泄 禁忌证：阑尾炎或急腹症时禁用 注意事项：本品能妨碍磷的吸收，长期服用能引起低磷血症；低磷血症（如吸收不良综合征）患者慎用。长期便秘者应慎用
药物相互作用及处理建议	与枸橼酸盐：与枸橼酸钾可增加胃肠道铝吸收，造成铝蓄积 与维生素 C：可增加胃肠道铝吸收，造成铝蓄积 处理建议：氢氧化铝与其他药物服用时间间隔 2 ~ 3 小时可减少药物相互作用的发生
常见不良反应及处理建议	常见：长期服用能引起低磷血症 处理建议：注意监测血磷水平，避免长期使用

■ 去铁胺（注射剂）Deferoxamine

用法用量	成人：静脉输注 1g，至少用 100ml 生理盐水稀释，缓慢输注 15mg/（kg·h）；或肌内注射 1g，然后每 4 小时给予 500mg 肌内注射，两次之后每 12 小时 1 次肌内注射 500mg，连用 3 日 儿童：儿童平均日剂量不能超过 40mg/kg 肾功能不全患者：终末期肾衰竭患者用量为 5mg/kg，每周 1 次

（续　表）

临床使用要点	作用特点：作为放射性核素铁的首选促排药物 适应证：治疗慢性铁负荷过重和急性铁中毒 注意事项：①铁复合物的排泄可能会导致尿液变色，出现红褐色尿；②采用静脉注射本品治疗时，应缓慢注射。快速静脉注射可能会引起低血压和休克；③如果采用皮下给药，溶液浓度不能超过 95mg/ml；④当肌内给药为唯一选择时，必要时可用较高浓度肌内注射以利于注射给药；⑤在推荐浓度 95mg/ml 时，复溶后溶液澄清、无色至淡黄色溶液。只有澄清溶液方可使用。不透明或混浊的溶液应丢弃
药物相互作用 及处理建议	与维生素 C：与大剂量维生素 C（每日 500mg 以上）联用时，可发生心脏损害 处理建议：心力衰竭患者不应合用
常见不良反应 及处理建议	恶心、风疹、关节痛、肌痛、头痛、生长迟缓、骨骼疾病、注射部位反应、发热 处理建议：缓慢注射；应使用最小有效剂量，不推荐使用常规超过 50mg/kg 体重的平均日剂量

■ 药用炭（片剂）Medicinal Charcoal

用法用量	成人：口服，成人一次 30 ～ 100g，混悬于水中服下 儿童：3 岁以下小儿禁用；急性中毒后 30 分钟内摄入，最小剂量为 30g
临床使用要点	作用特点：作为吸附剂用于放射性物质的解毒 适应证：用于食物、生物碱等引起的中毒 注意事项：服药随后应立即予以泻药来促进毒物 – 炭复合物迅速排出，否则有中毒可能
药物相互作用 及处理建议	与维生素、抗菌药物、洋地黄、生物碱类、乳酶生及其他消化酶等类药物：其他药物被吸附而影响疗效，影响消化酶活性 处理建议：合用时需间隔一定时间
常见不良反应 及处理建议	恶心、便秘 处理建议：服药期间若出现便秘，可用中药大黄饮片或番泻叶 2 ～ 6g，浸泡代茶饮即可缓解

■ 磷酸铝（凝胶剂）Aluminium Phosphate

用法用量	成人：口服 100g，含磷酸铝 12.5g。儿童：剂量减半。使用前充分振摇均匀，亦可伴开水或牛奶服用
临床使用要点	作用特点：作为放射性核素铁的首选促排药物以及磷的推荐阻吸收和促排药物 适应证：适用于胃及十二指肠溃疡及反流性食管炎等酸相关性疾病的抗酸治疗。可阻止大部分放射性核素的吸收 禁忌证：慢性肾衰竭患者禁用，高磷血症禁用 注意事项：每袋磷酸铝凝胶含蔗糖 2.7g，糖尿病患者使用本品时，不超过 1 袋
药物相互作用 及处理建议	与四环素类抗菌药物、呋噻咪、地高辛、异烟肼、抗胆碱能药及吲哚美辛：磷酸铝可减少或延迟上述药物的吸收 处理建议：注意合用时的给药间隔，一般为 2 小时

■ 硫酸钠（片剂、注射剂）Sodium Sulfate

用法用量	成人：口服硫酸钠 20 ～ 30g，或 1% 硫酸钠 500 ～ 1000ml 静脉滴注或 10% 硫酸钠 200ml 缓慢静脉滴入，连用 2 ～ 3 日后改为口服

（续　表）

临床使用要点	作用特点：作为放射性核素钡的首选促排药物和阻吸收药物 适应证：用于导泻 禁忌证：孕妇禁用；因严重器质性病变肠梗阻引起的近期排便困难者禁用 注意事项：静脉应用解毒剂会导致形成的硫酸钡在肾的沉积，造成肾衰竭。因此，应同时大量输液和利尿以护肾脏

■ 碘化钾（片剂）Potassium Iodide

用法用量	尽量在吸入 4 小时内给予碘化钾口服
用法用量	成人：＞ 40 岁，甲状腺剂量 ≥ 5Gy 者或成人 18 ～ 40 岁，甲状腺剂量 ≥ 0.1Gy 者：每日口服 130mg 儿童和青少年：3 ～ 18 岁，甲状腺剂量 ≥ 0.05Gy 者，每日口服 65mg；1 个月至 3 岁，甲状腺剂量 ≥ 0.05Gy 者，每日口服 32mg 新生儿至 1 个月婴儿：甲状腺剂量 ≥ 0.05Gy 者，每日口服 16mg 妊娠和哺乳期妇女：甲状腺剂量 ≥ 0.05Gy 者，每日口服 130mg
临床使用要点	作用特点：作为放射性核素碘的促排和阻吸收药物 适应证：阻止放射性碘的吸收和促进放射性碘的排泄 注意事项：有口腔疾病患者慎用，急性支气管炎、肺结核、高钾血症、甲状腺功能亢进、肾功能受损者慎用
药物相互作用及处理建议	与抗甲状腺药物：可能致甲状腺功能低下和甲状腺肿大 与血管紧张素转换酶抑制剂或保钾利尿剂：与卡托普利、醛固酮合用时易致高钾血症，应监测血钾
常见不良反应及处理建议	常见：高钾血症，表现为神志模糊、心律失常、手足麻木刺痛、下肢沉重无力 处理建议：注意监测血钾，必要时进行高血钾治疗

■ 氯化铵（片剂）Ammonium Chloride

用法用量	口服 6g，分 3 次服用。溶于水中，饭后服用
临床使用要点	作用特点：作为放射性核素镭的首选促排药物 适应证：纠正代谢性碱中毒 禁忌证：肝肾功能严重损害，尤其是肝昏迷（肝性脏病）、肾衰竭、尿毒症者禁用。代谢性酸中毒患者禁用 注意事项：在镰状细胞贫血患者，可引起缺氧和 / 或酸中毒
常见不良反应及处理建议	恶心、呕吐、胃痛等刺激症状

■ 褐藻酸钠粉 Sodium Alginate

用法用量	成人：口服 10g（5g/100ml）
临床使用要点	作用特点：作为放射性核素镭和锶的推荐阻吸收药物 适应证：阻止人体吸收铅、镉等放射性核素

■ 硫代硫酸钠（溶液、注射剂）Sodium Thiosulfate

用法用量	用灭菌注射用水溶解成 5% 溶液后应用。常用量：肌内或静脉注射一次 0.5 ～ 1.0g（0.32g 相当于 0.5g 的 $Na_2S_2O_3 \cdot 5H_2O$；0.64g 相当于 1g 的 $Na_2S_2O_3 \cdot 5H_2O$）

（续 表）

临床使用要点	作用特点：作为放射性核素硫的推荐阻吸收药物 适应证：主要用于氰化物中毒，也可用于砷、汞、铅、铋、碘等中毒 注意事项：静脉一次量容积过大，应注意一般的静注反应。口服中毒者，需用 5% 溶液洗胃，并保留适量于胃中

■ 碳酸氢钠（1.4%）Sodium Bicarbonate（1.4%）

用法用量	静脉缓慢输注 250ml，根据污染严重程度确定持续输注天数
临床使用要点	作用特点：作为放射性核素铀的促排药物 适应证：治疗代谢性酸中毒，碱化尿液 禁忌证：代谢性或呼吸性碱中毒；低钙血症 注意事项：下列情况慎用：少尿或无尿；钠潴留并有水肿时，如肝硬化、充血性心力衰竭、肾功能不全、妊娠高血压综合征；原发性高血压
药物相互作用及处理建议	肾上腺皮质激素、促肾上腺皮质激素、雄激素：易发生高钠血症和水肿 与抗凝药和 M 胆碱酯酶药：使后者吸收减少 与含钙药物、乳及乳制品：可致乳－碱综合征 与 H_2 受体阻断剂：使后者吸收减少 与排钾利尿药：增加发生低氯性碱中毒的危险性
常见不良反应及处理建议	大量注射时可出现心律失常、肌肉痉挛、疼痛、异常疲倦虚弱等。剂量偏大或存在肾功能不全时，可出现水肿、精神症状、肌肉疼痛或抽搐、呼吸减慢、口内异味、异常疲倦虚弱等 处理建议：减量使用

二、抗放射药物

■ 氨磷汀 Amifostine

用法用量	起始剂量为按体表面积一次 $200 \sim 300\ mg/m^2$，溶于 0.9% 氯化钠注射液 50 ml 中，在放疗开始前 30 分钟静脉滴注，15 分钟滴完
临床使用要点	作用特点：对放射损伤有预防和受照射后早期治疗作用，是国内外公认的抗辐射作用较强的含硫类抗放药 适应证：正常细胞保护剂，放疗前应用本品可显著减少口腔干燥和黏膜炎的发生 注意事项：①用药时可能引起短暂的低血压反应故注意采用平卧位；②用药期间出现一过性的血压轻度下降，一般 5 ~ 15 分钟内缓解，小于 3% 的患者因血压降低明显而需停药
常见不良反应及处理建议	常见一过性低血压（62%），严重恶心、呕吐，血清钙降低等。处理包括需要适当水化，静脉补充一些液体，输液卧床，5 分钟监测一次血压；抗呕吐治疗；监测血钙水平，必要时补钙。其他不良反应还有面色潮红、寒战、眩晕、嗜睡、呃逆和打喷嚏和皮疹

三、抗出血药物

■ 肾上腺色腙（注射剂）Carbazochrome

用法用量	成人：肌内注射，一次 5 ~ 10mg，一日 2 ~ 3 次，严重出血一次用 10 ~ 20mg，每 2 ~ 4 小时 1 次 儿童：小于 5 岁剂量减半；大于 5 岁用法同成人
临床使用要点	作用特点：急性放射病抗出血治疗的推荐药物 适应证：适用于因毛细血管损伤及通透性增加所致的出血 禁忌证：对水杨酸过敏者禁用 注意事项：本品变成棕红色时不能再用
药物相互作用及处理建议	与抗组胺药、抗胆碱药：可影响本品的止血效果 处理建议：如合并用药时应加大本品剂量
常见不良反应及处理建议	常见：可产生水杨酸样反应，如恶心、呕吐、头晕、耳鸣、视力减退等

■ 6- 氨基己酸（注射剂）6-Aminocaproic Acid

用法用量	成人：初量可取 4 ~ 6g（20% 溶液）溶于 100ml 生理盐水或 5% ~ 10% 葡萄糖溶液中，于 15 ~ 30 分钟滴完。持续剂量为每小时 1g，可口服也可注射。维持 12 ~ 24 小时或更久，依病情而定。口服，每次 2g，每日 3 ~ 4 次 儿童：小儿口服剂量为每次 0.1g/kg，每日 3 ~ 4 次 疗程：依病情用 7 ~ 10 日或更久
临床使用要点	作用特点：急性放射病抗出血治疗的推荐药物 适应证：适用于预防及治疗血纤维蛋白溶亢进引起的各种出血 禁忌证：有血栓形成倾向或过去有血管栓塞者忌用 注意事项：排泄快，需持续给药，否则难以维持稳定的有效血浓度；肝肾功能不全和妊娠妇女慎用
常见不良反应及处理建议	恶心、呕吐和腹泻

四、改善微循环药物

■ 氢溴酸山莨菪碱（654-2）（片剂、注射剂）Anisodamine Hydrobromide

用法用量	成人：肌内注射，每次 5 ~ 10mg，每日 1 ~ 2 次
临床使用要点	作用特点：用于外照射亚急性放射病改善微循环的推荐药物 适应证：用于缓解平滑肌痉挛、眩晕症 禁忌证：颅内压增高、脑出血急性期、青光眼、幽门梗阻、肠梗阻及前列腺肥大者禁用 注意事项：静脉滴注过程中若出现排尿困难，对于成人可肌内注射新斯的明 0.5 ~ 1.0mg 或氢溴酸加兰他敏 2.5 ~ 5.0mg，对于小儿可肌内注射新斯的明 0.01 ~ 0.02mg/kg，以解除症状
常见不良反应及处理建议	口干、面红、轻度扩瞳、视物模糊等

五、局部外用药物

■ 复方氟米松（软膏）Compound Flumizone

用法用量	成人：以薄层涂于患处，依症状每日 1～2 次，并缓和地摩擦，如有需要，患处以有孔纱布遮盖 幼儿及儿童：应谨慎使用，避免长期连续治疗，封闭治疗时用药时间应尽量短，用药面积也应尽量小 儿童：不能连续使用超过两周；两岁以下儿童使用不能超过 7 日
临床使用要点	作用特点：属于急性放射性皮肤损伤时推荐使用的皮质类固醇类药物 适应证：对皮质类固醇治疗有效的非感染性炎症性皮肤病 注意事项：①对于严重肾衰竭的患者，应避免反复大面积用药，以防水杨酸在体内积聚；②不适用于皮肤有渗出液体的部位，同时也不适用于黏膜部位；③妊娠期和哺乳期妇女慎用，勿大剂量或长期使用

■ 复方维生素 B_{12} 软膏 I 号（软膏）Compound Vitamin B_{12} Ointment I

用法用量	外用药。采用四层无菌纱布，每 2.0cm×2.0cm 创面涂 1g 软膏，每日用药 1～2 次。使用本品时应严格无菌操作，用生理盐水轻找创面周围后涂用本品
临床使用要点	作用特点：推荐用于放射性皮肤病 适应证：慢性放射性皮肤损伤 II 度、III 度。急性放射性皮肤操作 III 度、IV 度 注意事项：①本品每 10g 含庆大霉素 8000U，用药期间注意监测血尿素氮，尿常规及听力；②妊娠期、哺乳期妇女慎用
药物相互作用及处理建议	与酒精、碘酒及各种氧化消毒剂：复方维生素 B_{12} 不宜与以上消毒剂同时使用

■ 复方维生素 B_{12} 软膏 II 号（软膏）Compound Vitamin B_{12} Ointment II

用法用量	外用药。严格按外科换药原则换药，采用无菌纱布四层，涂 1g 软膏 2.0cm×2.0cm，1～2 次 / 日
临床使用要点	作用特点：推荐用于放射性皮肤病 适应证：I～II 度急性放射性皮肤损伤、慢性放射性皮肤损伤恢复期 注意事项：严禁内服
药物相互作用及处理建议	与酒精、碘酒及各种氧化消毒剂：复方维生素 B_{12} 不宜与以上消毒剂同时使用

■ 外用重组牛碱性成纤维细胞生长因子（冻干粉）Recombinant Bovine Basic Fibroblast Growth Factor For External Use

用法用量	成人：把溶媒加入西林瓶中，使冻干粉充分溶解后，直接用于伤患处或在伤患处覆以适当大小的消毒纱布，充分均匀喷湿纱布（以药液不溢出为准），适当包扎即可。推荐剂量为每次 262.5IU/cm²，每日 1 次，或遵医嘱

（续　表）

临床使用要点	作用特点：推荐用于放射性皮肤病 适应证：促进创面愈合，用于烧伤创面（包括浅Ⅱ度、深Ⅱ度、肉芽创面）、慢性创面（包括体表慢性溃疡等）和新鲜创面（包括外伤、供皮区创面、手术伤等） 注意事项：本品为无菌包装，用后请立即盖上喷盖，操作过程中，尽量保持无污染 存放要点：2～8℃避光保存和运输。干粉保存期为18个月，溶解后1个月内使用
药物相互作用 及处理建议	与高浓度碘酒、酒精、双氧水、重金属：可能会影响本品活性 处理建议：常规清创后，建议用生理盐水冲洗后再使用本品

第四节　医疗队随行药品推荐目录

医疗队随行药品推荐目录，见表 9-1。

表 9-1　医疗队随行药品推荐目录

药品名称		剂型	特殊储存条件
中文	英文		
必备药品			
1. 二巯基丙磺酸钠	Sodium Dimercaptosulphonate	注射剂	——
2. 二乙烯三胺五乙酸三钠钙	Diethylenetriamine Pentaacetic Acid Trisodium Calcium	注射剂	忌与碱性物质、强氧化剂混存
3. 二巯基琥珀酸	Dimercaptosuccinic Acid	胶囊	避光且不超过20℃保存
4. 钴－乙二胺四乙酸	Cobalt－ethylenediamine Teacetic Acid	注射剂	——
5. 二甲半胱氨酸	Dimethysteine	片剂	——
6. 普鲁士蓝	Prussian Blue	胶囊	贮存时要避免与氧化物、酸、氨、光接触
7. 氢氧化铝	AaluminiumHhydroxide	口服液	——
8. 去铁胺	Deferoxamine	注射剂	——
9. 医用活性炭	Medicinal Charcoal	片剂	——
10. 磷酸铝	Aluminium Phosphate	凝胶剂	——
11. 硫酸钠	Sodium Sulfate	片剂、注射剂	——
12. 碘化钾	Potassium Iodide	片剂	——
13. 氯化铵	Ammonium Chloride	片剂	——
14. 褐藻酸钠	Sodium Alginate	散剂	——

（续　表）

药品名称		剂型	特殊储存条件
中文	英文		
15. 硫代硫酸钠	Sodium Thiosulfate	口服液、注射剂	——
16. 碳酸氢钠（1.4%）	Sodium Bicarbonate（1.4%）	注射剂	——
17. 氨磷汀	Amifostine	注射剂	——
18. 肾上腺色腙	Carbazochrome	注射剂	——
19. 6-氨基己酸	Aminocaproic acid	注射剂	——
20. 氢溴酸山莨菪碱（654-2）	Anisodamine Hydrobromide	片剂、注射剂	——
21. 复方氟米松	Compound Flumizone	软膏	——
22. 复方维生素 B_{12} 软膏 I 号	Compound Vitamin B_{12} Ointment I	软膏	——
23. 复方维生素 B_{12} 软膏 II 号	Compound Vitamin B_{12} Ointment II	软膏	——
24. 外用重组牛碱性成纤维细胞生长因子	Recombinant Bovine Basic Fibroblast Growth Factor For External Use	冻干粉	2～8℃
急救药品			
急救箱（详见"第二章　表2-2"）			
消毒防疫药品			
常用消毒剂（详见第三章）			
营养支持药品			
1. 常用肠外营养制剂（详见第十五章第三节）			
2. 电解质平衡调节药（详见第十五章第三节）			
3. 血容量扩充剂（详见第十五章）			

（陈　孝、陈景秀）

参考文献

[1] 边海燕.核辐射的危害及其有效安全防护策略研究.中国高新区，2019（4）：64-65.

[2] 范贤东.放射性物质对人体的伤害及治疗.按摩与康复医学，2010（27）：20.

[3] 黄越承，周平坤.切尔诺贝利事故对健康、环境和社会经济的影响.中华放射医学与防护杂志，2006，26（3）：309-312.

[4] 毛秉智.急性放射病防治研究进展.中华放射医学与防护杂志，1998（5）：322.

[5] 卫生部.GBZ 96—2011 内照射放射病诊断标准.北京：中国标准出版社，2011.

［6］卫生部 . GBZ 104—2017 职业性外照射急性放射病诊断 . 北京：中国标准出版社，2017.

［7］卫生部 . GBZ/T 217—2009 外照射急性放射病护理规范 . 北京：中国标准出版社，2009.

［8］卫生部 . GBZ 99—2002 外照射亚急性放射病诊断标准 . 北京：中国标准出版社，2002.

［9］卫生部 . GBZ 105—2017 职业性外照射慢性放射病诊断 . 北京：中国标准出版社，2017.

［10］卫生部 . GBZ 102—2007 放冲复合伤诊断标准 . 北京：中国标准出版社，2007.

［11］卫生部 . WS/T 583—2017 放射性核素内污染人员医学处理规范 . 北京：中国标准出版社，2017.

［12］卫生部 . WS/T 328—2011 放射事故医学应急预案编制规范 . 北京：中国标准出版社，2011.

［13］卫生部 . GBZ 215—2009 过量照射人员医学检查与处理原则 . 北京：中国标准出版社，2011.

［14］张雷，徐辉 . 急性放射病诊断及治疗研究进展 . 临床军医杂志，2020，48（8）：986-988.

［15］国家药典委员会 . 中华人民共和国药典临床用药须知：化学药和生物制品卷（2015 年版）. 北京：中国医药科技出版社，2017.

［16］中华人民共和国卫生部 . GBZ 113-2006 核与放射事故干预及医学处理原则 . 北京：中国标准出版社，2017.

［17］孙兰兰，李恒，唐炜，等 . 抗辐射损伤药物的研究进展 . 中南药学，2018，16（1）:87-92.

第十章　生化物质伤害

第一节　生化物质伤害概述

生化物质（Biological Weapon）是指由生物战剂及其释放装置（包括炸弹、炮弹、气溶胶发生器、布洒器等）所组成的一种大规模杀伤性特种武器。利用生化物质来完成军事目的的行动称为生物战。

随着人们对微生物的认识不断深化，生化物质不断发展。生物战剂包括细菌、病毒、立克次体、衣原体、真菌和毒素等六大类。如按毒害作用大小划分，分为致死性战剂和失能性战剂。按有无传染性划分，分为传染性和非传染性战剂。

细菌类的生物战剂包括炭疽杆菌、鼠疫杆菌、霍乱弧菌等；病毒类生物战剂主要有森林脑炎病毒和埃博拉病毒等，其余生物战剂包括伯纳特立克次体、鹦鹉热衣原体、粗球孢子菌和肉毒菌毒素等。战略范围的生物战将会给检测、预警和治疗带来极大困难，包括可能给军队和平民造成长期流行的疾病。在现代大规模杀伤性武器中，生物武器的面积效应最大，对人畜和农作物具有极大的杀伤作用。第二次世界大战期间，英国在格鲁尼亚岛试验的 1 颗炭疽杆菌炸弹直到 1986 年使用 280 吨甲醛才将炭疽杆菌完全消灭。1937 年，日本军国主义"731 部队"在中国东北地区生产鼠疫、伤寒、霍乱和炭疽的细菌弹并以人体为实验对象，至少造成了 3000 多人死亡。

截止到 2018 年 10 月，《禁止生物武器公约》（全称《禁止细菌（生物）及毒素武器的发展、生产及储存以及销毁这类武器的公约》）已有 182 个缔约国，但美国"9·11"事件之后发生的炭疽事件，敲响了生物战的警钟，目前全世界至少有 10 ～ 15 个国家拥有生物战计划，并在加紧生化物质技术的研制、开发和生物战剂的储存，使用的恐怖性再次引起人们的广泛关注。

第二节　生化物质所致疾病流行的原因

一、面积效应与传染源

生化物质单位战剂的面积效应很大。据 WHO 报告，一枚 100 万吨当量核武器空中爆炸杀伤面积为 300km²，15 吨神经毒剂为 600km²，10 吨生物战剂杀伤面积可达 10 万 km²。生物战剂引起的传染病是通过炸弹、炮弹、气溶胶发生器、布洒器或媒介昆虫造成的，最初的传染源很难找到，所投带菌的昆虫、动物也易与当地原有物种混淆，不易发现。且许多生物战剂存活

很难找到，所投带菌的昆虫、动物也易与当地原有物种混淆，不易发现。且许多生物战剂存活时间很长，且具有极强的生命力。

二、传播途径

生化物质伤害的传播途径反常。在正常情况下，每一种传染病都有其特定的主要传播途径，但在生物战中，这些战剂可能以气溶胶经呼吸道感染。这种改变传染病传播途径的作法，给诊断和防治增加了困难。

三、传染性和渗透性

生化物质的传染性和渗透性堪忧。生物战剂能以多种性状如致病性气溶胶、媒介昆虫及媒介物、毒菌、毒液等，多种途径如借空气经呼吸道、借水及食物经消化道、借媒介昆虫及创口经皮肤黏膜等使人、畜和农作物受害，受害者若不及时处理，就能互相传染，不断蔓延，造成流行，致使大量死亡。

四、危害时间

生化物质伤害的危害时间久。某些致病菌如炭疽杆菌及毒素能长期存在于外界，有持久的危害作用，甚至使当地形成疫源地，以致传染病不断蔓延。

五、人群免疫水平

对生化物质或生物战剂人群的免疫水平较低。当战争疲劳及战伤感染时，人体抵抗力下降，病原体对人体的致病力可能增强。同时敌方为了增强杀伤力，多方提高生物战剂的毒力，例如，将类鼻疽杆菌在小鼠脑内连续传几代后，毒力可提高约十万倍。

第三节　生化物质所致疾病的特点及主要防治要点

一、生化物质伤害分类及主要疾病特点

1. 分类　生物武器和生物恐怖致病因子按性质分类可包括：细菌、病毒、立克次体、衣原体、毒素和真菌等 6 大类。

（1）主要细菌类疾病

1）炭疽病：炭疽杆菌可引起各种家畜、野兽和人类的炭疽病，炭疽杆菌的毒力主要与荚膜和毒素有关，临床中根据感染部位可分为体表感染型（皮肤炭疽）、吸入感染型（肺炭疽）和经口感染型（肠或口咽部炭疽），炭疽在中国被列为乙类传染病，肺炭疽需按甲类传染病管

理。目前炭疽在经济发达国家流行和暴发较为罕见，但在经济和卫生条件落后国家仍是危害较为严重的传染病，以中美、南美、非洲等国家较多，呈地方性流行。

2）鼠疫：鼠疫是由鼠疫耶尔森菌引起的自然疫源性烈性传染病，临床表现为高热、出血倾向、肺部特殊炎症等，鼠疫为多途径传播包括被感染的鼠蚤叮咬而传染或接触感染后的动物以及吸入气溶胶感染，鼠疫在中国被列为甲类传染病，近年来，报告的鼠疫病例90%发生在非洲，特别是东非、中非和马达加斯加，在北非发生了小规模疫情，世界卫生组织（WHO）在其《全球易发传染病监测报告》中所列，鼠疫目前仍然受到密切监测。

3）霍乱：霍乱弧菌主要通过粪－口途径传播，人类在自然情况下是霍乱弧菌的唯一易感者，引起烈性肠道传染病霍乱，为中国的甲类法定传染病，主要表现为剧烈的呕吐、腹泻和脱水。霍乱流行特征以沿海地区为主，夏秋季节发病率较高，传染类型复杂，由于霍乱流行迅速且在流行期间发病率和死亡率较高，因此，也是边境检疫的重点。

（2）主要病毒类疾病

1）森林脑炎：森林脑炎病毒一般在春夏季节流行于俄罗斯以及中国东北森林地带，该病毒主要宿主为野生动物（如蝙蝠），蜱是森脑病毒传播媒介，又是长期宿主。该病毒主要侵犯中枢神经系统，临床上以发热、神经症状为特征。该病毒的流行具有严格的季节性，多发于每年5～6月，感染后可获得持久免疫力。

2）埃博拉出血热：埃博拉病毒是一种引起人类和其他灵长类动物产生埃博拉出血热的烈性传染病病毒，其自然宿主目前尚不明确，传播方式是与患者体液直接密切接触，其中患者的血液、排泄物、呕吐物感染性最强。主要临床表现为恶心、呕吐、腹泻以及体内和体外出血，是目前世界上最致命的病毒性出血热。埃博拉出血热目前呈现地方性流行，局限在中非热带雨林和非洲东南部草原地区，美国、英国等曾报道过输入性病例，该病毒仅在部分地区和国家流行，存在时空局限性（详见第十四章第四节）。

（3）主要立克次体类疾病

1）Q热：Q热立克次体一般由呼吸道黏膜进入人体，呼吸道感染是主要传播途径，蜱是主要的传播媒介，人群对该病原体普遍易感，临床表现包括发热、乏力、头痛、肌痛与间质性肺炎。该病无明显季节性，流行呈全球性，青壮年和农牧区人群发病率较高。

2）流行斑疹伤寒：普氏立克次体主要通过体虱传播给人，患者是唯一的传染源。其临床特点为持续高热、头痛、淤点样皮疹（或斑丘疹）和中枢神经系统症状。临床一般可分为典型和轻型以及复发型斑疹伤寒。斑疹伤寒流行于全球，目前在中国已经被完全控制。

（4）主要衣原体类疾病

鹦鹉热：鹦鹉热衣原体都在鸟类之间传播感染，通过动物传染给人。临床表现为高热、恶寒、头痛、肌痛、咳嗽和肺部浸润性病变等。宿主分泌物、排泄物、羽毛等均具有传染性，禽类养殖场、宰杀车间、交易市场等均可能成为传染场所。美国人群主要感染源来源于火鸡，西欧则以观赏鸟类鹦鹉为主。

（5）主要真菌类疾病

球孢子菌肉芽肿：本病又称圣华金热或溪谷热，临床表现为自限性的呼吸器官和皮肤的原发性感染，可在皮肤、皮下组织、淋巴结、骨骼、肝脏等形成局灶性病变，该病主要流行于美国西南部、墨西哥、中美洲及南美洲，欧洲、亚洲和非洲也有个案报道。

（6）主要毒素类疾病：肉毒菌毒素中毒，肉毒菌毒素是肉毒杆菌在繁殖过程中产生的一种具有剧烈神经毒性的毒素，可抑制胆碱能神经末梢释放乙酰胆碱，导致肌肉松弛型麻痹。

2. 流行特点

（1）区域特点：一般情况下，传染病，特别是自然疫源性疾病，由于病原体、宿主和环境等生态学特点的制约，常有严格的地区分布界限。如东方马脑炎、委内瑞拉马脑炎等。通常只见于美洲和中、南美洲。

（2）季节规律：通常虫媒传染病多发生在夏秋昆虫活动频繁季节；肠道传染病多发生在夏秋季节。生化物质导致的传染病或发生在不是正常应该发生的季节。

（3）职业分布特点：某些传染病由于暴露于病原体的机会不同，往往有职业性的特点。例如炭疽和布鲁菌病，皮毛厂工人和畜牧业者容易感染，但在生物攻击条件下，由于敌方施放带有炭疽国家的昆虫、杂物，特别是施放生物战剂气溶胶，可使任何人感染得病，找不到职业易感上的特点。

（4）流行形式特点：通常除通过食物和水源污染而引起暴发流行外，病例是逐步增多的，然后逐渐达到高峰。但在生物战条件下，敌方施放生物战剂气溶胶，可使污染区人群同时受到感染，在短期内达到高峰，呈现暴发性流行。

二、预防原则及要点

1. 总体原则

（1）严格管理传染源：传染源早发现、早报告、早诊断、早隔离。

（2）切断传播途径：必要时封锁疫区，加强防护措施。

（3）保护易感者：加强卫生宣传教育，加强个人防护。

（4）消灭动物传染源：进行疫情监测。

2. 细菌类疾病预防原则

（1）管理传染源：患者应隔离治疗至创口愈合、痂皮脱落或症状消失、分泌物或排泄物培养2次阴性（相隔5日）为止。严格隔离并治疗病畜，不食用其乳类。死畜严禁剥皮或煮食，应焚毁或加入大量生石灰深埋于地面2米以下。入院时对患者做好卫生处理（更衣、灭蚤及消毒）。病区、室内定期进行消毒，患者排泄物和分泌物应用漂白粉或来苏液彻底消毒。工作人员在护理和诊治患者时应穿连衣裤的"五紧"防护服，外科口罩，穿高筒胶鞋，戴薄胶手套及防护眼镜。急性期应给患者流质饮食，并供应充分液体，或予葡萄糖、0.9% 氯化钠注射液静脉滴注，以利毒素排泄。严格遵守隔离制度，做好护理工作，消除患者顾虑。

（2）切断传播途径：必要时封锁疫区。对患者的衣服、用具采取煮沸、对废敷料、分泌物、排泄物等、可采取含氯石灰（漂白粉）、环氧乙烷、过氧乙酸、高压蒸汽等消毒灭菌措施。最好用 0.8kg/m³ 甲醛消毒，密闭 24 小时，可杀死病菌和芽孢。畜产品加工厂须改善劳动条件，加强防护设施，工作时要穿工作服、戴口罩和手套。消灭动物传染源，进行疫情监测。切断传播途径，实施灭鼠、灭蚤消毒。

（3）保护易感者：加强卫生宣教，对流行区人群进行卫生宣传教育，个人应养成良好卫生习惯，防止皮肤受伤，如有皮肤破损，立即涂搽 3% ～ 5% 碘伏，以免感染。密切接触者应留验 8 日，必要时早期应用抗菌药物，对疑似患者可采取同一措施。进入疫区的医务人员，必须接种疫苗，两周后方能进入疫区。工作时必须着防护服，戴口罩、帽子、手套、眼镜、穿胶鞋及隔离衣。接触患者后服用药物预防。炭疽病疫苗能防止传染，但接种炭疽病疫苗不推荐也不允许用于公众疾病防治。预防接种自鼠疫开始流行时，对疫区及其周围的居民、进入疫区的工作人员，均应进行预防接种。常用为 EV 无毒株干燥活菌苗，皮肤划痕法接种，即 2 滴菌液，相距 3 ～ 4cm。2 周后可获免疫。一般每年接种 1 次，必要时 6 个月后再接种 1 次。可进行霍乱疫苗预防接种。

3. 病毒类疾病预防原则

（1）加强防蜱灭蜱；穿五紧防护服及高筒靴，头戴防虫罩；衣帽可浸邻苯二甲酸二甲酯，每套 200g，有效期 10 日；预防接种，每年 3 月份前注射疫苗，第 1 次 2ml，第 2 次 3ml，间隔 7 ～ 10 日、以后每年加强 1 针。

（2）埃博拉病毒在 60℃的条件下 60 分钟会被杀死。病毒主要存在于患者的体液、血液中，因此对患者使用过的注射器、针头、各种穿刺针、插管等，均应彻底消毒，最可靠的是使用高压蒸气消毒；埃博拉病毒还可能经过空气传播，需严格隔离患区；接种埃博拉病毒疫苗，目前已有多种疫苗在研发和临床研究当中，其中 rVSV-ZEBOV 疫苗是目前疗效最好，并且可以用于暴露后治疗的埃博拉疫苗，且可通过黏膜免疫，不受预存免疫的影响。

4. 立克次体类疾病预防原则 管理传染源：患者应隔离，对其痰及其他排泄物应消毒处理。注意家畜、家禽的管理，使孕畜与健畜隔离，并对家畜分娩期的排泄物、胎盘及其污染环境进行严格消毒处理；切断传播途径：灭鼠灭蜱。对疑有传染的牛羊奶必须煮沸 10 分钟方可饮用；疫苗接种，灭活疫苗局部反应大，弱毒活疫苗用于皮上划痕或糖丸口服，不良反应少、效果较好。同时对患者及接触者进行灭虱，并在 7 ～ 10 日重复 1 次。物理灭虱，用蒸、煮、洗、烫等方法。温度保持在 85℃以上 30 分钟。化学灭虱可用 10%"滴滴涕"粉、0.5%"六六六"

粉或 1% 马拉硫磷等撒布在内衣里或床垫上。为防耐药性，以上几种药物可交替使用；预防接种，弱毒活疫苗用于皮上划痕或糖丸口服。减毒 E 株活疫苗已被部分国家广泛应用，皮下注射一次即可，免疫效果维持 5 年。

5. 衣原体类疾病预防原则　预防要点：健康教育：预防本病主要是勿与病鸟接触，进口的鸟类应检疫；患者、接触者及其直接接触环境的管理：带菌或患病的观赏鸟类和家禽的分泌物、排泄物所污染的环境、场所、羽毛和尘埃均可成为传染源。严格养禽场和鸟类贸易集市以及运输过程的检疫制度。对发生过感染的场所和房舍，给予检疫监督和消毒处理。在家禽和鸟类运输前后，应在饲料中掺拌四环素，以加强预防作用。必要时尚需采取检疫和进行隔离观察等措施。

6. 真菌类疾病预防原则　目前仍没有任何可以预防球孢子菌病的方法，建议尽量避免参与环境中易产生很多粉尘的活动，如建筑等相关环境。

7. 毒素类疾病预防原则　严密预防，可接种疫苗。

三、治疗原则及要点

重视生物战剂传染病的预防，控制传染源，防止传播。坚持综合治疗的原则。

四、用药原则及要点

1. 抗菌治疗　①用药指征：诊断为细菌和真菌感染；诊断为支原体、衣原体、螺旋体、立克次体、原虫感染的；尚未感染，但发生细菌感染概率高，需要通过抗菌药物预防感染；②用药时机：早期发现、早期诊断、早期治疗。具有用药指征的患者，留取相应标本进行病原学检查后，应及时给予经验性抗菌药物治疗。病原学明确后应给予目标性治疗；③药物选用基本原则：根据病原学检查和药物敏感试验选择适宜的抗菌药物。炭疽杆菌病原治疗以青霉素为首选；④疗程：根据患者所患疾病用足剂量和疗程。如鼠疫患者治疗疗程一般为 7 ～ 10 日，最高可用至 15 日；炭疽病治疗疗程为 7 ～ 10 日；⑤联合用药原则：单一药物可有效治疗的感染不需要联合用药，避免盲目或不恰当的联合用药。

2. 抗病毒治疗　①早发现、早诊断、早隔离、早治疗是提高病毒性传染病治愈率、降低病死率的关键。一般治疗及对症治疗：护理、降温、止痉以及呼吸衰竭等处理。注意皮肤及口腔清洁，定时翻身、叩背及吸痰，防止继发感染。急性期应注意颅压增高，可给 20% 甘露醇注射液脱水降颅压。病情严重者，可短期应用肾上腺皮质激素治疗；②森林脑炎病毒可采用免疫疗法，起病 3 日内患者可用恢复期患者或林区居住多年者的血清 20 ～ 40ml 肌内注射血清治疗，或椎管内注射 5 ～ 10ml；高效价免疫丙种球蛋白每日 6 ～ 9ml 肌内注射，至体温降至38℃以下停用；干扰素、转移因子、免疫核糖核酸，核糖核酸酶均可酌情采用。目前尚无有效的抗埃博拉病毒的药物，WHO 推荐瑞德西韦、法匹拉韦在紧急情况下可试用于埃博拉病毒感染的治疗。临床实验证明默克公司研发的埃博拉疫苗 ERVEBO（rVSV-ZEBOV）对病毒感染具有较强保护作用。

3. 抗立克次体治疗　①四环素族对立克次体有特效。服药 48 小时内退热后减半，继服 1 周，以免复发。复发病例再服药仍有效。亦可服强力霉素 200mg，qd，疗程 10 日；如联合应用甲氧苄胺嘧啶（TMP），每次 0.1mg，每日 2 ～ 3 次，疗效更好；②在急性期，治疗应持续到热度退去后 5 日，氯霉素可用于不能使用四环素的小儿。

4. 抗衣原体治疗　采取综合性防治措施，治疗可用四环素族、氯霉素、红霉素等抗菌药物。

5. 抗真菌治疗　①低危患者的原发性球孢子菌病不必进行治疗。轻中度非脑膜肺外受累应当用氟康唑 ≥ 400mg/d 或伊曲康唑 400mg/d。治疗严重病例最好用两性霉素 B 静脉注射。根据感染程度连续用药直至总用药量达到 1 ～ 3g。变态反应性病变严重者可考虑应用皮质类固醇治疗，但应防止因而引起病菌播散。对继发性感染者应从速进行两性霉素 B、庐山霉素、氟康唑或伊曲康唑等治疗，疗程宜长，且用量必须足够；②如用两性霉素 B 治疗需经皮下通道装置从脑池鞘膜下注射或脑室鞘内注射。

6. 抗毒素治疗　以早期（起病后 < 24 小时）注射多价精制肉毒抗毒素为主。剂量每次 5 万～ 10 万 U，静脉及肌内注射各半量（先做血清敏感试验，过敏者先行脱敏处理），以后必要时，于 6 小时后重复注射同量 1 次。在毒素型别已确定者，应注射同型抗毒素，每次 1 万～ 2 万 U。病程已过 2 日者，血清效果较差，但仍应继续注射，以中和血中残存毒素；②化学疗法：近年有人采用盐酸胍 35 ～ 50mg/（kg·d），分 4 ～ 6 次服，能改善神经肌肉传递功能，增加肌张力，缓解中毒症状，有显著效果；③一般对症治疗：患者应严格卧床休息，并给予适当镇静剂，以免瘫痪加重。患者于食后 4 小时内可用 5% 碳酸氢钠或 0.02% ～ 0.04% 高锰酸钾浓液洗胃及灌肠，以破坏胃肠内尚未吸收的毒素。咽肌麻痹宜用鼻饲及输液。呼吸困难者吸氧，及早气管切开，术前应用呼吸兴奋剂和阿托品以防呼吸心搏骤停。呼吸麻痹者用人工呼吸器。为消灭肠道内的肉毒杆菌，以防其继续产生毒素，可予大剂量青霉素。其他尚须注意给予强心剂，防治继发性细菌感染。

五、对症治疗

高热者：采取各种降温措施，如物理降温，或合理应用解热镇痛药。
吐泻者：补充液体及盐类，维持患者水、电解质和酸碱平衡。
休克患者：维持患者血压，给予改善微循环的措施。

第四节　生物物质所致疾病推荐药品目录及使用指引

生化物质灾害发生后，除皮肤消毒药物和常规急救药品（抗休克药物），以及调节水、电解质和酸碱平衡的药物外，还需必备以下药品。

■ 盐酸环丙沙星（片剂、注射剂）Ciprofloxacin	
用法用量	成人：成人的每日用量为 0.5 ～ 1.5g，分 2 次口服。静脉滴注每日 0.2 ～ 0.6g，但速度不宜过快；分 2 次滴注，每次时间约 1 小时 疗程：7 ～ 14 日 其他：儿童和青少年禁用；肝功能不全慎用；肾功能不全患者需根据肾功能调整给药剂量；妊娠妇女禁用；本品可通过乳液排泄，哺乳妇女禁用
临床使用要点	作用特点：适用于治疗由特定微生物的敏感菌株所致感染，降低暴露雾化炭疽杆菌后的发病率或减轻疾病进展 适应证：环丙沙星适用于降低暴露雾化炭疽杆菌后的发病率或减轻疾病进展 禁忌证：禁用于对环丙沙星、任何喹诺酮类抗菌药或处方中成分过敏者，禁用于儿童、青少年和妊娠妇女及哺乳妇女 注意事项：应用本品前需详细询问药物过敏史 给药方式：静脉滴注或口服 存放要点：贮存于 25℃ 以下
药物相互作用及处理建议	环丙沙星是肝脏 CYP1A2 酶抑制剂。联合使用环丙沙星与其他主要通过 CYP1A2 代谢的药物（如茶碱、甲基黄嘌呤、替扎尼定等）可导致联合用药的血浆浓度升高，并可能导致显著的临床不良反应 处理建议：不宜合用
常见不良反应及处理建议	常见：肌腱病变和肌腱断裂、重症肌无力加重 严重：严重的（致死性的）超敏反应，不良反应可伴随心血管性虚脱、意识丧失、刺痛感、咽或面部水肿、呼吸困难、荨麻疹和瘙痒 处理建议：一旦患者出现肌腱疼痛、肿胀、炎症或断裂和肌无力加重应停止使用本品。一旦出现过敏临床指征，严重过敏反应需立即进行紧急治疗：肾上腺素治疗以及其他复苏措施，包括氧疗、静脉补液、静脉给予抗组胺类药物、皮质激素、升压胺类以及气道处理

■ 硫酸链霉素（注射剂）Streptomycin Sulfate	
用法用量	成人：成人首剂量 1g，以后每次 0.5g，每 4 小时 1 次，肌内注射，1 ～ 2 日后改为每 6 小时 1 次 1 岁以下儿童：新生儿 10 ～ 20mg/（kg·d），分 2 ～ 4 次肌内注射 1 岁及以上年龄儿童：20 ～ 40mg/（kg·d）。对严重病例应加大剂量，最初 2 日，每日 4g，继以每日 2g，分 4 次肌内注射。链霉素可与磺胺类等联合应用，以提高疗效 疗程：疗程一般 7 ～ 10 日，甚者用至 15 日 肝功能不全：轻中度肝功能不全患者治疗时不需要调整剂量 肾功能不全：链霉素具有肾毒性，治疗过程中应定期检查尿常规和肾功能 妊娠妇女：本品属孕妇用药 D 类，可穿过胎盘进入胎儿组织，妊娠妇女慎用 哺乳妇女：哺乳期妇女用药期间宜暂停哺乳

（续　表）

临床使用要点	作用特点：其作用机制是作用于细菌体内的核糖体，抑制细菌蛋白质合成，并破坏细菌细胞膜的完整性 适应证：主要与其他抗结核药联合用于结核分枝杆菌所致各种结核病的初治病例，或其他敏感分枝杆菌感染。可单用于治疗土拉菌病，或与其他抗菌药物联合用于鼠疫、腹股沟肉芽肿、布鲁菌病、鼠咬热等的治疗。亦可与青霉素或氨苄西林联合治疗草绿色链球菌或肠球菌所致的心内膜炎 禁忌证：对链霉素或其他氨基糖苷类过敏的患者禁用 注意事项：交叉过敏：对一种氨基糖苷类过敏的患者可能对其他氨基糖苷类也过敏 给药方式：肌内注射 存放要点：贮存于25℃以下
药物相互作用及处理建议	本品与其他氨基糖苷类合用或先后连续局部或全身应用，可增加其产生耳毒性、肾毒性以及神经肌肉阻滞作用的可能性；本品与神经肌肉阻断药合用，可加重神经肌肉阻滞作用。本品与卷曲霉素、顺铂、依他尼酸、呋塞米或万古霉素（或去甲万古霉素）等合用，或先后连续局部或全身应用，可能增加耳毒性与肾毒性。注射用硫酸链霉素与头孢噻吩或头孢唑林局部或全身合用，可能增加肾毒性 处理建议：不宜合用
常见不良反应及处理建议	常见：血尿、排尿次数减少或尿量减少、食欲减退、口渴等肾毒性症状，少数可产生血液中尿素氮及肌酐值增高。影响前庭功能时可有步履不稳、眩晕等症状；影响听神经出现听力减退、耳鸣、耳部饱满感。部分患者可出现面部或四肢麻木、针刺感等周围神经炎症状。偶可发生视力减退（视神经炎），嗜睡、软弱无力、呼吸困难等神经肌肉阻滞症状。偶可出现皮疹、瘙痒、红肿。少数患者停药后仍可发生听力减退、耳鸣、耳部饱满感等耳毒性症状，应引起注意 处理建议：患者应给予充足的水分，以减少肾小管损害的程度

■ 盐酸多西环素片（片剂）Doxycycline Hyclate Tablets

用法用量	成人：100mg bid，继以100～200mg qd 8岁以下儿童：忌用 8岁及以上年龄儿童：第一日按体重2.2 mg/kg bid，继以按体重2.2～4.4mg/kg qd，45kg以上儿童用量同成人 疗程：疗程一般7～14日 肝功能不全：慎用 肾功能不全：可安全用于肾功能损害患者 妊娠妇女：妊娠妇女禁用 哺乳妇女：哺乳妇女禁用 作用特点：本品为四环素类广谱抑菌剂，高浓度时具杀菌作用。立克次体属、支原体属、衣原体属、非结核分枝杆菌属、螺旋体对本品敏感
临床使用要点	适应证：立克次体病，如流行性斑疹伤寒、地方性斑疹伤寒、落基山斑点热、恙虫病和Q热、支原体属感染、衣原体属感染，霍乱，鼠疫 禁忌证：对四环素类药物过敏者禁用 注意事项：应用本品时可能发生耐药菌的过度繁殖引起二重感染，长期用药时应定期随访检查血常规以及肝功能 给药方式：口服 存放要点：贮存于25℃以下

（续　表）

药物相互作用及处理建议	无
常见不良反应及处理建议	胃肠道症状如恶心、呕吐、上腹不适、腹胀、腹泻等消化道症状 处理建议：治疗期间饮食以清淡为主

■ **青霉素钠（注射剂）Penicillin Sodium**

用法用量	成人：①肌内注射，每日80万～200万U，分3～4次给药；②静脉滴注，每日200万～1000万U，分2～4次给药 1岁以下儿童：1次5万U/kg，肌内注射或静脉给药，出生第1周每12小时1次，>7天每8小时1次，严重感染每6小时1次 1岁及以上年龄儿童：①肌内注射，2.5万U/kg，每12小时1次给药；②静脉给药，每日5万～20万U/kg，分2～4次 疗程：7～10日 其他：肝功能不全患者慎用；老年人使用时需根据肾功能调整给药剂量；妊娠末期产妇慎用；哺乳妇女忌用
临床使用要点	作用特点：高效、低毒、临床应用广泛的重要抗菌药物。青霉素针剂和口服青霉素已能分别治疗肺炎、脑膜炎、心内膜炎、白喉、炭疽等病 适应证：青霉素适用于敏感细菌所致各种感染，如脓肿、菌血症、肺炎和心内膜炎等 禁忌证：有青霉素类药物过敏史或青霉素皮肤试验阳性患者禁用 注意事项：应用本品前需详细询问药物过敏史并进行青霉素皮肤试验 给药方式：肌内注射或静脉给药 存放要点：贮存于25℃以下
药物相互作用及处理建议	丙磺舒、阿司匹林、保泰松、磺胺药对青霉素的排泄有阻滞作用，合用可升高青霉素类的血药浓度，也可能增加毒性。氯霉素、红霉素、四环素类等抑菌剂对青霉素的杀菌活性有干扰作用 处理建议：不宜合用
常见不良反应及处理建议	常见：过敏反应，青霉素过敏反应较常见，包括荨麻疹等各类皮疹、白细胞减少、间质性肾炎、哮喘发作等和血清病型反应；二重感染；可出现耐青霉素金葡菌、革兰阴性杆菌或念珠菌等二重感染 严重：毒性反应少见，但静脉滴注大剂量本品或鞘内给药时，可因脑脊液药物浓度过高导致抽搐、肌肉阵挛、昏迷及严重精神症状等（青霉素脑病）。此种反应多见于婴儿、老年人和肾功能不全患者 处理建议：过敏性休克偶见，一旦发生必须就地抢救予以保持气道畅通、吸氧及使用肾上腺素、糖皮质激素等治疗

■ **氟康唑胶囊（胶囊）Fluconazole Capsules**

用法用量	成人：每日200～400mg 1岁及以上年龄儿童：儿童人群的最大剂量不应超过每日400mg 肝功能不全：肝功能损害患者慎用 肾功能不全：肾功能损害患者慎用 妊娠妇女慎用、哺乳期妇女慎用

（续　表）

临床使用要点	作用特点：氟康唑为三唑类抗真菌药物。其主要作用机制为高度选择性抑制真菌细胞色素 P450 酶介导的 14α－羊毛甾醇去甲基化，从而抑制麦角固醇的生物合成 适应证：本品适用于隐球菌性脑膜炎，球孢子菌病，侵袭性念珠菌病，黏膜念珠菌病，包括口咽、食道念珠菌病，念珠菌尿及慢性皮肤黏膜念珠菌病 禁忌证：对氟康唑及其无活性成分或其他唑类药物过敏的患者禁用，接受氟康唑治疗的患者禁止同时服用可延长 Q-T 间期和经过 CYP3A4 酶代谢的药物 注意事项：氟康唑使用过程中肝功能异常的患者，应密切监查患者有无更严重肝损害发生氟康唑治疗过程中，偶有患者出现剥脱性皮肤反应，一旦出现大疱性损害或多形性红斑，应立即停用 给药方式：口服 存放要点：贮存于 25℃以下
药物相互作用及处理建议	高剂量该品和环孢素合用可使环孢素的血药浓度升高，致毒性反应发生的危险性增加；与茶碱合用时，茶碱血药浓度升高，可导致毒性反应；该品与苯妥英钠合用时，可使苯妥英钠的血药浓度升高导致毒性反应 处理建议：严密检测血药浓度，并调整剂量的情况下方可谨慎应用
常见不良反应及处理建议	常见：恶心，呕吐，腹痛等消化道反应。部分患者可出现过敏反应，如皮疹，荨麻疹，严重者可引起剥脱性皮炎。氟康唑对肝脏，肾脏有一定的损伤作用，常可引起转氨酶和肌酐的增高 处理建议：严密监测，一旦出现严重不良反应应立即停用

■ 两性霉素 B 脂质体（注射剂）Amphotericin B

用法用量	脂质体剂型可用至 3.0～4.0mg/（kg·d），若无改善或真菌感染恶化剂量可增至 6mg/（kg·d） 肝肾功能不全患者慎用
临床使用要点	作用特点：多烯类抗真菌药物，对细菌、立克次体、病毒等无抗微生物活性。常用治疗量所达到的药物浓度对真菌仅具抑菌作用 适应证：本品适用于患有深部真菌感染的患者 禁忌证：本品禁用于对其中任何成分过敏的患者。除非医生认为使用本品的益处大于过敏带来的危险时，这些有过敏史的患者才能使用本品 注意事项：本品应静脉给药。与输药过程中有关的急性反应包括发热、发冷、低血压、恶心或心动过速。这些反应通常在开始输药后 1～3 小时出现，这些反应在头几次给药时较为严重和频繁，以后会逐步消失。与输注有关的急性反应可以事先通过使用抗组胺和皮质类固醇来预防和/或降低输注速度和迅速使用抗组胺和皮质类固醇来处理。应避免快速输注 给药方式：静脉给药 存放要点：贮存于 15～30℃
药物相互作用及处理建议	本品与氟尿嘧啶同用可能增加氟尿嘧啶的毒性，与皮质类固醇和促肾上腺皮质激素（ACTH）同用可降低血钾并导致心脏功能异常 处理建议：不宜合用
常见不良反应及处理建议	常见：腹痛、腹胀、胸痛、背痛、注射部位炎症、面部水肿、黏膜异常、疼痛、败血症

（续 表）

■ 肉毒抗毒素（注射剂）Botulinum Antitoxin	
用法用量	成人：采用肌内注射或静脉滴注。第1次注射10 000～20 000IU（指1个型），以后视病情决定，可每隔约12小时注射1次。只要病情开始好转或停止发展，即可酌情减量（例如减半）或延长间隔时间
临床使用要点	作用特点：本品含有特异性抗体，具有中和相应型肉毒毒素的作用，可用于A、B、E型肉毒中毒的预防和治疗 预防用药：1次皮下注射或肌内注射1000～20 000IU（指1个型）。若情况紧急，亦可酌情增量或采用静脉注射 适应证：用于预防及治疗肉毒中毒。凡已出现肉毒中毒症状者，应尽快使用本抗毒素进行治疗。对可疑中毒者亦应尽早使用本抗毒素进行预防。在一般情况下，人的肉毒中毒多为A型、B型或E型，中毒的毒素型别尚未得到确定之前，可同时使用2个型，甚至3个型的抗毒素 禁忌证：过敏试验为阳性反应者慎用 注意事项：本品为液体制品。制品混浊、有摇不散的沉淀、异物或安瓿有裂纹、标签不清、过期失效者均不能使用。安瓿打开后应一次用完。每次注射须保存详细记录，包括姓名、性别、年龄、住址、注射次数、上次注射后的反应情况、本次过敏试验结果及注射后反应情况、所用抗毒素的生产单位名称及批号等。注射用具及注射部位应严格消毒。注射器宜专用，如不能专用，用后应彻底洗净处理，最好干烤或高压蒸汽灭菌。同时注射类毒素时，注射器须分开。使用抗毒素须特别注意防止过敏反应。注射前必须做过敏试验并详细询问既往过敏史。凡本人及其直系亲属曾有支气管哮喘、花粉症、湿疹或血管神经性水肿等病史，或对某种物质过敏，或本人过去曾注射马血清制剂者，均须特别提防过敏反应的发生 给药方式：肌内注射或静脉滴注 存放要点：2～8℃避光干燥处保存
药物相互作用及处理建议	尚不明确
常见不良反应及处理建议	常见：过敏休克，可在注射中或注射后数分钟至数十分钟内突然发生。患者突然表现沉郁或烦躁、脸色苍白或潮红、胸闷或气喘、出冷汗、恶心或腹痛、脉搏细速、血压下降、重者神志昏迷虚脱，如不及时抢救可以迅速死亡。血清病：主要症状为荨麻疹、发热、淋巴结肿大、局部水肿，偶有蛋白尿、呕吐、关节痛，注射部位可出现红斑、瘙痒及水肿。一般系在注射后7～14日发病，称为延缓型。亦有在注射后2～4日发病，称为加速型 处理建议：过敏休克患者注射肾上腺素后即可缓解；重者需输液输氧，使用升压药维持血压，并使用抗过敏药物及肾上腺皮质激素等进行抢救。对血清病应对症疗法，可使用钙剂或抗组织胺药物，一般数日至十数日即可痊愈

第五节　医疗队随行药品推荐目录

医疗队随行药品推荐目录，见表 10-1。

表 10-1　医疗队随行药品推荐目录

药品名称		剂型	特殊储存条件
中文	英文		
推荐药品目录（详见本章第四节）			
急救药品目录			
1. 肾上腺素	Adrenaline	注射剂	——
2. 去甲肾上腺素	Noradrenaline Bitartrate	注射剂	——
3. 异丙肾上腺素	Isoprenaline	注射剂	——
4. 多巴胺	Dopamine	注射剂	——
5. 多巴酚丁胺	Dobutamine Hydrochloride	注射剂	——
6. 间羟胺	Metaraminol	注射剂	——
7. 地塞米松	Dexamethasone	注射剂、片剂	——
8. 氢化可的松	Hydrocortisone	注射剂、片剂	——
9. 甲泼尼龙	Methylprednisolone	注射剂	——
10. 山莨菪碱	Anisodamine	注射剂	——
11. 阿托品（0.5mg）	Atropine	注射剂、片剂	——
12. 亚甲蓝	Methylthionine Chloride	注射剂	——
13. 氨甲环酸	Tranexamic Acid	注射剂、片剂	——
14. 卡洛磺钠	Carbazochrome Sodium Sulfonate	注射剂	——
15. 维生素 K_1	Vitamin K_1	注射剂、片剂	——
16. 酚磺乙胺	Etamsylate	注射剂、片剂	——
19. 凝血酶	Lyophilizing Thrombin Powder	冻干粉	冷藏
20. 蛇毒血凝酶	Hemocoagulase	注射剂	冷藏
21. 垂体后叶激素	Posterior Pituitary	注射剂	冷藏
消毒防疫药品目录			
1. 青霉素钠	Benzylpenicillin Sodium	注射剂	——
2. 乙醇（酒精）（75%）	Ethanol	溶液剂	——
3. 过氧化氢（3%）	Hydrogen Peroxide	溶液剂	——

（续　表）

药品名称		剂型	特殊储存条件
中文	英文		
4. 戊二醛	Glutaral	溶液剂	——
5. 过氧乙酸	Peracetic Acid	溶液剂	——
6. 聚维酮碘	Povidone Iodine	溶液剂	——
7. 高锰酸钾	Potassium Permanganate	溶液剂	——
8. 氯己定	Chlorhexidine	溶液剂	——
9. 阿米卡星	Amikacin	注射剂、洗剂	——
10. 阿奇霉素	Azithromycin	注射剂、胶囊、片剂、颗粒剂	——
11. 厄他培南	Ertapenem	注射剂	——
12. 氟康唑	Fluconazole	注射剂、胶囊	——
13. 盐酸小檗碱	Berberine Hydrochloride	片剂	——
14. 万古霉素	Vancomycin	胶囊、注射剂	——
15. 克林霉素	Clindamycin	胶囊、注射剂	——
16. 林可霉素	Lincomycin	片剂、胶囊、注射剂	——

营养支持药品目录

1. 常用肠外营养制剂（详见第十五章第三节）

2. 电解质平衡调节药（详见第十五章第三节）

3. 血容量扩充剂（详见第十五章）

（陈　孝、吕子彦、吴晓玲）

参考文献

［1］陈新谦，金有豫，汤光.新编药物学.第18版.北京：人民卫生出版社，2019.

［2］陈家曾，俞如旺.生物武器及其发展态势.生物学教学，2020，45（6）：5-7.

［3］Barras V，Greub G. History of biological warfare and bioterrorism. Clinical Microbiology & Infection, 2014, 20（6）: 497-502.

［4］马慧，张昕，任哲，等.生物武器防护洗消及损伤救治研究进展.中国消毒学杂志，2020，37（4）：307-310.

［5］李亮亮，郭强，徐俊杰.炭疽的特异性治疗药物的研究进展.中国生物制品学杂志，2014，

27（8）：1103−1107.

［6］殷瑜，陈代杰.鼠疫防治进程中的重大科学发现.中国抗菌药物杂志，2020，45（4）：394−403.

［7］Arcos González P，Fernández Camporro Á，Eriksson A，et al. The Epidemiological Presentation Pattern of Ebola Virus Disease Outbreaks：Changes from 1976 to 2019. Prehosp Disaster Med，2020，35（3）：247−253.

［8］张杨玲，汪园，张革.埃博拉病毒疫苗 rVSV−ZEBOV 的研究进展.中国生物工程杂志，2018，38（1）：51−56.

［9］余碧芸，吴宏成，何向蕾，等.原发性肺球孢子菌病一例.中华结核和呼吸杂志，2010(3)：227−228.

［10］王景林.生物毒素战剂：检测识别分子与防治药物.军事医学，2011，35（8）：561−565.

［11］国家药典委员会.中华人民共和国药典临床用药须知：化学药和生物制品卷（2015 年版）.北京：中国医药科技出版社，2017.

［12］李兰娟，任红.传染病学.第 9 版.北京：人民卫生出版社，2018.

第十一章　暴发性流感

第一节　暴发性流感概述

流行性感冒（Infuenza，以下简称流感）是流感病毒引起的一种急性呼吸道传染病。流感病毒为 RNA 病毒，分为甲、乙、丙、丁四型；目前感染人的主要是甲型流感病毒中的 H1N1、H3N2 亚型及乙型流感病毒中的 Victoria 和 Yamagata 系。患者和隐性感染者是主要传染源，被感染的禽类动物也可能是一种传染源。流感病毒主要通过接触及空气飞沫传播，部分可通过气溶胶形式传播。人群对流感病毒普遍易感，病后短期内有一定免疫力；但由于流感病毒极易发生变异，且四型流感之间，甲型流感不同亚型之间无交叉免疫，故可反复感染、反复发病。

流感是世界最大的公共卫生挑战之一。每年全球估计有 10 亿例病例，其中 300 万至 500 万例为重症病例，29 万～ 65 万例因流感相关呼吸道疾病而死亡。世界卫生组织（WHO）2017 版《流感大流行风险管理指南》明确提出，进入 20 世纪以来已有 4 次世界性大流行的记载，分别是 1918—1919 年流感、1957—1958 年 H3N2 流感、1968—1969 年 H2N2 流感以及 2009 年 H1N1 流感，其中以 1918 年流感最为严重，死亡人数高达 2000 万人之多。此外，近年来我国也发生了多起人感染 H5N1 和 H7N9 禽流感疫情，截至 2018 年 7 月，累计确诊 1625 例 H7N9 禽流感患者，其中 623 例死亡，病死率为 38%；同时还有散发的人感染 H9N2、H5N6 和 H10N8 等禽流感报告，且多为重症患者，病死率极高。

暴发性流感流行的原因主要有以下方面：

一、病毒变异

流感流行的重要原因之一是流感病毒的抗原性变异。甲型流感病毒的抗原极易发生变异，其主要分为两种形式：抗原漂移和抗原转换。根据抗原变异的大小，人体的原免疫力对变异的新病毒可完全无效或部分无效，从而引起流感大流行。乙型流感病毒抗原性相对较稳定，人类是其唯一宿主，可在局部地区流行，丙型流感病毒一般不发生变异。

二、传染性

传染源从发病潜伏期末到急性期都有传染性，健康成人感染流感病毒后 3 ～ 5 小时即可释放病毒，病初 2 ～ 3 日传染性最强，所呼出的每一个气溶胶微粒中均含有 10 万～ 100 万个流感病毒。免疫功能受损者传染时间可超过 1 周，人感染部分禽流感病毒时间则可长达 1 ～ 3 周。

三、传播途径

流感病毒主要通过咳嗽、咳痰和打喷嚏等飞沫传播，也可经口腔、鼻腔、眼睛等黏膜直接或间接接触传播。通过接触共用物品也可能引起感染。人感染禽流感主要通过直接接触受感染的动物或受污染的环境而获得。此外，在特定场所，如人群密集且密闭或通风不良的房间内，也可能通过气溶胶的形式传播。

四、人类易感性

四型流感之间、甲型流感不同类型之间无交叉免疫，可反复发病。

第二节　暴发性流感的特点及主要防治要点

一、流感分类及主要疾病特点

流感的传染源包括患者、隐性感染者和被感染的禽类动物；传播途径为直接接触、间接接触、空气飞沫传播及气溶胶传播。人群普遍易感，但对于年龄＜5岁儿童、年龄≥65岁老年人、肥胖者、妊娠妇女、围产期妇女以及有慢性基础疾病者（如慢性呼吸系统疾病、心血管系统疾病、肾病、肝病及免疫功能缺陷等）该类人群，感染病毒后容易发展为重症病例。根据临床特征，流感主要分为单纯型流感、胃肠型流感、肺炎型流感和中毒型流感。

1. 单纯型流感　最为常见。先有畏寒、发热，继之全身酸痛不适，乏力，头晕、头痛。部分有喷嚏、鼻塞、咽痛和咳嗽等症状。

2. 肺炎型流感　常见于老年人、2岁以下儿童或有慢性基础疾病者。表现为高热、烦躁、呼吸困难、咯血痰和明显发绀、肺部可闻及湿啰音。

3. 胃肠型流感　以腹痛、腹胀、呕吐和腹泻等消化道症状为主。

4. 中毒型流感　少见。表现为高热、神志昏迷，休克，弥漫性血管内凝血、成人常有谵妄，儿童可发生抽搐。部分患者出现循环衰竭，病死率高。

二、流行特点

1. 时间规律　突然发生，迅速蔓延，2～3周达高峰，流行期短，一般为6～8周。

2. 季节规律　四季均可发生，以冬春季为主，南方在夏秋季也可见到流感流行。

3. 播散规律　先城市后农村，常沿交通线传播；先集体单位，后分散居民。

4. 重症病例的高危人群　重症流感主要发生在老年人、年幼儿童、肥胖、孕产妇和有慢性基础疾病者等高危人群，也可发生在一般人群。

三、预防原则及要点

1. 室内经常开窗通风，保持空气流通，避免室内成员交叉感染。

2. 少去人群密集的公共场所，外出应佩戴口罩及勤洗手，避免感染流感病毒。

3. 秋冬气候多变，注意加减衣服。

4. 加强户外体育锻炼，提高自身抗病能力。

5. 注射流感疫苗。

6. 预防人禽流感还应避免和活禽接触，家禽食物应煮熟、煮透。

四、治疗原则及要点

早发现、早报告、早诊断、早治疗，重视对危重症流感病例的积极救治。

1. 对临床疑似病例和确诊病例应尽早隔离治疗。

2. 对于基础疾病明显加重（如慢性阻塞性肺疾病、糖尿病、慢性心功能不全及肝硬化等）或符合重症或危重症流感诊断标准的应住院治疗。

3. 非住院患者应居家隔离，保持房间通风，并佩戴口罩。

4. 避免盲目或不恰当使用抗菌药物，仅在有细菌感染指征时使用抗菌药物。

五、用药原则及要点

1. 抗病毒治疗

（1）原则：①非重症且无重症流感高危因素的患者，在发病48小时内，应充分评估风险和获益后，再考虑是否给予抗病毒治疗；②重症或有重症流感高危因素的患者，应尽早给予经验性抗流感病毒治疗，不必等待病毒检测结果。

（2）基本用药方案：①主要推荐的药物有神经氨酸酶抑制剂（包括奥司他韦、扎那米韦和帕拉米韦）和血凝素抑制剂（如阿比多尔）；②不推荐双倍剂量或联合应用两种神经氨酸酶抑制剂治疗；③金刚烷胺和金刚乙胺对目前流行的流感病毒株耐药，不建议使用。

（3）药物选择原则：①神经氨酸酶抑制剂和血凝素抑制剂均可用于甲、乙型流感的治疗；②有呼吸道疾病或潜在呼吸道疾病（如哮喘、慢性阻塞性肺炎）患者流感治疗，应首选奥司他韦，不推荐使用扎那米韦；③老年人流感患者首选奥司他韦；④肝肾功能不全者首选扎那米韦，且无需调整剂量。

2. 退热治疗

（1）原则：①坚持合理用药的5R原则，即合适的患者（right patient）、合适的药物（right drug）、合适的剂量（right dose）、合适的给药时间（right time）和合适的给药途径（right route）；②辅以恰当的物理降温措施；③不宜盲目加用糖皮质激素作为退热治疗。

（2）基本用药方案：主要推荐药物有布洛芬、对乙酰氨基酚和阿司匹林。

（3）药物选择原则：①对于存在吞咽障碍患者，首选阿司匹林注射剂；②合并川崎病患儿发热，首选阿司匹林注射剂；③肾功能异常患者首选对乙酰氨基酚；④肝功异常患者首选布洛芬，不推荐使用对乙酰氨基酚；⑤ G6PD（红细胞葡萄糖 –6– 磷酸脱氢酶）缺乏症患者禁用对乙酰氨基酚；⑥ 2 月龄内禁用任何解热镇痛药，可采取物理降温；⑦心功能不全、心力衰竭患者首选对乙酰氨基酚。

3. 糖皮质激素治疗

（1）原则：流感患者原则上不使用糖皮质激素治疗，但如出现下列指征之一，可考虑短期内给予适量糖皮质激素治疗：①短期内肺病变进展迅速，氧合指数＜ 300mmHg（1 mmHg=0.133 kPa），并有迅速下降趋势；②合并脓毒血症伴肾上腺皮质功能不全；③急性坏死性脑病无特效治疗时。

（2）基本用药方案：主要推荐药物有氢化可的松和甲泼尼龙。

4. 重症病例治疗

原则：积极治疗原发病，防治并发症，并进行有效的器官保护和功能支持，包括：①低氧血症或呼吸衰竭是重症和危重症患者的主要表现，需要密切监护，及时给予相应的治疗，包括常规氧疗、鼻导管高流量氧疗、无创通气或有创机械通气等；对难治性低氧血症患者，可考虑使用体外膜肺氧合器（Extracorporeal Membrane Oxygenation，ECMO）；出现其他脏器功能损害时，给予相应支持治疗；②对于重症流感患者，抗病毒治疗疗程尚不明确，有条件的医院可根据核酸检测结果适当延长抗病毒治疗时间；③重症流感患者常合并肺部细菌或真菌感染，需密切关注病情变化，积极留取标本送检病原学，及时、合理应用抗细菌或抗真菌药物；④合并神经系统并发症时应给予降颅压、镇静止痉等对症处理。

5. 对症治疗 ①咳嗽咳痰严重者给予镇咳祛痰药；②营养不良者，予营养支持治疗；③缺氧者，根据缺氧程度采用适当方式进行氧疗。

6. 中医药辨证论治 中医药在多次的流感治疗中发挥了重要的作用和优势，能从整体上改善机体状态，减轻病毒对机体的损害。需要注意的是，辨证论治作为中药（包括中药方剂和中成药）使用的基本原则，直接决定了中药疗效的发挥。使用中药时要根据中医药理论辨证选药，即应根据患者个体不同证候、病症的辨证分型来确定具体用药方案。流感从中医理论上属于温病、热病、疫病等范畴，其基本治则主要有解表、清热、解毒、祛邪、扶正等。根据病程的不同阶段，中医对流感的分型主要有：①轻症：风热犯卫（治则为疏风解表，清热解毒）、热毒袭肺（治则为清热解毒，宣肺止咳）；②重症：毒热壅肺（治则为解毒清热，泻肺活络）、毒热内陷、内闭外脱（治则为益气固脱，清热解毒）；③恢复期：气阴两虚、正气未复（治则为益气养阴）。此外，中药的使用要注意药物剂量，要遵循"中病即止"的原则，即根据症状恢复程度及时停药及换药；同时对特殊人群例如老年人、儿童、妊娠、哺乳、肝肾功能不全等，还需调整用药剂量。

第三节 暴发性流感推荐药品目录及使用指引

一、抗病毒药物

1. 神经氨酸酶抑制剂

■ 奥司他韦（胶囊、颗粒剂）Oseltamivir

用法用量	成人：每次 75mg，每日 2 次 1 岁以上儿童：①≤ 15kg：每次 30mg，每日 2 次；②＞ 15kg 且≤ 23kg：每次 45mg，每日 2 次；③＞ 23kg 且≤ 40kg：每次 60mg，每日 2 次；④＞ 40kg：每次 75mg，每日 2 次 1 岁以下儿童：① 0 ～ 8 月龄：每次 3.0mg/kg，每日 2 次；② 9 ～ 11 月龄：每次 3.5mg/kg，每日 2 次 肾功能不全： 肌酐清除率＞ 60ml/min：不需调整剂量 60ml/min ≥肌酐清除率＞ 30ml/min：每次 30mg，每日 2 次 30ml/min ≥肌酐清除率＞ 10ml/min：每次 30mg，隔日 1 次 不推荐用于肌酐清除率每分钟小于 10ml 的患者和严重肾衰竭需定期进行血透和持续腹膜透析的患者 疗程：5 日，重症患者疗程可适当延长 预防用药：用于与流感患者密切接触后的流感预防，应在密切接触后 2 日内开始用药，推荐 75mg，每日 1 次，疗程至少 10 日
临床使用要点	作用特点：①抗流感病毒一线治疗药物；②唯一口服的神经氨酸酶抑制剂；③对甲型和乙型流感均有较好疗效 适应证：①用于成人和 1 岁以上儿童的甲型和乙型流感治疗；②用于成人和 13 岁及 13 岁以上青少年的甲型和乙型流感的预防 注意事项：抗病毒时间窗非常有限，对已经合成的病毒无效，最佳时间窗是发病 48 小时内；用于轻中度肝功能不全患者治疗和预防流感时剂量不需要调整
药物相互作用及处理建议	与流感疫苗：磷酸奥司他韦可能会抑制活疫苗病毒的复制 处理建议：除非临床需要，在使用减毒活流感疫苗两周内不应服用奥司他韦，在服用奥司他韦后 48 小时内不应使用减毒活流感疫苗；三价灭活流感疫苗可以在服用奥司他韦前后的任何时间使用
常见不良反应及处理建议	常见：腹泻、恶心和腹痛 严重：重度皮肤反应或过敏反应，中毒性表皮坏死松解、史－约综合征 精神异常：幻觉、谵妄和行为异常 处理建议：将药品与食物（牛奶或饭菜等）同服，可减少对胃部的刺激

■ 扎那米韦（吸入粉雾剂）Zanamivir

用法用量	成人：每日 2 次，每次 2 吸（10mg） 7 岁以上儿童：无须调整剂量 疗程：连续 5 日 用法：本品为经口吸入，如果使用本品同时应用其他吸入药物，请在使用本品前使用其他药物

（续表）

临床使用要点	作用特点：①可用于肝肾功能不全患者，且无需调整剂量；②对甲型和乙型流感均有较好疗效
	适应证：用于成人和 7 岁及 7 岁以上儿童的甲型和乙型流感治疗
	注意事项：①治疗应尽早开始，且不应晚于感染初始症状出现后 48 小时；②不推荐用于有呼吸道疾病或潜在呼吸道疾病（如哮喘和慢性阻塞性肺疾病）患者；③不推荐使用机械呼吸机给药或溶在任何液体中进行雾化给药，只能通过与药品一起提供的 Diskhaler 设备给药；④不推荐本品用于甲型和乙型流感的预防
药物相互作用及处理建议	与流感疫苗：可能抑制活疫苗病毒的复制；在使用扎那米韦的任何时间都可以使用三价灭活流感疫苗
	处理建议：在使用扎那米韦之前 2 周内或者之后 48 小时内不应使用减毒活流感疫苗，除非医学上有指征
常见不良反应及处理建议	常见：
	呼吸系统：①咳嗽、鼻部症状、咽喉疼痛、呼吸抑制；②其他：伴有寒战的发热
	严重：①心血管系统：心律失常；②免疫系统：过敏症、超敏反应；③神经系统：癫痫发作；④精神症状：异常行为、谵妄；⑤呼吸系统：支气管痉挛、咽部水肿

■ 帕拉米韦（注射剂）Peramivir

用法用量	成人
	一般为每次 300mg，每天 1 次；严重并发症的患者每次 600mg，每天 1 次；用量为 300mg 时，滴注时间不少于 30 分钟；用量为 600mg 时，滴注时间不少于 40 分钟
	91 天至 17 岁儿童：按 10mg/kg 使用，每日 1 次；单次给药上限为 600mg 以内
	31 ～ 91 天婴儿：8mg/kg，每日 1 次
	小于 30 天新生儿：6mg/kg，每日 1 次
	疗程：不超过 5 日，重症患者可适当延长
	特殊人群：血透患者应于透析后给药
临床使用要点	作用特点：①用于重症患者、无法接受吸入或口服神经氨酸酶抑制剂的患者；②可用于对其他神经氨酸酶抑制剂疗效不佳或产生耐药的患者
	适应证：①用于流感病毒引起的普通流行性感冒、甲型流行性感冒；②也可以用于奥司他韦不能控制的重症型流感
	注意事项：①在出现流感症状的 48 小时内开始治疗；②肾功能不全患者慎用
药物相互作用及处理建议	与流感疫苗：可能抑制活疫苗病毒的复制；三价灭活流感疫苗可以在使用帕拉米韦前后的任何时间使用
	处理建议：除非临床需要，在使用减毒活流感疫苗两周内不应使用帕拉米韦，在使用帕拉米韦后 48 小时内不应使用减毒活流感疫苗
	与其他药物：谨慎与其他经肾脏消除且安全范围窄的药物（如氨甲蝶呤、保泰松等）合用
	处理建议：监测患者肾功能

（续表）

常见不良反应及处理建议	常见 实验室异常：丙氨酸氨基转移酶、血清葡萄糖、肌酸磷酸激酶升高；其他：呕吐、发热、蛋白尿、便秘 严重 精神症状：异常行为、幻觉；重度皮肤反应或过敏反应：史－约综合征、剥脱性皮炎

2. RNA 聚合酶抑制剂

■ 玛巴洛沙韦（片剂）Baloxavir Marboxil

用法用量	患者体重 40kg 至＜ 80kg，单次口服剂量 40mg； 患者体重≥ 80kg，单次口服剂量 80mg
临床使用要点	作用特点：①全球首个 FDA 批准的 RNA 聚合酶抑制剂；②可有效对抗所有流感亚型，对甲流、乙流、禽流感、奥司他韦耐药株均有效；③有较长的半衰期，支持单次、单剂量口服给药，全病程只需一次口服用药，用药方便简单 适应证：适用于 12 周岁及以上单纯性甲型和乙型流感患者，包括既往健康的患者以及存在流感并发症高风险的患者
药物相互作用及处理建议	与多价阳离子制剂：可降低巴洛沙韦的血浆浓度 处理建议：避免与含多价离子泻药或抗酸药、或含铁、锌、硒、钙、镁的口服补充剂一起使用 与流感疫苗：可能会抑制流感减毒活疫苗的病毒复制，降低疫苗接种的有效性 处理建议：在使用流感减毒活疫苗两周内不应服用该药
常见不良反应及处理建议	常见：腹泻、恶心、支气管炎、头痛、皮疹 严重：超敏反应

3. 血凝素抑制剂

■ 阿比多尔（片剂、胶囊、颗粒剂）Arbidol

用法用量	成人：每次 200mg，每日 3 次 疗程：疗程 5 日
临床使用要点	适应证：治疗由 A、B 型流感病毒等引起的上呼吸道感染 注意事项：严重肾功能不全者慎用
药物相互作用及处理建议	与含铝制剂合用，影响药物吸收 处理建议：应在服用阿比多尔 2 小时后再服用
常见不良反应及处理建议	常见：恶心、腹泻、头晕和血清转氨酶增高

二、解热镇痛药

■ 赖氨匹林（注射剂）Aspirin-DL-lysine

用法用量	成人：每次 0.9 ～ 1.8g，每日 2 次 儿童：每日按体重 10 ～ 25mg/kg，分 2 次给药 用法：肌内注射或静脉注射，以 4ml 注射用水或 0.9% 氯化钠注射液溶解后注射
临床使用要点	作用特点：存在吞咽困难障碍患者退热治疗用药 适应证：用于不适用于口服给药的发热治疗 禁忌证：①活动性溃疡或其他原因引起的消化道出血；②血友病或血小板减少症；③有阿司匹林或其他非甾体抗炎药过敏史者，尤其是出现哮喘、神经血管性水肿或休克者；④有应用非甾体抗炎药后发生胃肠道出血或穿孔病史的患者；⑤有活动性消化道溃疡（出血），或者既往曾复发溃疡（出血）的患者；⑥重度心力衰竭；⑦3 个月以下婴儿禁用；⑧孕妇禁用；⑨哺乳期妇女禁用 注意事项：①严重肝功能损害、低凝血酶原血症、维生素 K 缺乏、血小板减少者等均需避免应用本品；②手术前一周应停药；③年老体弱或体温达 40℃以上者应严格掌握给药剂量，以免出汗过多引起虚脱；④可出现严重的过敏反应，静脉注射时更容易发生，推荐肌内注射给药方式
药物相互作用及处理建议	与抗凝药（如双香豆素、肝素等）、溶栓药（如链激酶、尿激酶等）同用，可增加出血的风险 与糖皮质激素合用，会增加消化道溃疡和出血的风险
常见不良反应及处理建议	常见： 胃肠道反应：胃部不适、恶心、呕吐、消化道出血 严重： 重度皮肤反应或过敏反应：剥脱性皮炎、中毒性表皮坏死松解、史-约综合征和过敏性休克、瑞夷综合征

三、抗鼻塞药

■ 麻黄碱（滴鼻液）Ephedrine

用法用量	成人：1% 溶液，一次每鼻孔 2 ～ 4 滴，每日 3 ～ 4 次 疗程：连续使用不得超过 3 日
临床使用要点	适应证：用于缓解鼻黏膜充血肿胀引起的鼻塞 禁忌证：①鼻腔干燥、萎缩性鼻炎禁用；②冠心病、高血压、甲状腺功能亢进、糖尿病及闭角型青光眼患者慎用；③妊娠哺乳期妇女慎用 注意事项：连续使用不得超过 3 日，否则，可产生反跳现象，出现更为严重的鼻塞
药物相互作用及处理建议	单胺氧化酶抑制剂、三环类抗抑郁药不能同用
常见不良反应及处理建议	常偶有鼻刺痛感、烧灼感等局部刺激症状；高浓度、频繁和长期使用，对鼻黏膜有损害作用

四、抗过敏药

马来酸氯苯那敏（片剂）Chlorphenamine Maleate	
用法用量	成人：每次 4mg，每日 3 次 儿童：一日 0.3 ～ 0.4mg/kg，一日 3 ～ 4 次
临床使用要点	适应证：可用于流感引起的频繁喷嚏、多量流涕等症状的患者 禁忌证：①新生儿、早产儿、癫痫患者、接受单胺氧化酶抑制药治疗者禁用；②膀胱颈梗阻、幽门十二指肠、甲状腺功能亢进、青光眼、消化性溃疡、高血压和前列腺肥大者慎用 注意事项：服用期间不得驾驶机、车、船、从事高空作业、机械作业及操作精密仪器
药物相互作用及处理建议	与含抗组胺药（如马来酸氯苯那敏、苯海拉明等）的复方抗感冒药同服，增加对中枢系统的抑制 与中枢镇静药、催眠药、安定药或乙醇并用，可增加对中枢神经的抑制作用 可增强抗抑郁药的作用，不宜同服 与苯妥英合用时可引起苯妥英蓄积中毒，建议监测苯妥英血药浓度
常见不良反应及处理建议	胃肠道：便秘、腹泻、恶心和呕吐；神经系统：嗜睡

五、缓解感冒症状制剂

氨酚伪麻那敏（胶囊、颗粒剂） Paracetamol, Pseudoephedrine Hydrochloride and Chlorpheniramine Maleate	
用法用量	成人及 12 岁以上儿童：一次 1 ～ 2 片（每片含对乙酰氨基酚 325mg，盐酸伪麻黄碱 30mg，马来酸氯苯那敏 2mg），每 6 小时服 1 次，24 小时内不超过 4 次
临床使用要点	作用特点：缓解感冒症状的常用复方制剂 适应证：可减轻由于流感引起的上呼吸道症状，如鼻塞、流涕、打喷嚏等 禁忌证：严重肝肾功能不全者禁用 注意事项：①服用本品期间不得饮酒或含有酒精的饮料，会加重嗜睡症状；②不能同时服用与本品成分相似的其他抗感冒药；③服药期间不得驾驶机、车、船、从事高空作业、机械作业及操作精密仪器；④心脏病、高血压、甲状腺疾病、糖尿病、前列腺肥大、青光眼、抑郁症及哮喘等患者以及老年人慎用本品
药物相互作用及处理建议	与其他解热镇痛药同用，可增加肾毒性的危险 与氯霉素、苯巴比妥类、解痉药、酚妥拉明、洋地黄苷类不宜联用
常见不良反应及处理建议	神经系统和精神症状：困倦、轻度头晕、乏力 胃肠道：恶心、上腹不适、口干、食欲缺乏

六、镇咳祛痰药

■ 右美沙芬（片剂、颗粒剂）Dextromethorphan

用法用量	成人：一次 15 ～ 30mg，一日 3 ～ 4 次 儿童：2 ～ 6 岁，一次 2.5 ～ 5.0mg，一日 3 ～ 4 次；6 ～ 12 岁，一次 5 ～ 10mg，一日 3 ～ 4 次
临床使用要点	作用特点：中枢性镇咳药物，无成瘾性 适应证：用于流感引起的干咳 禁忌证：①妊娠 3 个月内、哺乳期妇女及有精神病史患者禁用；②服用单胺氧化酶抑制剂、5-羟色胺再摄取抑制剂（如氟西汀、帕罗西汀等）、安非他酮、利奈唑胺等药物或服用这些药物停药不满两周的患者禁用 注意事项：①服药期间不得驾驶机、车、船、从事高空作业、机械作业及操作精密仪器；②哮喘患者、痰多的患者及肝肾功能不全患者慎用
药物相互作用及处理建议	与乙醇及其他中枢神经系统抑制药联用，可增强对中枢的抑制作用
常见不良反应及处理建议	常见：头晕、头痛、嗜睡、易激动、嗳气、食欲缺乏、便秘、恶心、皮肤过敏等 严重：神志不清、支气管痉挛及呼吸抑制

七、抗菌药物

1. 青霉素类及其含酶抑制剂

■ 阿莫西林克拉维酸钾（注射剂、片剂、干混悬剂）Amoxicillin and Clavulanate Potassium

用法用量	成人及 12 岁以上儿童 注射剂（5:1）：每次 1.2g，每 8 小时 1 次；严重感染者可增加至每次 1.2g，每 6 小时 1 次 口服制剂：每次 0.625g（4:1），每 12 小时 1 次；较严重时，每次 1g（7:1），每 12 小时 1 次 3 个月以上及体重 < 40kg 儿童： 注射剂（5:1）：每次 30mg/kg，每 8 小时 1 次；严重感染者可增加至每 6 小时 1 次 口服制剂（4:1 或 7:1）：按阿莫西林计算，每次 12.5mg/kg，每 12 小时 1 次；每次 7mg/kg，每 8 小时 1 次。较严重感染，每次 22.5mg/kg，每 12 小时 1 次；或每次 13mg/kg，每 8 小时 1 次 新生儿及 3 个月以下婴儿 注射剂（5:1）：每次 30mg/kg，早产儿每 12 小时 1 次，足月产儿每 8 小时 1 次 口服制剂（4:1）：按阿莫西林计算，每次 15mg/kg，每 12 小时 1 次 肾功能不全 注射剂（5:1）：肌酐清除率为 10 ～ 30ml/min，首剂 1.2g，继以后每 12 小时给予本品 600mg；肌酐清除率 < 10ml/min，首剂 1.2g，继以后每 24 小时给予本品 600mg
临床使用要点	作用特点：本品对产 β-内酰胺酶的细菌有效 适应证：适用于对本品敏感的细菌所引起的呼吸道感染，敏感菌株包括：流感嗜血杆菌、卡他莫拉菌、大肠埃希菌、克雷伯菌属等 禁忌证：对青霉素类过敏，以及有其他 β-内酰胺类过敏性休克史者禁用 传染性单核细胞增多症患者禁用 曾出现过阿莫西林克拉维酸钾相关胆汁淤积或肝功能损伤者禁用 注意事项：用药前必须进行皮试；需详细询问既往病史，包括用药史、过敏史，个人或家属变态反应性疾病史等

（续　表）

药物相互作用 及处理建议	与口服避孕药：本品与口服避孕药合用可降低后者药效
常见不良反应 及处理建议	常见：腹泻，消化不良，恶心，皮疹，静脉炎 严重：过敏性休克、多形性红斑、史－约综合征、中毒性表皮坏死松解症、胆汁淤积性黄疸，严重时极个别情况下可致死亡 处理建议：长期使用本品需定期复查血常规及肝肾功能

■ 哌拉西林钠他唑巴坦注射剂（8：1）Piperacillin Sodium and Tazobactam Sodium

用法用量	成人与体重＞40kg儿童：每次4.5g，每8小时1次；或每次3.375g，每6小时1次 医院获得性肺炎病原菌可能为铜绿假单胞菌时，可增加至每次4.5g，每6小时给药1次，并宜联合氨基糖苷类 2～9月龄婴儿：按哌拉西林剂量计，每次80mg/kg，每8小时1次 9月龄以上，体重＜40kg：按哌拉西林剂量计，一次100mg/kg，每8小时1次 肾功能不全：肌酐清除率20～40 ml/min，每次2.25g，每6小时给药1次；肌酐清除率＜20ml/min，每次2.25g，每8小时给药1次 血液透析和连续性腹膜透析患者：每次2.25g，每12小时给药1次，血液透析后应补充0.75g 用法：每次静脉滴注时间应大于30分钟
临床使用要点	作用特点：本品有抗铜绿假单胞菌活性；本品对产β－内酰胺酶的细菌有效；广谱，对多种革兰阳性菌、革兰阴性菌、厌氧菌均有较好的抗菌活性 适应证：用于治疗由指定细菌的易感分离株引起的中度至重度肺部感染，敏感菌株包括：肺炎克雷伯菌、鲍曼不动杆菌、铜绿假单胞菌、流感嗜血杆菌、甲氧西林敏感的金黄色葡萄球菌等 禁忌证：对青霉素类过敏，以及有其他β－内酰胺类过敏性休克史者禁用；对β－内酰胺酶抑制剂有过敏反应史者 注意事项：开始本品治疗前需进行皮试，应仔细询问既往对青霉素、其他β－内酰胺类药物（如头孢菌素、单酰胺菌素或碳青霉烯）和其他过敏原的超敏反应情况
药物相互作用 及处理建议	本品与丙磺舒合并应用可使哌拉西林和他唑巴坦的半衰期延长、肾脏清除率降低 与肝素、口服抗凝血剂以及其他可能影响凝血系统（包括血小板功能）的药物同时使用时，应更频繁地测试并定期监控凝血参数 与万古霉素联合使用易导致急性肾损伤
常见不良反应 及处理建议	常见 血液系统：血小板及白细胞减少、贫血；胃肠系统：腹泻、腹痛、呕吐、便秘、恶心和消化不良 皮肤和皮下组织异常：皮疹、瘙痒；其他：发热、念珠菌感染、失眠和头痛 处理建议：长期使用本品（≥21日）需定期评估造血功能 严重：过敏性休克；中毒性表皮坏死松解症、史－约综合征；假膜性肠炎

2. 头孢菌素类及其含酶抑制剂

■ 头孢呋辛钠（注射剂、口服剂型）Cefuroxime

用法用量	成人 注射剂：每次 0.75g～1.50g，每 8 小时给药 1 次，肌内注射或静脉给药。病情严重者可增至每 6 小时给药 1.5g 口服剂型：每次 250mg 或 500mg，每日 2 次
用法用量	儿童 注射剂：一日 50～100mg/kg，分 2～4 次；＞3 个月婴儿，每 8 小时静脉给药 16.7～33.3mg/kg 口服剂型：一日 20～30mg/kg，分 2 次，一日最大剂量不超过 1g 肾功能不全 注射剂：肌酐清除率为 10～20ml/min，每次 750mg，每 12 小时 1 次；肌酐清除率＜10ml/min，每次 750mg，每 24 小时 1 次
临床使用要点	作用特点：本品为第二代头孢菌素中代表性药物，广谱，对革兰阳性菌、革兰阴性菌均有抗菌活性 适应证：适用于治疗敏感细菌所致的呼吸道感染，敏感菌株包括肺炎链球菌、化脓性链球菌、克雷伯菌属、流感嗜血杆菌、大肠埃希菌、甲氧西林敏感的金黄色葡萄球菌等 禁忌证：①对头孢菌素类抗菌药物过敏者禁用；②有青霉素过敏性休克者避免使用 注意事项：开始本品治疗前，应仔细询问既往对头孢菌素类、青霉素类及其他药物过敏史
药物相互作用及处理建议	与强利尿剂合用可增加肾毒性
常见不良反应及处理建议	常见 皮肤系统：药物疹；血液系统：嗜酸性粒细胞增多，血红蛋白降低；消化系统：一过性丙氨酸氨基转移酶、天门冬氨酸氨基转移酶水平增高 严重：①过敏性休克；②多形性红斑、史 – 约综合征；③中毒性表皮坏死松解等

■ 头孢哌酮 – 舒巴坦钠（2∶1）（注射剂）Cefoperazone and Sulbactam Sodium

用法用量	成人：头孢哌酮 1.0～2.0g，每 12 小时给药 1 次。舒巴坦每日推荐最大剂量为 4g 儿童：头孢哌酮每日 160mg/kg，分等量，每 12 小时给药 1 次 肾功能障碍患者的用药：肌酐清除率为 15～30ml/min，每日舒巴坦的最高剂量为 2g，分等量，每 12 小时注射 1 次；肌酐清除率为＜15ml/min，每日舒巴坦的最高剂量为 1g，分等量，每 12 小时注射 1 次
临床使用要点	作用特点：头孢哌酮为第三代头孢菌素；舒巴坦为 β – 内酰胺酶抑制剂，且对鲍曼不动杆菌有抗菌活性 适应证：适用于治疗对头孢哌酮耐药但对本品敏感细菌所致的支气管扩张症合并细菌感染、肺炎、肺脓肿、脓胸等下呼吸道感染，敏感菌株包括大肠埃希菌、柠檬酸杆菌属、克雷伯菌属、肠杆菌属、沙雷菌属、变形杆菌属、摩氏摩根菌属、普罗威登菌属、铜绿假单胞菌、不动杆菌属、流感嗜血杆菌、葡萄球菌属、拟杆菌属等 禁忌证：①对头孢菌素类、舒巴坦过敏者禁用；②有青霉素过敏性休克者避免使用 注意事项：用药期间禁止饮酒及含酒精饮料，或使用含乙醇药物

（续　表）

药物相互作用 及处理建议	本品与酒精（乙醇）可发生双硫仑样反应 与肝素、华法林合用，可增加出血风险
常见不良反应 及处理建议	常见 血管和淋巴系统：中性粒细胞减少、白细胞减少、血小板减少、血红蛋白下降、血细胞比容下降、凝血障碍、嗜酸细胞增多；消化系统：腹泻、恶心、呕吐；实验室检查：丙氨酸氨基转移酶升高、天门冬氨酸氨基转移酶升高、血液碱性磷酸酶升高、胆红素升高 严重：过敏性休克、史－约综合征、中毒性表皮坏死松解症、剥脱性皮炎、假膜性肠炎、出血 处理建议：用药期间监测凝血功能，必要时可补充维生素 K

■ 头孢吡肟（注射剂）Cefepime

用法用量	成人和 16 岁以上儿童或体重 ≥ 40kg 以上儿童患者：每次 1 ～ 2g，每 12 小时 1 次。对于严重感染并危及生命时，每次 2g，第 8 小时 1 次 2 月龄至 12 岁儿童：最大剂量不可超过成人剂量（即每次 2g 剂量），一般可 40mg/kg，q12h 2 月龄以下儿童：慎用。可使用 50mg/kg 肾功能不全：

肌酐清除率（ml/min）	推荐给药方案			
＞ 60，常规剂量	0.5g，q12h	1g，q12h	2g，q12h	2g，q8h
30 ～ 60	0.5g，q24h	1g，q24h	2g，q24h	2g，q12h
11 ～ 29	0.5g，q24h	0.5g，q24h	1g，q24h	2g，q24h
＜ 11	0.25g，q24h	0.25g，q24h	0.5g，q24h	1g，q24h

临床使用要点	作用特点：为第四代头孢菌素，对革兰阳性球菌、革兰阴性杆菌均有较强的抗菌活性 适应证：用于治疗敏感细菌引起的中至重度肺部感染，敏感菌株包括：肺炎克雷伯菌、肠杆菌属、铜绿假单胞菌、肺炎链球菌等 禁忌证：禁用于对 L－精氨酸、头孢菌素类药物、青霉素或其他 β－内酰胺类抗菌药物有即刻过敏反应者
药物相互作用 及处理建议	与氨基糖苷类或袢利尿药合用可增加肾毒性 处理建议：定期监测肾功能
常见不良反应 及处理建议	常见： 皮肤及皮下组织：皮疹、瘙痒、荨麻疹；胃肠道反应：恶心、呕吐、腹泻、口腔念珠菌感染 中枢神经系统：头痛；其他：发热、阴道炎 严重：史－约综合征、多形红斑、中毒性表皮坏死松解、肾功能紊乱、毒性肾病、再生障碍性贫血、溶血性贫血、出血

3. 抗菌药物——四环素类

■ 多西环素（胶囊）Doxycycline

用法用量	成人：第一日 100mg，每 12 小时 1 次，继以 100～200mg，一日 1 次，或 50～100mg，每 12 小时 1 次 儿童：8 岁以上，第一日按体重 2.2mg/kg，每 12 小时 1 次，继以体重 2.2～4.4mg/kg，一日 1 次，或按体重 2.2mg/kg，每 12 小时 1 次。体重＞45kg，按成人剂量给药
临床使用要点	作用特点：可用于对喹诺酮类、大环内酯类过敏患者的非典型病原菌感染，例如立克次体、支原体、衣原体等 适应证：可用于治疗立克次体病、支原体属、衣原体属等感染 禁忌证：8 岁以下儿童禁用 注意事项：服药后避免过度暴露于阳光或紫外线过度暴露，以免发生光毒性
药物相互作用及处理建议	本品可抑制凝血酶原活性，接受抗凝治疗的患者需调整抗凝药的剂量 巴比妥类、苯妥英或卡马西平可致本品血药浓度降低
常见不良反应及处理建议	常见：恶心、呕吐、腹痛、腹泻、皮疹、光敏反应 严重：食管溃疡、肝毒性、过敏性休克、剥脱性皮炎、二重感染

4. 碳青霉烯类

■ 美罗培南（注射剂）Meropenem

用法用量	成人及 12 岁以上儿童：常用量为一次 0.5～1.0g，每 8～12 小时给药 1 次 3 个月至 12 岁儿童：每 8 小时按剂量 10～20mg/kg 给药，体重超过 50kg，按成人剂量给药 肾功能不全：内生肌酐清除率 26～50ml/min，每次 1g，每 12 小时 1 次；内生肌酐清除率 10～25ml/min，每次 0.5g，每 12 小时 1 次；内生肌酐清除率＜10ml/min，每次 0.5g，每 24 小时 1 次
临床使用要点	作用特点：与亚胺培南/西司他丁相比，本品适用于有中枢神经系统基础疾病、精神异常、癫痫患者 适应证：适用于由下列敏感细菌所引起的严重下呼吸道感染：肠杆菌属、大肠埃希菌、克雷伯菌属、黏质沙雷菌、鲍曼不动杆菌属、铜绿假单胞菌，以及甲氧西林敏感的金黄色葡萄球菌等 注意事项：本品可能对青霉素类及头孢类过敏者产生交叉过敏反应
药物相互作用及处理建议	与丙戊酸联合应用可致丙戊酸血药浓度降低 与丙磺舒合用，可使本品半衰期延长，血药浓度增加
常见不良反应及处理建议	常见：肝功能异常、腹泻、皮疹、发热、粒细胞计数降低、嗜酸粒细胞增多、血小板减少或增多、红细胞减少、血红蛋白降低 严重：过敏性休克、急性肾衰、急性重型肝炎、假膜性肠炎、中毒性表皮坏死松解症、全血细胞减少

5. 抗菌药物——多肽类

■ 多黏菌素 B（注射剂）Polymyxin B

用法用量	成人：一日 1.5～2.5mg/kg（1mg 相当于 1 万 U），分 2～4 次静脉滴注，每次静滴 1～1.5 小时
临床使用要点	作用特点：本品存在严重肾毒性，仅用于其他药物无效的多重耐药革兰阴性杆菌感染 适应证：用于多重耐药的如铜绿假单胞菌、大肠埃希菌、肺炎克雷伯菌、鲍曼不动杆菌等革兰阴性杆菌严重感染且无其他有效抗感染药物时 禁忌证：肾功能不全者慎用 注意事项：①严格掌握使用指征；②不可静脉注射，不可快速静脉滴注；③本品存在严重肾毒性，使用前应检查基础肾功能
药物相互作用及处理建议	与其他肾毒性药物：与氨基糖苷类、万古霉素等肾毒性药物合用，可加重本品肾毒性 与麻醉药、神经肌肉阻滞剂：与筒箭毒碱、琥珀酰胆碱等神经肌肉阻滞剂合用，可增强其神经肌肉阻滞作用，导致呼吸抑制 处理建议：发生呼吸麻痹症状时，应给予呼吸辅助，停用药物，新斯的明治疗通常无效
常见不良反应及处理建议	常见 肾毒性：蛋白尿、管型尿、氮质血症；神经毒性：头晕、周围神经炎、兴奋、虚弱、意识混乱、嗜睡等；过敏反应：皮疹、瘙痒、药物热 严重：急性肾衰竭 处理建议：用药期间需定期监测患者肾功能

八、抗真菌药物

■ 伏立康唑（注射剂）Voriconazole

用法用量	成人：①用药第 1 日给予负荷剂量：6mg/kg，q12h；②开始用药 24 小时后给予维持剂量：4mg/kg，bid；③如果患者不能耐受维持剂量，可减为 3mg/kg，bid 儿童 12～14 岁且体重 ≥ 50kg；15～17 岁的青少年剂量同成人 2～12 岁以下儿童或 12～14 岁且体重 < 50kg 者，①用药第 1 日给予负荷剂量：9mg/kg，q12h；②开始用药 24 小时后给予维持剂量：8mg/kg，bid；③如果患者反应不足，可按照 1mg/kg 增加剂量。如果患者无法耐受治疗，则按照 1mg/kg 降低剂量 肾功能损害：肌酐清除率 < 50ml/min 的患者使用本品时，可发生赋形剂磺丁倍他环糊精钠蓄积，此种患者应选择口服给药 肝功能损害：轻度到中度肝硬化患者（Child-Pugh A 和 B），负荷剂量不变，维持剂量减半 用法：静脉滴注时，本品必须以不高于 5mg/ml 的浓度滴注，滴注时间须 1～2 小时
临床使用要点	作用特点：治疗曲霉菌感染的一线用药；用于进展性、可能威胁生命的真菌感染治疗 适应证：适用于成人和 2 岁及 2 岁以上的儿童患者由下列真菌引起的感染：侵袭性曲霉菌、非中性粒细胞减少患者中的念珠菌血症、对氟康唑耐药的念珠菌引起的严重侵袭性感染（包括克柔念珠菌）、由足放线病菌属和镰刀菌属引起的严重感染

（续　表）

临床使用要点	注意事项：本品与 Q-T 间期延长有关。伴有心律失常危险因素的患者慎用本品；接受本品治疗时必须仔细监测肝毒性。第一个月内至少每周检查 1 次。如肝功能检查未见改变，检查频率可降为每月 1 次；静脉用药疗程不宜超过 6 个月
药物相互作用及处理建议	与 CYP3A4 底物联合使用，包括特非那定、西沙比利、奎尼丁等可致上述药物血药浓度增加，导致 Q-T 间期延长，偶见尖端扭转型室性心动过速，禁止联用 与西罗莫司联用，可显著增加该药血药浓度，禁止联用 与利福平、卡马西平、苯巴比妥联用，可显著降低本品血药浓度，禁止联用 与麦角生物碱类药物联用，可致麦角类药物血药浓度增高，导致麦角中毒，禁止联用
常见不良反应及处理建议	常见 血液和淋巴系统异常：全血细胞减少、血小板减少、白细胞减少、贫血 代谢和异常营养：外周水肿、低血糖、低钾血症、低钠血症 精神异常：抑郁、幻觉、焦虑、失眠、激越、意识模糊状态 神经系统异常：头痛、惊厥、晕厥、震颤、肌张力增加、感觉异常、嗜睡、头晕 眼部异常：视觉损害、视网膜出血 心脏异常：室上性心律失常、心动过速、心动过缓 血管异常：低血压、静脉炎 呼吸、胸廓和纵隔异常：呼吸窘迫、急性呼吸窘迫综合征、肺水肿 胃肠道异常：腹泻、呕吐、腹痛、恶心、唇炎、消化不良、便秘、牙龈炎 肝胆异常：肝功能检查异常、黄疸、肝炎 皮肤和皮下组织异常：皮疹、瘙痒、红斑 肾脏和泌尿系异常：血肌酐升高、血尿 全身异常：发热 严重：假膜性肠炎；伴有或不伴有发热的中性粒细胞减少症；免疫性血小板减少性紫癜；缺氧性脑病和代谢性脑病、锥体外系疾病、周围神经病变；视神经异常、视神经盘水肿、视神经萎缩；心室颤动、Q-T 间期延长；药物性肝损伤、中毒性肝炎；呼吸困难；史－约综合征、中毒性表皮坏死松解症、多形性红斑 处理建议：用药期间监测患者肝功能

九、糖皮质激素类药物

■ 氢化可的松（注射剂）Hydrocortisone

用法用量	成人：静脉滴注一次 100mg，一日 1 次。可用至一日 300 ～ 500mg。充分稀释至 0.2mg/ml 后供静脉滴注 儿童：氢化可的松琥珀酸钠，一日 4 ～ 8mg/kg，于 8 小时内滴入，或分 3 ～ 4 次滴入
临床使用要点	适应证：用于过敏性和炎症性疾病，抢救危重中毒性感染 禁忌证：活动性消化性溃疡、严重高血压、精神病、糖尿病、骨质疏松、青光眼及霉菌感染等一般不宜使用；注射剂（醇型）中含乙醇，乙醇过敏者禁用 注意事项：感染患者慎用，必要应用时，必须给予适当的抗感染治疗 注射剂（醇型）中含 50% 乙醇，需大剂量应用时应改用不含乙醇的氢化可的松琥珀酸钠

（续　表）

药物相互作用及处理建议	与非甾体抗炎药联用易诱发溃疡。联用对乙酰氨基酚，可增强其肝毒性 与降糖药联用减弱降糖药药效 处理建议：监测血糖，调整降糖药剂量 与排钾利尿药联用可致严重低血钾 处理建议：避免联用，或监测血糖，注意补钾
常见不良反应及处理建议	常见 骨骼肌肉系统：骨质疏松症；精神方面：精神障碍 严重 内分泌代谢：库欣综合征、高血糖症、嗜铬细胞瘤危象；眼部：白内障，青光眼；呼吸系统：肺结核

十、中成药

1. 辛凉解表剂

■ 银翘解毒丸（颗粒剂、片剂、胶囊、软胶囊）Yinqiao Jiedu Wan

用法用量	成人 丸剂：用芦根汤或温开水送服，一次 1 丸，一日 2～3 次 颗粒剂：开水冲服，一次 15g 或 5g（含乳糖），一日 3 次，重症者加服 1 次 片剂：一次 4 片，一日 2～3 次 胶囊剂：一次 4 粒，一日 2～3 次 软胶囊剂：一次 2 粒，一日 3 次
临床使用要点	作用特点：用于治疗温病初起 功能主治：疏风解表，清热解毒。用于风热感冒，症见发热头痛、咳嗽口干、咽喉疼痛 禁忌证：孕妇慎用 注意事项：忌烟、酒、辛辣、生冷、油腻食物；不宜在服药期间同时服滋补性中药；风寒感冒者不适用
常见不良反应及处理建议	严重：呼吸困难、过敏性休克

■ 双黄连（合剂、口服液、片剂、颗粒剂、胶囊）Shuanghuanglian

用法用量	成人 口服液：一次 20ml，一日 3 次 颗粒剂：一次 5g（无糖颗粒）或 10g（含糖颗粒），一日 3 次 片剂：一次 4 片，一日 3 次 胶囊剂：一次 4 粒，一日 3 次 合剂：一次 10ml，一日 3 次 儿童 颗粒剂 6 个月以下：一次 1.0～1.5g（无糖颗粒）或 2.0～3.0g（含糖颗粒） 6 个月至 1 岁：一次 1.5～2.0g（无糖颗粒）或 3.0～4.0g（含糖颗粒） 1～3 岁：一次 2.0～2.5g（无糖颗粒）或 4.0～5.0g（含糖颗粒）

（续　表）

临床使用要点	作用特点：适用证型为风热证
	功能主治：疏风解表，清热解毒。用于外感风热所致的感冒，症见发热、咳嗽、咽痛
	注意事项：①忌烟、酒、辛辣、生冷、油腻食物；②不宜在服药期间同时服滋补性中药；③风寒感冒者不适用
常见不良反应及处理建议	严重：过敏性休克

■ 连花清瘟（胶囊、颗粒剂）Lianhua Qingwen

用法用量	成人：胶囊剂，一次4粒，一日3次；颗粒剂，一次6g，一日3次
临床使用要点	作用特点：适用证型为风热证
	功能主治：清瘟解毒，宣肺泄热。用于治疗流行性感冒属热毒袭肺证，症见发热或高热恶寒，肌肉酸痛，鼻塞流涕，咳嗽，头痛，咽干咽痛，舌偏红，苔黄或黄腻等
	禁忌证：①运动员禁用；②高血压、心脏病患者慎用
	注意事项：①忌烟、酒、辛辣、生冷、油腻食物；②不宜在服药期间同时服滋补性中药；③风寒感冒者慎用
常见不良反应及处理建议	常见：恶心、呕吐、腹痛、腹泻、腹胀、皮疹、瘙痒、口干、头晕

2. 清热解毒剂

■ 金莲清热（颗粒剂、泡腾片）Jianlian Qingre

用法用量	成人
	颗粒剂：一次5g，一日4次，高热时每4小时服1次
	泡腾片：一次2片，一日4次，高热时每4小时服1次
	儿童
	颗粒剂：1岁以下每次2.5g，一日3次，高热时每日4次；1～15岁每次2.5～5.0g，一日4次，高热时每4小时1次
	泡腾片：1岁以下每次1片，一日3次，高热时每日4次；1～15岁每次1～2片，一日4次，高热时每4小时1次
临床使用要点	作用特点：适用于感冒热毒壅盛证
	功能主治：清热解毒，生津利咽，止咳祛痰。用于感冒热毒壅盛证，症见高热、口渴、咽干、咽痛、咳嗽、痰稠；流行性感冒、上呼吸道感染见上述证候者
	禁忌证：孕妇禁用
	注意事项：①忌烟、酒及辛辣、生冷、油腻食物；②不宜在服药期间同时服用滋补性中药；③虚寒泄泻者不宜用；④服用泡腾片时必须先将药片溶入水中，严禁将药片直接放入口中

3. 止咳平喘剂

■ 小儿肺热咳喘（颗粒剂、口服液）Xiaoer Feire Kechuan

用法用量	儿童：颗粒剂：开水冲服 3 岁以下：一次 3g，一日 3 次 3 岁以上：一次 3g，一日 4 次 7 岁以上：一次 6g，一日 3 次 口服液： 1 ～ 3 岁：一次 10ml，一日 3 次 4 ～ 7 岁：一次 10ml，一日 4 次 8 ～ 12 岁，一次 20ml，一日 3 次
临床使用要点	作用特点：适用证型为风热证；适用于小儿用药 功能主治：清热解毒，宣肺化痰。用于热邪犯于肺卫所致发热、汗出、微恶风寒、咳嗽、痰黄，或兼喘息、口干而渴 注意事项：忌辛辣、生冷、油腻腥荤食物；不宜在服药期间同时服滋补性中药；风寒感冒、风寒闭肺喘咳、内伤肺肾亏虚喘咳者慎用

流感推荐中药经验方剂及临床应用指引

证型及主症	治法	基本方药	注意事项
风热犯卫 主症：发病初期，发热或未发热，咽红不适，轻咳少痰，无汗 舌脉：舌质红，苔薄或薄腻，脉浮数	疏风解表，清热解毒	银翘散合桑菊饮加减： 银花 15g，连翘 15g，桑叶 10g，菊花 10g，桔梗 10g，牛蒡子 15g，竹叶 6g，芦根 30g，薄荷（后下）3g 生甘草 3g 加减： 苔厚腻：加藿香 10g、佩兰 10g 咳嗽重：加杏仁 10g、炙枇杷叶 10 腹泻：加黄连 6g、木香 3g 咽痛重：加锦灯笼 9g、玄参 15g 呕吐：可先用黄连 6g，苏叶 10g，水煎频服	薄荷需后下，即在即将煎至预定量时投入此药同煎 5 ～ 10 分钟
热毒袭肺 主症：高热，咳嗽，痰粘咳痰不爽，口渴喜饮，咽痛，目赤 舌脉：舌质红，苔黄或腻，脉滑数	清热解毒，宣肺止咳	麻杏石甘汤加减： 炙麻黄 5g，杏仁 10g，生石膏（先煎）30g，知母 10g，浙贝母 10g，桔梗 10g，黄芩 15g，柴胡 15g，生甘草 10g 加减： 便秘：加生大黄（后下）6g 持续高热：加青蒿 15g、丹皮 10g	生石膏需先煎，即先将此药煮沸 15 ～ 30 分钟后，再投入其他药料同煎 生大黄需后下，即在即将煎至预定量时投入此药同煎 5 ～ 10 分钟 妊娠期、哺乳期、月经期不宜添加生大黄

（续　表）

证型及主症	治法	基本方药	注意事项
毒热壅肺 主症：高热不退，咳嗽重，少痰或无痰，喘促短气，头身痛；或伴心悸，躁扰不安 舌脉：舌质红，苔薄黄或腻，脉弦数	解毒清热，泻肺活络	宣白承气汤加减： 炙麻黄 6g，生石膏（先煎）40g，杏仁 9g，知母 10g，鱼腥草 15g，葶苈子 10g，黄芩 10g，浙贝母 10g，生大黄（后下）6g，青蒿 15g，赤芍 10g，生甘草 3g 加减： 持续高热：加羚羊角粉 0.6g（分冲）、安宫牛黄丸 1 丸 腹胀便秘：加枳实 9g、元明粉 6g（分冲） 喘促加重伴有汗出乏力：加西洋参 10g、五味子 6g	可鼻饲或结肠滴注 生大黄需后下，即在即将煎至预定量时投入此药同煎 5～10 分钟 妊娠期、哺乳期、月经期不宜添加生大黄 安宫牛黄丸孕妇禁用
毒热内陷，内闭外脱 主症：神志昏蒙、淡漠，口唇爪甲紫暗，呼吸浅促，咯粉红色血水，胸腹灼热，四肢厥冷，汗出，尿少 舌脉：舌红绛或暗淡，脉沉细数	益气固脱，清热解毒	参附汤加减： 生晒参 15g，炮附子（先煎）10g，黄连 6g，金银花 20g，生大黄（后下）6g，青蒿 15g，山萸肉 15g，枳实 10g	可鼻饲或结肠滴注 炮附子需先煎，即先将此药煮沸 30～60 分钟后，再投入其他药料同煎 生大黄需后下，即在即将煎至预定量时投入此药同煎 5～10 分钟
气阴两虚，正气未复 主症：神倦乏力，气短，咳嗽，痰少，纳差 舌脉：舌暗或淡红，苔薄腻，脉弦细	益气养阴	沙参麦门冬汤加减： 沙参 15g，麦冬 15g，五味子 10g，浙贝母 10g，杏仁 10g，青蒿 10g，炙枇杷叶 10g，焦三仙各 10g	可鼻饲或结肠滴注

注：1. 煎煮法，水煎服，每剂水煎 400ml，每次口服 200ml，一日 2 次；必要时可日服 2 剂，每 6 小时口服 1 次，每次 200ml。

2. 注意事项，孕妇慎用；忌烟、酒、辛辣、生冷、油腻食物；不宜在服用药物期间同时服滋补性中药。

第四节　医疗队的随行药品推荐目录

医疗队随行药品推荐目录，见表 11-1

表 11-1　医疗队随行药品推荐目录

药品名称		剂型	特殊储存条件
中文	英文		
必备药品			
1. 奥司他韦	Oseltamivir	胶囊、颗粒	\
2. 扎那米韦	Zanamivir	喷雾剂	\
3. 帕拉米韦	Peramivir	注射剂	\
4. 玛巴洛沙韦	Baloxavir Marboxil	片	\
5. 阿比多尔	Arbidol	片、胶囊、颗粒剂	\
6. 对乙酰氨基酚	Acetaminophen	片、颗粒剂、口服溶液剂、干混悬剂	\
7. 布洛芬	Ibuprofen	片、混悬液、颗粒剂、胶囊	\
8. 赖氨匹林	Aspirin-DL-lysine	注射剂	遮光
9. 麻黄碱滴鼻液	Ephedrine	滴鼻剂	遮光
10. 马来酸氯苯那敏	Chlorphenamine Maleate	片剂	\
11. 氯雷他定	Loratadine	片、胶囊	\
12. 氨酚伪麻那敏	Paracetamol, Pseudoephedrine Hydrochloride and Chlorpheniramine Maleate	胶囊、颗粒	\
13. 可待因	Codeine	片	\
14. 右美沙芬	Dextromethorphan	片	\
15. 氨溴索	Ambroxol	片、口服溶液、胶囊	\
16. 乙酰半胱氨酸	Acetylcysteine	胶囊、颗粒	
17. 阿莫西林克拉维酸钾	Amoxicillin clavulanate potassium	片剂、混悬剂、注射剂	\
18. 哌拉西林钠他唑巴坦	Piperacillin Sodium and Tazobactam Sodium	注射剂	\
19. 头孢呋辛	Cefuroxime	注射剂、片剂	\
20. 头孢曲松钠	Ceftriaxone Sodium	注射剂	\

（续　表）

药品名称		剂型	特殊储存条件
中文	英文		
21. 头孢哌酮钠舒巴坦钠	Cefoperazone sodium and sulbactam sodium	注射剂	\
22. 头孢吡肟	Cefepime	注射剂	\
23. 莫西沙星	Moxifloxacin	片、注射剂	遮光
24. 阿奇霉素	Azithromycin	片、胶囊、颗粒剂、注射剂	\
25. 多西环素	Doxycycline	胶囊	\
26. 亚胺培南西司他丁	Imipenem cilastatin	注射剂	\
27. 美罗培南	Meropenem	注射剂	\
28. 万古霉素	Vancomycin	注射剂	\
29. 利奈唑胺	Linezolid	注射剂	遮光
30. 多黏菌素 B	Polymyxini B Sulphas	注射剂	遮光，冷处保存
31. 氟康唑	Fluconazole	片、胶囊、注射剂	\
32. 伏立康唑	Voriconazole	片、注射剂	\
33. 地西泮	Diazepam	片、注射剂	遮光
34. 甘露醇（20%）	Mannitol	注射剂	遮光
35. 氢化可的松	Hydrocortisone	片、注射剂	遮光
36. 甲泼尼龙	Methylprednisolone	片、注射剂	\
37. 银翘解毒	Yinqiao JieDu	丸、颗粒、胶囊	\
38. 双黄连	Shuanghuanglian	口服液、片、颗粒、胶囊	\
39. 连花清瘟	Lianhua Qingwen	胶囊、颗粒	\
40. 金莲清热	Jinlian Qingre	颗粒、泡腾片	\
41. 小儿肺热咳喘	Xiaoer Feire Kechuan	颗粒、口服液	\

急救药品（详见本书第二章）

急救箱

消毒防疫药品（详见本书消毒药品章节）

1. 疫源地消毒剂

2. 疫区饮用水消毒

3. 75% 酒精消毒液　75% alcohol disinfectant　溶液剂

（续 表）

药品名称		剂型	特殊储存条件
中文	英文		
营养支持药品（详见本书营养药品章节）			
1. 常用肠外营养制剂			
2. 电解质平衡调节药			
3. 血容量扩充剂			

（吴晓玲、梁智明、王艳、梁碧怡、谢奕丹）

参考文献

［1］国家卫生健康委员会，国家中医药局．流行性感冒诊疗方案（2020年版）．中华临床感染病杂志，2020，13（6）：401-405，411.

［2］中国医师协会急诊医师分会．中国成人流行性感冒诊疗规范急诊专家共识．中华急诊医学杂志，2019（10）：1204-1205.

［3］国家呼吸系统疾病临床医学研究中心．解热镇痛药在儿童发热对症治疗中的合理用药专家共识．中华实用儿科临床杂志，2020（3）：161-162.

［4］吴晓玲，赵志刚，于国超．临床药物治疗管理学（家庭药师版）．北京：化学工业出版社，2020.

［5］吴久鸿，吴晓玲．突发事件中的药学保障与药品供应．北京：化学工业出版社，2010.

［6］葛均波，徐永健．内科学．第8版．北京：人民卫生出版社，2016.

［7］成人急性呼吸道病毒感染急诊诊疗专家共识组．成人急性呼吸道病毒感染急诊诊疗专家共识．中华急诊杂志，2021（21）：1417-1428.

［8］中国医院协会抗病毒药物在儿童病毒感染性呼吸道疾病中的合理应用指南·中华实用儿科临床杂志，2020（19）：1441-1450.

第十二章 冰雪灾害

第一节 冰雪灾害概述

冰雪灾害（Snow and Ice Disaster），是指因长时间大量降冻雨或降雪造成大范围积雪结冰成灾的自然现象。次生灾害引发的疾病主要包括冻伤、食源性传染病、呼吸道传染病、一氧化碳中毒、心脑血管疾病的急性发作、交通事故、摔伤、骨折、精神疾患、内分泌失调，以及维生素缺乏出现相关疾病以及胃溃疡等。受灾群众对呼吸道疾病普遍易感。

历史上中国的冰雪灾害不胜枚举。1951—2020 年，我国范围较大、持续时间较长且灾情较重的雪灾，多达近 10 次。尤其是 2008 年年初，在全国大范围发生了百年不遇的严重冰雪灾害，大部分地区出现了持续的冰冻、道路结冰和雨雪天气，持续时间之长为历史罕见。在我国南方地区因灾害造成的直接经济损失高达 1516.5 亿元，农作物受灾面积 1.78 亿亩，倒塌房屋48.5 万间，共造成 129 人死亡，4 人失踪，紧急转移安置 166 万人。冰雪灾害会给工农业生产、交通运输、电力输送、居民生活等造成极大影响，直接或间接影响到人民群众的身体健康，严重的甚至危及生命，因此，对冰雪灾害进行积极的防范非常重要。

冰雪灾所致疾病流行的原因主要包括：

一、环境变化

环境卫生恶化，自然疫源地的暴露和扩散。厕所畜圈倒塌，粪便四溢；生活垃圾无法处理；牲畜冻死后尸体腐烂使生物性污染骤增；加之经历严寒天气气候回暖之后，环境卫生恶化，大量的融雪水进入水体，极易造成地表水污染，直接影响饮用水源水质，导致消化系统疾病和疫情发生。

二、食物变化

食物变质引发食源性疾病。冰雪灾后谷物极易霉变，病死的家禽多，救援食品也常因运输、保管不善而中途变质，而食品短缺迫使灾民食用腐败变质食品，容易引发食物中毒，造成食源性传染病流行。

三、易感人群

易感人群增加，感染机会增多。冰灾期间，食物供应困难，营养不足，民众昼夜抗灾抢险，体力消耗大，加之冰灾带来的损失，非正常起居生活环境等造成灾民的心理创伤，都将导致免疫力下降，机体易感性增加。低温会导致人们的抵抗力下降，容易引发支气管炎、肺炎等呼吸道感染。冰冻灾害期间，由于旅客大量滞留、人员流动频繁，室内空气质量较差，易发生呼吸道传染病，如流感、流脑、百日咳、麻疹及风疹等疾病。

四、持续低温引发多种疾病

持续长时间的严寒低温天气，人们如果长期在室外停留或长时间不动，容易造成冻伤；寒冷天气可使血管收缩、血液黏稠度增高，易引起心绞痛、心肌梗死、脑卒中等心脑系统疾病的发生；由于道路结冰，意外伤害事故发生率亦大大增加，包括道路交通事故、摔伤、骨折等，特别是一氧化碳中毒事故的发生亦会增多；由于人们减少外出活动，长时间滞留在室内，容易引发抑郁和内分泌失调；因长期得不到补充新鲜蔬菜和水果还可能导致维生素缺乏出现相关疾病；寒冷还会使胃肠道调节功能紊乱，胃酸分泌增多，刺激胃黏膜，是胃溃疡的诱发因素。

第二节　冰雪灾害后疾病发生的特点及主要防治要点

一、冰雪灾害后疾病分类及主要特点

冰雪灾害后常见疾病主要包括冻伤、心脑血管疾病、食物中毒、一氧化碳中毒、呼吸道传染病、肠道传染病、旅途精神障碍、意外事故以及灾后心理疾病。

1. 冻伤失温　表现为受冻部位冰凉、苍白、坚硬、感觉麻木或丧失，甚至意识丧失、死亡。

2. 失温　核心体温降至35℃以下为失温，又分为轻型（核心体温为32～35℃），中型（核心体温28～32℃），和重型（核心体温＜28℃）。也有称＜30℃为重型失温。轻度失温时，表现为机体产生剧烈的寒战、四肢冰凉、脸色苍白、严重疲劳、语言不清、肌肉不受意识控制、呆滞、记忆力减退、情绪改变或者失去理智、脉搏减缓、幻觉等。中重型失温表现为机体肌肉不再痉挛、脉搏和呼吸速度放慢、体表血液循环大幅度下降、丧失意识等。

3. 食物中毒　表现为恶心、呕吐、腹痛、腹泻等急性胃肠炎症状。

4. 一氧化碳中毒　表现为眩晕、心悸、恶心、呕吐、四肢无力。严重者口唇樱桃红色、意识模糊等。

5. 运动系统疾病　表现为骨折、软组织挫伤、关节脱位、冻伤等。

6. 心血管系统疾病　表现为高血压、心绞痛、心肌梗死、脑卒中、心律失常等，由于低温刺激导致交感神经兴奋，全身毛细血管收缩，心、脑负荷加重引起血压升高，脑部缺血缺氧加速了血栓的形成，同时缺水导致血液黏稠、血流减慢。

7. 呼吸系统疾病　表现为肺炎、支气管炎、流感、百日咳、流脑等。冬春季节是呼吸道传染病高发季节，人群大量集聚、人员流动频繁和室内空气质量较差，易发生流行性感冒、流行性脑脊髓膜炎、麻疹、风疹、流行性腮腺炎、水痘等呼吸道传染病。

8. 心理疾病　表现为失眠、精神恍惚、反应迟钝、敏感易哭、梦魇、抑郁症等心理障碍。

二、流行特点

流行季节鲜明，常发生在冬季，受灾群众聚集，易发生群体事件。

三、预防原则及要点

1. 冻伤　注意保暖，保持衣物干燥，不穿过于紧身的衣裤；多摄入高热量的食物；不裸手接触金属物体；避免久坐，经常站立活动、跺脚、搓手等促进血液循环。

2. 失温　停止室外活动，将患者转移至避风处、岩石下，或帐篷内；冷面隔离，利用担架、木板、睡袋等与地面隔绝，防止核心体温继续流失；更换衣物，保持患者身体干燥、原衣物睡袋包裹。

3. 食物中毒　不食用腐败、变质或霉变的食物；食用清洁的水，自来水食用前应煮沸，或者食用纯净水；储备一定量的纯净水防备断水。

4. 一氧化碳中毒　保持室内通风，切勿在门窗严密关闭下燃烧煤气、煤炭等。

5. 运动系统疾病　充分保暖，尤其加强膝关节、肘关节、腕关节和踝关节等部位的保暖防护；行走过程注意防滑，穿防滑的鞋子。

6. 心血管系统疾病　充分保暖，在家中备好应急药品如硝酸甘油等。

7. 呼吸系统疾病　保持室内空气流动，必要时适当服用一些药物（如传统中药汤剂）预防流感等疾病的发生。

8. 消化系统疾病　维护好人群滞留地的环境卫生，集中处理粪便及生活垃圾，滞留在公路上的大巴，要做好车内卫生；注意个人卫生，进餐前要清洁手，无供水条件时，尽量采用消毒纸巾或餐巾纸等；如无洗手条件或消毒纸巾，就餐时，手部尽量不要直接接触食品；运送和提供的食品要有完整包装，避免污染，饮用开水或清洁水。

9. 心理疾病　应注意经常起身进行活动，放松心情，缓解紧张情绪；必要时心理舒等缓解紧张情绪。

四、治疗原则及要点

1. 冻伤　尽量脱离低温环境，采取保温措施，立即用温水迅速复温，补充食物能量。

2. 失温　可考虑使用肾上腺素能药物用于治疗失温导致的心功能障碍。但是目前的证据多来源于临床前研究，应谨慎使用。尤其是针对核心体温降至30℃以下的患者。

3. 食物中毒　充分灌胃、洗肠，补充糖盐水，充分保暖。

4. 一氧化碳中毒　保持气道通畅，严重昏迷者需呼吸机或高压氧治疗；及时给予对症药物治疗。

5. 运动系统疾病 发生摔伤、拉伤、扭伤或骨折时应及时就近治疗；进行适当的抗感染预防或治疗；老年人摔伤时应充分检查大脑、内脏等器官是否有出血的情况发生。

6. 心血管系统疾病 如有不适立即送往就近的医院治疗。

7. 呼吸系统疾病 有细菌感染时可考虑使用青霉素、头孢菌素、左氧氟沙星等抗感染治疗；病毒性感染用利巴韦林等抗病毒治疗。

8. 消化系统疾病 必要时，可考虑使用环丙沙星、小檗碱等抗感染治疗。

9. 心理疾病 精神抚慰，加强心理疏导，引导患者多与家人朋友等沟通交流；对心理精神疾病患者给予抗抑郁（如氟西汀等）或抗精神病（如氯氮平等）药物。

五、用药原则及要点

1. 冻伤 ①非冻结性冻伤：采取保温措施，如物理升温。局部涂冻疮膏，有创伤和糜烂者用含抗菌药物和皮质甾体的软膏。此外，还可使用温经通络、活血化瘀的中药改善肢体循环；②局部冻结性冻伤：按照严重程度，进行相应包扎，局部使用冻伤膏、抗菌药物，注射破伤风抗毒素，使用改善血液循环药物等处理。并注意营养补充（如高热量、高蛋白、高维生素摄入等）；③全身冻结性冻伤：复温后进行抗休克（补液）、维持呼吸功能、利尿、纠正酸碱失衡维持营养等治疗。

2. 食物中毒 ①充分催吐、洗胃，并使用泻药如大黄、番泻叶促进中毒食物尽快排出；②进行相应抗感染、肉毒血清、解毒药等对因治疗。

3. 一氧化碳中毒 ①改善缺氧症状；②脱水治疗预防患者脑水肿发生；③营养支持；④高压氧舱治疗。

4. 运动系统疾病 ①外伤伤口消毒、止血、活血化瘀药物治疗为主；②必要时进行抗感染治疗。

5. 心血管系统疾病 ①慢性疾病患者维持原用药方案；②新发不适症状立即就近医治。

6. 呼吸系统疾病 ①保持气道通畅，药物解痉用皮质激素，湿化气道最好应用超声雾化；②控制肺水肿出现及引起疑似水肿的原发病，如心力衰竭、肾衰竭、肺部感染等；③纠正酸碱失衡与电解质紊乱；④必要时，视情况给予抗菌药物、抗病毒药物等治疗。

7. 消化系统疾病 ①消化道感染：抗感染；②消化道出血：止血处理、抑制胃酸分泌和保护胃黏膜；③肠道黏膜屏障用药原则：提高肠蠕动，预防肠麻痹；纠正休克，改善肠道微循环；维持正常肠道菌群（如补充外源性双歧杆菌等）；肠道营养（如谷氨酰胺、纤维素等）。

8. 心理疾病 镇静药、抗抑郁或抗精神病药物治疗。

第三节　冰雪灾害推荐药品目录及使用指引

冰雪灾中涉及药物种类很多，主要包括皮肤科用药（如冻伤膏）、消化系统用药、心血管系统用药、脑及周围血管扩张药、呼吸系统用药、中枢神经系统用药等。

一、维持水、电解质和酸碱平衡调节药

■ 0.9% 氯化钠溶液 Sodium Chloride

用法用量	按体重计算：补液量（L）= [体重下降（kg）×142]/154。视患者情况口服或静脉注射
临床使用要点	作用特点：适当水化可避免低血容量，促进冻伤恢复，推荐等级 1C 适应证：各种原因所致的失水，包括低渗性、等渗性和高渗性脱水 禁忌证：妊娠高血压综合征禁用
临床使用要点	注意事项：水肿性疾病，如肾病综合征、肝硬化、腹水、充血性心力衰竭等慎用；高血压、低血钾患者慎用 需监测血液中酸碱浓度平衡指标、肾功能及血压和心肺功能
药物相互作用及处理建议	无
常见不良反应及处理建议	过量可致高钠血症和低钾血症，并能引起碳酸氢盐丢失

■ 右旋糖酐 40 氯化钠注射液 Dextran 40 Sodium Chloride Injection

用法用量	成人：静脉滴注，一次 250 ～ 500ml，24 小时内不超过 1000 ～ 1500ml；休克：用量可较大，速度可快，滴注速度为 20 ～ 40ml/min，第一日最大剂量可用至 20ml/kg，在使用前必须纠正脱水 儿童：婴儿用量为 5ml/kg，儿童用量为 10ml/kg
临床使用要点	作用特点：降低血液黏度，预防微血栓聚集和形成。推荐等级 2C 适应证：用于失血、创伤、烧伤等各种原因引起的休克和中毒性休克，代替部分血液进行体外循环 禁忌证：充血性心力衰竭及其他血容量过多的患者禁用；严重血小板减少，凝血障碍等出血患者禁用；心、肝、肾功能不良患者慎用；少尿或无尿者禁用；活动性肺结核患者慎用 注意事项：第一次输用本品，开始几毫升应缓慢静脉滴注，并在注射开始后严密观察 5 ～ 10 分钟，出现所有不正常征象（如寒战、皮疹等）都应马上停药；禁用于少尿患者。一旦使用中出现少尿或无尿应停用 避免用量过大，尤其是老年人、动脉粥样硬化或补液不足者；每日用量不宜超过 1500ml
药物相互作用及处理建议	本品不应与维生素 C、维生素 B_{12}、维生素 K、双嘧达莫及促皮质素、氢化可的松、琥珀酸钠在同一溶液中混合给药 不可在分娩时与镇痛药或硬膜外麻醉一起作为预防或治疗之用
常见不良反应及处理建议	无常见不良反应，偶见发热、寒战、淋巴结肿大、关节炎等

二、皮肤科用药

■ 冻伤膏 Dongshang Gao	
用法用量	每日 2～3 次
临床使用要点	作用特点：推荐用于冻伤治疗 适应证：冻伤 禁忌证：风寒及辛辣食物 注意事项：未溃破冻疮：用温水清洗患处，取本品适量均匀涂抹在上面，涂抹后轻轻按摩患处数分钟，使其渗透吸收 已溃破冻疮：用温水清洗患处，严重溃烂者将药膏涂抹在纸上贴敷于溃烂处，溃烂周围涂上药膏并按摩数分钟，进行适当包扎。包扎透气性要好，效果更好
药物相互作用及处理建议	无
常见不良反应及处理建议	刺激、烧灼感
■ 芦荟（软膏、凝胶）Aloe Vera（ointment/gel）	
用法用量	清洁后，均匀敷于患处。每 6 小时重新涂抹 1 次
临床使用要点	作用特点：通过减少前列腺素和血栓素形成改善冻伤，只对表皮冻伤有效。推荐等级 2C 适应证：冻伤
药物相互作用及处理建议	无
常见不良反应及处理建议	皮肤潮红、刺痛、瘙痒、红斑、丘疹、水疱、光敏性 涂抹后应避免紫外线照射

三、消毒防腐药

皮肤消毒药

■ 聚维酮碘溶液 Povidone Iodine Solution	
用法用量	成人：体表消毒：3% 浓度浸泡 30 分钟以上 皮肤消毒：1%～3% 洗刷 2 分钟
临床使用要点	作用特点：对细菌芽孢有杀伤力，对黏膜皮肤具有保护作用。在解冻或快速复温的热水中加入适当皮肤消毒药可减少皮肤细菌，降低蜂窝组织炎的风险。推荐等级 2C 适应证：用于化脓性皮炎、皮肤真菌感染，也用于小面积皮肤、黏膜创口的消毒 禁忌证：孕妇及哺乳期妇女禁用 注意事项：本品为外用药，切忌口服；如误服中毒，应立即用淀粉糊或米汤洗胃，并送医院救治 用药部位如有烧灼感、红肿等情况应停药，并将局部药物洗净，必要时向医师咨询
药物相互作用及处理建议	本品不得与碱、生物碱、水合氯醛、酚、硫代硫酸钠、淀粉、鞣酸同用或接触
常见不良反应及处理建议	无常见不良反应，少见创面黏膜局部轻微短暂刺激

（续　表）

■ 洗必泰溶液 Chlorhexidine	
用法用量	温水稀释后，浸泡 30 分钟以上
临床使用要点	作用特点：在解冻或快速复温的热水中加入适当皮肤消毒药可减少皮肤细菌，降低蜂窝组织炎的风险。推荐等级 2C 适应证：皮肤表面消毒 注意事项：应避免本品接触眼睛和其他敏感组织 孕妇及哺乳期妇女慎用
药物相互作用及处理建议	无
常见不良反应及处理建议	无

■ 高锰酸钾溶液剂 Potassium Permanganate	
用法用量	临用前配制成 1∶4000 溶液（取 1 片加水 400ml），用消毒药棉或纱布润湿后敷于患处，渗出液多时，可直接将患处浸入溶液中药浴 用于清洗小面积溃疡时，临用前配制成 1∶1000 溶液（取 1 片加水 100ml），用消毒药棉或棉签蘸取后清洗
临床使用要点	作用特点：通过氧化菌体的活性基团，呈现杀菌作用 适应证：用于急性皮炎或急性湿疹的湿敷，特别是伴继发感染的湿敷，清洗小面积溃疡 禁忌证：口服 注意事项：本品仅供外用，切忌口服，切勿误入眼中 临用前用温水配制，并立即使用 存放要点：遮光，密封干燥保存
药物相互作用及处理建议	不可与碘化物、有机物接触或并用，尤其是晶体，否则易发生爆炸
常见不良反应及处理建议	高浓度反复多次使用可引起腐蚀性灼伤

四、生物制品

■ 破伤风抗毒素 Tetanus Antitoxin	
用法用量	成人：皮下或肌内注射 1500 ～ 3000IU 儿童：儿童与成人用量相同 初生儿破伤风，24 小时内分次肌内或静脉注射 20 000 ～ 100 000IU
临床使用要点	作用特点：指南推荐冻伤患者破伤风预防治疗。本品含特异性抗体，具有中和破伤风毒素的作用 适应证：用于预防和治疗破伤风 注意事项：须先做过敏试验并详细询问既往过敏史，接种后须观察 30 分钟方可离开；性状改变时慎用；安瓿打开后应一次用完 存放要点：2 ～ 8℃避光干燥处保存

（续　表）

药物相互作用 及处理建议	无
常见不良反应 及处理建议	严重：过敏性休克及血清病，主要症状为荨麻疹、发热、淋巴结肿大、局部水肿 处理意见：血清病可使用钙剂或抗组织胺药物对症治疗

五、中枢神经系统用药

1. 解热镇痛抗炎药

■ 布洛芬（片剂、胶囊）Ibuprofen

用法用量	成人：用于急性的轻、中度疼痛和发热，每次 0.2 ～ 0.4g，每 4 ～ 6 小时 1 次，最大限量为 每日 2.4g。使用至冻伤伤口愈合或进行手术治疗 缓释胶囊：成人及 12 岁以上儿童，每次 0.3 ～ 0.6g，每日 2 次
临床使用要点	作用特点：阻断花生四烯酸途径，减少前列腺素和血栓素的产生，应使用至冻伤伤口愈合， 推荐等级 2C 适应证：用于缓解轻至中度疼痛如头痛、关节痛、偏头痛、牙痛、肌肉痛、神经痛、痛经。 也用于普通感冒或流行性感冒引起的发热 禁忌证：孕妇及哺乳期妇女禁用；已知对本品过敏的患者；服用阿司匹林或其他非甾体抗炎 药后诱发哮喘、荨麻疹或过敏反应的患者 冠状动脉旁路移植手术（CABG）围手术期疼痛的治疗；有应用非甾体抗炎药后发生胃肠道 出血或穿孔病史的患者；有活动性消化道溃疡（出血），或者既往曾复发溃疡（出血）的患 者；重度心力衰竭患者 注意事项：长期用药时应定期检查血常规及肝肾功能
药物相互作用 及处理建议	与肝素及口服抗凝药同用时，有增加出血的危险 使氨甲蝶呤、地高辛、降糖药的作用增强或毒性增加
常见不良反应 及处理建议	常见：消化不良、胃烧灼感、胃痛、恶心和呕吐等胃肠道不良反应 严重：①出血性疾病患者出血时间延长，出血倾向加重；②肝肾功能损害

2. 中枢神经系统用药

■ 盐酸吗啡（片剂、注射剂）Morphine Hydrochloride

用法用量	口服：每日 15 ～ 60mg，每次 5 ～ 15mg 皮下注射：每日 15 ～ 40mg，每次 5 ～ 15mg 静脉注射：每次 5 ～ 10mg 老年人及肝肾功能不全患者应酌情减量
临床使用要点	作用特点：为强效中枢性镇痛药，作用时间可持续 12 小时 适应证：用于其他镇痛药无效的急性剧痛 禁忌证：休克尚未纠正控制前、脑外伤颅内压增高等患者禁用 注意事项：本药为国家特殊管理的麻醉药品，必须严格按照相关规定管理

（续　表）

药物相互作用及处理建议	与单胺氧化酶抑制剂不可并用，且单胺氧化酶抑制剂停用 2 周内不可使用 与中枢神经系统抑制剂如乙醇、麻醉药、安眠镇静药、三环类抗抑郁药等合用均可增强本药的中枢抑制作用
常见不良反应及处理建议	常见：恶心、呕吐、便秘、眩晕、排尿困难、直立性低血压

■ 芬太尼（透皮贴剂、注射剂）Fentanyl

用法用量	成人：肌内注射，0.05 ～ 0.10mg，必要时 1 ～ 2 小时后重复给药贴剂，每 3 天用 1 贴 用法：透皮贴剂可以持续贴敷 72 小时。在更换贴剂时，应在另一部位使用新的芬太尼透皮贴剂。几天后才可在相同的部位上重复使用
临床使用要点	作用特点：阿片受体激动剂，属强效麻醉性镇痛药 适应证：用于麻醉前、中、后的镇静与镇痛 禁忌证：急性肝卟啉症、呼吸抑制、低血容量及重症肌无力患者禁用 新生儿禁用；孕妇及哺乳期妇女禁用，如果哺乳妇女必需用药，应当在用药后 24 小时内暂停哺乳 注意事项：本药为国家特殊管理的麻醉药品，有弱成瘾性，应警惕 警惕误吸气管，不得涂敷于皮肤和黏膜表面
药物相互作用及处理建议	不得与单胺氧化酶抑制剂（如苯乙肼、帕吉林等）、利托那韦合用 联用中枢抑制剂（如巴比妥类、安定类、麻醉剂等），芬太尼的剂量应减少 1/4 ～ 1/3
常见不良反应及处理建议	常见：恶心和呕吐，视物模糊 严重：呼吸抑制、窒息、肌肉僵直及心动过缓

六、溶栓药

■ 注射用阿替普酶 Alteplase

用法用量	成人：深度冻伤患者，解冻后 24 小时内尽快启动溶栓治疗，0.1mg/ml 浓度，给予 30ml，后续 1mg/ml 的浓度以 10ml/h 的速度持续输注
临床使用要点	作用特点：溶解或清除微血管血栓 适应证：急性心肌梗死；血流不稳定的急性大面积肺栓塞；急性缺血性脑卒中 禁忌证：3 ～ 4 度冻伤患者，受伤 72 小时后；本品不可用于有高危出血倾向者；儿童和青少年中的急性缺血性脑卒中患者禁用；禁用于 80 岁以上的急性脑卒中患者治疗 注意事项：本品不能与其他药物混合，既不能用于同一输液瓶也不能应用同一输液管道
药物相互作用及处理建议	使用本品不应在 24 小时内使用香豆素类衍生物、口服抗凝剂、血小板聚集抑制剂、普通肝素、低分子肝素等抑制凝血的药物 同时使用血管紧张素转换酶抑制剂可增加过敏样反应风险，避免同用
常见不良反应及处理建议	常见：出血，可导致红细胞比积和 / 或血红蛋白下降、再缺血（如心绞痛）、低血压和心力衰竭（如肺水肿） 严重：出现脑出血，应停止溶栓治疗

七、循环改善药

■ 伊洛前列素注射液 Iloprost

用法用量	成人：静脉滴注或泵入，葡萄糖或生理盐水溶解后。第 1～3 日，从 0.5ng/（kg·min）开始，30 分钟内缓慢增加至 2.0ng/（kg·min），持续 6 小时。第 4～5 日 2.0ng/（kg·min），持续 6 小时
临床使用要点	作用特点：减少血栓形成，改善微循环 适应证：3～4 度冻伤患者，受伤 72 小时后的一线治疗药物 注意事项：若患者不耐受，则滴注速度减慢至 0.5ng/（kg·min），再缓慢增加药物浓度
药物相互作用及处理建议	与血管舒张药、降压药合用时需谨慎 与抗凝药物或血小板抑制剂同用需严密监测
常见不良反应及处理建议	常见：恶心、头痛、脸红、血压增高、心率加快

八、抗凝药

■ 低分子肝素钠注射液 Low Molecular Weight Heparin

用法用量	将 1ml 的 5000IU/ml 的本品溶至 50ml 生理盐水中，以 500IU/h 的速度连续滴注
临床使用要点	作用特点：预防和治疗冻伤引起的血栓栓塞 适应证：预防和治疗血栓栓塞性疾病 禁忌证：发生或有倾向发生与止血障碍有关的出血，与肝素无关的消耗性凝血病除外；有出血危险的器官损伤（如消化性溃疡，视网膜病变，出血综合征，出血性脑血管意外等）；急性细菌性心内膜炎（与人工假肢有关的除外）；患有严重的肾病和胰腺病变，严重高血压，严重颅脑损伤的患者和术后期患者；正在使用维生素 K 拮抗治疗的患者 注意事项：不推荐单独使用，应与伊洛前列素联合使用
药物相互作用及处理建议	联合使用乙酰水杨酸、非甾体抗炎药物、抗血小板药物等，可增加出血倾向
常见不良反应及处理建议	常见：不同部位出血、注射部位血肿

九、心血管系统用药

1. 抗心绞痛药

■ 硝酸甘油（舌下片、注射剂）Nitroglycerin

用法用量	硝酸甘油舌下片：心绞痛急性发作时，应舌下或在口腔颊黏膜处含化一片本品。可每 5 分钟重复一次直至症状缓解

（续　表）

用法用量	硝酸甘油注射液：开始剂量为 5μg/min，可每 3 ～ 5 分钟增加 5μg/min
	用法：肾功能不全的患者不需要进行剂量调整；注射液用 5% 葡萄糖注射液或氯化钠注射液稀释后静脉滴注；舌下片建议静息状态用药，最好取坐位
临床使用要点	作用特点：快速缓解心绞痛
	适应证：用于预防和迅速缓解因冠状动脉疾病引起的心绞痛发作
	禁忌证：早期心肌梗死、严重贫血、颅内压升高患者禁用
	注意事项：尽量使用最小剂量的药物达到有效缓解心绞痛发作的治疗目的
	存放要点：避光
药物相互作用及处理建议	禁与磷酸二酯酶 -5（PDE-5）抑制剂（如枸橼酸西地那非、他达拉非、盐酸伐地那非）等同服；
	该类药物可增强有机硝酸酯类药物的降压作用；同时服用硝酸盐和饮酒可导致低血压
常见不良反应及处理建议	常见：可能立即出现剧烈和持久的头痛
	严重：晕厥

2. 抗高血压药

■ 利血平注射液 Reserpine

用法用量	成人：初始肌内注射 0.5 ～ 1.0mg，以后按需要每 4 ～ 6 小时肌内注射 0.4 ～ 0.6mg
临床使用要点	作用特点：长效血管扩张剂，适用于冻伤损伤 48 ～ 72 小时内，考虑截肢治疗患者的挽救治疗
	适应证：高血压危象
	禁忌证：抑郁症、孕妇
	注意事项：慎用于有胃溃疡、溃疡性结肠炎或胃肠功能失调等病史者
	慎用于胆结石患者及体弱和老年患者、肾功能不全、帕金森病、癫痫、心律失常和心肌梗死
药物相互作用及处理建议	禁止与 β 受体阻断剂合用
常见不良反应及处理建议	常见：胃肠道系统，如腹痛、腹泻、恶心、呕吐、口腔干燥症；神经系统，如头晕、头痛、昏睡、嗜睡、眩晕，抑郁症；呼吸系统，如鼻塞
	严重：心血管系统，如心房颤动、心律失常；消化道出血

3. 脑及周围血管扩张药

■ 尼莫地平（片剂、注射剂）Nimodipine

用法用量	口服：每日 30 ～ 120mg，分 3 次。5 日为一疗程，一般用药 3 ～ 4 个疗程
	静脉滴注：每小时 0.5mg 开始，2 小时后剂量改为每小时 1mg，以后每小时 2mg。5 ～ 14 日后，可改口服

（续 表）

临床使用要点	作用特点：适用于寒冷天气脑血管痉挛引起的缺血性神经损伤 适应证：可预防和治疗由于动脉瘤性蛛网膜下腔出血后脑血管痉挛引起的缺血性神经损伤 禁忌证：孕妇及哺乳期妇女禁用；严重肝肾功能不全患者禁用 注意事项：脑水肿及颅内压增高患者、低血压患者须慎用 存放要点：遮光，在干燥处保存
药物相互作用 及处理建议	尼莫地平与利福平联合应用会显著降低尼莫地平的疗效，口服尼莫地平与抗癫痫药苯巴比妥、苯妥英或卡马西平联合应用显著降低尼莫地平的疗效
常见不良反应 及处理建议	常见：低血压，过敏

十、抗微生物药

1. 抗菌药物

■ 注射用哌拉西林他唑巴坦 Piperacillin Sodium and Sulbactam Sodium

用法用量	成人：静脉滴注：常用剂量为一次 3.375g（含哌拉西林 3g 和他唑巴坦 0.375g）静脉滴注，每 6 小时 1 次；或一次 4.5g（含哌拉西林 4g 和他唑巴坦 0.5g），每 8 小时 1 次 儿童：12 岁以上：4.5g 每 8 小时 1 次 9 月龄以上、体重不超过 40kg12.5mg/kg，每 8 小时 1 次 2～9 月龄：10mg/kg，每 8 小时 1 次 老年人及肾功能不全：肾小球滤过率（GFR）> 40 ml/min，常规剂量 GFR 20～40 ml/min，每次 4.5g，每 8 小时 1 次 GFR < 20 ml/min，每次 4.5g，每 12 小时 1 次 疗程：常规疗程为 7～10 日
临床使用要点	作用特点：广谱青霉素酶抑制剂，对冻伤后感染有效 适应证：适用于对哌拉西林耐药，但对哌拉西林他唑巴坦敏感的产内酰胺酶的细菌引起的中、重度感染，如阑尾炎、腹膜炎、脓肿、菌血症、肺炎和心内膜炎等 注意事项：如果有出血的表现，应当停用抗菌药物治疗（注射用哌拉西林/他唑巴坦），并使用维生素 K 拮抗 存放要点：遮光密闭保存，在 10～25℃保存
药物相互作用 及处理建议	与肝素、口服抗凝药物同用，应监测凝血功能
常见不良反应 及处理建议	常见：腹泻、恶心、呕吐，二重感染，皮疹 严重：过敏性休克 处理建议：应用前需皮试

■ 注射用盐酸万古霉素 Vancomycin

用法用量	成人：50 万 U（q6h）或 100 万 U（q12h） 儿童：儿童、婴儿每日 40mg/kg，分 2～4 次静脉滴注，每次静脉滴注在 60 分钟以上

（续 表）

用法用量	新生儿每次给药量 10～15mg/kg，出生一周内的新生儿每 12 小时给药 1 次，出生 1 周至 1月新生儿每 8 小时给药 1 次，每次静脉滴注在 60 分钟以上 老年人：老年人每 12 小时 500mg 或每 24 小时 1g，每次静脉滴注在 60 分钟以上
临床使用要点	作用特点：对多数革兰阳性菌有良好抗菌作用 适应证：耐药革兰阳性菌所致的严重感染；用于重症或经甲硝唑治疗无效的艰难梭菌肠炎患者 禁忌证：孕妇及哺乳期妇女禁用；严重肾功能不全者禁用 对本品、替考拉宁及糖肽类抗菌药物、氨基糖苷类抗菌药物有既往过敏史患者禁用 注意事项：用药期间应定期复查肾功能，监测血药浓度，关注听力改变，必要时监测听力 存放要点：密闭，30℃以下保存
药物相互作用及处理建议	与麻醉药合用可能出现红斑、潮红或过敏反应
常见不良反应及处理建议	严重：肾毒性，过敏反应，休克，史－约综合征等

第四节　医疗队随行药品推荐目录

医疗队随行药品推荐目录，见表 12-1。

表 12-1　医疗队随行药品推荐目录

药品名称		剂型	特殊储存条件
中文	英文		
必备药品			
1. 氯化钠（0.9%）	Sodium Chloride	注射剂	——
2. 右旋糖酐 40 氯化钠	Dextran 40 Sodium Chloride Injection	注射剂	——
3. 冻伤膏	Dong Shang Gao	膏剂	——
4. 芦荟（软膏/凝胶）	Aloe Vera （ointment/gel）	膏剂	——
5. 聚维酮碘溶液	Povidone Iodine Solution	溶液剂	——
6. 洗必泰溶液	Chlorhexidine	溶液剂	——
7. 高锰酸钾溶液	Potassium Permanganate	溶液剂	——
8. 破伤风抗毒素	Tetanus Antitoxin	注射剂	2～8℃冷藏
9. 布洛芬	Ibuprofen	片剂、胶囊剂	——
10. 盐酸吗啡	Morphine Hydrochloride	片剂、控释片、注射剂	——
11. 芬太尼	Fentanyl	贴片、注射剂	——

（续　表）

药品名称		剂型	特殊储存条件
中文	英文		
12. 阿替普酶	Alteplase	注射剂	——
13. 伊洛前列素	Iloprost	注射剂	——
14. 低分子肝素	Low Molecular Weight Heparin	注射剂	30℃以下
15. 盐酸利多卡因	Lidocaine Hydrochloride	注射剂	——
16. 硝酸甘油	Nitroglycerin	片剂、注射剂	——
17. 利血平	Reserpine	注射剂	——
18. 尼莫地平	Nimodipine	片剂、注射剂	——
19. 哌拉西林钠他唑巴坦	Piperacillin Sodium and Sulbactam Sodium	注射剂	——
20. 万古霉素	Vancomycin	注射剂	——
急救药品			
急救箱（详见"第二章 表 2-2"）			
其他药品目录			
1. 盐酸洛哌丁胺	Loperamide Hydrochloride	胶囊剂	——
2. 盐酸普萘洛尔	Propranolol Hydrochloride	片剂	——
3. 复方甘草	Compound Liquorice	片剂、合剂	避光
4. 枸橼酸喷托维林	Pentoxyverine Citrate	片剂	——
5. 复方酚麻美敏	Compound Hydrobromide Dextromethorphan	片剂、口服液	——
6. 硫酸沙丁胺醇	Salbutamol Sulfate	喷雾剂、粉雾剂、雾化溶液剂	——
7. 复方阿司匹林	Compound Aspirin	片剂	——
8. 青霉素 [钠盐，钾盐]	Benzylpenicillin [Sodium， Potassium]	注射剂	遮光、凉暗
9. 头孢曲松钠	Ceftriaxone Sodium	注射剂	遮光、凉暗
10. 头孢呋辛	Cefuroxime	片剂、注射剂	遮光、凉暗
11. 氯化钾	Potassium Chloride	片剂、注射剂	——
12. 氯化钠（0.9%）	Sodium Chloride（0.9%）	注射剂	——
13. 葡萄糖（5%、10%、50%）	Glucose（5%、10%、50%）	注射剂	——
14. 葡萄糖氯化钠（5%）	Glucose and Sodium Chloride	注射剂	——
15. 万花油	Compound Aluminium Hydroxide	搽剂	——

（续　表）

药品名称		剂型	特殊储存条件
中文	英文		
16. 云南白药	Yunnan white powder	粉剂、气雾剂、酊剂	——
17. 乙醇（酒精）（75%）	Ethanol（75%）	溶液剂	——
18. 盐酸雷尼替丁	Ranitidine Hydrochloride	片剂、注射剂	——
19. 开塞露	Enema	溶液剂	——
20. 盐酸甲氧氯普胺	Metoclopramide Hydrochloride	片剂、注射剂	——
21. 乳酶生	Lactasin	片剂	——
22. 酒石酸美托洛尔	Metoprolol Tartarate	片剂、注射剂	避光
23. 盐酸胺碘酮	Amiodarone Hydrochloride	片剂、注射剂	
24. 硝苯地平	Nifedipine	片剂、胶囊剂	避光、密闭
25. 硝酸异山梨酯	Isosorbide Dinitrate	片剂	
26. 马来酸依那普利	Enalapril Maleate	片剂、胶囊剂	
27. 氯沙坦	Valsartan	片剂	
28. 苯磺酸氨氯地平	Amlodipine Besylate	片剂	
29. 非诺贝特	Fenofibrate	片剂、胶囊剂	
30. 辛伐他汀	Simvastatin	片剂	
31. 氟桂利嗪	Flunarizine	胶囊剂	
32. 血塞通	Xue Sai Tong	片剂	
33. 异丙托溴铵	Ipratropium Bromide	气雾剂、雾化溶液剂	
34. 水合氯醛	Chloral Hydrate	溶液剂	——
35. 艾司唑仑	Estazolam	片剂	避光、密闭
36. 阿普唑仑	Alprazolam	片剂	
37. 丙泊酚	Propofol	注射剂	3～25℃
38. 苯唑西林钠（苯唑青霉素）	Oxacillin Sodium	注射剂	密封、凉暗
39. 硫酸阿米卡星（丁胺卡那霉素）	Amikacin Sulfate	注射剂	密封、凉暗
40. 阿奇霉素	Azithromycin	胶囊剂、颗粒剂、注射剂	密封、凉暗
41. 复方磺胺甲噁唑	Compound Sulfamethoxazole	片剂	密封、凉暗
42. 左氧氟沙星	Levofloxacin	片剂、注射剂	密封、凉暗
43. 甲硝唑	Metronidazole	片剂、注射剂	——
44. 呋喃妥因（呋喃坦啶）	Nitrofurantoin	片剂、胶囊剂	——

（续　表）

药品名称		剂型	特殊储存条件
中文	英文		
45. 盐酸小檗碱（黄连素）	Berberine Hydrochloride	片剂	——
46. 氟康唑	Fluconazol	片剂、注射剂	避光、干燥
47. 马来酸氯苯那敏（扑尔敏）	Chlorphenamine Maleate	片剂、注射剂	——
48. 氨甲环酸	Tranexamic Acid	注射剂	——
49. 甲泼尼松	Methyprednisolone	片剂、注射剂	——
50. 普通胰岛素	Regular Insulin	注射剂	2～8℃冷藏
51. 预混胰岛素	NOVOLIN	注射剂	2～8℃冷藏
52. 二甲双胍	Metformin	片剂	——
53. 格列本脲	Glibenclamide	片剂	——
54. 阿卡波糖	Acarbose	片剂	——
55. 门冬氨酸钾镁	Potassium Magnesium Aspartate	注射剂	——
56. 正红花油	Zheng Hong Hua You	搽剂	避光
57. 麝香壮骨膏	Shexiang Zhuanggu Gao	贴膏	——
58. 板蓝根颗粒	Banlangen Keli （Chongji）	颗粒剂	——
59. 硫酸镁	Magnesium Sulfate	溶液剂	——
60. 蒙脱石散	Montmorillonite Powder	粉剂	——
61. 盐酸布桂嗪	Bucinnazine Hydrochloride	片剂、注射剂	——
62. 对乙酰氨基酚	Paracetamol	片剂、胶囊剂	——
63. 吲哚美辛	Indomethacin	片剂、胶囊剂	——
64. 帕罗西汀	Paroxetine	片剂	——
65. 氟西汀	Fluoxetine	胶囊剂	——
66. 利培酮	Risperidone	片剂	——
67. 硝酸咪康唑	Miconazole Dinitrate	片剂、胶囊剂	——
68. 曲安奈德尿素软膏	Triamcinolone Acetonide Acetate Urea Ointment	软膏剂	——
69. 阿苯达唑	Albendazole	片剂	——
70. 氯霉素	Chloramphenicol	滴眼剂、眼膏剂	——
71. 麻黄碱	Ephedrine Hydrochloride	滴鼻液	——
72. 氧氟沙星（氟嗪酸）	Ofloxacin	滴耳液	——

（龚志成、吴晓玲、唐密密）

参考文献

［1］袁卫.冰雪灾害中冻伤的治疗与预防.健康报，2008.

［2］低温雨雪冰冻灾害卫生防病知识要点.中国中医药报，2008.

［3］应焱燕，朱银潮，徐荣，等.雨雪冰冻灾害对居民生活和健康的影响研究.中国预防医学杂志，2009，10（6）：444-447.

［4］朱银潮，应焱燕，徐荣.冰雪灾害中人群健康问题和对策研究.中国初级卫生保健，2008，（8）：43-45.

［5］马海泉，生牲，李哲，等.军事医学科学院暨解放军疾病预防控制中心采取紧急措施支援灾区抗击雨雪冰冻灾害.解放军预防医学杂志，2008，（2）：108.

［6］董谢平，沈录峰.低温雨雪冰冻灾害的紧急医学救援.中华卫生应急电子杂志，2016，2(5)：270-272.

［7］安高翔.雨雪冰冻灾害突发事件应急处置及反思.科技创业月刊，2015，28（2）：95-98.

［8］MCINTOSH S，HAMONKO M，FREER L，et al. Wilderness Medical Society practice guidelines for the prevention and treatment of frostbite . Wilderness & environmental medicine，2011，22（2）：156-166.

［9］MCINTOSH S，OPACIC M，FREER L，et al. Wilderness Medical Society practice guidelines for the prevention and treatment of frostbite：2014 update . Wilderness & environmental medicine，2014，25：S43-S54.

［10］MCINTOSH S，FREER L，GRISSOM C，et al. Wilderness Medical Society Clinical Practice Guidelines for the Prevention and Treatment of Frostbite：2019 Update Wilderness & environmental medicine，2019，30：S19-S32.

第十三章　矿难与隧道坍塌灾难

第一节　矿难与隧道坍塌灾难概述

矿难（Mine Disaster）是指在采矿和建设过程中发生的事故，其中以煤矿矿难最为常见，主要有以下 3 种形式：爆炸事故、透水事故、冒顶与塌方事故。矿难通常危险性极大，导致的伤亡也最为严重，且发生情况十分复杂，如先发生冒顶坍塌，后发生透水事故，则透水事故为次生灾害，反之亦然。矿难后常见的疾病包括气体中毒、外伤、骨折、感染、脱水、营养不良或创伤后应激障碍等。

隧道坍塌（Tunnel Collapse）是指在隧道施工中，洞顶两侧部分岩石（或岩体）由于重力作用向下崩落的一种不良地质现象，与矿难事故具有一定相似性，因此可参考矿难事故的救援方案。

2010 年美国西弗吉尼亚州罗利县的上科大煤矿发生矿难，29 人死亡、2 人受伤，是美国近 40 年来发生的最严重的矿山安全生产事故，造成经济损失超过 3 亿美元。我国在 2000—2008 年死亡百人以上的瓦斯爆炸事故共 7 起，占同期 12 起百人死亡事故总数的 58.33%，随后在 2013—2018 年期间出现煤矿致死事故 298 起，死亡 1942 人。矿难或隧道坍塌等重大生产事故一旦发生，带给伤员、矿工和家属的心理创伤是非常严重的。世界卫生组织研究表明，自然灾害或重大突发公共事件之后 30% ～ 50% 的人会出现中至重度的心理失调，在灾难一年之内，依然有 20% 的人可能出现严重的心理疾病，伴随他们的可能是长期的心理治疗。矿难不仅给人民群众的生命安全和国家财产造成重大损失，也会在国内外产生不良的社会影响。因此，我国越来越严格监管安全生产和高度重视应急救援。

矿难事故与隧道坍塌的诱因很多，常见的矿难包括爆炸事故、透水事故、冒顶与塌方事故。下面分别就这几部分的发生原因进行阐述。

1. 爆炸事故　煤矿爆炸事故分为瓦斯爆炸和煤尘爆炸 2 种，其中以瓦斯爆炸为主，二者的破坏效应基本相同。矿井瓦斯是由煤层气以甲烷为主的有害气体，达到一定浓度时，不但能使人因缺氧而窒息，还极易引发火灾事故；此外瓦斯爆炸的高压会使空气高速流动，破坏联络巷道的风门及障碍物，造成塌方等次生灾害的发生；爆炸后会产生较多有害气体，其中一氧化碳占比 5% 左右，会导致现场工作人员出现中毒事件。

2021 年 1 月 10 日 14 时山东省栖山金矿下"一中段"（距井口 240 米）发生爆炸。事故发生时，"一中段"无作业人员，"六中段"（距井口 698 米）有 13 人在作业，"五中段"（距井口 648 米）有 9 人在作业。这次爆炸导致井梯损坏，油罐无法正常工作，通信系统受损，井下 22

人被困发生重大伤亡事故，最终 11 人获救，但造成了巨大的生命财产损失。

2. 透水事故 透水事故是指矿井在建设和生产过程中，由于防水措施不到位而导致地表水或者地下水通过裂隙、断层、坍塌区等各种通道失去控制地涌入矿井工作面，造成作业人员伤亡或矿井设施损失的水灾事故。伤员的发病原因主要与水流冲击人体所导致的创伤、溺水或长期浸泡等原因有关，水流可带走人体热量导致失温，使其丧失机能，开放伤口可能引发感染。

3. 冒顶与塌方 冒顶与塌方是指在采矿过程中顶板岩石发生坠落的生产事故，其对人体的伤害主要有砸伤、掩埋，与外界隔绝还可以导致由此而引发的一系列继发性伤害。导致隧道坍塌的原因包括自然灾害和施工导致。

4. 心理障碍 矿井属于密闭环境，如发生上述事故，在强烈的、突发的刺激下，更容易引发受困人员失眠、紧张、焦虑、惊跳反应等精神症状，严重的甚至产生急性应激障碍（Acute Stress Disorder，ASD）或创伤后应激障碍（Post Traumatic Stress Disorder，PTSD）。急性应激障碍与创伤后应激障碍的区别，主要是在病程的时间上。急性应激障碍在灾害事件后马上发病，其病程为灾害事件发生的一个月以内。而创伤后应激障碍是在灾害事件后发病，症状持续一个月以上。

第二节　矿难后疾病的特点及主要防治要点

（一）矿难主要类型及其疾病特点

矿难后常见的疾病包括气体中毒、外伤、骨折、感染、脱水、营养不良或创伤后应激障碍等。根据引发矿难的不同原因和矿难现场情况，疾病特点及发生率也有所不同。

1. 瓦斯爆炸患病特点

（1）有毒气体中毒：瓦斯爆炸后伤员吸入的一氧化碳与血红蛋白大量结合，导致患者供氧不足出现的一系列缺氧症状，如恶心、呕吐、心悸、烦躁不安等；如果吸入有害气体较多，还会出现迟发性一氧化碳中毒性脑病，严重可导致休克甚至死亡。

（2）烧伤：指因爆炸中的热力因素，如高温气体、火焰、炙热金属等物体引起的皮肤、组织炭化或损害。根据表皮、真皮及皮肤附件的损毁范围及程度，由轻到重可分为Ⅰ度、Ⅱ度、Ⅲ度和Ⅳ度烧伤。大面积烧伤除了导致皮肤及深层组织受损外，还会引起多个器官、系统的形态学和功能改变，出现凝血机制紊乱、全身炎症反应综合征、多器官功能障碍综合征，伴随严重感染甚至死亡等。

（3）爆震伤：爆震伤又称冲击伤，为瓦斯爆炸产生的冲击波所致。人体受冲击波高压作用，眼、耳、胸、脑、胃肠等均可发生损伤。听觉器官爆震伤表现为耳聋、耳鸣、耳痛、眩晕等；眼爆震伤表现为结膜充血、出血，角膜损伤，房水、晶体混浊，还可继发视网膜剥离、脉络膜炎等，或合并眼球穿孔异物，视物模糊，甚至失明；胸爆震伤后有胸痛、胸闷、咳嗽、咯血等症状，严重者有明显呼吸困难、发绀、咳血性泡沫痰等；腹部主要表现为腹痛，伴恶心、呕吐；神经系统主要表现为意识丧失，持续时间数分钟至数日，清醒后还可出现表情淡漠、抑郁、激怒失眠、记忆力减退等。

（4）呼吸道烧伤：呼吸道烧伤亦称为吸入性损伤，是指高热气流或有害气体被吸入呼吸道引起的损害，多见于头面部损伤的矿工，大多数为吸入干热空气，以及有毒或刺激性烟雾、气体所致。呼吸道烧伤可分为三类：①轻度烧伤在咽喉以上，表现为口、鼻、咽黏膜发白或脱落，充血水肿，分泌物增多，鼻毛烧焦并有刺激性咳嗽，吞咽困难或疼痛等；②中度烧伤在支气管以上，出现声嘶和呼吸困难，早期痰液较稀薄，往往包含黑色炭粒，肺部偶有哮鸣或干啰音，经气管切开后可改善严重呼吸困难；③重度烧伤深及小支气管，呼吸困难发生较早且严重，往往不能经气管切开而改善；肺水肿出现亦较早，肺部呼吸音减低并有干湿啰音。

2. 透水事故患病特点

（1）皮肤、软组织外伤感染：皮肤和软组织感染在透水事故中极为常见。伤员在自救、移动过程中很容易受伤，导致皮肤出现或大或小的伤口，如果伤口长时间浸泡在污水中而没有得到处理，容易发生感染。感染病原体以气单胞菌、创伤弧菌、破伤风梭菌、金黄色葡萄球菌等细菌为主。感染严重时，有畏寒、发热、乏力、头痛、食欲下降等全身症状，抵抗力差的伤员会发展成败血症。

（2）手足癣、体股癣：潮湿环境或长期泡水状态破坏了皮肤屏障，污水中的细菌、真菌、病毒等病原微生物侵入导致各种皮肤感染，出现手足癣、体股癣、细菌性皮肤病等。手足癣患者的指（趾）间苍白、潮红、糜烂，掌跖部有丘疹、水疱；体股癣患者在身体平滑皮肤或腹股沟、臀部、大腿内侧出现红色丘疹、丘疱疹、鳞屑，呈环状、半环状，周边境界清楚，中心呈褐色，伴瘙痒，直接镜检真菌呈阳性。

（3）伤寒、细菌性痢疾：伤寒是由伤寒沙门菌经肠道引起的全身性急性传染病，主要病变范围是回肠下端，临床表现为持续发热相对缓慢、全身中毒症状以及腹泻腹痛等消化道症状，还可见到玫瑰疹、肝脾肿大、白细胞减少。细菌性痢疾是由志贺菌属细菌引起的肠道传染病。临床表现为发热、腹痛、腹泻、排黏液脓血便以及里急后重等，可伴有发热及全身毒血症状，严重者可出现感染性休克（详见第十四章第二节）。

（4）感染性腹泻：感染性腹泻是由病毒、细菌、真菌、原虫等多种病原体感染引起的腹泻。以呕吐、腹泻、水样便为主要临床特征，还可出现发热、恶心、厌食、腹痛等临床表现。免疫功能较好的患者病程多具有自限性。

3. 坍塌事故患病特点　此类事故以外伤为主，发生率依次为骨折、软组织损伤、挤压综合征。采用正确的救护方法，可以减轻伤害，挽救伤员的生命。

（1）骨折：根据骨折处皮肤黏膜的完整性，可以分为闭合性骨折和开放性骨折。根据骨折的程度和形态可以分为不完全骨折和完全骨折，不完全骨折包括裂缝骨折和青枝骨折。完全骨折包括横形骨折、斜形骨折、粉碎性骨折等等。矿井坍塌现场伤员多出现开放性骨折。

（2）软组织损伤、感染：软组织损伤指软组织或骨骼肌肉受到钝性或锐性暴力致伤，或长期慢性劳损引起的一大类创伤综合征。组织受创后出现皮肤软组织撕裂、出血或渗出，致使局部肿胀疼痛。软组织感染详见透水事故第一条。

（3）挤压伤：挤压伤主要是指肢体等肌肉丰富部位长时间持续受压所引起的直接损伤。挤压伤大多发于四肢。挤压综合征是由于压力或打击等原因造成的肌肉细胞损坏的系统性表现，组织缺血缺氧、毛细血管渗透性增加，直至组织变性坏死，与爆炸、塌方等因素有关。挤压伤主要表现为受伤的肢体麻痹、肿胀，伤及内脏可引起胃出血、肝脾破裂、急性肾衰竭。

（4）颅脑外伤：指发生于头颅部位的外伤，在矿井坍塌中较为常见。颅脑外伤可分为软组织（头皮）损伤、颅骨损伤（骨折）和颅内组织（脑血管及脑膜）损伤三类，但这三类损伤常合并发生。开放性颅脑外伤是指头皮、颅骨及颅内结构的联合损伤，并使颅腔与外界直接沟通，多需进行手术治疗。

4. 各类事故共有疾病特点　不同原因矿难导致的疾病各有不同，但外伤、感染、皮肤软组织损伤，消化系统及呼吸系统的症状，创伤后应激障碍在各类矿难中均有发生。

急性应激障碍与创伤后应激障碍都是灾害中人员经历、目睹到一个或多个涉及自身或他人的伤亡，或受到死亡的威胁，或躯体完整性受到威胁，或严重的损伤后，所导致的个体延迟出现和持续存在的精神障碍。重大创伤性事件应激障碍发病的基本条件具有不可预期性。在营救过程中及解救成功之后，因受到巨大的事故刺激，伤员的精神与心理问题亦会凸显出来，主要表现为疲劳、易怒、焦虑、不安与睡眠障碍等。

（二）矿难疾病的防治原则要点

在灾害现场救援工作中，禁止非专业救援人员进入，避免再次引发安全事故。被困井下的人处境危险，争分夺秒是赢得生存希望的关键，迫切需要快捷、科学的救援。矿难的急救总体原则如下：

1. 遇险人员应迅速展开自救互救，并按预先规定路线尽快撤离现场，升至地面。

2. 企业责任人立即上报同时坚守现场，组织指挥抢救遇难遇险人员。

3. 因矿井下危险性大，条件差，不宜在矿井下展开救治，应尽快安全地将伤员转移到氧气充足、空气流通处进行必要的现场急救处理。

4. 对一氧化碳中毒者应积极纠正缺氧，防止脑水肿，纠正酸中毒，有条件者尽快接受高压氧治疗。

5. 硫化氢中毒以对症治疗为主，有条件者应吸氧，可在纯氧中加入5%二氧化碳以刺激呼吸中枢，促进毒物尽快排出。

6. 吸入二氧化氮者抢救时以吸氧为主，可予 5% 碳酸氢钠雾化吸入减轻刺激症状；如呼吸道刺激症状明显，可予异丙肾上腺素及地塞米松雾化吸入控制症状。

7. 井下发生透水事故来不及撤离时，现场被困人员可在其他巷道躲避待援，遇险者被救出矿井后按溺水进行救治处理。

8. 抢救冒顶事故埋压人员时，应先采取支撑保护措施后再救人。

9. 目前循证医学的证据显示，心理治疗是防治 PTSD 最为有效的方法，常用于 PTSD 的心理治疗有认知行为治疗、催眠治疗、眼动脱敏与再加工治疗、精神分析疗法等等。

（三）用药原则及要点

1. 有害气体中毒

（1）原则：对于瓦斯爆炸后困在井下的矿工吸入有害气体（多为一氧化碳和硫化氢气体），应迅速开放气道的同时，及时给予患者高压氧吸氧治疗，治疗感染和控制高热，防治脑水肿、并发症及后遗症。

（2）基本用药方案：主要推荐药物为对应的解毒剂，如亚甲蓝、纳洛酮等，以及促进脑细胞代谢、防治脑水肿的药物，如甘露醇、利尿剂、维生素 C 等。

（3）药物选择原则

1）一氧化碳中毒：针对一氧化碳中毒可选择静脉推注纳洛酮（阿片受体阻断剂），可以阻断患者体内产生的大量类吗啡物质对于机体产生的毒理作用。

2）硫化氢中毒：针对硫化氢中毒可选用静脉直接推注亚甲蓝，药物能在数秒钟内到达全身组织，拮抗硫化氢对细胞色素 C 氧化酶的抑制作用。可使用亚硝酸异戊酯吸入剂，将安瓿包于纱布或手帕内压破，由鼻腔吸入，一次 0.2ml，一日不得超过 0.6ml。

3）预防和治疗脑水肿：目前最常用的是 20% 甘露醇，静脉快速滴注。治疗 2～3 天颅内压增高现象好转后可减量。也可用注射呋塞米脱水，肾上腺糖皮质激素如地塞米松也有助于缓解脑水肿。

2. 烧伤

（1）原则：浅度烧伤创面（Ⅰ度和浅Ⅱ度）处理的原则是防止感染，保存残存的上皮组织，为创面上皮化提供一个适宜的愈合环境；深度烧伤创面（深Ⅱ度和Ⅲ度）处理的原则是尽早祛除坏死组织，植皮或皮瓣覆盖创面，使创面永久闭合。

（2）基本用药方案：轻度烧伤疼痛较明显者给予适当药物镇痛，口服注射均可。创面需进行消毒、保护创面；中、重度烧伤在进行相应急性期处理后需补液，常用制剂有平衡盐溶液及 5%～10% 葡萄糖溶液、血浆或血浆替代品。需保持患者良好的呼吸功能，进行适当的镇静止痛。

（3）药物选择原则

1）破伤风人免疫球蛋白：根据烧伤程度，建议注射破伤风人免疫球蛋白或破伤风抗毒素。

2）抗感染药物：大面积深度烧伤可早期静脉应用抗感染药物预防感染。

3）利尿剂：可减轻水肿。

4）抗酸、抗胆碱药物：保护胃黏膜，预防应激性溃疡。

5）外用药：外用抗菌药物软膏，如磺胺嘧啶银乳膏；中药烧伤外用药，如京万红软膏等。此类药物多具有清热凉血、解毒镇痛、收敛等作用。

3. 爆震伤

（1）基本用药原则与方案：急救、止血、伤口包扎、抗休克等处理原则与一般情况相同，但根据爆震伤的特点，应特别注意现场仔细检查外伤及内脏损伤程度，迅速对伤员分类，严格执行先重后轻的救治原则，注意对呼吸困难的伤员检查口鼻有无泥沙等异物，并及时清除，保持呼吸道通畅，对口鼻流血性液体、呼吸极度困难者，应作气管插管或切开吸出液体，有条件者吸氧。

（2）药物选择原则

1）止血治疗：小血管或毛细血管渗血的局部出血首选的方法是压迫止血，外伤出血采用氨甲环酸注射液、维生素 K_1 注射液；可局部给药凝血酶冻干粉，口服给药用于上消化道出血治疗。

2）解除支气管痉挛：可采用 0.25% ～ 0.50% 异丙基肾上腺素或支气管扩张药剂氨茶碱注射液。

3）皮肤烧伤及休克详见对症治疗。

4. 呼吸道烧伤

（1）基本用药原则与方案：轻度的呼吸道烧伤需要密切观察，吸氧、清理气道分泌物、消肿、抗感染等系统治疗。需要特别注意伤员的呼吸以及声音的变化，避免呼吸道梗阻。总而言之，吸入性损伤是一种十分危险的烧伤并发症，应该重视并且进行规范治疗。

（2）药物选择原则

1）尽早吸入高浓度氧气，吸氧对于呼吸道烧伤患者有益。

2）轻度烧伤患者采取半卧位，减轻头面部水肿；中度烧伤患者尽早进行气管插管；重度患者及早进行气管切开术。

3）解除支气管痉挛：可采用 0.25% ～ 0.50% 异丙基肾上腺素或支气管扩张剂药氨茶碱注射液。

4）合理控制液体出入，保持血液循环。

5）控制感染，使用黏痰溶解剂等促进排痰，加强气道护理。

6）合理使用糖皮质激素，减轻炎症水肿，防止并发症的发生。

5. 挤压伤

（1）基本用药原则与方案：尽快解除压迫后，手和足趾的挤伤，指甲下血肿呈黑色，应立即冷敷，减少出血和疼痛；压伤见于四肢，予以补液，碱化尿液；怀疑内脏损伤，应密切观察有无休克先兆，如出现横纹肌溶解症、电解质紊乱（如高钾血症、低钙血症等）、酸中毒等可行血液净化治疗，并做抗感染、镇痛等对症处理。

（2）药物选择原则

1）对于出现脱水及早期休克等症状的伤员，尚能口服的可给予口服补液盐（少量多次）。

2）升井后应用5%葡萄糖氯化钠建立静脉通道，滴速≤30滴/分；覆盖棉被给予保暖。保持呼吸道通畅，并给予低流量吸氧、吸痰。

3）被困矿工们普遍出现电解质紊乱，代谢紊乱，尿液里出现尿蛋白。救治中应积极纠正酸中毒、高钾血症，必要时可以输注碳酸氢钠100～150ml，或给予袢利尿剂，静脉注射呋塞米40～80mg。

4）抗感染、镇痛详见对症治疗部分。

6. 颅脑外伤

（1）基本用药原则与方案：颅内压增高和脑水肿者可予以脱水、糖皮质激素治疗；头痛可给予镇痛药，头晕可给予苯海拉明。颅脑损伤合并出血性休克，治疗上应遵循：先抗休克，后用脱水剂；使用全血、血浆、低分子右旋糖酐等胶体溶液，既可扩容纠正休克，又不至于加重脑水肿。颅脑外伤合并颅内感染，可优先使用第三代头孢，如需开颅清创可选用美罗培南进行治疗。

（2）药物选择原则：血管源型脑水肿：①可选择高渗脱水药，如甘露醇、葡萄糖、血浆蛋白和利尿药如呋塞米等；②自主神经功能失调可给予谷维素、阿托品、东莨菪碱等；躁狂者可给予地西泮口服或者注射给药。

7. 呼吸道、消化道、皮肤及软组织感染

（1）基本用药原则与方案：根据病原学检查和药物敏感试验选择适宜的抗菌药物。当病原学检查未明确时，根据患者发病情况、发病原因、经验判断可能病原体后选择抗菌药物。患者病情较重时，可经验性选择强效广谱抗菌药物。

（2）药物选择原则

1）呼吸系统、消化系统细菌性感染，可选用氟喹诺酮类、第三代头孢菌素类。

2）皮肤及软组织感染优先选用外用抗感染乳膏进行治疗，严重时口服或注射给药。

3）必要时联合应用抗感染药物。

4）经不同途径给药（如口服、吸入、静脉滴注、肌内注射和局部应用等），使药物快速达到一定的血药浓度并保持有效的抗菌浓度。

5）如抗感染药物应用时间长，注意防止菌群失调和二重感染。

6）密切观察患者，进行细菌培养，并根据药物敏感试验结果选用抗感染药物。

8. 急性应激障碍

（1）基本用药原则与方案：对焦虑、心烦不安的伤员可选用催眠药和抗焦虑药以延长睡眠时间，后期症状不改善可选择抗抑郁药、抗精神病药。

（2）药物选择原则：常用的催眠抗焦虑药有地西泮、艾司唑仑、对于后期存在焦虑，伴有或无躁狂史的抑郁症，治疗药物为舍曲林、帕罗西汀。

9. 辨证使用中医药　中医药是我国特色的传统医药，有着悠久的历史，尤其在骨伤、伤寒等疾病的治疗中发挥了重要作用。中成药的选用应在中医师指导下辨证论治后才能应用。

10. 对症治疗

（1）高热者：采取各种降温措施，如物理降温，或合理应用解热镇痛药。

（2）吐泻者：补充液体及盐类，维持患者水、电解质和酸碱平衡。

（3）颅内压升高者：采取脱水疗法，选用适宜的脱水药物。

（4）抽搐者：采取镇静措施，防止患者自伤。

（5）营养不良者：加强营养支持治疗，根据患者病情给予流质、半流质软食或静脉途径的营养补充。

（6）休克患者：维持患者血压，给予改善微循环的措施。

（7）疼痛者：对于爆震伤、皮肤损伤、挤压伤、骨折的伤员给予镇痛药物，必要时使用吗啡注射剂。

（8）皮损者：皮质增生、脱屑、皲裂，使用含有尿素类药物的霜或膏软化角化组织或激素类软膏保护皮肤。

第三节　矿难与隧道坍塌灾害推荐药品目录及使用指引

矿难后医疗队随行药品推荐目录除了急救药品目录、消毒防疫药品及其有关章节的推荐药品目录外，还应包括下表药品。

一、呼吸系统用药

■ 盐酸氨溴索（注射剂）Ambroxol	
用法用量	用量：成人，每天 2～3 次，每次 15mg；严重病例可以增至每次 30mg 用法：慢速静脉输注
临床使用要点	作用特点：指南推荐使用化痰药物，促进排痰，加强气道护理 适应证：可应用于因煤矿爆炸引起的呼吸道灼伤，伴有黏性痰的急、慢性支气管或肺疾病的祛痰治疗 注意事项：肾功能受损或重度肝病者，胃溃疡患者，支气管纤毛运动功能受阻及呼吸道出现大量分泌物的患者，青光眼患者慎用本品
药物相互作用及处理建议	与镇咳药合用不利于痰液排出，不建议与其同用

（续　表）

常见不良反应及处理建议	胃部灼热、消化不良和偶尔出现的恶心、呕吐

■ **尼可刹米（注射剂）Nikethamide**

用法用量	用量：0.25～0.50g，必要时1～2小时重复用药，极量一次1.25g 用法：皮下注射，肌内注射或静脉滴注
临床使用要点	作用特点：快速兴奋呼吸中枢，提高呼吸中枢对二氧化碳的敏感性，使呼吸加深加快，指南推荐的一线用药 适应证：可应用于因煤矿爆炸或瓦斯泄漏等引起的休克，中枢性呼吸抑制及各种原因引起的呼吸抑制 禁忌证：抽搐及惊厥患者 注意事项：作用时间短暂，应视病情间隔给药
药物相互作用及处理建议	避免与其他中枢兴奋药合用，如麻黄碱、吗啡等
常见不良反应及处理建议	面部刺激症、烦躁不安、抽搐、恶心呕吐；大剂量时可出现血压升高、心悸、面部潮红、呕吐、震颤、心律失常、惊厥、甚至昏迷

■ **氨茶碱（注射剂）Aminophylline**

用法用量	用量：一次0.25～0.50g，一日0.5～1.0g 用法：静脉滴注
临床使用要点	作用特点：快速松弛支气管平滑肌，对抗腺嘌呤物质等对呼吸道的收缩作用，一线用药 适应证：可应用于因煤矿爆炸后呼吸道灼伤引起的喘息症状或多种原因引起的气道高反应 禁忌证：过敏患者，活动性消化溃疡和未经控制的惊厥性疾病患者禁用 注意事项：①酒精中毒、心律失常、严重心脏病、活动性消化道溃疡等禁用；②定期监测血清茶碱浓度；③监测心率
药物相互作用及处理建议	①与克林霉素及某些大环内酯类、喹诺酮类抗菌药物联用可降低本品清除率，增高茶碱血药浓度；②与苯巴比妥、苯妥英、利福平联用降低茶碱血清浓度，应适当增减茶碱剂量并监测其血药浓度
常见不良反应及处理建议	常见：①恶心、呕吐、胃部不适，食欲缺乏；②头痛、烦躁、易激动 严重：①心律失常、心率增快肌肉震颤等；②血性呕吐物或柏油样便 应在给药期间注意监测血药浓度和疗效

二、抗感染药

■ **左氧氟沙星（注射剂）Levofloxacin**

用法用量	用量：每日500mg，一日1次 用法：稀释于0.9%氯化钠注射液或5%葡萄糖注射液中，静脉滴注

（续　表）

临床使用要点	作用特点：针对矿难中透水事故引发细菌性痢疾、感染性腹泻或因爆炸、透水等原因造成的皮肤软组织感染，呼吸系统感染，也是诊疗指南中经验推荐用药 适应证：用于革兰阳性菌（如甲氧西林敏感金黄色葡萄球菌、甲氧西林敏感凝固酶阴性葡萄球菌、链球菌等）和革兰阴性菌（如大肠埃希菌、阴沟肠杆菌等）引起的轻、中、重度感染，以及作为联合治疗药物用于耐药鲍曼不动杆菌、铜绿假单胞菌等感染 禁忌证：对喹诺酮类药物过敏者、妊娠及哺乳期妇女、18 岁以下患者禁用 注意事项：①每 100ml 不少于 60 分钟；②使用本品需大量饮水；③为防止氟喹诺酮类药物光敏反应发生应避免过度暴露于阳光。存放要点：严格避光保存
药物相互作用及处理建议	与降糖药联用可致血糖波动，应加强血糖监测，调整降糖药用量 与胺碘酮、利多卡因等联用使 Q-T 间期延长作用相加，应避免联用
常见不良反应及处理建议	常见：胃肠道，恶心、胃痉挛 神经系统：可有头晕、头痛、嗜睡或失眠 过敏反应：皮肤瘙痒、皮疹 严重：①肌腱炎和肌腱断裂，周围神经病变抽搐、癫痫；②T 间期延长；③过敏性休克

■ 头孢曲松（注射剂）Ceftriaxone

用法用量	用量：普通感染（含颅脑外伤），一般每 12 小时 0.5 ～ 1.0g 或每 24 小时 1 ～ 2g。每日最大剂量为 4g；预防污染或非污染手术之术后感染，根据感染的程度，在术前 30 ～ 90 分钟，注射本品 1 ～ 2g 用法：肌内注射，静脉注射，静脉滴注
临床使用要点	作用特点：对于透水事故引发细菌性痢疾、感染性腹泻或因爆炸事故造成呼吸系统感染，骨关节感染，对革兰阴性杆菌特别是肠杆菌属有强大抗菌活性。是肺炎链球菌感染的首选药物，是治疗伤寒、细菌性痢疾等传染病的一线用药，是治疗颅脑外伤经验推荐用药 适应证：用于矿难造成的呼吸系统感染，皮肤软组织、骨和关节等感染，以及手术前预防感染。在脑脊液中的药物浓度能保持高于感染致病菌的最低抑菌浓度达 24 小时以上，对颅脑损伤尤为适用 禁忌证：于对头孢菌素过敏的患者 注意事项：①对青霉素类过敏性休克的患者避免使用；②本品不能加入哈特曼氏及林格等含有钙的溶液中使用；③临用现配；④对于胃肠道疾病史患者应谨慎使用
药物相互作用及处理建议	与氨苯蝶啶、万古霉素、氟康唑以及氨基糖苷类抗生素具有不相溶性，需单独给药
常见不良反应及处理建议	常见：静脉炎；过敏反应：药物疹，瘙痒；药物热、支气管哮喘等；胃肠道反应：恶心、腹泻、呕吐、结肠炎等。实验室检查：血小板和白细胞减少，嗜酸性粒细胞增多，肝肾功能异常等 严重：过敏性休克；多形性红斑、史 - 约综合征、中毒性表皮剥脱性坏死、胰腺炎等

■ 甲硝唑（片剂）Metronidazole

用法用量	用量：口服每次 500mg，每日 3 次。每日最大剂量为 4g 用法：厌氧菌感染合并肾衰竭者，给药间隔时间应由 8 小时延长至 12 小时

（续　表）

临床使用要点	作用特点：对因透水事故导致革兰阳性厌氧球菌、滴虫、阿米巴原虫、贾地鞭毛虫具有作用，是指南中推荐抗厌氧菌治疗的一线用药 适应证：可应用于透水事故引发的肠道和肠外阿米巴病，亦用于各种敏感需氧菌与厌氧菌所致混合感染引起的皮肤和软组织感染、血流感染、呼吸道感染、腹腔感染等，也用于直厌氧菌感染风险的手术预防用药 禁忌证：对本品及其他硝基咪唑类过敏者禁用 注意事项：①用药期间及停药后 3 天内不能饮酒，慎重使用以乙醇为溶剂的药物；②疗程中发生神经系统反应时，应及时停药；③本品代谢产物可使尿液呈深红色，影响诊断；④重复一个疗程之前，应做白细胞计数
药物相互作用及处理建议	与抗凝药联用使抗凝药作用加强，应监测血药浓度调整抗凝药剂量
常见不良反应及处理建议	常见 胃肠道：恶心、呕吐、食欲缺乏；神经系统：头痛、眩晕，偶有感觉异常；血液系统：白细胞、血小板减少；过敏反应：皮疹、荨麻疹 严重：癫痫、周围神经病变

■ 美罗培南（注射剂）Meropenem

用法用量	用量：肺炎、腹膜炎、中性粒细胞减少患者的合并感染、败血症的治疗，每 8 小时给药 1 次，每次 1g；颅内感染开颅清创患者每 8 小时给药 1 次，每次 2g 用法：静脉推注的时间应大于 5 分钟，静脉滴注时间大于 15 ～ 30 分钟。肾功能不全成人的剂量调整：肌酐清除率 26 ～ 50ml/min，1 个推荐剂量，间隔 12 小时；肌酐清除率＜ 25ml/min，选择 1/2 个推荐剂量，间隔 12 小时
临床使用要点	作用特点：用于鲍曼不动杆菌、大肠埃希菌、铜绿假单胞菌、阴沟肠杆菌等耐药菌所致重症感染 适应证：对各类原因导致的矿难后的严重感染，如颅脑外伤后需要开颅清创的颅内感染，吸入性肺炎，腹膜炎，尿路感染等，使用抗菌药物后出现的多重耐药但仅对本类药物敏感的需氧革兰阴性杆菌 禁忌证：①对本品成分及其他碳青霉烯类抗菌药物过敏者禁用；②使用丙戊酸的患者禁用 注意事项：①有癫痫史或中枢神经系统功能障碍的患者，发生惊厥、意识水平下降等中枢神经系统症状的可能性增加；②定期检查肝肾功能和中性粒细胞数量
药物相互作用及处理建议	与丙戊酸或双丙戊酸联合应用，可能导致后两者血药浓度低于治疗浓度，增加癫痫发作风险，应避免使用
常见不良反应及处理建议	常见：胃肠道不良反应（如恶心、呕吐、腹泻等），局部不良反应（如局部疼痛、硬结等），肝功能异常 严重：①过敏性休克、速发过敏反应；②急性肾衰等严重肾功能障碍；③可能出现急性重型肝炎等重症肝炎、肝功能疾病；④伴有血便的重症结肠炎；⑤惊厥、意识水平下降等中枢神经系统症状

■ 万古霉素（注射剂）Vancomycin

用法用量	用量：成人，2g，可分为每 6 小时 500mg 或每 12 小时 1g，每次静滴在 60 分钟以上 用法：每次静滴在 60 分钟以上

（续　表）

临床使用要点	作用特点：指南推荐可应用于耐甲氧西林金黄色葡萄球菌的感染 适应证：对各类原因导致的矿难灾害引起的呼吸系统，血液系统及中枢系统感染，也可用于治疗脑膜脓毒金黄杆菌感染 禁忌证：对本品及其他糖肽类抗菌药物、氨基糖苷类抗菌药物有既往过敏史患者 注意事项：①快速推注或短时内静滴本药可出现红人综合征，因此静滴应在 60 分钟以上；②肝肾功能不全患者应监测血药浓度 存放要点：配制后的溶液应尽早使用，若必须保存，可保存于冰箱内，24 小时内使用
药物相互作用 及处理建议	与其他具有神经毒性和 / 或肾毒性的药物同时使用和 / 或在用这些药期间使用万古霉素，应密切注意观察；与麻醉药合用时，应密切监测血压下降
常见不良反应 及处理建议	常见：胃肠道不良反应，如腹痛、腹泻、恶心、呕吐；过敏性反应 严重：胃肠道：艰难梭菌感染性腹泻；血液系统：粒细胞缺乏症，中性粒细胞减少症，血小板减少症；免疫系统：过敏症，伴嗜酸性粒细胞增多及全身症状的药物反应 耳：耳毒性；肾脏：肾毒性

■ 注射用醋酸卡泊芬净 Caspofungin Acetate

用法用量	成人：50mg 每日 1 次（对于大多数适应证应首先给予 70mg 负荷剂量用法） 用法：静脉缓慢输注 1 小时以上，不能经静脉推注给药
临床使用要点	作用特点：念珠菌诊疗指南推荐一线用药，对烟曲霉菌和黄曲霉菌亦有抑制作用，非细胞色素 P450（CYP）系统的抑制剂不影响其他药物代谢 适应证：对透水导致的矿难灾害引起的念珠菌血症和腹腔脓肿、胸膜腔感等原因引起的念珠菌感染，口咽、食道念珠菌病，慢性皮肤黏膜念珠菌病有较好作用 禁忌证：本品中任何成分过敏的患者禁用。 注意事项：①有皮肤过敏反应史的患者应谨慎使用；②肝肾功能不全患者应监测肝肾功能 存放要点：在 2～8℃保存，不得使用任何含有右旋糖（α-D-葡聚糖）的稀释液，不稳定
药物相互作用 及处理建议	本品与环孢霉素、他克莫司、利福平等药物合用时应该定期监测血浆浓度
常见不良反应 及处理建议	常见：胃肠道不良反应，皮肤和皮下组织红斑，淤斑，神经系统的抽搐眩晕等 严重：心血管系统：低血压；胃肠道系统：腹泻，胰腺炎；肝脏：肝坏死；呼吸系统：胸腔积液，呼吸窘迫；肾脏：肾毒性

三、消化系统用药

■ 口服补液盐（散剂）Oral Rehydration Salt

用法用量	用量用法：轻度脱水：开始时 50ml/kg，4～6 小时内饮完 中度脱水：开始时 50ml/kg，6 小时内饮完，其余应静脉补液 轻度腹泻：每日 50ml/kg
临床使用要点	作用特点：用于迅速补充因腹泻或呕吐所致的水和电解质的丢失，指南推荐的一线治疗方案 适应证：适用于任何原因导致的呕吐和严重腹泻引起的轻中度脱水，对于尚可经口进食的患者，预防和治疗矿难事故中液体丢失导致的电解质紊乱 禁忌证：①少尿或无尿；②严重失水、有休克征象、严重腹泻、严重呕吐；③葡萄糖吸收障碍；④肠梗阻、肠麻痹及肠穿孔 注意事项：注意检测血压、体重、血电解质等
药物相互作用及处理建议	未见明显相互作用
常见不良反应及处理建议	常见：高钠血症、恶心、呕吐。高钠血症应立即停药。恶心、呕吐可以分为少量多次服用

四、外用制剂

■ 磺胺嘧啶银乳膏 Sulfadiazine Silver

用法用量	用量：厚度约 1.5mm，一日 1 次 用法：局部外用，直接涂于创面
临床使用要点	作用特点：多数革兰阳性和革兰阴性菌均有抗菌活性，指南推荐局部抗菌药物可首选含银化合物的局部抗菌剂 适应证：预防和治疗因爆炸导致的小面积、轻度烧烫伤继发创面感染 禁忌证：对磺胺类药物及银盐过敏者禁用 注意事项：①避免接触眼睛和其他黏膜（如口、鼻等）；②用药部位如有烧灼感、瘙痒、红肿等情况应停药，并将局部药物洗净；③肝肾功能减退者慎用；④不宜大面积使用，以免增加吸收中毒 存放要点：避光且低于 20℃
药物相互作用及处理建议	未见明显相互作用
常见不良反应及处理建议	常见：可见局部刺激性、皮疹、皮炎、药物热、肌肉疼痛、血清病样反应等，可能出现粒细胞和血小板减少、再生障碍性贫血、炎症、肝功能减退、恶心、呕吐和腹泻等

红霉素软膏 Erythromycin

用法用量	用量：涂于患处，一日 2 次 用法：局部外用，直接涂于创面

（续　表）

临床使用要点	作用特点：对大多数革兰阳性菌、部分革兰阴性菌及一些非典型致病菌如衣原体、支原体有效，指南推荐局部外用抗菌药物药膏可提高抗菌作用以及潮湿环境的愈合能力 适应证：预防和治疗因各种原因导致的矿难事故后脓疱疮等化脓性皮肤病、小面积烧伤、溃疡面的感染等 禁忌证：对红霉素药物过敏者禁用 注意事项：①避免接触眼睛和其他黏膜（如口、鼻等）；②用药部位如有烧灼感、瘙痒、红肿等情况应停药 存放要点：避光且低于 20℃
药物相互作用及处理建议	未见明显相互作用
常见不良反应及处理建议	常见：偶见刺激症状和过敏反应

五、凝血药

凝血酶冻干粉 Lyophilizing Thrombin Powder	
用法用量	氯化钠注射液溶解成 50 ～ 200U/ml 的溶液喷雾或用本品干粉喷洒于创面；消化道止血用生理盐水或温开水（不超 37℃）溶解成 10 ～ 100U/ml 的溶液，口服或局部灌注
临床使用要点	作用特点：促使纤维蛋白原转化为纤维蛋白，加速血液凝固，指南推荐使用凝血剂管理创伤后出血 适应证：预防和治疗因各种矿难事故导致的外伤出血或消化道出血等 禁忌证：对本品有过敏史者禁用 注意事项：严禁注射，如误入血管可导致血栓形成、局部坏死危及生命，本品必须直接与创面接触，才能起止血作用，本品应新鲜配制使用 存放要点：密封，10℃以下贮存
药物相互作用及处理建议	遇酸、碱、重金属发生反应而降效，建议先服一定量制酸剂中和胃酸后口服本品，或同时静脉给予抑酸剂
常见不良反应及处理建议	偶有过敏反应，应及时停药，外科止血中应用本品曾有致低热反应的报道

六、生物制剂

■ **破伤风人免疫球蛋白（注射剂）Human Tetanus Immunoglobulin**	
用法用量	预防剂量：成人一次用量 250IU；创面严重或创面污染严重者可加倍 治疗剂量：3000 ～ 6000IU，尽快用完，可多点注射 用法：供臀部肌内注射，不需作皮试

（续　表）

临床使用要点	作用特点：该药为经验推荐用药，无须皮试，使用方便
	适应证：预防和治疗各种原因引起的矿难事故导致的破伤风，尤其适用于对破伤风抗毒素（TAT）有过敏反应者
	禁忌证：对人免疫球蛋白类制品有过敏史者禁用
	注意事项：①应用本品作被动免疫的同时，可使用吸附破伤风疫苗进行自动免疫，但注射部位和用具应分开；②制品应为澄明或可带乳光液体，可能出现微量沉淀，但一经摇动应马上消散；③若有摇不散的沉淀或异物，以及注射器有裂纹、过期失效等情况，均不得使用；④本品开启后，制品应一次注射完毕，不得分次使用；⑤严禁血管内注射
	存放要点：$2 \sim 8$℃避光保存和运输，严禁冻结
药物相互作用及处理建议	免疫球蛋白制品可能干扰活病毒疫苗的作用，如麻疹、腮腺炎、脊髓灰质炎、疱疹活疫苗，要求注射本药约 3 个月后方能接种活病毒疫苗。如在接种减毒活疫苗后的 $3 \sim 4$ 周内使用本药，建议在最后一次注射本药 3 个月后重新接种相应减毒活疫苗
常见不良反应及处理建议	极少数人有红肿、疼痛感，无特殊处理，可自行恢复

七、解毒剂

■ 亚甲蓝（注射剂）Methylthioninium Chloride

用法用量	用量：亚硝酸盐中毒，一次按体重 $1 \sim 2mg/kg$；氰化物中毒，一次按体重 $5 \sim 10mg/kg$，最大剂量为 20mg/kg
	用法：静脉注射。本品为 1% 溶液，应用时需用 25% 葡萄糖注射液 40ml 稀释，静脉缓慢注射（10 分钟注射完毕）
临床使用要点	作用特点：该药为气体中毒诊治专家共识推荐用药
	适应证：预防和治疗因对瓦斯爆炸引起的硫化氢等气体中毒
	禁忌证：尚不明确
	注意事项：①本品不能皮下、肌内或鞘内注射；②葡萄糖 -6- 磷酸脱氢酶缺乏患者应用本品剂量过大可引起溶血；③对肾功能不全患者应监测肾功能；④对化学物和药物引起的高铁血红蛋白血症，若 $30 \sim 60$ 分钟皮肤黏膜发绀不消退，可重复用药
	存放要点：避光保存
药物相互作用及处理建议	尚缺乏有关本品的药物相互作用资料
常见不良反应及处理建议	常见：本品静脉注射过速，可引起头晕、恶心、呕吐、胸闷、腹痛。剂量过大，除上述症状加剧外，还出现头痛、血压降低、心率增快伴心律失常、大汗淋漓和意识障碍。用药后尿呈蓝色，排尿时可有尿道口刺痛

（续　表）

■ 纳洛酮（注射剂）Naloxone Hydrochloride

用法用量	用量：0.8 ～ 1.2mg，1 小时后重复给药 0.4 ～ 0.8mg 用法：静脉输注、注射或肌内注射。静脉输注本品可用生理盐水或葡萄糖溶液稀释。把 2mg本品加入 500ml 的以上任何一种液体中，使浓度达到 0.004mg/ml，混合液应在 24 小时内使用，超过 24 小时必须丢弃
临床使用要点	作用特点：该药为阿片受体阻断药，能快速竞争性阻断各类阿片受体，对矿难中由于一氧化碳气体中毒导致的呼吸抑制有明显疗效，为专家共识推荐经验用药 适应证：预防和治疗因为爆炸引起的一氧化碳气体中毒 禁忌证：对本品过敏的患者禁用 注意事项：①在术后突然逆转阿片类抑制可能引起恶心、呕吐、出汗、发抖、心悸亢进、血压升高、癫痫发作、室性心动过速和心室颤动、肺水肿以及心脏停搏，严重的可导致死亡；②术后患者使用本品过量可能逆转痛觉缺失并引起患者激动；③有心血管疾病史，或接受其他有严重的心血管不良反应（如低血压、室性心动过速或心室颤动、肺水肿等）的药物治疗的患者应慎重用本品 存放要点：避光保存
药物相互作用及处理建议	与儿茶酚胺类药物如肾上腺素、异丙肾上腺素及血管紧张素转换酶抑制剂（如卡托普利）对纳洛酮有协同效应；布洛芬干扰机体前列腺素合成，可加强纳洛酮的药理作用
常见不良反应及处理建议	偶见：低血压、高血压、室性心动过速、心室颤动、心脏停搏。呼吸困难、肺水肿，可见呼吸抑制，低氧血症

八、抗抑郁药

■ 舍曲林（片剂）Sertraline

用法用量	用量：对于创伤后应激障碍起始剂量为每日 25mg，早上或晚上服用，服用 1 周；1 周后，剂量增加至每日 50mg，此后剂量调整时间间隔不应短于 1 周。最大剂量每日 200mg
临床使用要点	作用特点：指南推荐在心理治疗的基础上联用 5- 羟色胺（5-HT）再摄取抑制剂 适应证：预防和治疗因各种原因引起的创伤后应激障碍 禁忌证：禁用于对舍曲林过敏者 注意事项：考虑到接受舍曲林治疗的患者，存在临床症状的恶化和自杀风险，应该提供最小给药剂量、配合良好的患者管理，以降低用药过量的风险
药物相互作用及处理建议	禁止联用：雷沙吉兰、司来吉兰、利奈唑胺、亚甲蓝 严重相互作用：①增加赖氨匹林、阿司匹林、布洛芬上消化道出血风险；②与三环类抗抑郁药联用导致后者血药浓度升高，引发 5-HT 综合征
常见不良反应及处理建议	常见：失眠、恶心、腹泻、头晕、头痛，食欲降低，及张力增高，嗜睡，耳鸣，心悸等

九、镇痛药物

■ 吗啡（注射剂）Morphine	
用法用量	用法用量：皮下注射：每次 5 ～ 15mg，一日 15 ～ 40mg；极量每次 20mg，一日 60mg 静脉注射，镇痛时常用量 5 ～ 10mg，静脉麻醉按体重不得超过 1mg/kg
临床使用要点	作用特点：镇痛作用强，镇静作用明显 适应证：严重创伤患者镇痛；麻醉和手术前给药可保持患者镇静 禁忌证：休克尚未纠正控制前、脑外伤颅内压增高等患者禁用 注意事项：应用大量吗啡与神经安定药并用进行静脉麻醉时，诱导中可发生低血压，手术开始遇到外科刺激时血压又会骤升，应及早对症处理
药物相互作用及处理建议	不能单独用于内脏绞痛（如胆、肾绞痛），应与阿托品等有效的解痉药合用，单独使用反使绞痛加剧；与吩噻嗪类、镇静催眠药、单胺氧化酶抑制剂、三环抗抑郁药、抗组胺药等药物，可增强吗啡的抑制作用；不得与氨茶碱、巴比妥类药钠盐等碱性液、溴或碘化合物、碳酸氢盐、氧化剂（如高锰酸钾）、植物收敛剂，氢氯噻嗪、肝素钠，苯妥英钠、呋喃妥因，新生霉素，甲氧西林、氯丙嗪、异丙嗪、哌替啶、磺胺嘧啶、磺胺甲噁唑以及铁、铝、镁、银、锌化合物等接触或混合；以免发生混浊甚至出现沉淀，本品可增强香豆素类药物的抗凝血作用联用应监测患者情况
常见不良反应及处理建议	严重可导致呼吸抑制。若出现，应保持气道通畅，必要时给予纯阿片拮抗剂纳洛酮；能促使胆道括约肌收缩，引起胆管系的内压上升；可使血浆淀粉酶和脂肪酶均升高

第四节 医疗队随行药品推荐目录

医疗队随行药品推荐目录，见表 13-1。

表 13-1 医疗队随行药品推荐目录

药品名称		剂型	特殊储存条件
中文	英文		
必备药品			
1. 氨溴索	Ambroxol	注射剂	——
2. 尼可刹米	Nikethamide	注射剂	——
3. 氨茶碱	Aminophylline	注射剂	——
4. 左氧氟沙星	Levofloxacin	注射剂	遮光
5. 头孢曲松	Ceftriaxone	注射剂	——
6. 甲硝唑	Metronidazole	片剂、注射剂	——
7. 美罗培南	Meropenem	注射剂	——

（续　表）

药品名称		剂型	特殊储存条件
中文	英文		
8. 万古霉素	Vancomycin	注射剂	——
9. 醋酸卡泊芬净	Caspofungin Acetate	注射剂	冷藏
10. 口服补液盐	Oral rehydration Salt	散剂	
11. 磺胺嘧啶银乳膏	Sulfadiazine Silver	乳膏	——
12. 红霉素软膏	Erythromycin	乳膏	——
13. 破伤风人免疫球蛋白	Human Tetanus Immunoglobulin	注射剂	冷藏
14. 凝血酶	Thrombin	外用	冷藏
15. 亚甲蓝	Methylene Blue	注射剂	
16. 纳洛酮	Naloxone Hydrochloride	注射剂	
17. 舍曲林	Sertraline	片剂	
18. 吗啡	Morphine	注射剂	
急救药品			
急救箱（详见"第二章　表2-2"）			
消毒防疫药品			
疫源地消毒剂（详见第三章）			
营养支持药品			
常用肠外营养制剂（详见第十五章第三节）			

（李怡文、刘　水、李　静、翟　青）

参考文献

［1］白俊清，程光. 煤矿透水矿难医疗救治程序与方法的特殊性. 中国煤炭工业医学杂志，2012，15（11）：1753-1757.

［2］李华君. 重特大矿难事故下的选择性问责：基于2002—2015年的数据. 中共南京市委党校学报，2019（4）：75-81.

［3］张杨. 基于灰色系统理论的全国煤矿矿难死亡人数预测. 中州煤炭，2016（11）：55-58.

［4］张大平，陈仁德，杨艳，等. 27例瓦斯爆炸矿难中幸存者的心理健康状况研究. 中国行为医学科学，2006，15（1）：77.

［5］张寒仙. 火灾烧伤的急救与护理要点. 大众健康报，2020-06-24（21）.

［6］王明晓.提升我国矿山医疗救护能力的重要举措.中国急救复苏与灾害医学杂志，2009，4（12）：929.

［7］熊方，卓练强，陈友甘，等.一氧化碳中毒患者的急诊抢救中应用纳洛酮的效果分析.中西医结合心血管病电子杂志，2020，8（16）：189，196.

［8］卫生部.GBZ 82—2002 煤矿井下工人滑囊炎诊断标准.北京：中国标准出版社，2002.

［9］李静，张涛，李维.矿难事故院前医疗救援与药品保障.中国药房，2010，21（17）：1537-1539.

［10］李兰娟，任红.传染病学.第9版.北京：人民卫生出版社，2018.

［11］李六亿.矿难矿工医疗救治中医院感染管理的难点与体会.中国感染控制杂志，2010，9（3）：176-178.

［12］葛均波，徐永健，王辰.内科学.第9版.北京：人民卫生出版社，2018.

［13］国家药典委员会.中华人民共和国药典临床用药须知：化学药和生物制品卷（2015 年版）.北京：中国医药科技出版社，2017.

［14］国家药典委员会.中华人民共和国药典临床用药须知：中药饮片剂卷（2015 年版）.北京：中国医药科技出版社，2017.

［15］陈新谦，金有豫，汤光.新编药物学.第 18 版.北京：人民卫生出版社，2019.

［16］李怡文，刘水，李维，等.基于 INSARAG 体系的国际应急救援保障药品的管理与实践.灾害学，2020，35（2）：184-188，193.

［17］Mine Emergency Response Plan Guidelines-updated July 2017.

［18］Chris Enright，Clancy S Harman，Jurgen Brune. Advanced Life Support in the Mining Environment. Conference Paper, February 2016

［19］Mine Emergency Response Plan Guidelines for the Mining Industry Ministry of Energy，Mines & Petroleum Resources Mines and Mineral Resources Division 2017，Version 1.4.

第十四章　严重传染病

第一节　鼠　疫

一、鼠疫概述

鼠疫（Plague），是指由鼠疫耶尔森菌（Yersinia pestis）引起的自然疫源性疾病，广泛流行于鼠类、旱獭及其他野生啮齿类动物间，主要通过鼠蚤叮咬传播，表现为高热、淋巴结肿痛、出血倾向、肺部特殊炎症等临床症状。鼠疫属国际检疫传染病，我国法定的甲类传染病（居法定传染病之首）。自然感染鼠疫的动物和鼠疫患者均可作为鼠疫的传染源，传播迅猛（可经呼吸道飞沫或直接接触病兽传播），既往病死率极高，近年来，由于抗菌药物的及时应用，病死率降至 10% 左右。人群普遍易感，病后可获得持久免疫力。

（一）鼠疫流行的危害

人类历史上经历过三次鼠疫大流行：6 世纪首次暴发的"查士丁尼鼠疫"导致欧洲 5000 万人死亡，东罗马帝国衰退；第二次鼠疫流行于 14 世纪中叶，又称"黑死病"，此起彼伏持续了近 300 年，约 1/3 的欧洲人口丧失生命；第三次鼠疫大流行始于 19 世纪末，20 世纪 30 年代达到最高峰，起于云南和孟买，而后蔓延席卷亚洲、欧洲、美洲和非洲等 60 多个国家，死亡人数达千万人以上。自 20 世纪 80 年代开始，我国人间鼠疫处于明显回升势态，但近 10 年鼠疫流行逐渐下降，然而防控形势依旧艰巨。

（二）鼠疫流行的原因

1. 病原菌和传播媒介自然界分布广泛　鼠疫是一种自然疫源性疾病，其自然疫源地分布在全球 60 多个国家和地区。我国目前有 12 种类型的鼠疫自然疫源地，分布于 19 个省市，发病最多的是滇西黄雄鼠疫源地和青藏高原喜马拉雅旱獭疫源地。人类鼠疫的首发病例多由跳蚤叮咬所致，最常见的是印鼠客蚤，该蚤在世界性范围内分布广泛。

2. 传染性强，毒力大　自然感染鼠疫的动物和鼠疫患者均为传染源，尤其是肺鼠疫患者，在疾病早期即具有传染性。败血症型鼠疫患者早期的血液有传染性。腺鼠疫患者仅在脓肿破溃后或被蚤叮咬时才有传染性。无症状感染者不具有传染性。

鼠疫菌较其他革兰阴性菌内毒素毒性强。且与大多数细菌不同，鼠疫菌分泌的 6 种毒力蛋白可通过多方面干扰宿主细胞的正常免疫功能，实现逃避体内免疫反应而致感染。

3. 传播途径简单　鼠疫主要是通过鼠蚤叮咬传播给人类，捕猎、宰杀、剥皮及食肉等直接接触染疫动物也可感染，少数可因直接接触患者的痰液、脓液而感染。肺鼠疫患者或动物呼吸道分泌物中含有大量鼠疫菌，可通过呼吸、咳嗽形成细菌微粒及气溶胶，造成肺鼠疫传播。

4. 人群普遍易感　人群普遍易感，无性别、年龄差别，可有隐性感染。病后可获得持久免疫力，预防接种疫苗可降低易感性。

二、鼠疫发病特点及主要防治要点

（一）鼠疫的分类及主要疾病特点

鼠疫是由鼠疫耶尔森菌引起的烈性传染病，传染源包括患者、隐性感染者和被感染的动物；传播途径包括直接接触、间接接触、飞沫传播及气溶胶传播。人群普遍易感，无天然免疫力，无性别年龄差别。根据病变累及的主要部位，鼠疫主要分为肺鼠疫、败血症鼠疫、腺鼠疫，还有肠鼠疫、脑膜炎型鼠疫、眼鼠疫、皮肤鼠疫等临床类型。

1. 腺鼠疫　最为常见，除全身症状外，主要特点是受侵部位淋巴结肿大。好发部位依次是腹股沟、腋下、颈部和颌下淋巴结，多为单侧。主要特征表现为淋巴结迅速弥漫性肿胀，大小不等，质地坚硬，疼痛剧烈，与皮下组织粘连，失去移动性，周围组织显著水肿，可有充血、出血。由于疼痛剧烈，患侧常呈强迫体位。

2. 肺鼠疫　由于感染途径不同，肺鼠疫又分为原发性和继发性两种类型。原发性肺鼠疫发病急剧，寒战高热，体温高达 $40 \sim 41℃$，起病 $24 \sim 36$ 小时内可发生剧烈胸痛、咳嗽、咳大量泡沫粉红色或鲜红色血痰；呼吸急促、困难；肺部仅可闻及少量散在湿啰音或轻微的胸膜摩擦音，较少的肺部体征与严重的全身症状不相符。胸部 X 线可见多叶段分布的斑片状边缘模糊的高密度阴影。若不及时给予有效治疗，患者多于发病 $2 \sim 3$ 天后死于中毒性休克、呼吸衰竭或心力衰竭。

继发性肺鼠疫是腺鼠疫或败血症型鼠疫症状基础上病情突然加剧，出现咳嗽、胸痛、呼吸困难，鲜红色泡沫样血痰。

3. 败血症型鼠疫　分为原发性和继发性两种类型。原发性鼠疫少见，患者感染鼠疫菌后未出现局部症状，直接发展为败血症。继发性鼠疫患者主要表现为寒战高热、体温不升、神志不清、谵妄或昏迷，进而发生感染性休克。病情进展异常迅猛，若不及时抢救常于 $1 \sim 3$ 天内死亡。因皮肤广泛出血、淤斑、发绀、坏死，故死后尸体呈紫黑色，俗称"黑死病"。

4. 肠鼠疫　多因食用未煮熟的鼠疫病死动物（如旱獭、兔、藏系绵羊等）而感染。除具有鼠疫的全身症状外，还表现为消化道感染的特殊症状，如频繁呕吐和腹泻，一昼夜可达数十次，吐泻物中常混有血液和黏液混合物，排便时腹痛。常伴有大网膜淋巴结肿胀，从肿胀的淋巴结和吐泻物中可检出鼠疫菌。

5. 脑膜炎型鼠疫　多继发于败血症型鼠疫，具有严重的中枢神经系统症状。如剧烈头痛、昏睡、颈强直、谵语、妄动、呕吐频繁，巴宾斯基征（Babinski Sign）和克尼格征（Kernig

Sign）阳性，颅内压增高，脑脊液中可检出鼠疫菌。

6. 眼鼠疫 除全身感染症状之外，具有严重的上下眼睑水肿等重症结膜炎表现。

7. 皮肤鼠疫 除全身感染症状之外，皮肤出现剧痛性红色丘疹，其后逐渐隆起，形成血性水泡，周边呈灰黑色，基底坚硬。水泡破溃后创面也呈灰黑色。

（二）流行特点

1. 季节规律 全年均可发生，但存在明显的季节性，与鼠类活动和鼠蚤繁殖情况有关。人间鼠疫多发生在夏秋季（6～9 月），肺鼠疫流行多在 10 月以后。人间鼠疫流行前常有鼠间鼠疫流行，形成鼠→蚤→人的传播方式。

2. 人群分布规律 患者可见于全年龄段人群，最小者仅数月龄，也有年过 80 的老者，整体以 10～39 岁居多。多发于农牧人员和学生。性别比例基本接近，男性稍高于女性。

3. 潜伏期 较短，一般在 1～6 天之间，多为 2～3 天，个别病例可达 8～9 天。腺型和皮肤型鼠疫的潜伏期较长，约 2～8 天；原发性肺鼠疫和败血型鼠疫的潜伏期较短，约 1～3 天。接受预防接种者长达 9～12 天。

4. 播散规律 多由疫区通过交通工具向外传播，形成外源性鼠疫，引起流行。

（三）预防原则及要点

1. 灭鼠、灭蚤，监控鼠疫，加强疫情报告。

2. 加强国际检疫与交通检疫，对来自疫区的车、船、飞机等进行严格检疫并灭鼠灭蚤。对可疑旅客应隔离检疫。

3. 疫区及其周围人群、参加防疫的工作人员应接种鼠疫疫苗。

4. 防鼠疫"三要"和"三不要"。

"三要"：①发现病（死）旱獭和其他病（死）动物要报告；②发现鼠疫患者或疑似鼠疫患者应立即报告；③发现原因不明的急死患者应立即报告。

"三不要"：①不接触、不剥皮、不煮食病（死）旱獭和其他病（死）动物；②不在旱獭洞周围坐卧休息，以防跳蚤叮咬；③不到鼠疫患者或疑似鼠疫患者家中探视护理或者死者家中吊丧。

（四）治疗原则及要点

鼠疫传染性强，应严格隔离患者和疑似患者，并采取抗菌治疗和对症支持治疗。早发现、早报告、早诊断、早治疗。

1. 凡有鼠疫临床表现，发热、淋巴结肿痛、肺炎、出血倾向等的患者，均应及时就医。确诊或疑似鼠疫患者，均应迅速组织严密的隔离，就地治疗，不宜转送。

2. 根据流行病学、病原及临床表现进行鉴别，明确诊断。不同类型鼠疫应与下列疾病进行鉴别：①腺鼠疫应当与急性淋巴结炎、丝虫病、土拉菌病等鉴别；②肺鼠疫应当与大叶性肺炎、吸入性炭疽等鉴别；③皮肤鼠疫应当与皮肤炭疽相鉴别；④败血型鼠疫需与其他原因所致败血症、钩端螺旋体病、流行性出血热、流行性脑脊髓膜炎相鉴别。

3. 按临床分型分类给予不同治疗。

（五）用药原则及要点

1. 抗菌治疗

（1）原则：①近年来，尽管有许多新型抗菌药物问世，但是由于鼠疫病例稀少，它们尚未经过大规模鼠疫治疗的实践检验，无法证实其疗效优于传统的鼠疫治疗药物，鼠疫的治疗仍以链霉素（Streptomycin，SM）为首选；②鼠疫的中医治疗暂无循证医学证据支持，但一些中医治疗方法或药物可缓解症状，建议到正规医疗机构，在医师指导下治疗。

（2）基本用药方案：首选链霉素（SM），并强调早期、足量、总量控制的用药策略。

（3）药物选择原则

1）首选链霉素（SM），用量根据病型不同、疫源地不同而异，肺鼠疫和败血型鼠疫用药量大，腺鼠疫及其他各型鼠疫用药量较小。

2）为达更好的预后，常联合其他抗菌药物，如喹诺酮类、多西环素、β-内酰胺类或磺胺类等。

3）若因过敏不能使用链霉素者，可考虑选用庆大霉素、氯霉素、四环素、多西环素、环丙沙星等。

4）妊娠妇女或儿童可选用庆大霉素（Gentamicin，GM）、卡那霉素（Kanamycin，KM）、阿米卡星（丁胺卡那霉素）。

5）皮肤鼠疫按一般外科疗法处置皮肤溃疡，必要时局部滴注链霉素或敷磺胺软膏。

6）眼鼠疫可用金霉素、四环素、氯霉素眼药水点眼，并用生理盐水冲洗。

7）有脑膜炎症状的患者，在特效治疗的同时，辅以氯霉素治疗，但应当注意氯霉素的骨髓毒性等副作用。

2. 对症治疗　急性期应卧床休息，给予患者流质饮食，或葡萄糖和生理盐水静脉滴注，维持水、电解质平衡。

发热 > 38.5℃或全身明显酸痛者，可使用解热镇痛药。高热者给予冰敷、酒精擦浴等物理降温措施。儿童禁用水杨酸类解热镇痛药。必要时可用镇静、镇痛剂。

腺鼠疫肿大的淋巴结切忌挤压，皮肤病灶可予 0.5% ～ 1.0% 的链霉素软膏涂抹，必要时可在肿大淋巴结周围注射链霉素并施以湿敷，病灶化脓软化后可切开引流。

3. 重症患者治疗　重症患者，给予常规抗休克治疗、呼吸支持治疗、纠正弥散性血管内凝血（diffuse intravascular coagulation，DIC）、维护其他重要脏器功能等。

（1）抗休克治疗：补充血容量、纠正酸中毒、应用血管活性药物和肾上腺皮质激素。

（2）呼吸支持治疗：低氧血症者或出现呼吸衰竭应当给予及时处理，可选用常规氧疗、鼻导管高流量氧疗、无创或有创人工通气。通气的过程中，对呼吸不协调及焦虑的患者应当予充分镇静，必要时给予肌松药，以防止氧合功能下降。

（3）纠正弥散性血管内凝血（DIC）：有DIC表现者，在给予血小板、新鲜冷冻血浆和纤维蛋白原等进行替代治疗的同时给予肝素抗凝，5～10U/（kg·h）静脉注射维持，密切监测出/凝血功能，调整治疗方案。

（4）维护其他重要脏器功能：出现心功能不全征象时，除给予快速强心药外，可给血管解痉药抗心力衰竭，适当扩充血容量和使用正性肌力药物。休克患者出现少尿、无尿、氮质血症等时，应当注意鉴别其为肾前性或急性肾功能不全所致。

4. 临床营养支持 早期应当鼓励患者进食易消化的食物。当病情恶化不能正常进食时，应及时给予临床营养支持，采用肠内营养与肠外营养相结合的途径，适当增加脂肪的比例，以减轻肺的负荷。此外，还应同时补充水溶性和脂溶性维生素。对低白蛋白血症者，可给予人血白蛋白输注，每日10～20g，尽量保持血浆白蛋白在正常水平。

5. 预防性治疗 对鼠疫患者的直接接触者、被疫区跳蚤叮咬的人、接触了染疫动物分泌物或血液者，以及鼠疫实验室工作人员操作鼠疫菌时发生意外事故的，均应当进行鼠疫预防性治疗。药物可选用四环素、多西环素、复方新诺明、环丙沙星等，必要时可肌内注射链霉素进行预防性治疗，疗程均为7天。

三、鼠疫推荐药品目录及临床用药指引

（一）抗感染药物

1. 氨基糖苷类

■ 链霉素（注射剂）Streptomycin	
用法用量	成人：1g，每12小时1次，肌内注射 儿童：15mg/kg，每12小时1次，不超过1日2g，肌内注射 用法：肝功能不全患者治疗时不需要调整剂量；肌酐清除率50～90 ml/min者，每24小时给予正常剂量的50%；肌酐清除率10～50 ml/min者，每48～72小时给予正常剂量的50%；肌酐清除率＜10 ml/min者，每72～96小时给予正常剂量的50%
临床使用要点	作用特点：链霉素在历史上一直是鼠疫治疗的首选药，其适应证也被国内外药监部门所批准 适应证：成人、儿童各类型鼠疫 禁忌证：对本品或其他氨基糖苷类过敏者禁用 注意事项： 下列情况应慎用链霉素：脱水、第Ⅷ对脑神经损伤、重症肌无力或帕金森、肾功能损害 使用过程中应定期进行下列检查：①尿常规和肾功能；②听力检查（尤其对老年人） 有条件可进行治疗药物浓度监测。对于7.5mg/（kg·12h），血药峰浓度维持在15～30mg/ml，谷浓度5～10mg/ml，对于15mg/（kg·12h）者，血药峰浓度维持在56～64mg/ml，谷浓度＜1 mg/ml 过量使用时，可采用对症治疗和支持治疗，同时补充大量水分。血液透析或腹膜透析可帮助从血液中清除本品

（续　表）

药物相互作用及处理建议	与神经肌肉阻断药合用可加重神经肌肉阻断效果，可能增加耳毒性和肾毒性 处理建议：除非临床需要，不建议合用 本品与头孢噻吩和头孢唑林局部或全身合用，可能增加肾毒性 处理建议：除非临床需要，不建议合用 本品同多黏菌素类注射剂合用或先后连续局部或全身应用，可增加肾毒性和神经肌肉阻滞作用 处理建议：除非临床需要，不建议合用
常见不良反应及处理建议	血尿、排尿减少、食欲减退、口渴等肾毒性症状；影响前庭功能、可能有步履不稳、影响听神经出现听力减退、耳鸣、听力饱满感；部分患者可出现面部或四肢麻木、针刺感等周围神经症状 处理建议：停药后多可恢复

■ 庆大霉素（粉针剂）Gentamicin

用法用量	成人：5mg/kg，每日 1 次，或首剂 2mg/kg，1.7mg/kg；每 8 小时 1 次，肌内注射或静脉滴注 儿童：2.5mg/kg，每 12 小时 1 次，或 1.7mg/kg，每 8 小时 1 次，肌内注射或静脉滴注 用法：肝功能不全患者治疗不需要调整剂量；肌酐清除率为 10～50ml/min 时，每 12 小时 1 次，一次为正常剂量的 30%～70%；肌酐清除率＜10ml/min 时，每 24～48 小时给予正常剂量的 20%～30%
临床使用要点	作用特点：虽然庆大霉素未被药监部门批准用于鼠疫的治疗，但回顾性研究证明庆大霉素是有效和安全的。鉴于庆大霉素的可获得性和安全性更好，目前国内外指南也均推荐庆大霉素作为一线治疗药物 适应证：成人、儿童各类型鼠疫 禁忌证：对本品或其他氨基糖苷类过敏者禁用 注意事项： 同类药物交叉过敏 下列情况应慎用：①脱水；②第Ⅷ对脑神经损伤；③重症肌无力或帕金森，本品可引发神经肌肉阻滞作用，导致骨骼肌软弱；④肾功能损害 使用过程中应定期进行下列检查：①尿常规和肾功能；②听力检查（尤其对老年人） 有条件可进行治疗药物浓度监测。对于每 8 小时给药 1 次，血药峰浓度维持在 4～10 mg/ml，谷浓度 1～2 mg/ml，对于 24 小时给药 1 次者，血药峰浓度维持在 16～24mg/ml，谷浓度＜1 mg/ml 本品可使谷草转氨酶、谷丙转氨酶及乳酸脱氢酶测定值升高，血钙、镁、钠、钾测定值降低 本品有抑制呼吸作用，不得静脉推注 本品无特异性抗体，过量使用时，可采用对症治疗和支持治疗，同时补充大量水分。血液透析或腹膜透析可帮助从血液中清楚本品
药物相互作用及处理建议	同链霉素
常见不良反应及处理建议	血尿、排尿减少、食欲减退、口渴等肾毒性症状 影响前庭功能、可能有步履不稳、影响听神经出现听力减退、耳鸣、听力饱满感 处理建议：应用过程中注意监测肾功能和听力；如果出现或怀疑出现过敏样反应，则应停药，并进行适当治疗

2. 喹诺酮类

■ 环丙沙星（片、注射剂）Ciprofloxacin

用法用量	成人：400mg，静脉滴注，每 8 ～ 12 小时 1 次；或 500 ～ 750mg，口服，每 12 小时 1 次 儿童：一般不宜使用。若确需使用，15mg/kg，静脉滴注，每 12 小时 1 次，最大不超过每次 400mg 或 20mg/kg，口服，每 12 小时 1 次，最大不超过每次 400mg 预防用药：口服，500mg，每 12 小时 1 次 用法：肝功能不全患者无需调整剂量；肌酐清除率为 10 ～ 50ml/min 时，剂量调整为原剂量的 50% ～ 75%；肌酐清除率＜ 10ml/min 时，剂量调整为原剂量的 50%
临床使用要点	作用特点：可用于治疗和预防，口服生物利用度高，可口服给药 适应证：成人鼠疫治疗的单独或联合用药，以及鼠疫的预防用药 禁忌证：禁用于妊娠及哺乳期妇女；一般禁用于 18 岁以下儿童 注意事项：口服制剂应空腹使用；使用时应多饮水，24 小时尿量应在 1200ml 以上；使用本品时应避免暴露于阳光，如发生光敏反应停药 存放要点：遮光
药物相互作用及处理建议	与茶碱类药物合用：可导致茶碱的消除明显减少，出现茶碱中毒现象 处理建议：必须合用时应监测茶碱类药物的血药浓度并调整剂量 与华法林合用：可增加华法林的抗凝作用 处理建议：需合用时，应密切监测患者的 INR
常见不良反应及处理建议	胃肠道不良反应较为常见，见于腹部不适、疼痛、恶心或呕吐等 中枢神经系统不良反应可有头晕、头痛、嗜睡或失眠等 肝肾功能异常 氟喹诺酮类可引起低血糖导致昏迷 氟喹诺酮类可引起肌腱损伤和周围神经病变（如疼痛、灼热、刺痛、麻木或无力等） 处理建议：轻症不良反应停药后多可自行恢复；低血糖：用药期间定期监测血糖水平；肌腱损伤：高风险人群注意谨慎使用，若使用应在出现肌腱疼痛或肌腱炎的最初迹象或在出现神经病变症状时即停止使用

■ 左氧氟沙星（片、注射剂）Levofloxacin

用法用量	成人：每日 500mg，口服或静脉滴注 儿童：不宜使用 预防用药：口服，每日 500mg 用法： 肝功能不全患者无需调整剂量 肌酐清除率为 20 ～ 49ml/min 时，首剂 500mg，维持剂量调整为每日 250mg 肌酐清除率 10 ～ 19ml/min 时，首剂 500mg，维持剂量调整为每 48 小时 250mg 血液透析时，首剂 500mg，维持剂量调整为每 48 小时 250mg
临床使用要点	作用特点：同环丙沙星 适应证：成人鼠疫治疗的单独或联合用药，以及鼠疫的预防 禁忌证：①禁用于妊娠及哺乳期妇女；②一般禁用于 18 岁以下儿童 注意事项：接受本品治疗应避免阳光暴晒和紫外线 存放要点：遮光

（续　表）

药物相互作用及处理建议	与茶碱类药物合用：本品可导致茶碱的消除明显减少，出现茶碱中毒现象
	处理建议：必须合用时应监测茶碱类药物的血药浓度并调整剂量
	与华法林合用：可增加华法林的抗凝作用
	处理建议：必须合用时，应密切监测患者的凝血酶原时间
	与环孢素合用：使其血药浓度升高
	处理建议：必须合用时监测环孢素的血药浓度
常见不良反应及处理建议	胃肠道不良反应较为常见，见于腹部不适、疼痛、恶心或呕吐等
	中枢神经系统不良反应可有头晕、头痛、嗜睡或失眠等
	肝肾功能异常
	氟喹诺酮类可引起低血糖导致昏迷
	氟喹诺酮类可引起肌腱损伤和周围神经病变（如疼痛、灼热、刺痛、麻木或无力等）
	处理建议：轻症不良反应停药后多可自行恢复；低血糖：用药期间定期监测血糖水平；肌腱损伤：高风险人群注意谨慎使用，若使用应在出现肌腱疼痛或肌腱炎的最初迹象或在出现神经病变症状时即停止使用

3. 抗感染药物 – 四环素类

■ 盐酸多西环素（片剂）Doxycycline Hyclate

用法用量	成人：100mg，每12小时1次
	儿童：8岁以下不宜使用。8岁以上按体重2.2mg/kg，每12小时1次，体重超过45kg的剂量同成人
	用法：肝功能不全者慎用；肾功能不全者无须调整剂量
临床使用要点	作用特点：对鼠疫的治疗效果与庆大霉素无差异，可以用于鼠疫的治疗和预防
	适应证：各类型鼠疫治疗的单独或联合用药，以及鼠疫的预防
	禁忌证：8岁以下儿童禁用
	注意事项：①阳光或紫外线照射会增加光敏性风险，如果出现皮肤红斑，则停止使用；②已有艰难梭菌相关性腹泻的相关报道，程度从轻度腹泻到致命性结肠炎不等，可能在治疗后的2个月或更长时间内发生，如果怀疑或确诊，则停止用药；③在牙齿发育过程中使用（即妊娠后半期、婴儿期或8岁前的儿童期）可能导致牙齿的永久性变色，特别是长期使用或短期重复使用，也有釉质发育不全的报道，除非利大于弊，否则不应在此类人群中应用
	存放要点：无
药物相互作用及处理建议	与抗凝药物：本品可增强抗凝药的作用
	处理建议：必须合用时减少抗凝药物剂量
	与肝药酶诱导剂：巴比妥类、苯妥英或卡马西平与本品同用时，可能导致多西环素血药浓度降低
	处理建议：必须合用时需增加多西环素剂量
常见不良反应及处理建议	光敏性：使用本品的部分患者可出现光敏现象
	处理建议：建议患者服用本品期间不要直接暴露于阳光或紫外线下，一旦皮肤有红斑应立即停药
	胃肠道反应：本品口服可引起恶心、呕吐、腹痛、腹泻等胃肠道反应
	处理建议：可在饭后半小时用药，用药后避免卧床

四、医疗队随行药品推荐目录

医疗队随行药品推荐目录，见表 14-1。

表 14-1　医疗队随行药品推荐目录

药品名称		剂型	特殊储存条件
中文	英文		
必备药品			
1. 对乙酰氨基酚	Acetaminophen	片剂、颗粒剂、口服溶液剂、干混悬剂	——
2. 布洛芬	Ibuprofen	片剂、混悬液、颗粒剂、胶囊	——
3. 赖氨匹林	Aspirin-DL-Lysine	注射剂	——
4. 麻黄碱滴鼻液	Ephedrine	滴鼻剂	——
5. 马来酸氯苯那敏	Chlorphenamine Maleate	片剂	——
6. 氯雷他定	Loratadine	片剂、胶囊	——
7. 可待因	Codeine	片剂	——
8. 右美沙芬	Dextromethorphan	片剂	——
9. 氨溴索	Ambroxol	片剂、口服溶液、胶囊	——
10. 乙酰半胱氨酸	Acetylcysteine	胶囊、颗粒	——
11. 链霉素	Streptomycin	注射剂	——
12. 庆大霉素	Gentamicin	粉针剂	——
13. 环丙沙星	Ciprofloxacin	片剂、注射剂	遮光
14. 左氧氟沙星	Levofloxacin	片剂、注射剂	遮光
15. 盐酸多西环素	Doxycycline Hyclate	片剂	——
16. 阿莫西林钠克拉维酸钾	Amoxicillin Clavulanate Potassium	片剂、注射剂	——
17. 哌拉西林钠他唑巴坦	Piperacillin Sodium and Tazobactam Sodium	注射剂	——
18. 头孢呋辛	Cefuroxime	注射剂	——
19. 头孢曲松钠	Ceftriaxone Sodium	注射剂	——
20. 头孢哌酮钠舒巴坦钠	Ccfoperazone Sodium and Sulbactam Sodium	注射剂	——
21. 头孢吡肟	Cefepime	注射剂	——
22. 莫西沙星	Moxifloxacin	片剂、注射剂	遮光

（续　表）

药品名称		剂型	特殊储存条件
中文	英文		
23. 阿奇霉素	Azithromycin	片剂、胶囊、颗粒、注射剂	——
24. 亚胺培南西司他丁	Imipenem Cilastatin	注射剂	——
25. 美罗培南	Meropenem	注射剂	——
26. 万古霉素	Vancomycin	注射剂	——
27. 利奈唑胺	Linezolid	注射剂	——
28. 氟康唑	Fluconazole	片剂、胶囊、注射剂	——
29. 伏立康唑	Voriconazole	片剂、注射剂	——
30. 地西泮	Diazepam	片剂、注射剂	——
31. 甘露醇（20%）	Mannitol	注射剂	——
32. 氢化可的松	Hydrocortisone	片剂、注射剂	——
33. 甲泼尼龙	Methylprednisolone	片剂、注射剂	——
急救药品			
急救箱（详见"第二章　表2-2"）			
消毒防疫药品			
疫源地消毒剂（详见第三章）			
1. 0.1% 苯扎氯铵	0.1% Benzalkonium chloride	溶液剂	——
2. 甲醛	Formaldehyde	溶液剂	——
3. 环氧乙烷	Ethylene oxide	溶液剂	——
4. 三氯异氰尿酸钠	Sodium trichloroisocyanurate	片剂	——
营养支持药品			
详见第十五章			

（陈　炜、李　娟、杜　光、陈万生、张　凤、徐德铎、王志鹏）

第二节　伤寒与副伤寒

一、伤寒与副伤寒概述

伤寒（Typhoid fever）是指由伤寒杆菌（*Salmonella typhi*）引起的一种急性肠道传染病，

副伤寒（Paratyphoid fever）则是由副伤寒甲、乙、丙杆菌感染所引起的肠道传染病，它们均属于我国法定的乙类传染病，经粪－口途径传播，具有传染性强、病程长、并发症多等特点。

伤寒杆菌在自然界中的生活力较强，在水中可存活2～3周，在粪便中能维持1～2个月，在牛奶中不仅能够生存，还可以繁殖。它耐低温，在冰冻环境中可存活长达数月，但对光、热、干燥及消毒剂的抵抗力较弱。其顽强的抵抗力使得它在自然条件下易于存活与传播。

本病传染源多，具有传染性的时间长。患者及带菌者均是本病的传染源，且是唯一传染源，在整个病程中均具有传染性。病菌随粪便排出体外，患者自潜伏期末起即可排菌，在病程2～4周时排菌量最大，每克粪便含菌数可达数十亿个，此时传染性最强，进入恢复期后两周内仍有半数排菌，之后逐渐减少。有约2%～5%的患者甚至可以持续排菌3个月以上，我们称为慢性带菌者。少数可在胆囊带菌数年，甚至终生。所有的带菌者，特别是慢性带菌者，是引起伤寒流行，尤其是散发流行的重要传染源。同时轻型患者由于难以被及时诊断隔离，向外排菌的可能性也很大。

伤寒杆菌传播途径简单，通过粪－口途径传播。病菌随患者或带菌者的粪便排出体外，污染水和食物；也可通过污染的手、苍蝇或蟑螂而间接传播。日常生活接触传播是散发流行的主要传播方式，而食物和水源污染则往往会引起暴发流行。

根据世界卫生组织保守估计，每年约有1100万～2000万人感染伤寒，其中有12.8万至16.1万人因该病死亡。在我国，1990年以前其发病率在10/10万～50/10万，2000年以后发病率降至5/10万，2010年发病率为1.0520/10万，其后每一年的发病率均低于1/10万。经过有效控制，我国伤寒与副伤寒发病率和病死率虽明显下降，但部分地区发病仍远高于全国平均水平，如云南、广东、广西、湖南等，局部暴发、流行时有发生，严重地影响着人民的生活和健康。

二、伤寒与副伤寒的特点及主要防治要点

（一）伤寒分类及主要疾病特点

伤寒与副伤寒是由沙门菌引起的急性肠道传染病，患者和带菌者均是其传染源，主要通过粪－口途径传播，未患伤寒或未接种过伤寒疫苗的人群均属于易感人群。伤寒发病的潜伏期与感染的细菌量、菌株的毒力、机体的免疫力有关，波动范围为3～60天，通常为7～14天。根据其临床表现不同，伤寒可分为典型伤寒、非典型伤寒，同时还需注意特殊人群伤寒。副伤寒甲及副伤寒乙临床表现和伤寒非常类似，但是病情比较轻，病程比较短。副伤寒丙的临床表现则较为复杂，有伤寒型、急性胃肠炎型和脓毒血症型。

1. 典型伤寒 典型症状包括持续发热、腹痛、肝脾肿大和白细胞减少，部分患者有玫瑰皮疹和相对缓脉，病情严重者可出现表情淡漠、反应迟缓。

2. 非典型伤寒 近些年来，由于在确诊前抗菌治疗，患者生活条件改善，机体免疫力增

强，伤寒杆菌的变异菌株形成等，伤寒的临床表现非典型者日益增多。

（1）轻型：症状较轻，病程短，1～2周即可恢复健康。多见于儿童，或发病初期接受有效抗菌药物治疗，或曾经接受过伤寒菌苗预防的患者。由于临床症状不典型，目前又较多见，临床上常易漏诊或误诊。

（2）暴发型：起病急，全身症状显著，常并发中毒性脑病、心肌炎、肠麻痹或休克等。预后凶险。

（3）迁延型：起病与典型伤寒相似，但其发热持续不退，热程可达5周以上至数月之久，呈张弛热或间歇热，肝脾肿大明显。常见于有慢性乙型肝炎、胆道结石或慢性血吸虫病的患者。

（4）逍遥型：起病初期症状不明显，患者可照常工作生活。部分患者直至肠出血或肠穿孔就医始被发现。

3. 特殊人群伤寒

（1）小儿伤寒：其临床表现不典型，年龄越小越不典型；年龄越大，则越接近成人的疾病表现。起病急，病情重，呕吐、腹泻等胃肠症状常见，常出现不规则高热，便秘较少。多数患儿无相对缓脉，玫瑰疹较少见，肝脾肿大明显。外周血常规白细胞计数可不减少。常伴支气管炎或肺炎，肠出血和肠穿孔较少见。

（2）老年伤寒：症状亦不典型，发热不高，虚弱明显。病程迁延，恢复缓慢，易并发支气管肺炎与心功能不全，病死率较高。

（3）再燃：部分患者在缓解期，体温还未退至正常，又重新升高，持续5～7天后退热，称为再燃。有效和足量的抗菌药物治疗可减少或杜绝再燃。

（4）复发：10%～20%的患者用氯霉素治疗后，退热后1～3周临床症状又再次出现，称为复发。少数患者可有2次以上的复发。

（二）流行特点

1. 地域性 主要在亚洲和非洲地区多发，发达国家发病率较低。

2. 流行季节 伤寒一年四季均可发生，但以夏秋季最多。

3. 年龄 一般以学龄前儿童及青年居多。成人的副伤寒以副伤寒甲为主，儿童以副伤寒乙为主。

4. 流行形式 散发性（多由于与轻型患者或慢性带菌者经常接触而引起）、流行性（多见于水型或食物型）。

（三）预防原则及要点

1. 控制传染源 伤寒一旦确诊，患者就应立即进行隔离治疗，体温正常15天后或症状消失后5天和10天连续两次尿、粪便培养阴性方可解除隔离。患者、疑似患者和带菌者污染过的环境、物品、饮用水等进行消毒处理。同时要及时治疗带菌者，密切接触者应医学观察15天。

2. 切断传播途径 认真做好"三管一灭"（即管理好饮食卫生、饮水卫生、粪便卫生和消灭苍蝇）。主要措施有：

（1）注意饮水饮食卫生，避免引用生水，避免吃未熟的肉制品，不吃变质食物。

（2）讲究个人卫生，养成饭前便后洗手的习惯。常剪指甲、勤换衣服。

（3）做好环境卫生，加强粪便、垃圾和饮用水的管理，消灭苍蝇等传播媒介。

（4）注意劳逸结合，起居有度，生活规律。加强体育锻炼，增强对疾病的抵抗能力。

3. 保护易感人群 流行区内的易感人群可接种伤寒疫苗。

（四）治疗原则及要点

早发现、早报告、早诊断、早隔离、早治疗。

1. 消毒和隔离 患者入院以后应按照肠道传染病常规进行消毒隔离，排泄物应彻底消毒。临床症状消失后，每隔 5 ～ 7 天送粪便进行伤寒杆菌培养，连续 2 次阴性才可解除隔离。

2. 休息 发热期患者应严格卧床休息，保证睡眠。退热后 2 ～ 3 天方可在床上稍坐，退热后 1 周才可逐渐增加活动量。

3. 护理 注意皮肤及口腔的护理，注意观察体温、脉搏、血压、腹部、大便等变化。定期更换体位，以防发生压疮和肺部感染。

4. 饮食 发热期应给予高热量、高营养、易消化的流质或无渣半流饮食，包括足量的碳水化合物、蛋白质以及各种维生素，少量多餐。退热后，食欲增强时，仍应继续进食一段时间稀粥、软质饮食，逐渐过渡到正常饮食，以免诱发肠出血和肠穿孔。同时，还需注意多饮水，以防脱水。

（五）用药原则及要点

1. 抗菌治疗

（1）原则：在没有伤寒药物敏感性试验的结果之前，伤寒经验治疗的首选药物推荐使用第三代喹诺酮类药物，儿童、孕妇和哺乳期的伤寒患者宜首先应用第三代头孢菌素。治疗开始以后，必须密切观察疗效，尽快取得药物敏感性试验的结果，以便及时调整治疗方案。肠出血者应禁食，大量出血者应输血，并发肠穿孔时宜及早手术治疗。伤寒与副伤寒的治疗方法基本相同。

（2）药物选择原则

1）喹诺酮类药物：如环丙沙星、氧氟沙星、洛美沙星等，对氯霉素敏感和耐药的伤寒菌株均有良好的抗菌活性，为治疗伤寒的首选药物。但部分伤寒杆菌对其产生了耐药，尤其是东南亚流行的菌株。同时，近年来随着国内喹诺酮类药物的广泛应用，沙门菌属对喹诺酮类敏感性逐渐下降，2020 年中国细菌耐药监测网（CHINET）结果显示伤寒和副伤寒沙门菌对环丙沙星的耐药率为 20.3%。因此，对于喹诺酮类药物的使用应依据微生物敏感性试验结果。

2）阿奇霉素：对于喹诺酮类药物产生耐药的伤寒菌株可试用此种药物。

3）头孢菌素：对于儿童和孕妇伤寒患者，应首先选用第三代头孢菌素，如头孢噻肟、头孢哌酮、头孢他啶、头孢曲松。常用于耐药菌株的治疗及老年伤寒和儿童伤寒的治疗。

4）氨苄西林、复方磺胺甲噁唑和氯霉素：仍可用于敏感菌株，但由于不良反应大，多重耐药菌的出现，几乎不再用作一线治疗药物。

2. 对症治疗

（1）降温措施：高热时可进行物理降温，不宜使用发汗退热药，以防体温骤降，大量出汗，引起低血容量性休克。

（2）便秘：用开塞露或用生理盐水低压灌肠，禁用高压灌肠和泻剂。

（3）腹胀：可用松节油腹部热敷及肛管排气，禁用新斯的明等促进肠蠕动的药物。

（4）腹泻：应低糖低脂肪饮食。酌情给予收敛药如小檗碱（黄连素），一般不使用鸦片制剂，避免使肠蠕动减弱，腹中产生积气。

（5）肾上腺皮质激素：仅使用于出现谵妄、昏迷或休克等严重毒血症状的高危患者。在有效足量的抗菌药物配合下使用，可降低死亡率，但有可能掩盖肠穿孔的症状和体征，注意观察病情变化。

3. 中医治疗　根据病情的发展，可按照卫、气、营、血辨证施治。

三、伤寒与副伤寒推荐药品目录及使用指引

（一）抗菌药物

1. 喹诺酮类

■ 环丙沙星（片剂、注射剂）Ciprofloxacin	
用法用量	成人：400mg，静脉滴注，每 8 ～ 12 小时 1 次；或 500 ～ 750mg，口服，每 12 小时 1 次 儿童：一般不宜使用。若确需使用，15mg/kg，静脉滴注，每 12 小时 1 次，最大不超过每次 400mg；或 20mg/kg，口服，每 12 小时 1 次，最大不超过每次 400mg 预防用药：口服，500mg，每 12 小时 1 次 用法：①肝功能不全患者无须调整剂量；②肌酐清除率为 10 ～ 50ml/min 时，剂量调整为原剂量的 50 ～ 75%；③肌酐清除率＜ 10ml/min 时，剂量调整为原剂量的 50%
临床使用要点	作用特点：可用于治疗和预防，口服生物利用度高，可口服给药 适应证：成人鼠疫治疗的单独或联合用药，以及鼠疫的预防用药 禁忌证：① FDA 妊娠分级为 C，禁用于妊娠及哺乳期妇女；②一般禁用于 18 岁以下儿童 注意事项：①口服制剂应空腹使用；②使用时应多饮水，24 小时尿量应在 1200ml 以上；③使用本品时应避免暴露于阳光，如发生光敏反应应停药 存放要点：遮光
药物相互作用及处理建议	与茶碱类药物合用：可导致茶碱的消除明显减少，出现茶碱中毒现象 处理建议：必须合用时应监测茶碱类药物的血药浓度并调整剂量 与华法林合用：可增加华法林的抗凝作用 处理建议：需合用时，应密切监测患者的 INR

（续　表）

常见不良反应 及处理建议	胃肠道不良反应较为常见，见于腹部不适、疼痛、恶心或呕吐等 中枢神经系统不良反应可有头晕、头痛、嗜睡或失眠等 肝肾功能异常 氟喹诺酮类可引起低血糖导致昏迷 氟喹诺酮类可引起肌腱损伤和周围神经病变（如疼痛、灼热、刺痛、麻木或无力等） 处理建议：轻症不良反应停药后多可自行恢复；低血糖：用药期间定期监测血糖水平；肌腱损伤：高风险人群注意谨慎使用，应在出现肌腱疼痛或肌腱炎的最初迹象或在出现神经病变症状时即停止使用

■ 左氧氟沙星（片剂、注射剂）Levofloxacin

用法用量	成人：500mg，每日 1 次，口服或静脉滴注 儿童：不宜使用 预防用药：口服，500mg，每日 1 次 用法：肝功能不全患者无须调整剂量；肌酐清除率为 20～49ml/min 时，首剂 500mg，维持剂量调整为 250mg，每日 1 次；肌酐清除率 10～19ml/min 时，首剂 500mg，维持剂量调整为 250mg，每 48 小时 1 次；血液透析时，首剂 500mg，维持剂量调整为 250mg，每 48 小时 1 次
临床使用要点	作用特点：同环丙沙星 适应证：成人鼠疫治疗的单独或联合用药，以及鼠疫的预防 禁忌证：① FDA 妊娠分级为 C，禁用于妊娠及哺乳期妇女；② 一般禁用于 18 岁以下儿童 注意事项：接受本品治疗应避免过度阳光暴晒和紫外线 存放要点：遮光
药物相互作用 及处理建议	与茶碱类药物合用：本品可导致茶碱的消除明显减少，出现茶碱中毒现象 处理建议：必须合用时应监测茶碱类药物的血药浓度并调整剂量 与华法林合用：可增加华法林的抗凝作用 处理建议：必须合用时，应密切监测患者的凝血酶原时间 与环孢素合用：使其血药浓度升高 处理建议：必须合用时监测环孢素的血药浓度
常见不良反应 及处理建议	胃肠道不良反应较为常见，见于腹部不适、疼痛、恶心或呕吐等 中枢神经系统不良反应可有头晕、头痛、嗜睡或失眠等 肝肾功能异常 氟喹诺酮类可引起低血糖导致昏迷 氟喹诺酮类可引起肌腱损伤和周围神经病变（如疼痛、灼热、刺痛、麻木或无力等） 处理建议：轻症不良反应停药后多可自行恢复；低血糖：用药期间定期监测血糖水平；肌腱损伤：高风险人群注意谨慎使用，若使用应在出现肌腱疼痛或肌腱炎的最初迹象或在出现神经病变症状时即停止使用

2. 第三代头孢菌素

■ 头孢噻肟（注射剂）Cefotaxime

用法用量	成人：肾功能正常者，2g，每 8 小时 1 次，静脉滴注 儿童：50mg/kg，每 8 小时 1 次，静脉滴注 预防用药： 用法：肌酐清除率为 10 ～ 50ml/min 时，2g，每 12 ～ 24 小时 1 次；肌酐清除率＜ 10ml/min时，2g，每 24 小时 1 次；血液透析时，2g，每 24 小时 1 次，透析后额外补 1g
临床使用要点	作用特点：①沙门菌属对三代头孢菌素的敏感性高，对喹诺酮类耐药的菌株可选用本类药物治疗。除对沙门菌属有活性外，头孢噻肟对肺炎链球菌、甲氧西林敏感的葡萄球菌等阳性菌也有活性，对肠杆菌科细菌，如大肠埃希菌、肺炎克雷伯菌等具有较强活性；②安全性好，可作为妊娠、哺乳期妇女和儿童感染的首选 适应证：成人、儿童伤寒 禁忌证：对头孢菌素过敏者，以及既往青霉素过敏性休克者禁用 注意事项：①使用本品之前，需确定患者是否对本品或其他头孢类药物过敏，有过敏史患者禁用；②使用头孢噻肟可使抗球蛋白实验呈阳性；③本品可能对实验室检查指标有干扰：硫酸铜尿糖实验呈假阳性，肝功能指标升高等
药物相互作用及处理建议	与氨基糖苷类抗菌药物合用：可能影响肾功能 处理建议：注意随访肾功能 与强利尿药合用：可能影响肾功能 处理建议：监测肾功能改变 与阿洛西林和美洛西林合用：可使本品清除率下降 处理建议：不建议合用，必须合用时本品应降低剂量
常见不良反应及处理建议	胃肠道不良反应较为常见，见于腹部不适、疼痛、恶心或呕吐等；皮疹、药物热等；肝肾指标异常升高 处理建议：停药后可自行恢复

■ 头孢曲松钠（注射剂）Ceftriaxone Sodium

用法用量	成人：成人及 12 岁以上儿童，1 ～ 2g，每 24 小时 1 次，静脉滴注；严重感染或中度敏感菌引起的感染可增加至 4g，每 24 小时 1 次 儿童：20 ～ 80mg/kg，每 24 小时 1 次，静脉滴注；12 岁以下儿童，14 日以下新生儿：20 ～ 50mg/kg，每 24 小时 1 次，静脉滴注
临床使用要点	作用特点：同头孢噻肟 适应证：成人、儿童伤寒 禁忌证：①对头孢曲松或其他头孢菌素过敏者，以及既往青霉素过敏性休克者禁用；②高胆红素血症新生儿禁用；③正在使用含钙静脉输液的新生儿禁用 注意事项：①使用本品之前，需确定患者是否对本品或其他头孢类药物过敏，有过敏史患者谨慎使用；②不得与含钙溶液混合或同时使用
药物相互作用及处理建议	与氨基糖苷类抗菌药物合用：可能影响肾功能 处理建议：注意随访肾功能 与维生素 K 拮抗剂：增加出血风险 处理建议：必须合用时监测凝血功能，调整抗凝剂剂量

（续　表）

常见不良反应及处理建议	腹泻、稀便等胃肠道不良反应；皮疹；嗜酸粒细胞增多，白细胞、血小板减少；肝酶升高处理建议：停药后可自行恢复

四、医疗队随行药品推荐目录

医疗队随行药品推荐目录，见表 14-2。

表 14-2　医疗队随行药品推荐目录

药品名称		剂型	特殊储存条件
中文	英文		
必备药品			
1. 左氧氟沙星	Levofloxacin	片剂、注射剂	遮光
2. 头孢噻肟	Cefotaxime	注射剂	
3. 对乙酰氨基酚	Acetaminophen	片剂、颗粒剂、口服溶液剂、干混悬剂	
4. 布洛芬	Ibuprofen	片剂、混悬液、颗粒剂、胶囊	
5. 马来酸氯苯那敏	Chlorphenamine Maleate	片剂	
6. 氯雷他定	Loratadine	片剂、胶囊	
7. 乙酰半胱氨酸	Acetylcystein	胶囊、颗粒剂	
8. 阿莫西林克拉维酸钾	Amoxicillin Clavulanate Potassium	片剂、注射剂	
9. 哌拉西林他唑巴坦	Piperacillin Sodium and Tazobactam Sodium	注射剂	
10. 头孢曲松钠	Ceftriaxone Sodium	注射剂	
11. 头孢哌酮钠舒巴坦钠	Ccfoperazone Sodium and Sulbactam Sodium	注射剂	
12. 阿奇霉素	Azithromycin	片剂、胶囊、颗粒剂、注射剂	
13. 亚胺培南西司他丁	Imipenem Cilastatin	注射剂	
14. 美罗培南	Meropenem	注射剂	
15. 万古霉素	Vancomycin	注射剂	
16. 利奈唑胺	Linezolid	注射剂	
17. 氟康唑	Fluconazole	片剂、胶囊、注射剂	
18. 伏立康唑	Voriconazole	片剂、注射剂	

（续　表）

药品名称		剂型	特殊储存条件
中文	英文		
19. 地西泮	Diazepam	片剂、注射剂	
20. 氢化可的松	Hydrocortisone	片剂、注射剂	
21. 甲泼尼龙琥珀酸钠	Methylprednisolone Sodium Succinate	片剂、注射剂	
22. 地衣芽孢杆菌活菌	Bacillus Licheniformis	胶囊	
23. 口服补液盐	Oral Rehydration Salts	散剂（Ⅰ、Ⅱ、Ⅲ）	
24. 开塞露	Glycerine Enema	油状体	
25. 蒙脱石散	Smectite Powder	颗粒剂	
急救药品			
急救箱（详见"第二章　表2-2"）			
消毒防疫药品			
疫源地消毒剂（详见第三章）			
1. 过氧乙酸（%）	Peracetic Acid（3%）	溶液剂	
2. 次氯酸钠	sodium Hypochlorite	溶液剂	
3. 二氯异氰尿酸钠	Sodium Trichloroisocyanurate	片剂	
营养支持药品			
详见第十五章			

（郭　霞、李　娟、杜　光、陈万生、张　凤、徐德铎、王志鹏）

第三节　肠出血性大肠埃希菌 O157：H7 感染

一、肠出血性大肠埃希菌 O157：H7 感染概述

肠出血性大肠埃希菌（Enterohemorrhagic Escherichia Coli，EHEC）是一类暴发性极强的传染性病原菌，血清型以 O157：H7 为主，其他血清型有 O26：H11、0103、0111、0121、0145 等 50 余种，统称为非 O157 型 EHEC。该菌能产生志贺样毒素（又称为 Vero 毒素，VT），具有肠毒素、神经毒和细胞毒作用，可以引起腹泻、出血性肠炎（Hemorrhagic Colitis，HC），严重者还可引发溶血性尿毒综合征（Hemolytic Uremic Syndrome，HUS）及血栓性血小板减少紫癜（Thrombotic Thrombocytopenic Purura，TTP）等并发症。

（一）肠出血性大肠埃希菌 O157：H7 感染流行的危害

肠出血性大肠埃希菌重症病死率高，可达到 5%～10%。该病 1982 年首次在美国发现，然后相继在加拿大、英国、日本等多个国家发生腹泻暴发和流行。1982 年至 2002 年间，美国暴发的 O157：H7 感染次数高达 350 起，涉及人员 8000 多例。1996 年该病在日本的暴发，引起感染者达 9000 多例，死亡 12 例。1986—1998 年，从我国江苏省徐州市的 486 例腹泻患者中，首次分离了 5 株肠出血性大肠埃希菌 O157：H7。1999—2000 年，江苏、安徽、河南疫情暴发，主要症状为溶血性尿毒综合征，总共报告了 275 例 HUS 患者由 O157：H7 引起，死亡 241 例，病死率高达 87.6%。1999 年，我国将此传染病列入重点报告，2001 年后疫情趋于平稳。

（二）肠出血性大肠埃希菌 O157：H7 感染流行的原因

1. 病原菌特点　EHEC 抵抗力强，55℃经 60 分钟仍有部分存活，在自然界的水中可存活数周至数月，低温可存活更长时间。该菌致病性强，人体摄入小于 100 个细菌就可以致病。

2. 传染源广　患者、病畜和带菌者（动物）为主要传染源。无症状的带菌者和动物都有可能成为传染源。

3. 传播途径多样　一般认为，EHEC 通过污染食物而感染人类，人与人之间的密切接触也可导致人际传播。接触农场的动物也有感染病例报道。

4. 人类普遍易感　所有人群均易感染，儿童与老人易于出现包括 HUS 在内的并发症。

二、肠出血性大肠埃希菌 O157：H7 感染的疾病特点及主要防治要点

（一）疾病分类及主要疾病特点

EHEC 感染所致急性出血性结肠炎，主要由大肠埃希菌 O157：H7 血清型引起。感染潜伏期一般为 2～10 天，最常见为 3～4 天。临床表现轻重不一。

1. 轻型　无症状或症状不典型，表现为腹痛、水样便、低热或无发热，通常 1～3 天腹泻消退，多数患者 5～10 天内可以痊愈。

2. 重型　少数患者进展为重型，表现为出血性肠炎，起病急骤，右下腹部痉挛性疼痛，初始为水样腹泻，随后出现血性腹泻，并可伴有恶心、呕吐，并可出现溶血性尿毒综合征、血栓性血小板减少性紫癜、微血管病变溶血性贫血等多种不同的临床表现。

（1）出血性肠炎（HC）：典型表现为右下腹剧烈疼痛、腹泻，早期可为水样便，类似下消化道出血的鲜血便或血水样便，量中等。伴或不伴发热，部分患者有恶心、呕吐症状，但大部分不伴里急后重表现。

（2）溶血性尿毒综合征（HUS）：临床主要表现为血尿、少尿或者无尿、皮下黏膜出血、黄疸等，部分患者甚至会出现神经系统受累症状，比如焦躁不安，抽搐或语言障碍等。

（3）血栓性血小板减少性紫癜（TTP）：临床表现出来的症状与HUS相似，TTP患者具有发热、血小板减少、微血管病变性溶血性贫血、肾功能异常和神经系统症状五大主要症候群。

（二）流行特点

1.地区分布　主要见于欧洲和美国、日本等具有生食习惯的地区和国家，我国也有病例报道。

2.人群特征　人类普遍易感。小孩和老人抵抗力和免疫力较差，更易感染，且感染症状较重。

3.季节分布　主要发病于夏季和秋季，雨季也是感染的好发季节。我国在江苏和安徽发生的两起暴发分别是在5～9月和3～8月期间，高峰期都在6月，以夏秋季为主。

（三）预防原则及要点

1.注意食品安全与饮食卫生，勤洗手，生熟分开，生吃瓜果应当洗干净，出现腹泻及时就诊。

2.发现并及时隔离疑似感染患者，减少疾病传播。

3.加强病例主动监测，及时发现疑似感染患者。

（四）治疗原则及要点

1.隔离消毒　对感染患者采取隔离措施，其排泄物应进行消毒处理，对受污染的用具、物品及场所等都应进行消毒处理。患者应隔离至腹泻停止后大便培养出血性肠道杆菌O157：H7阴性为止。

2.对症处理　患者应卧床休息，流质、易消化、少渣饮食。对早期症状较重的患者，应每日进行血肌酐、尿素氮、血小板及尿常规检查，及时发现可能出现的严重并发症。

3.补液治疗　尽早补液治疗，早期补液可以减少HUS发生率。

4.并发症治疗　出现急性肾衰竭时，提倡尽早进行透析治疗。一般采用血液透析疗法，有活动性出血，血液动力学不稳定患者也可采用腹膜透析，尤其适用于小儿、婴幼儿。

（五）用药原则及要点

1.对症用药　可使用调解肠道菌群活菌制剂，如双歧杆菌、乳酸杆菌等微生态制剂。止泻药和抑制肠蠕动的药物有可能延长志贺样毒素在肠道的滞留时间，是HUS发生的危险因素之一，原则上不使用。

2.补液　轻者给予口服补液，重者应尽快静脉补液，补液量根据脱水程度而定，避免水、电解质紊乱，适当碱化尿液。

3.抗菌药物应用　目前认为由于抗菌药物的应用可能增强细菌释放志贺样毒素，增加HUS的发生率，因此，诊断为EHEC感染的病例，不建议使用抗菌药物治疗。

4.并发症处理　合并HUS、TTP患者尚无有效的药物治疗措施，宜尽早应用血浆置换疗法。血浆置换每次置换患者血浆 2～4L，每日 1 次，病情控制后改为每周 2～3 次，直至病情稳定，置换液应由新鲜冷冻血浆组成。如出现肾衰竭，宜尽早采用血液透析疗法。

5. 中医药治疗

（1）疫毒伤中：治以解毒化湿，可选用藿朴夏苓汤、葛根芩连汤。

（2）疫毒伤络：治以凉血、解毒、清热。可选用白头翁汤、芍药汤。

（3）疫毒伤肾：治以凉血、解毒、化瘀。可选用猪苓汤、小蓟饮子、核桃承气汤。如有严重神经系统症状（如焦躁不安，语言障碍或抽搐等），可加用安宫牛黄丸等。

三、肠出血性大肠埃希菌 O157：H7 感染推荐药品目录及临床用药指引

（一）调节体液、电解质及酸碱平衡药等

■ 氯化钠 Sodium Chloride	
用法用量	成人：纠正体内血钠、氯浓度至正常水平即可 儿童：补液速度应严格控制 用法：严重肝功能不全患者的应用应权衡利弊。重度肾功能减退者慎用，轻中度肾功能减退者，应根据肾功能调整剂量
临床使用要点	作用特点：直接补充体内体液量及纠正代谢性酸中毒 适应证：肠出血性大肠埃希菌肠炎患者发生脱水、电解质紊乱、代谢性酸中毒等 注意事项：①水肿性疾病慎用，肾病综合征、肝硬化腹水、充血性心力衰竭；②急性肾衰竭少尿期，慢性肾衰竭尿量减少而对利尿药反应不佳者；③高血压慎用；④低钾血症患者慎用
药物相互作用及处理建议	无
常见不良反应及处理建议	静脉滴注浓度较高，速度较快或静脉较细时，易刺激静脉内膜引起疼痛；过多、过快给予低渗氯化钠可致溶血、脑水肿等 处理建议：控制补液速度
■ 葡萄糖注射液（5%/10%）Dextrose Injection	
用法用量	成人：一般可予 25% 葡萄糖注射液静脉注射，并同时补充体液。葡萄糖用量根据所需热能计算 葡萄糖可配制为 25%～50% 的不同浓度，必要时加入胰岛素，每 5～10g 葡萄糖加入正规胰岛素 1 单位 低糖血症，重者可先予 50% 葡萄糖注射液 20～40ml 静脉推注 饥饿性酮症，严重者应用 5%～25% 葡萄糖注射液静脉滴注，每日 100g 葡萄糖可基本控制病情 失水，等渗性失水给予 5% 葡萄糖注射液静脉滴注 高钾血症应用 10%～25% 注射液，每 2～4g 葡萄糖加 1 单位正规胰岛素输注，可降低血清钾浓度

（续　表）

用法用量	组织脱水高渗溶液（一般采用 50% 葡萄糖注射液）快速静脉注射 20 ～ 50ml 儿童：按体重、年龄、病情计算用量 用法：严重肝功能不全患者的应用应权衡利弊。重度肾功能减退者禁用，轻中度肾功能减退者，应根据肾功能调整剂量
临床使用要点	作用特点：直接补充体内体液量及葡萄糖 适应证：肠出血性大肠埃希菌肠炎患者发生脱水、电解质紊乱、低血糖、高钾血症、饥饿性酮症等 注意事项：分娩时注意过多葡萄糖可刺激胎儿胰岛素分泌，发生产后婴儿低血糖 下列情况慎用：①胃大部分切除患者作口服糖耐量试验时易出现倾倒综合征及低血糖反应，应改为静脉葡萄糖试验；②周期性瘫痪、低钾血症患者；③应激状态或应用糖皮质激素时容易诱发高血糖；④水肿及严重心、肾功能不全、肝硬化腹水者，易致水潴留，应控制输液量；心功能不全者尤应控制滴速
药物相互作用及处理建议	无
常见不良反应及处理建议	静脉炎，发生于高渗葡萄糖注射液滴注时 高浓度葡萄糖注射液外渗可致局部肿痛 反应性低血糖：合并使用胰岛素过量 高血糖非酮症昏迷：多见于糖尿病、应激状态、使用大量的糖皮质激素、尿毒症腹膜透析患者腹腔内给予高渗葡萄糖溶液及全营养疗法时；电解质紊乱，长期单纯补给葡萄糖时易出现低钾、低钠及低磷血症 处理建议：①控制补液速度及补液量；②选用大静脉滴注，降低静脉炎发生率

■ 乳酸钠林格注射液 Sodium Lactate Ringer's Injection

用法用量	成人：500 ～ 1000ml，可适当按年龄、体重及症状不同增减。给药速度为 300 ～ 500ml 每小时 儿童：按体重、年龄、病情计算用量 用法：①肝功能不全表现黄疸、神志改变、腹水等，应用于乳酸钠前后及过程中，经常随时进行观察，重症肝功能不全患者禁用；②重度肾功能减退者禁用，轻中度肾功能减退者，应根据肾功能调整剂量
临床使用要点	作用特点：直接补充体内体液量及纠正代谢性酸中毒 适应证：肠出血性大肠杆菌肠炎患者发生脱水、电解质紊乱、代谢性酸中毒等 注意事项： 下列情况应慎用：①糖尿病患者服用双胍类药物（尤其是降糖灵），阻碍肝脏对乳酸的利用，易引起乳酸中毒；②水肿患者伴有钠潴留倾向时；③高血压患者可增高血压；④心功能不全；⑤肝功能不全时乳酸降解速度减慢，以致延缓酸中毒的纠正速度；⑥缺氧及休克，组织血供不足及缺氧时乳酸氧化成丙酮酸进入三羧酸循环代谢速度减慢，以致延缓酸中毒的纠正速度；⑦酗酒、水杨酸中毒、Ⅰ型糖原沉积病时有发生乳酸性酸中毒倾向，不宜再用乳酸钠纠正酸碱平衡；⑧糖尿病铜症酸中毒时乙酰醋酸、β－羟丁酸及乳酸均升高，且常可伴有循环不良或脏器血供不足，乳酸降解速度减慢；⑨肾功能不全，容易出现水、钠潴留，增加心血管负荷

（续　表）

药物相互作用及处理建议	与大环内酯类抗菌药物、枸橼酸盐合用：禁止同枸橼酸盐配伍，同大环内酯类、生物碱、磺胺类药物合用时，应注意离子改变及 pH 改变 处理建议：除非临床需要，不建议合用
常见不良反应及处理建议	低血钙患者，在纠正酸中毒后手足发麻、疼痛、搐搦、呼吸困难等症状，常因血清钙离子浓度降低所致；过量时出现碱中毒；心率加速、胸闷、气急等 处理建议：控制补液速度及补液量

■ 碳酸氢钠注射液（5%/250ml）Sodium Bicarbonate Injection

用法用量	成人：代谢性酸中毒，按公式计算：补碱量（mmol）＝（－2.3－实际测得的 BE 值）×0.25×体重（kg）。除非体内丢失碳酸氢盐，一般先给计算剂量的 1/3～1/2，4～8 小时内滴注完毕。 儿童：治疗酸中毒，参考成人剂量。心肺复苏抢救时，首次静注按体重 1mmol/kg，以后根据血气分析结果调整用量 用法：①严重肝功能不全患者的应用应权衡利弊；②重度肾功能不全者禁用，轻中度肾功能减退者，应根据肾功能调整剂量
临床使用要点	作用特点：直接补充体内体液量改善代谢性酸中毒 适应证：肠出血性大肠埃希菌肠炎患者治疗代谢性酸中毒 注意事项：①对诊断的干扰：对胃酸分泌试验或血、尿 pH 测定结果有明显影响；②下列情况慎用：少尿或无尿，因能增加钠负荷；钠潴留并有水肿时，如肝硬化、充血性心力衰竭、肾功能不全、妊娠高血压综合征；原发性高血压，因钠负荷增加可能加重病情；③下列情况不作静脉内用药：代谢性或呼吸性碱中毒；因呕吐或持续胃肠负压吸引导致大量氯丢失，而极有可能发生代谢性碱中毒；低钙血症时，因本品引起碱中毒可加重低钙血症表现
药物相互作用及处理建议	本品同与肾上腺皮质激素、促肾上腺皮质激素、雄激素合用易发生高钠血症和水肿 处理建议：除非临床需要，不建议合用 与苯丙胺、奎尼丁合用：抑制苯丙胺、奎尼丁的经肾排泄，易发生中毒 处理建议：除非临床需要，不建议合用 与华法林和 M 胆碱酯酶合用：可降低华法林和 M 胆碱酯酶的吸收 处理建议：除非临床需要，不建议合用 与含钙药物、乳及乳制品合用：合用可致乳－碱综合征 处理建议：除非临床需要，不建议合用 与西咪替丁、雷尼替丁合用：可影响二者的吸收 处理建议：除非临床需要，不建议合用 与排钾利尿药合用：可增加发生低氯性碱中毒的危险性 处理建议：除非临床需要，不建议合用
药物相互作用及处理建议	与麻黄碱合用：影响肾对麻黄碱的排泄 处理建议：如需合用，应降低麻黄碱的剂量 与锂制剂合用：本品可使肾脏排泄锂增多 处理建议：如需合用，应调整锂制剂的剂量 与乌洛托品合用：抑制乌洛托品的治疗作用 处理建议：除非临床需要，不建议合用 与水杨酸合用：增加肾脏对水杨酸制剂的排泄 处理建议：如需合用，应调整水杨酸制剂的剂量

（续 表）

常见不良反应 及处理建议	剂量偏大或存在肾功能不全时，可出现水肿、精神症状、肌肉疼痛或抽搐、呼吸减慢、口内异味、异常疲倦虚弱 处理建议：控制补液速度及补液量

■ 氯化钾（注射剂）Potassium Chloride

用法用量	成人：补钾剂量、浓度和速度根据临床病情和血钾浓度及心电图缺钾图形改善而定。一般将10% 氯化钾注射液 10 ～ 15ml 加入 5% 葡萄糖注射液 500ml 中滴注 儿童：补钾剂量、浓度和速度根据临床病情和血钾浓度及心电图缺钾图形改善而定 用法：严重肝功能不全患者的应用应权衡利弊；重度肾功能减退者禁用，轻中度肾功能减退者，应根据肾功能调整剂量
临床使用要点	作用特点：直接补充体内体液量及氯化钾的量 适应证：肠出血性大肠埃希菌肠炎患者发生脱水、电解质紊乱、低血钾症等 禁忌证：高血钾患者禁用；急性肾功能不全、慢性肾功能不全患者禁用 注意事项： 人肾脏清除钾功能下降，应用钾盐时较易发生高钾血症 下列情况慎用：①代谢性酸中毒伴有少尿时；②肾上腺皮质功能减弱者；③慢性肾衰竭；④高渗性脱水，因严重时可致尿量减少，尿 K^+ 排泄减少；⑤家族性周期性麻痹，低钾性麻痹应给予补钾，但需鉴别高钾性或正常血钾性周期性麻痹；⑥严重腹泻可致低钠血症，但同时可致脱水和低钠血症，引起肾毒性少尿；⑦肠道梗阻、慢性胃炎、溃疡病、食管狭窄、憩室、肠张力缺乏、溃疡性肠炎者、不宜口服补钾，因此时钾对胃肠道的刺激增加，可加重病情；⑧传导阻滞性心律失常，尤其当应用洋地黄类药物时；⑨大面积烧伤、肌肉创伤、严重感染、大手术后 24 小时和严重溶血，上述情况本身可引起高钾血症；⑩肾上腺性异常综合征伴盐皮质激素分泌不足
药物相互作用 及处理建议	与肾上腺糖皮质激素类合用：可增加尿钾排泄 处理建议：应避免同肾上腺糖皮质激素类制剂合用 与抗胆碱药物合用：加重口服钾盐的胃肠道刺激作用 处理建议：除非临床需要，不建议合用 与库存血、保钾药合用：本品与库存血、保钾类药物合用易发生高钾血症 处理建议：除非临床需要，不建议合用 与血管紧张素转换酶抑制剂、环孢素 A 合用：血管紧张素转换酶抑制剂、环孢素 A 能抑制醛固酮分泌，故可能引发高钾血症 处理建议：除非临床需要，不建议合用
药物相互作用 及处理建议	与肝素合用：肝素能抑制醛固酮的合成，二者合用已发生高钾血症 处理建议：除非临床需要，不建议合用
常见不良反应 及处理建议	静脉滴注浓度较高，速度较快或静脉较细时，易刺激静脉内膜引起疼痛；滴注速度较快或原有肾功能损害时，应注意发生高钾血症 处理建议：①控制补液速度；②发生高钾血症，立即停用相关药物，视情况可给予静脉推注 5% 碳酸氢钠溶液（代谢性酸中毒患者）或立即静脉推注 10% 葡萄糖酸钙 10ml

四、医疗队随行药品推荐目录

医疗队随行药品推荐目录，见表 14-3。

表 14-3　医疗队随行药品推荐目录

药品名称		剂型	特殊储存条件
中文	英文		
必备药品			
1. 对乙酰氨基酚	Acetaminophen	片剂、颗粒剂、口服溶液剂、干混悬剂	——
2. 布洛芬	Ibuprofen	片剂、混悬液、颗粒剂、胶囊剂	——
3. 赖氨匹林	Aspirin-DL-Lysine	注射剂	——
4. 马来酸氯苯那敏	Chlorphenamine Maleate	片剂	——
5. 氯雷他定	Loratadine	片剂、胶囊剂	——
6. 乙酰半胱氨酸	Acetylcystein	胶囊剂、颗粒剂	——
7. 阿莫西林克拉维酸钾	Amoxicillin Clavulanate Potassium	片剂、注射剂	——
8. 哌拉西林钠他唑巴坦	Piperacillin Sodium and Tazobactam Sodium	注射剂	——
9. 头孢呋辛	Cefuroxime	注射剂	——
10. 头孢曲松钠	Ceftriaxone Sodium	注射剂	——
11. 头孢噻肟	Cefotaxime	注射剂	——
12. 头孢哌酮钠舒巴坦钠	Ccfoperazone Sodium and Sulbactam Sodium	注射剂	——
13. 阿奇霉素	Azithromycin	片剂、胶囊剂、颗粒剂、注射剂	——
14. 左氧氟沙星	Levofloxacin	片剂、注射剂	遮光
15. 亚胺培南西司他丁	Imipenem Cilastatin	注射剂	——
16. 美罗培南	Meropenem	注射剂	——
17. 万古霉素	Vancomycin	注射剂	——
18. 利奈唑胺	Linezolid	注射剂	——
19. 氟康唑	Fluconazole	片剂、胶囊剂、注射剂	——
20. 伏立康唑	Voriconazole	片剂、注射剂	——
21. 地西泮	Diazepam	片剂、注射剂	——

（续　表）

药品名称		剂型	特殊储存条件
中文	英文		
22. 氢化可的松	Hydrocortisone	片剂、注射剂	——
23. 甲泼尼龙	Methylprednisolone	片剂、注射剂	——
24. 地衣芽孢杆菌活菌	Bacillus Licheniformis	胶囊	——
25. 口服补液盐	Oral Rehydration Salts	散剂（Ⅰ、Ⅱ、Ⅲ）	——
26. 蒙脱石散	Smectite Powder	颗粒剂	——
急救药品			
急救箱（详见"第二章　表2-2"）			
消毒防疫药品			
疫源地消毒剂（详见第三章）			
1. 75% 酒精消毒液	75% Alcohol Disinfectant	溶液剂	——
2. 过氧化氢溶液（3%）	Hydrogen Peroxide Solution（3%）	溶液剂	——
3. 聚维酮碘消毒液	Povidone Iodine Disinfectant	溶液剂	——
4. 三氯异氰尿酸钠	Sodium Trichloroisocyanurate	片剂	——
营养支持药品			
详见第十五章			

（卢圆圆、李　娟、杜　光、陈万生、张　凤、徐德铎、王志鹏）

第四节　埃博拉出血热

一、埃博拉出血热概述

埃博拉出血热（Ebola Hemorrhagic Fever，EBHF）是指由埃博拉病毒（Ebola Virus，EBV）引起的一种急性传染病。埃博拉病毒分为本迪布焦型、扎伊尔型、雷斯顿型、苏丹型和塔伊森林型。感染埃博拉病毒的患者和灵长类动物为本病传染源。埃博拉病毒主要通过接触传播和注射途径传播，也存在性传播和空气传播（气溶胶）的可能。人群普遍易感。

（一）埃博拉出血热的危害

埃博拉病毒最早于 1967 年在德国被发现，1976 年以来，全世界一共暴发过 14 次埃博拉出血热疫情，造成超过 3 万人死亡。2014 年世界卫生组织宣布埃博拉疫情为"国际突发公共卫生事件"，2014—2016 年西非埃博拉病毒疫情暴发，感染和死亡人数创历史最高纪录，在疫情最严重的利比里亚、塞拉利昂和几内亚 3 个国家，共有 26 593 人被感染，11 005 人死亡。

（二）埃博拉出血热流行的原因

1. 传染源与宿主原因　感染埃博拉病毒的人和非人灵长类均可为本病传染源。

2. 传播途径简单　接触传播是本病最主要的传播途径，患者和带病毒的亚临床感染者通过接触（特别是血液、排泄物及其他污染物）传播。使用未消毒或消毒不完全的注射器也是本病的重要传播途径，还存在空气传播（气溶胶）和性传播的可能。

3. 人群普遍易感　人群对埃博拉病毒普遍易感（保健人员、医护人员及患者家属最易受感染），各年龄组均可发病。

二、埃博拉出血热的疾病特点及主要防治要点

（一）埃博拉出血热的疾病分类及特点

埃博拉病毒感染后可以不发病或呈轻型。典型病例表现为急性起病，临床表现为高热、畏寒、头痛、肌痛、恶心、结膜充血及相对缓脉。2～3 天后可有呕吐、腹痛、腹泻、血便等表现，半数患者有咽痛及咳嗽。病后 4～5 天进入极期，患者可出现神志的改变，如谵妄、嗜睡等，重症患者在发病数日可出现咯血，鼻、口腔、结膜下、胃肠道、阴道及皮肤出血或血尿，第 10 病日为出血高峰，50% 以上的患者出现严重的出血，并可因出血、肝肾衰竭及致死性并发症而死亡。90% 的死亡患者在发病后 12 天内死亡（7～14 天）。患者最显著的表现为低血压、休克和面部水肿，还可出现弥散性血管内凝血（DIC）、电解质和酸碱的平衡失调等。在病程第 5～7 天可出现麻疹样皮疹，数天后消退并脱屑，部分患者可较长期地留有皮肤的改变。非重症者，发病后 2 周内恢复。

（二）流行特点

1. 季节规律　全年均可发病，无明显的季节性。

2. 年龄、性别差异　各年龄组均可发病，成年人较多，以 15～29 岁最多见，不同性别间不存在发病差异。

3. 区域差异　过去非洲西部的埃博拉病毒暴发都是区域性的，而且很好地得到控制。

（三）预防原则及要点

1. 控制传染源　严格隔离疑诊病例和患者，应收入负压病房隔离治疗。对其排泄物及污染物品均严格消毒。

2. 切断传播途径　严格规范污染环境的消毒工作；严格标本采集程序；病毒的分离和培养应在 P4 级安全实验室中进行。

3. 保护易感人群　加强个人防护，使用防护装备。

（四）治疗原则及要点

1.无特效治疗措施　主要以对症和支持治疗，注意水、电解质平衡，预防和控制出血，控制继发感染，治疗肾功能衰竭和出血、DIC 等并发症。

2.一般支持对症治疗　首先需要隔离患者。卧床休息，少渣易消化半流质饮食，保证充分热量。

3.病原学治疗　抗病毒治疗尚无定论。

4.补液治疗　充分补液，维持水电解质和酸碱平衡，使用平衡盐液，维持有效血容量，加强胶体液补充如白蛋白、低分子右旋糖酐等，预防和治疗低血压休克。

5.保肝抗炎治疗　应用甘草酸制剂。

6.出血的治疗　止血和输血，新鲜冷冻血浆补充凝血因子，预防 DIC。

7.控制感染　及时发现继发感染，根据细菌培养和药敏结果应用抗生素。

8.肾衰竭的治疗　及时行血液透析等。

（五）用药原则及要点

埃博拉病毒缺乏具有决定性疗效的治疗药物，一般是给予抗病毒及对症治疗和支持治疗。

药品品种的选择：①体液和电解质补充剂，如口服补液盐、生理盐水注射剂、葡萄糖注射剂、乳酸钠林格注射剂等；②解热镇痛以及镇痛药，如对乙酰氨基酚、酚麻美敏、匹米诺定和洛芬待因等；③镇静催眠药，如地西泮、阿普唑仑等；④止泻止吐药，如多潘立酮、莫沙必利、甲氧氯普安和蒙脱石粉等；⑤止血药，如凝血酶粉、维生素 K_1 和云南白药胶囊等；⑥抗皮疹药物，如卤米松和他克莫司等；⑦抗感染药物，如阿奇霉素、阿莫西林和左氧氟沙星等；⑧急救和心血管药物，如肾上腺素、多巴胺和硝普钠等。

三、埃博拉出血热推荐药品目录及临床用药指引

抗病毒药物

■（Atoltivimab，Maftivimab，Odesivimab-ebgn）Atoltiuimab Injection	
用法用量	成人：推荐剂量是每千克体重稀释并单次静脉输注 50mg atoltivimab，50mg maftivimab 和 50mg odesivimab-ebgn 儿童：与成人相同
临床使用要点	作用特点：Inmazeb 的 3 种抗体可以同时与埃博拉病毒表面的糖蛋白结合，阻止病毒的附着和进入 适应证：用于治疗扎伊尔埃博拉病毒在成人和儿童患者中引起的感染，包括扎伊尔埃博拉病毒感染逆转录聚合酶链反应阳性母亲所生的新生儿

（续 表）

临床使用要点	注意事项：①在静脉输液前，需使用 0.9% 氯化钠注射液、5% 葡萄糖注射液或乳酸林格注射液稀释，对于新生儿，Inmazeb 溶液应稀释于 5% 右旋糖酐注射液；②稀释溶液的最终浓度应为 9.5 ～ 23.7mg/ml；③ Inmazeb 必须通过无菌、附加 0.2 微米过滤器的静脉输液管路滴注；④输液速率根据患者的体重和输液量计算；⑤如果患者出现任何与输液相关的反应，应减慢输液速度或停止输液；⑥不要与其他药物混合 存放要点：2 ～ 8℃
药物相互作用及处理建议	活疫苗：Inmazeb 有可能抑制用于预防扎伊尔埃博拉病毒感染的活疫苗病毒的复制，并可能降低疫苗的效力 处理建议：使用 Inmazeb 治疗期间避免同时接种活疫苗
常见不良反应及处理建议	发热、寒战、呼吸急促、心率加快，呕吐、腹泻；低氧血症、低血压，过敏性休克 处理建议：在发生严重或危及生命的过敏反应的情况下，立即停止使用 Inmazeb，并进行急救

四、医疗队随行药品推荐目录

医疗队随行药品推荐目录，见表 14-4。

表 14-4　医疗队随行药品推荐目录

药品名称		剂型	特殊储存条件
中文	英文		
必备药品			
1. 对乙酰氨基酚	Acetaminophen	片剂、颗粒剂、口服溶液剂、干混悬剂	——
2. 布洛芬	Ibuprofen	片剂、混悬液、颗粒剂、胶囊剂	——
3. 赖氨匹林	Aspirin-DL-Lysine	注射剂	——
4. 马来酸氯苯那敏	Chlorphenamine Maleate	片剂	——
5. 氯雷他定	Loratadine	片剂、胶囊剂	——
6. 乙酰半胱氨酸	Acetylcystein	胶囊剂、颗粒剂	——
7. 阿莫西林克拉维酸钾	Amoxicillin clavulanate potassium	片剂、注射剂	——
8. 哌拉西林钠他唑巴坦	Piperacillin Sodium and Tazobactam Sodium	注射剂	——
9. 头孢呋辛	Cefuroxime	注射剂、片剂	——
10. 头孢曲松钠	Ceftriaxone Sodium	注射剂	——
11. 头孢噻肟	Cefotaxime	注射剂	——

（续　表）

药品名称		剂型	特殊储存条件
中文	英文		
12. 头孢哌酮钠舒巴坦钠	Ccfoperazone Sodium and Sulbactam Sodium	注射剂	——
13. 阿奇霉素	Azithromycin	片剂、胶囊剂、颗粒剂、注射剂	——
14. 左氧氟沙星	Levofloxacin	片剂、注射剂	——
15. 亚胺培南西司他丁	Imipenem Cilastatin	注射剂	——
16. 美罗培南	Meropenem	注射剂	——
17. 万古霉素	Vancomycin	注射剂	——
18. 利奈唑胺	Linezolid	注射剂	——
19. 氟康唑	Fluconazole	片剂、胶囊剂、注射剂	——
20. 伏立康唑	Voriconazole	片剂、注射剂	——
21. 地西泮	Diazepam	片剂、注射剂	——
22. 氢化可的松	Hydrocortisone	片剂、注射剂	——
23. 甲泼尼龙	Methylprednisolone	片剂、注射剂	——
24. 地衣芽孢杆菌活菌	Bacillus Licheniformis	胶囊剂	——
25. 口服补液盐	Oral Rehydration Salts	散剂（Ⅰ、Ⅱ、Ⅲ）	——
26. 蒙脱石散	Smectite Powder	颗粒剂	——
Inmazeb*	Inmazeb	注射剂	2～8℃
急救药品			
急救箱（详见"第二章　表2-2"）			
消毒防疫药品			
1. 75% 酒精消毒液	75% Alcohol Disinfectant	溶液剂	——
2. 过氧化氢溶液（3%）	Hydrogen Peroxide Solution	溶液剂	——
3. 三氯异氰尿酸钠	Sodium Trichloroisocyanurate	片剂	——
营养支持药品			
详见第十五章			

注：2020 年 10 月 14 日，美国 FDA 批准上市。

（申玲玲、李　娟、杜　光、陈万生）

第五节 寨卡病毒病

一、寨卡病毒病概述

寨卡病毒病（Zika Virus Disease，ZVD）是指由寨卡病毒（Zika Virus，ZIKV）感染引起的一种急性传染病。寨卡病毒主要通过热带和亚热带地区受感染的伊蚊属蚊虫（主要是埃及伊蚊）叮咬传播。寨卡病毒也可在怀孕期间通过性接触、输血和输入血液制品以及器官移植从母亲传给胎儿。寨卡病毒病最常见的症状是发热、皮疹、关节痛及结膜炎（红眼病）。寨卡病毒病是一种自限性疾病，病程通常持续 1 周，但关节痛可持续 1 个月。重症与死亡病例较少，一般预后良好。

（一）寨卡病毒病流行的危害

寨卡病毒病主要在全球热带及亚热带地区流行。寨卡病毒病最早一次暴发流行是 2007 年发生在西太平洋密克罗尼亚群岛的雅铺岛，更大的一次流行于 2013—2014 年发生在大洋洲的法属波利尼西亚，感染了约 32 000 人。2015 年 3 月开始巴西发生暴发流行，随即在南美洲迅速播散。2016 年以来，印度尼西亚、泰国、马来西亚、新加坡、印度等东南亚、南亚国家相继发生了寨卡病毒病疫情。截至 2018 年底，全球共有 86 个国家和地区报告经由蚊媒传播的寨卡病毒病疫情。我国大陆地区自 2016 年 2 月发现首例输入性寨卡病毒病确诊病例以来，截至 2018 年 11 月 30 日，共报告 27 例输入性病例，其中 2016 年 24 例，2017 年 2 例，2018 年 1 例。在寨卡病毒疫情发生时，巴西等国新生儿小头畸形病例数显著增加，现有证据提示，新生儿小头畸形可能与孕妇寨卡病毒感染有关。疫情的快速蔓延以及与小头畸形之间的可能因果关系，引起了国际社会的广泛关注。

（二）寨卡病毒病流行的原因

1. 病毒宿主不明 寨卡病毒是一种通过蚊虫进行传播的虫媒病毒，宿主不明确，主要在野生灵长类动物和栖息在树上的蚊子，如非洲伊蚊中循环。

2. 传染性强 有研究表明寨卡病毒患者早期具有传染性，病毒血症期多为 5 ～ 7 天，部分病例可持续至发病后 11 天。约半数的患者发病后 2 周血液中仍可检测到寨卡病毒核酸阳性。

3. 多种传播途径 蚊媒传播为寨卡病毒的主要传播途径，寨卡病毒还可通过母婴传播、性传播和血液传播。

4. 人群普遍易感 包括孕妇在内的各类人群对寨卡病毒普遍易感。

二、寨卡病毒的疾病特点及主要防治要点

（一）寨卡病毒感染的疾病特点

寨卡病毒的可能传染源包括患者、无症状感染者和感染寨卡病毒的非人灵长动物，传播途径为蚊媒传播、母婴传播、性传播和血液传播。包括孕妇在内的人群普遍易感，曾感染过寨卡病毒的人可能对再次感染具有免疫力。寨卡病毒病的潜伏期一般为 3 ～ 12 天。人感染寨卡病毒后，只有约 20% 会表现轻微症状，典型的症状包括急性起病的中低度发热、斑丘疹，并可伴有非化脓性结膜炎、肌肉和关节痛、全身乏力以及头痛。另外少见的症状包括腹痛、恶心、呕吐、黏膜溃疡和皮肤瘙痒。症状通常较温和，持续不到 1 周，需要住院治疗的严重病情并不常见。婴幼儿感染病例还可出现神经系统、眼部和听力等改变。孕妇感染可能导致胎盘功能不全、胎儿宫内发育迟缓、胎死宫内和新生儿小头畸形等。

（二）流行特点

1. 地区分布　寨卡病毒病目前主要流行于拉丁美洲及加勒比、非洲、东南亚和太平洋岛国等国家和地区，我国有输入病例报道，有伊蚊分布的地区存在发生本地传播的风险。

2. 季节特点　寨卡病毒感染发病季节与当地的媒介伊蚊季节消长有关，疫情高峰多出现在夏秋季。在热带和亚热带地区，寨卡病毒病一年四季均可发病。

（三）预防原则及要点

目前尚无寨卡病毒病疫苗。及时发现和控制输入病例、防止由输入病例引起本地传播是防控的目标，预防控制的重点是传染源发现和管理，以及媒介伊蚊密度的控制。

1. 传染源发现与管理

（1）海关卫生检疫部门做好疫情发生国家和地区归国人员体温筛查等工作，及时发现可疑病例，防止疫情输入，并通报卫生部门，共同做好疫情调查和处置。

（2）各级医疗机构要提高防范意识，及时发现寨卡病毒感染病例和疑似病例，应立即采取防蚊隔离治疗，避免疫情扩散。对于新生儿出现小头畸形的产妇，如有可疑流行病学史，需考虑寨卡病毒感染的可能。

（3）救治医院在收治寨卡病毒病病例，应采取标准防护和防蚊隔离措施，防止院内传播。

2. 蚊媒控制措施

（1）媒介伊蚊应急控制要点包括做好社区动员，开展爱国卫生运动，做好蚊虫孳生地清理工作；教育群众做好个人防护；采取精确的疫点应急成蚊杀灭；根据媒介伊蚊抗药性监测结果指导用药，加强科学防控等。

（2）环境防蚊措施包括安装纱门、纱窗，清除蚊虫滋生环境；个人防蚊措施包括使用蚊帐、穿长袖衣裤、涂抹驱避剂等。

（四）治疗原则及要点

寨卡病毒病通常症状较轻，不需要做出特别处理，以对症治疗为主，加强营养支持。

（五）用药原则及要点

1. 一般治疗　急性期强调尽早卧床休息，保持皮肤和口腔清洁，以免继发细菌或真菌感染。注意维持水电解质平衡，一般不用抗菌药物。

2. 对症治疗　高热应以物理降温为主。在急性发热期，对高热患者可以应用退热药。

（1）在排除登革热之前避免使用阿司匹林等非甾体抗炎药物治疗。

（2）高热不退者可以使用对乙酰氨基酚。

（3）儿童应避免使用阿司匹林以防并发瑞氏综合征。

（4）伴有关节痛者可使用布洛芬。

（5）伴有结膜炎时可使用重组人干扰素 α 滴眼液。

3. 病原治疗　目前尚无特效抗病毒治疗药物。动物实验证明利巴韦林、干扰素等药物可以抑制黄病毒属病毒，能否抑制寨卡病毒尚需进行研究。

4. 症病例治疗

（1）脑炎的治疗：要注意降温、吸氧、控制静脉补液量和补液速度。人工亚冬眠疗法可防止脑水肿患者发生脑疝。甘露醇、利尿剂静脉滴注可减轻脑水肿。抽搐者可用安定缓慢静脉注射。对呼吸中枢受抑制者应及时使用人工呼吸机。糖皮质激素可抑制炎症反应并减轻血管通透性，使脑组织炎症、水肿和出血减轻。脑水肿的治疗目标是降低颅内压，保持充分的脑灌注以避免进一步缺血缺氧，预防脑疝发生。

（2）吉兰–巴雷综合征的治疗：病程早期可用糖皮质激素、大剂量丙种球蛋白及神经营养药物等对症、支持治疗。有呼吸功能障碍的要保持呼吸道通畅，促进排痰，防止继发感染，发生呼吸衰竭时立即给予呼吸机辅助通气，必要时给予血浆置换治疗。肢体关节保持功能位，防止关节挛缩变形等。后期对患肢及腰背部肌肉进行推拿按摩及肌力训练，还可以给予电刺激及高压氧治疗等。

（3）心脏损伤的治疗：出现明显心律失常或心力衰竭时，应卧床休息，持续低中流量吸氧，保持大便通畅，限制静脉输液的量及速度。存在房性或室性早搏时，根据情况给予抗心律失常药物治疗；发生心衰时首先予利尿处理，保持每日液体负平衡在 500～800ml。

三、寨卡病毒病推荐药品目录及用药指引

寨卡病毒病推荐药品目录及用药指引同埃博拉出血热相关内容。

四、医疗队随行药品推荐目录

寨卡病毒病医疗队随行药品推荐目录同"埃博拉出血热随行药品推荐目录"。

（申玲玲、杜　光、李　娟、李冬艳）

第六节　严重急性呼吸综合征

一、严重急性呼吸综合征概述

重症急性呼吸综合征（Severe Acute Respiratory Syndrome，SARS）是指一种由 SARS 冠状病毒（SARS-CoV）引起的急性呼吸道传染病，WHO 将其命名为重症急性呼吸综合征。SARS 冠状病毒基因组的组织结构与其他冠状病毒相似。SARS 冠状病毒和数种蝙蝠冠状病毒被分类为 β 冠状病毒 B 谱系。

（一）重症急性呼吸综合征流行的危害

SARS 于 2002 年 11 月在我国广东省首次出现，2003 年 2 月，WHO 报道中国广东省发生了约 300 例急性进展性呼吸系统疾病，其中 5 例死亡。随后 1 个月里，中国香港、越南、新加坡和加拿大报道了类似的病例。截至 2003 年 7 月世界范围内暴发结束时，共报道了 8096 例病例，其中 774 例死亡，病死率为 9.6%。亚洲、欧洲和北美洲等 29 个国家出现了 SARS 感染病例。中国（包括香港）的病例占全部病例的 83%。美国有 27 例拟诊病例，无二代病例和死亡。加拿大共有 251 例病例，大多发生于多伦多；其中 5 例为输入性病例，其余为二代病例，共43 例死亡。

（二）严重急性呼吸综合征流行的原因

1. 病毒容易发生变异　SARS 冠状病毒动物来源的，在从动物到人的传播后，SARS 冠状病毒极可能通过基因突变、缺失及可能的重组适应改变，直至可轻易在人与人之间传播。在世界范围内传播的病毒主要来自一位从广东省至中国香港旅游的个体，此人在一次"超级传播"事件中感染多名个体。在中国流行并引起大多数疑诊感染的病毒则更为多变。

2. 传播途径简单　SARS 冠状病毒可人－人传播，且可通过面对面密切接触引起感染，提示该病毒可通过飞沫传播。该病毒亦可能通过其他方式传播，如粪－口传播、空气传播和污物传播。

3. 人类普遍易感　大多数病例为成年人，儿童或青少年中的感染病例相对较少。12 岁或以上儿童的临床表现与成人相似，较年幼儿童的病情较轻。

4. 潜伏期长　SARS 的潜伏期 1 ～ 16 天，常见为 3 ～ 5 天。在起病后 6 ～ 11 天患者呼吸道分泌物中的病毒排出达到峰值（通过 PCR 确定），而此时呼吸系统的症状也很严重。

二、严重急性呼吸综合征的疾病特点及主要防治要点

（一）严重急性呼吸综合征的疾病特点

SARS 是一种不寻常的病毒性呼吸系统疾病，因为其前驱症状的持续时间通常稍长（3 ～ 7

日），特征为发热（体温 ≥ 38℃）、不适、头痛和肌痛。与几乎其他所有病毒性呼吸系统感染的前驱症状不同，大多数 SARS 患者在此阶段并无上呼吸道症状。在此前驱期结束时，呼吸道表现通常以干咳开始。此后患者可能出现呼吸困难且可能进展为呼吸衰竭，胸部 X 线显示为进行性肺部浸润，需要进行机械通气。最常见的症状和体征为：发热、咳嗽、畏寒和 / 或寒战、肌痛、呼吸困难、头痛。其他不太常见的症状包括腹泻，胸痛或胸膜炎、咽痛和鼻溢。在大规模的 SARS 流行期间，无症状性感染并不常见。

对于有急性肺损伤的 SARS 患者，病理检查可见机化程度不同的弥漫性肺泡损伤，SARS 与上皮细胞增殖和肺中巨噬细胞增多有关。组织学特征随疾病的阶段而不同：疾病早期，肺内可见透明膜形成、间质性水肿和肺泡内水肿及血管充血；机化期，肺间质和肺泡腔中均可见成纤维细胞增生，大多数成纤维细胞增生发生于肺泡间隔内。

目前有关 SARS 的发病机制和 SARS 冠状病毒诱导的免疫应答知之甚少。对起病 10 日内死亡患者的尸检研究确认，肺部为病毒的早期攻击部位。在患者的肺部和肠道内总能检出病毒。在死亡病例中，包括脑在内的多个器官中均可检出病毒。固有免疫系统也可能在抵抗病毒感染和 SARS 的发病机制中发挥了一定作用。

（二）流行特点

1. 分子流行病学 该病具有多种传染性疾病的流行病学特征及临床特征。在从动物到人的传播后，SARS 冠状病毒极可能通过基因突变、缺失及可能的重组适应改变，直至可轻易在人与人之间传播。

2. 人群特点 医务工作者感染是大多数 SARS 暴发的共同特征。大多数病例都为成年人。12 岁或以上儿童的临床表现与成人相似，较年幼儿童的病情较轻，儿童中未报道死亡病例。

（三）预防原则及要点

1. 控制传染源，早发现、早隔离、早治疗。

2. 切断传播途径，减少大型群众性集会或活动，保持良好的个人卫生习惯，勤洗手，避免去人多或相对密闭的地方，应注意佩戴口罩。

3. 医院应设立发热门诊，建立本病的专门通道。

4. 保护易感人群，保持乐观稳定的心态，均衡饮食，多喝汤饮水，注意保暖，避免疲劳，足够的睡眠以及在空旷场所作适量运动等，良好的生活习惯有助于提高人体对 SARS 的抵抗能力。

5. 研究者们致力于研发预防 SARS 的疫苗，并且已经研制出了大量的候选疫苗。但候选疫苗尚未在人类受试者中进行测试。

6. 给予单克隆抗体是另一种预防 SARS 的可能方案，虽然目前尚无产品可供临床使用。现已研制出针对 S 糖蛋白特定部分的人源化单克隆抗体，可单独使用或联合使用，能在体外有效地中和病毒，并在动物模型中预防感染。

（四）治疗原则及要点

早期识别疑似病例、立即隔离和采取感染控制措施，早诊断、早治疗。

（五）用药原则及要点

1. 糖皮质激素治疗　原则：应用糖皮质激素的治疗应有以下指征之一：①有严重中毒症状，高热持续 3 天不退；② 48 小时内肺部阴影面积扩大超过 50%；③有急性肺损伤（ALI）或出现 ARDS。

2. 抗菌治疗　为了防治细菌感染，应使用抗菌药物覆盖社区获得性肺炎的常见病原体，临床上可选用大环内酯类（如阿奇霉素等）、氟喹诺酮类、β－内酰胺类、四环素类等，如果痰培养或临床上提示有耐甲氧西林金黄色葡萄球菌感染或耐青霉素肺炎链球菌感染，可选用（去甲）万古霉素等。

3. 抗病毒治疗　至今尚无肯定有效抗病毒药物治疗，治疗时可选择试用抗病毒药物。尽管尚无支持其临床疗效的随机临床试验，类固醇与利巴韦林联合应用被报道可能带来临床益处。但大多数专家认为利巴韦林治疗没有明确的有益作用，而即时和迟发性毒性较常见。体外研究发现，洛匹那韦－利托那韦可能具有一定的抗病毒活性，但尚未确定其临床有效性。

4. 对症治疗

（1）一般治疗：①卧床休息；②避免剧烈咳嗽，咳嗽剧烈者给予镇咳，咳痰者给予祛痰药；③发热超过 38.5℃者，可使用解热镇痛药，儿童忌用阿司匹林，因可能引起瑞氏综合征，或给予冰敷、酒精擦浴等物理降温；④有心、肝、肾等器官功能损害，应该做相应的处理。

（2）氧疗：出现气促应给予持续鼻导管或面罩吸氧。①鼻导管或鼻塞给氧常用而简单的方法，适用于低浓度给氧，患者易于接受；②面罩给氧面罩上有调节装置，可调节罩内氧浓度，不需湿化，耗氧量较少；③气管插管或切开经插管或切开处射流给氧效果好，且有利于呼吸道分泌物的排出和保持气道通畅；④呼吸机给氧是最佳的氧疗途径和方法，常用于重症患者的抢救。

三、严重呼吸综合征推荐药品目录及使用指引

严重呼吸综合征推荐药品目录及使用指引同第十四章第四节中"医疗队随行药品推荐目录"。

四、医疗队随行药品推荐目录

严重呼吸综合征医疗队的随行药品目录同第十四章第四节中"医疗队随行药品推荐目录"。

第七节 中东呼吸综合征

一、中东呼吸综合征概述

中东呼吸综合征（Middle East Respiratory Syndrome，MERS）是指一种由新型冠状病毒引起的急性呼吸道疾病。2012 年 MERS 病毒在沙特阿拉伯引起严重的呼吸系统疾病。随后在阿拉伯半岛又有许多 MERS-CoV 感染病例和聚集性病例的报道，尤其是在沙特阿拉伯。其他地区也有病例报道，包括北非、欧洲、亚洲和北美洲。在阿拉伯半岛以外的国家，患者是在从阿拉伯半岛返回后或与受感染个体密切接触后发病。

目前 MERS 的确切传染源尚不完全明确。在中东地区的病例接触骆驼等动物传染源而感染的可能性大。MERS-CoV 是见于人类和骆驼的 C 系 β 属冠状病毒，不同于其他的人 β 属冠状病毒（SARS 冠状病毒、OC43 和 HKU1），但与数种蝙蝠冠状病毒密切相关。

（一）中东呼吸综合征流行的危害

截至 2015 年 5 月 25 日，根据世界卫生组织（WHO）公布数据显示，全球累计实验室确诊的感染 MERS-CoV 病例（简称 MERS）共 1139 例，其中 431 例死亡（病死率 37.8%）。这些病例来自 24 个国家和地区，病例最多国家为沙特阿拉伯，病例多集中在沙特阿拉伯、阿联酋等中东地区，该地区以外国家的确诊病例发病前多有中东地区工作或旅游史。

（二）中东呼吸综合征流行的原因

1. 多宿主 MERS-CoV 是中东呼吸综合征的主要病因，该病毒可感染人类在内的多种宿主，如蝙蝠、犬、猪、鼠、骆驼等等。MERS-CoV 与蝙蝠中发现的冠状病毒密切相关，提示蝙蝠可能是 MERS-CoV 的储存宿主。单峰骆驼也很可能是 MERS-CoV 的中间宿主。

2. 传播途径简单 可能的传播途径为飞沫和接触传播。

非人际传播：动物到人类的传播途径尚不完全明确，但骆驼可能是 MERS 冠状病毒的主要宿主和人类感染的动物来源。人可能通过接触含有病毒的单峰骆驼的分泌物、排泄物（尿、便）、未煮熟的乳制品或肉而感染。

人际间传播：具备一定的人传人能力，主要通过飞沫经呼吸道传播，也可通过密切接触患者的分泌物或排泄物而传播。

3. 潜伏期长 2012 年 9 月 1 日至 2013 年 6 月 15 日，来自沙特阿拉伯的 47 例经实验室 RT-PCR 确诊的 MERS 病例，平均潜伏时间为 5.2 天，95% 患者出现症状时间约为 12 天。潜伏期为 2～14 天，常见为 5～6 天。

二、中东呼吸综合征的特点及主要防治要点

（一）中东呼吸综合征的疾病特点

中东呼吸综合征早期的临床表现是发热伴寒战、乏力、肌肉酸痛等，随后出现咳嗽、气促、胸痛、呼吸困难。部分病例出现恶心呕吐、腹泻、腹痛等胃肠道症状。重症病例进展为严重肺炎，可发生急性呼吸性窘迫综合征、肾衰竭，甚至多脏器衰竭。部分病例可无临床症状或仅表现为普通感冒症状。96% 的患者既往存在基础疾病，其中糖尿病、慢性肾脏病、慢性心脏病、高血压是最常见的基础疾病。

（二）流行特点

1. 人群特点 中位年龄为 48 岁（范围为 9 月龄至 94 岁），64% 为男性。

2. 地理分布 病例主要集中在阿拉伯半岛；大多数病例发生在沙特阿拉伯，包括部分聚集性病例。其他地区也有病例报道，包括北非、欧洲、亚洲和北美。在阿拉伯半岛以外的国家，发病患者是从阿拉伯半岛返回人员或曾与感染者接触过的人员。

（三）预防原则及要点

1. 设立发热门（急）诊，建立患者就地隔离的应急预案，发现疑似病例，应就地隔离，及时上报当地卫生行政部门，妥善转运至定点医疗机构。

2.WHO 推荐，在处理急性呼吸道感染患者时采取标准防护措施和飞沫防护措施。在处理拟诊或确诊 MERS-CoV 感染病例时，还应增加接触预防措施和眼部保护措施。在进行会产生气溶胶的操作时，应采用空气防护措施。

3. 美国 CDC 推荐，在处理明确或疑似 MERS-CoV 感染的住院患者时，采用标准防护措施、接触防护措施和空气防护措施。

4. 避免接触骆驼、保持良好的手部卫生、避免饮用生的骆驼奶或骆驼尿、避免食用没有彻底煮熟的骆驼肉，以及避免食用可能被动物分泌物污染的食物或产品，除非已恰当清洗、去皮或煮熟。

5. 尽管正在研发几种候选的试验性 MERS-CoV 疫苗，但目前尚无获批用于人类的 MERS-CoV 疫苗。

6. 正在研究单克隆抗体用于 MERS 的预防和治疗。目前尚无一种获批使用。

（四）治疗原则及要点

1. 早期识别疑似病例、立即隔离和采取感染控制措施，早诊断、早治疗。

2. 与其他冠状病毒相似，尚无推荐用于治疗 MERS-CoV 感染的抗病毒药物。除了在需要时给予支持治疗外，目前尚无可推荐用于冠状病毒感染的治疗。

3. 利巴韦林和 α 干扰素在体外对病毒具有协同作用，但它们在 MERS 治疗中的作用尚未知。

4. 许多药物具有较好的治疗前景，可能是未来很有价值的治疗药物。因此，治疗方式为支持性治疗。应侧重于缓解症状，以及预防或治疗并发症。具体治疗取决于临床表现和患者因素。

5. 可以参考使用：干扰素 - β、干扰素 - α、洛匹那韦、利巴韦林、麦考酚脂、环孢素。

三、中东呼吸综合征推荐药品目录及使用指引

中东呼吸综合征推荐药品目录及使用指引同"埃博拉出血热药品目录"。

四、中东呼吸综合征医疗队随行药品目录

中东呼吸综合征医疗队的随行药品目录同"埃博拉出血热随行药品目录"。

（李　梦、杜　光、李　娟）

第八节　新型冠状病毒肺炎

一、新型冠状病毒肺炎概述

新型冠状病毒肺炎（Corona Virus Disease 2019，COVID-19），简称"新冠肺炎"，是指2019新型冠状病毒感染导致的肺炎。该病作为急性呼吸道传染病已纳入《中华人民共和国传染病防治法》规定的乙类传染病，按甲类传染病管理。

冠状病毒为中等大小、有包膜的正链 RNA 病毒，其得名自电子显微镜图像所示的特征性皇冠样外观。其基因特征与 SARS-CoV 和 MERS-CoV 有明显区别。目前研究显示与蝙蝠 SARS 样冠状病毒（bat-SL-CoVZC45）同源性达 85% 以上。

对冠状病毒理化特性的认识多来自对 SARS-CoV 和 MERS-CoV 的研究。病毒对紫外线和热敏感，56℃ 30 分钟、乙醚、75% 乙醇（酒精）、含氯消毒剂、过氧乙酸和氯仿等脂溶剂均可有效灭活病毒，氯己定不能有效灭活病毒。

根据世卫组织统计数据，截至 2022 年 8 月 31 日，全球累计确诊病例超 5.9982 亿例，累计死亡病例 646 万余例；中国累计确诊 8 万余例，累计死亡病例 4000 余例。截至 2020 年 3 月 15 日，31 个省（自治区、直辖市）和新疆生产建设兵团报告，全国新冠肺炎确诊和疑似患者发生医保结算 93 238 人次（包括门诊患者多次就诊结算），涉及总费用 103 960 万元，医保系统共支付 67 734 万元。全国确诊患者结算人数为 44 189 人，涉及总费用 75 248 万元，人均费用 1.7 万元，其中医保支付比例约为 65%（剩余部分由财政进行补助）。世贸组织总干事阿泽维多称疫情将给全球经济带来巨大影响。他表示："近期的预测显示，（全球）将出现经济下滑和大规模失业，这会比十二年前的金融危机更严重。"受新冠肺炎疫情影响，多国经济已出现

下滑。

二、新冠肺炎的发生原因

1. 传播途径　目前所见传染源主要是新型冠状病毒感染的患者。无症状感染者也可能成为传染源。经呼吸道飞沫和密切接触传播是主要的传播途径。在相对封闭的环境中长时间暴露于高浓度气溶胶情况下存在经气溶胶传播的可能。粪便及尿对环境污染也可造成气溶胶或接触传播。但根据 WHO 和中国的一份联合报告，粪口传播并不是主要的感染传播途径。

2. 人类易感性　任何年龄群体都可能发生重症 SARS-CoV-2 感染，但中老年人最常受累。在几个 COVID-19 确诊住院患者队列中，中位年龄为 49 ～ 56 岁。中国疾控中心的一份报告显示，在约 44 500 例确诊的感染者中，87% 为 30 ～ 79 岁。儿童有症状感染不常见，即使发生通常也为轻症，但也有重症的报道。

3. 潜伏期　基于目前的流行病学调查，潜伏期 1 ～ 14 天，多为 3 ～ 7 天。

三、新冠肺炎的特点及主要防治要点

（一）新冠肺炎分类及临床表现

根据临床症状严重程度分为轻型、普通型、重型和危重型。

1. 轻型　临床症状轻微，影像学未见肺炎表现。

2. 普通型　具有发热、呼吸道等症状，影像学可见肺炎表现。

3. 重型　成人符合下列任何 1 条：

（1）出现气促，呼吸频率（RR）≥ 30 次 / 分。

（2）静息状态下，指氧饱和度 ≤ 93%。

（3）动脉血氧分压（PaO_2）/ 吸氧浓度（FiO_2）≤ 300mmHg（1mmHg=0.133kPa）。

较高海拔（海拔超过 1000m）地区应根据以下公式对 PaO_2/FiO_2 进行校正：PaO_2/FiO_2 × [大气压（mmHg）/760]。

（4）肺部影像学显示 24 ～ 48 小时内病灶明显进展 > 50% 者按重型管理。

儿童符合下列任何 1 条：

（1）出现气促（< 2 月龄，RR ≥ 60 次 / 分；2 ～ 12 月龄，RR ≥ 50 次 / 分；1 ～ 5 岁，RR ≥ 40 次 / 分；> 5 岁，RR ≥ 30 次 / 分），除外发热和哭闹的影响。

（2）静息状态下，指氧饱和度 ≤ 92%。

（3）辅助呼吸（如呻吟、鼻翼扇动、三凹征等），发绀，间歇性呼吸暂停。

（4）出现嗜睡、惊厥。

（5）拒食或喂养困难，有脱水征。

4. 危重型　符合以下情况之一者：

（1）出现呼吸衰竭，且需要机械通气。

（2）出现休克。

（3）合并其他器官衰竭须 ICU 监护治疗。

（二）新冠肺炎流行特点和临床特征

新冠肺炎疫情具有大流行特征。被感染者肺脏、脾脏、心脏和血管，肝脏和胆囊，肾脏等器官可能遭受不同程度的侵袭和损伤。临床表现以发热、干咳、乏力为主。少数患者伴有鼻塞、流涕、咽痛、肌痛和腹泻等症状。重症患者多在发病 1 周后出现呼吸困难和 / 或低氧血症，严重者可快速进展为急性呼吸窘迫综合征、脓毒症休克、难以纠正的代谢性酸中毒和出凝血功能障碍及多器官衰竭等。值得注意的是重型、危重型患者病程中可为中低热，甚至无明显发热。部分儿童及新生儿病例症状可不典型，表现为呕吐、腹泻等消化道症状或仅表现为精神弱、呼吸急促。轻型患者仅表现为低热、轻微乏力等，无肺炎表现。

1. 预防原则及要点

（1）勤洗手，尤其是触摸公共场所的物体表面之后。或使用含至少 60% 乙醇的洗手液。

（2）注意呼吸道卫生（如咳嗽或打喷嚏时遮挡口鼻）。

（3）避免触摸面部（尤其是眼、鼻和口）。

（4）尽量避免人群聚集（尤其是通风不良的场所），并避免密切接触患病者。

（5）对常触碰的物体和表面进行清洁和消毒。

2. 治疗原则及要点　早期识别疑似病例、立即隔离和采取感染控制措施，早诊断、早治疗。

3. 用药原则及要点

（1）抗病毒治疗：可选择的药物有 a- 干扰素、洛匹那韦（利托那韦）、利巴韦林、磷酸氯喹、阿比多尔。要注意上述药物的不良反应、禁忌证（如患有心脏疾病者禁用氯喹）以及与其他药物的相互作用等问题。不建议同时应用 3 种及以上抗病毒药物，出现不可耐受的毒副作用时应停止使用相关药物。对孕产妇患者的治疗应考虑妊娠周数，尽可能选择对胎儿影响较小的药物，以及是否终止妊娠后再进行治疗等问题，并知情告知。

2021 年 11 月 4 日，英国药品和保健产品监管局（MHRA）正式批准默沙东与 Ridgeback Biothera peutics 联合开发抵抗新冠病毒药物 Molnupiravir 上市，用于治疗轻度到中度新冠肺炎患者。默沙东公司在官网透露，Molnupiravi 的 III 期临床试验中期分析显示，其可使用新冠患者医院或死亡风险降低约 50%，且研究中安慰剂组和 Molnupiravir 组不良事件发生率无显著差异（详细研究结果尚未发布）。虽然目前研究显示 Molnupiravir 具有较好的抗新冠病毒作用，安全性良好，但仍需更多的循证医学证据。

（2）抗菌药物治疗：避免盲目或不恰当使用抗菌药物，尤其是联合使用广谱抗菌药物。

（3）对症治疗

1）呼吸支持：①氧疗：重型患者应当接受鼻导管或面罩吸氧，并及时评估呼吸窘迫和/或低氧血症是否缓解；②高流量鼻导管氧疗或无创机械通气：当患者接受标准氧疗后呼吸窘迫和/或低氧血症无法缓解时，可考虑使用高流量鼻导管氧疗或无创通气。若短时间（1～2 小时）内病情无改善甚至恶化，应当及时进行气管插管和有创机械通气；③有创机械通气：采用肺保护性通气策略，即小潮气量（6～8ml/kg 理想体重）和低水平气道平台压力（≤ 30cmH$_2$O）进行机械通气，以减少呼吸机相关肺损伤。在保证气道平台压≤ 35cmH$_2$O 时，可适当采用高 PEEP，保持气道温化湿化，避免长时间镇静，早期唤醒患者并进行肺康复治疗。较多患者存在人机不同步，应当及时使用镇静以及肌松剂。根据气道分泌物情况，选择密闭式吸痰，必要时行支气管镜检查采取相应治疗；④挽救治疗：对于严重 ARDS 患者，建议进行肺复张。在人力资源充足的情况下，每天应当进行 12 小时以上的俯卧位通气。俯卧位机械通气效果不佳者，如条件允许，应当尽快考虑体外膜肺氧合器（ECMO）。其相关指征：在 FiO$_2$＞ 90% 时，氧合指数小于 80mmHg，持续 3～4 小时以上；气道平台压≥ 35cmH$_2$O。单纯呼吸衰竭患者，首选 VV-ECMO 模式；若需要循环支持，则选用 VA-ECMO 模式。在基础疾病得以控制，心肺功能有恢复迹象时，可开始撤机试验。

2）循环支持：在充分液体复苏的基础上，改善微循环，使用血管活性药物，密切监测患者血压、心率和尿量的变化，以及动脉血气分析中乳酸和碱剩余，必要时进行无创或有创血流动力学监测，如超声多普勒法、超声心动图、有创血压或持续心排血量（PiCCO）监测。在救治过程中，注意液体平衡策略，避免过量和不足。如果发现患者心率突发增加大于基础值的 20% 或血压下降大约基础值 20% 以上时，若伴有皮肤灌注不良和尿量减少等表现时，应密切观察患者是否存在脓毒症休克、消化道出血或心力衰竭等情况。

3）肾衰竭和肾替代治疗：危重症患者的肾功能损伤应积极寻找导致肾功能损伤的原因，如低灌注和药物等因素。对于肾衰竭患者的治疗应注重体液平衡、酸碱平衡和电解质平衡，在营养支持治疗方面应注意氮平衡、热量和微量元素等补充。重症患者可选择连续性肾替代治疗（continuous renal replacement therapy，CRRT）。其指征包括：①高钾血症；②酸中毒；③肺水肿或水负荷过重；④多器官功能不全时的液体管理。

4）康复者血浆治疗：康复者血浆治疗适用于病情进展较快、重型和危重型患者。用法用量参考《新冠肺炎康复者恢复期血浆临床治疗方案（试行第二版）》以及最新版本。

5）血液净化治疗：血液净化系统包括血浆置换、吸附、灌流、血液或血浆滤过等，能清除炎症因子，阻断"细胞因子风暴"，从而减轻炎症反应对机体的损伤，可用于重型、危重型患者细胞因子风暴早中期的救治。

6）免疫治疗：对于双肺广泛病变者及重型患者，且实验室检测白介素 -6（IL-6）水平升高者，可试用托珠单抗治疗。有结核等活动性感染者禁用。

7）其他治疗措施：对于氧合指标进行性恶化、影像学进展迅速、机体炎症反应过度激活状态的患者，酌情短期内使用糖皮质激素，应当注意较大剂量糖皮质激素由于免疫抑制作用，会延缓对冠状病毒的清除；可静脉给予血必净治疗；可使用肠道微生态调节剂，维持肠道微生态平衡，预防继发细菌感染。儿童重型、危重型病例可酌情考虑给予静脉滴注丙种球蛋白。

患有重型或危重型新型冠状病毒肺炎的孕妇应积极终止妊娠，剖宫产为首选。患者常存在焦虑恐惧情绪，应当加强心理疏导。

8）中医治疗：中医治疗分为医学观察期和临床治疗期（确诊病例），将临床治疗期分为轻型、普通型、重型、危重型、恢复期。医学观察期推荐使用中成药。临床治疗期推荐了通用方剂"清肺排毒汤"。具体参照新型冠状病毒肺炎诊疗方案（试行第七版）。

四、新冠肺炎必备西药目录及用药指引

（一）抗病毒药物

1. 细胞因子

■ α- 干扰素（雾化剂） Interferon –alpha	
用法用量	成人：每次 500 万 U，加入灭菌注射用水 2ml，雾化，每日 2 次 儿童：普通型病例每次 10 万～20 万 IU/kg，重型 20 万～40 万 IU/kg，加入生理盐水 3～5ml，雾化，每日 2 次，慎用于新生儿及 2 月龄以下小儿 用法：重组人干扰素 α-2b（IFN-α2b）全身应用时，若血清肌酐 2mg/dl（即 176.8μmol/L）时应停用，雾化时建议监测肾功能的变化
临床使用要点	作用特点：①广谱抗病毒药，对 RNA 病毒和 DNA 病毒都有抑制作用；②雾化吸入直接作用于呼吸道黏膜，避免了干扰素全身给药的不良反应 适应证：新冠肺炎 禁忌证：①有心绞痛、心肌梗死病史以及其他严重心血管病史者；②癫痫和其他中枢神经系统功能紊乱者 注意事项：①应按照雾化吸入的管理规范要求和专家共识进行正确操作，不建议采用超声雾化，可考虑采用射流式雾化器（空气压缩雾化器）、振动筛孔雾化器雾化或氧气驱动雾化法；②不建议用含有防腐剂的 IFN-α2b 进行雾化；③滴眼剂、滴鼻剂、气雾剂、喷雾剂及长效注射用 IFN 不可雾化吸入
药物相互作用及处理建议	与茶碱类合用：干扰素可降低茶碱类的清除率，导致茶碱中毒（如恶心、呕吐、便秘、癫痫发作等） 处理建议：联合使用建议监测茶碱血药浓度 与肝毒性药物合用：本品与抗癫痫药、红霉素、米诺环素等对肝功能有影响的药物合用有潜在的肝脏中毒风险 处理建议：避免合用
常见不良反应及处理建议	发热、疲劳、头痛、肌痛、关节痛、食欲缺乏、恶心等，严重不良反应包括：流感样症状、外周血白细胞和血小板减少、患者情绪精神异常、轻至中度脱发、荨麻疹、肝肾功能异常等 处理建议：轻症对症处理，严重者应立即停药

2. 逆转录蛋白酶抑制剂

■ 洛匹那韦利托那韦片（克力芝／片剂）Lopinavir and Ritonavir Tablets

用法用量	成人：每次 2 粒，每日 2 次 儿童：1 岁以下儿童不推荐，1 岁及以上年龄儿童：体重 > 40kg，按成人剂量使用；15kg ≤ 体重 ≤ 40kg，剂量（10/2.5）mg/kg；体重 < 15kg，剂量（12/3）mg/kg 肝肾功能不全：轻至中度肝功能损害可能使洛匹那韦的暴露剂量增加 30%，重度肝功能不全患者禁用
临床使用要点	作用特点：利托那韦通过抑制 CYP3A 介导的洛匹那韦的代谢，从而增加洛匹那韦的血浆浓度。二者联合使用协同起效，抑制病毒逆转录 适应证：新冠肺炎 禁忌证：①本品禁用于已知对洛匹那韦、利托那韦或任何辅料过敏的患者；②禁用于重度肝功能不全的患者 注意事项：①片剂应整片服用，不能咀嚼、掰开或压碎；②口服液必须与食物同服，可以进行管饲给药，增加生物利用率；③需注意口服液辅料中含有 42.4%（v/v）乙醇与 15.3%（w/v）丙二醇，可能与某些头孢菌素、甲硝唑、替硝唑合用时引起双硫仑样反应
药物相互作用及处理建议	与经 CYP3A 酶代谢药物合用：可能会增加经 CYP3A 酶代谢药物的血药浓度。在临床用药浓度范围内，本品不会抑制 CYP2D6、CYP2C9、CYP2C19、CYP2E1、CYP2B6 或 CYP1A2 的活性 处理建议：除非临床需要，不建议合用，需合用时可监测血药浓度，根据浓度调整剂量
常见不良反应及处理建议	腹泻、恶心、呕吐、高三酰甘油血症和高胆固醇血症 处理建议：密切观察，必要时停药，并对症治疗

3. 病毒合成酶抑制剂

■ 利巴韦林（注射剂）　Ribavirin

用法用量	成人：每次 500mg，每日 2 ～ 3 次，静脉输注 儿童：不推荐 肝肾功能不全：肝功能不全患者慎用
临床使用要点	作用特点：广谱抗病毒药，进入被病毒感染的细胞后迅速磷酸化，其产物为病毒合成酶的竞争性抑制剂，损害病毒 RNA 和蛋白合成，抑制病毒的复制与传播 适应证：新冠肺炎 禁忌证：①孕妇及男性伴侣禁用；②血红蛋白病患者禁用；③自身免疫性肝炎患者禁忌利巴韦林与干扰素 α -2b 合用 注意事项：①患者在用药期间及药物停用后 6 个月之内必须实施可靠避孕；②哺乳期妇女用药期间需停止授乳，乳汁也应丢弃；③由于药物可能沉淀在呼吸器上，妨碍安全、有效地通气，因此施行辅助呼吸的婴儿不应采用本品气雾剂；④用药期间和用药后的随访期，儿科用药患者（主要是青春期患者）的自杀意念或企图高于成年人；⑤本品引起的贫血可继而导致心肌梗死，用药前应评估患者的心脏疾病的可能性，有不稳定心脏病史的患者应避免使用；⑥与干扰素 α 2b 或 peg 干扰素 α 合用患者，如出现胰腺炎的体征或症状应暂停用药；⑦口服或静脉给药引起血胆红素增高者可高达 25%。大剂量可引起血红蛋白量下降

（续　表）

药物相互作用及处理建议	与齐多夫定合用：可抑制齐多夫定活化为磷酸齐多夫定 处理建议：除非临床需要，不建议合用
常见不良反应及处理建议	疲倦、乏力等，严重者可出现溶血性贫血，大剂量可致心脏损害，对有呼吸道疾患者可致呼吸困难 处理建议：一般不良反应停药后即可消失，用药期间监测血常规、心功能和呼吸情况

4. 血凝素抑制剂

■ 盐酸阿比多尔（片剂）　**Abidol Hydrochloride**	
用法用量	成人：成人200mg，每日3次，口服 儿童：俄联邦可用于儿童，我国尚无实验数据，慎用 肝肾功能不全：肝功能不全患者慎用
临床使用要点	作用特点：非核苷类广谱抗病毒药物，抑制病毒DNA和RNA合成，还可诱导干扰素（IFN）产生，激活巨噬细胞及调节炎症因子水平 适应证：新冠肺炎 禁忌证：①对本品过敏者禁用；②妊娠及哺乳期妇女、严重肾功能不全者、窦房结病变或功能不全的患者慎用 注意事项：中国临床试验发现，在服药3小时后部分健康受试者出现心动过缓的情况，因此心衰患者需慎用
药物相互作用及处理建议	与CYP3A4抑制剂和诱导剂合用：和阿比多尔之间可能存在药物相互作用，使阿比多尔的血药浓度升高或降低
药物相互作用及处理建议	处理建议：注意监测药物浓度，必要时调整剂量 与含铝制剂合用：同时服用，影响其吸收 处理建议：建议在服用阿比多尔1～2小时后，再服用含铝制剂 与茶碱合用：血中的茶碱浓度可能增加 处理建议：需要注意监测或调整剂量
常见不良反应及处理建议	头晕、恶心、腹泻和血清转氨酶增高 处理建议：停药后均可好转

5. 其他

■ 磷酸氯喹（片剂）**Chloroquine Phosphate**	
用法用量	成人：体重大于50kg者，每次500mg，每日2次；体重小于50kg者，第3天起每日1次，剂量不变 儿童：不推荐 肝肾功能不全：肝肾功能不全患者慎用

（续　表）

临床使用要点	作用特点：氯喹是一种碱性化合物，可提高体内 pH，阻断冠状病毒、逆转录病毒等 pH 依赖性病毒的复制。同时具有免疫调节作用，可减少免疫病理性损伤
	适应证：新冠肺炎
	禁忌证：①妊娠期；②蚕豆病患者；③对 4- 氨基喹啉类过敏的患者；④心律失常（如传导阻滞）；⑤慢性肝肾疾病并达到终末期；⑥视网膜疾病、听力减退或听力丧失；⑦精神类疾病；⑧皮肤疾病（包括皮疹、皮炎、银屑病）；⑨葡萄糖 -6- 磷酸脱氢酶缺乏症；⑩因原有基础疾病必须使用洋地黄类药物、保泰松、肝素、青霉胺、胺碘酮、多潘立酮、氟哌利多等可能产生药物相互作用的患者
	注意事项：①氯喹半衰期极长，在第一天冲击剂量之后，仅需较少药物即可维持有效血药浓度；②而氯喹临床致死量在 3～5g，超过治疗剂量会出现更多的毒副作用而不是疗效；③当前推荐剂量仍需密切关注用药后的不良反应，出现不可耐受的毒副作用应当停止使用
药物相互作用及处理建议	与莫西沙星、阿奇霉素、胺碘酮、地高辛等合用：可致心律失常的药物合用，增加心律失常风险，与喹诺酮类、大环内酯类等抗菌药物合用时可导致 Q-T 间期延长，增加尖端扭转室速的风险
	处理建议：除非临床需要，不建议合用
	与保泰松、氯丙嗪、链霉素、强心苷、肝素、青霉胺、氟羟强的松龙、单胺氧化酶抑制剂合用：可增加不良反应风险
	处理建议：除非临床需要，不建议合用
	与氯化铵合用：可加速排泄而降低血中浓度
	处理建议：除非临床需要，不建议合用
	与氯喹同类药物（如氨酚喹、羟基氯喹等）合用：可使氯喹血中浓度升高
	处理建议：除非临床需要，不建议合用
	与降糖药合用：可能增加发生低血糖的风险
	处理建议：应注意监测血糖
常见不良反应及处理建议	常见
	头晕、头痛、眼花、食欲减退、恶心、呕吐、腹痛、腹泻、皮肤瘙痒、皮疹，甚至剥脱性皮炎、耳鸣、烦躁
	损害听力，妊娠妇女大量服用可造成小儿先天性耳聋，智力迟钝、脑积水、四肢缺陷
	药物性精神病、白细胞减少、紫癜、皮疹、皮炎，光敏性皮炎乃至剥脱性皮炎、牛皮癣、毛发变白、脱毛、神经肌肉痛、轻度短暂头痛
	严重
	久服可致视网膜轻度水肿和色素聚集，出现暗点，影响视力，常为不可逆
	窦房结的抑制，导致心律失常、休克，严重时可发生阿－斯综合征，而导致死亡
	处理建议
	用药期间需隔天监测血常规，如白细胞进行性减少，贫血和血小板减少进行性加重，则减量或停药
	治疗前常规行心电图检查，治疗第 5 天、第 10 天监测心电图，注意 Q-T 间期，如 Q-T 间期延长或者出现心率减慢，注意减量或停药
	治疗中常规询问患者视力变化，若出现视力减退应减量或停用
	治疗过程中观察患者精神心理状况，如出现精神异常或者精神抑郁等，注意减量或停药
	治疗期间确保患者体内电解质水平（钾、钠、氯）和血糖、肝肾功能正常

四、新冠肺炎推荐中药方及临床应用指引

■ "疫"病	
基本组方	麻黄 9g、炙甘草 6g、杏仁 9g、生石膏 15～30g（先煎）、桂枝 9g、泽泻 9g、猪苓 9g、白术 9g、茯苓 15g、柴 胡 16g、黄芩 6g、姜半夏 9g、生姜 9g、紫菀 9g、冬花 9g、射 干 9g、细辛 6g、山药 12g、枳实 6g、陈皮 6g、藿香 9g
用法用量	600 ml 水煎服，每天 1 副，早晚各 1 次（饭后 40 分钟），温服，3 副 1 个疗程 如有条件，可在用药后服用大米汤半碗
临床使用要点	适用范围：适用于轻型、普通型、重型新冠肺炎患者 注意事项：①不作为预防用药；②如患者不发热则生石膏的用量要小，发热或壮热可加大生石膏用量；③若症状好转而未痊愈则服用第二个疗程，若患者有特殊情况或其他基础病，第二疗程可以根据实际情况修改处方，症状消失则停药

五、新冠肺炎医疗队随行目录

医疗队随行药品推荐目录，见表 14-5。

表 14-5　医疗队随行药品推荐目录

药品名称		剂型	特殊储存条件
中文	英文		
必备药品			
1. α - 干扰素	Interferon Alpha	注射剂	2～8℃，避光储存
2. 洛匹那韦 / 利托那韦	Lopinavir/Ritonavir	片剂	——
3. 利巴韦林	Ribavirin	片剂、注射剂	——
4. 磷酸氯喹	Chloroquine Phosphate	片剂	——
5. 盐酸阿比多尔	Arbidol Hydrochloride	片剂	——
6. 对乙酰氨基酚	Acetaminophen	片剂、颗粒剂、口服溶液剂、干混悬剂	——
7. 布洛芬	Ibuprofen	片剂、混悬液、颗粒剂、胶囊	——
8. 赖氨匹林	Aspirin-DL-Lysine	注射剂	——
9. 麻黄碱滴鼻液	Ephedrine	滴鼻剂	——
10. 马来酸氯苯那敏	Chlorphenamine Maleate	片剂	——
11. 氯雷他定	Loratadine	片剂、胶囊	——
12. 可待因	Codeine	片剂	——

（续 表）

药品名称		剂型	特殊储存条件
中文	英文		
13. 右美沙芬	Dextromethorphan	片剂	——
14. 氨溴索	Ambroxol	片剂、口服溶液、胶囊	——
15. 乙酰半胱氨酸	Acetylcystein	胶囊、颗粒剂	——
16. 阿莫西林克拉维酸钾	Amoxicillin Clavulanate Potassium	片剂、注射剂	——
17. 哌拉西林钠他唑巴坦	Piperacillin Sodium and Tazobactam Sodium	注射剂	——
18. 头孢呋辛	Cefuroxime	注射剂	——
19. 头孢曲松钠	Ceftriaxone Sodium	注射剂	——
20. 头孢哌酮钠舒巴坦钠	Ccfoperazone Sodium and Sulbactam Sodium	注射剂	——
21. 头孢吡肟	Cefepime	注射剂	——
22. 莫西沙星	Moxifloxacin	片剂、注射剂	遮光
23. 阿奇霉素	Azithromycin	片剂、胶囊、颗粒剂、注射剂	——
24. 亚胺培南西司他丁	Imipenem Cilastatin	注射剂	——
25. 美罗培南	Meropenem	注射剂	——
26. 万古霉素	Vancomycin	注射剂	——
27. 利奈唑胺	Linezolid	注射剂	——
28. 氟康唑	Fluconazole	片剂、胶囊、注射剂	——
29. 伏立康唑	Voriconazole	片剂、注射剂	——
30. 地西泮	Diazepam	片剂、注射剂	——
31. 甘露醇（20%）	Mannitol	注射剂	——
32. 氢化可的松	Hydrocortisone	片剂、注射剂	——
33. 甲泼尼龙	Methylprednisolone	片剂、注射剂	——
34. 地衣芽孢杆菌活菌	Bacillus Licheniformis	胶囊	——
35. 连花清瘟	Lian Hua Qing Wen	胶囊、颗粒剂	——
急救药品			
急救箱（详见"第二章 表2-2"）			
消毒防疫药品			
1. 75% 酒精消毒液	75% Alcohol Disinfectant	溶液剂	密封

（续　表）

| 药品名称 | | 剂型 | 特殊储存条件 |
中文	英文		
2.过氧化氢溶液（3%）	Hydrogen Peroxide Solution	溶液剂	密封
3.三氯异氰尿酸钠	Sodium Trichloroisocyanurate	片剂	——
营养支持药品			
详见第十五章			

（李　梦、杜　光、李　娟、李冬艳、陈万生、张　凤、徐德铎、王志鹏）

第九节　猴　痘

一、猴痘概述

猴痘是一种由猴痘病毒（Monkeypox Virus，MPXV）感染引起的人兽共患病毒性疾病，临床上主要表现为发热、皮疹、淋巴结肿大。猴痘病毒一种包膜双链 DNA 病毒，归类于痘病毒科正痘病毒属，是对人类致病的 4 种正痘病毒属之一。感染猴痘病毒的啮齿类动物是主要传染源，被感染的灵长类动物也可能是一种传染源。猴痘病毒主要通过黏膜和破损皮肤传播，飞沫、接触被病毒污染的物品也可传播，还可通过胎盘传播给下一代。未接种过天花疫苗的人群对猴痘病毒普遍易感。

2022 年 7 月 23 日，世界卫生组织（WHO）宣布猴痘疫情构成国际关注的突发公共卫生事件，因为它不仅影响西非和中非国家，还影响着世界其他地区。猴痘病毒存在西非和刚果盆地两个分支，两者具有明确的流行病学和临床转归差异，西非分支猴痘患者的病死率约为 3.6%，刚果盆地支猴痘患者病死率可达 10.6%。2022 年 5 月以来的猴痘疫情经测序分析，病毒属于西非分支。我国国家卫生健康委发布的 2022 年版《猴痘防控指南》提出，人类猴痘病例主要分布在非洲中、西部热带雨林地带。自 1970 年以来，已有 11 个非洲国家报告了人类猴痘病例，仅 2022 年非洲的 5 个国家累计报告了猴痘病例 2437 例，死亡 105 例。除非洲外的地区较少发生猴痘疫情，且本地传播有限。2022 年以前，仅美国和英国报告了猴痘病例 56 例，2022 年 5 月 7 日至 26 日，英国、美国、加拿大、葡萄牙、西班牙等 23 个国家报告猴痘疫情，累计报告确诊病例 257 例和疑似病例约 120 例，波及欧洲、亚洲（阿联酋）、北美洲、南美洲和大洋洲（澳大利亚）。多国疫情显示，猴痘病毒已发生人与人传播，主要为男男同性恋聚集性疫情。截至 2022 年 10 月 14 日，美国猴痘确诊总计 27 317 人。

二、猴痘流行的原因

1. 传播途径多样　猴痘病毒传播途径较多，主要通过接触感染动物的呼吸道分泌物、病变渗出物、血液、其它体液，或被感染动物咬伤、抓伤而感染。人与人之间主要通过密切接触损伤的皮肤、呼吸道飞沫、体液和被褥等受污染物而传播。此外，病毒还可通过胎盘从孕妇传播给胎儿，且不排除性传播。

2. 人类普遍易感　既往接种过天花疫苗者对猴痘病毒具有一定程度的交叉保护力，而未接种过天花疫苗的人群对猴痘病毒普遍易感。

三、猴痘的疾病特点及主要防治要点

1. 猴痘分类及主要疾病特点　猴痘病毒与痘苗病毒、天花病毒和牛痘病毒是正痘病毒中对人类致病的四种病毒，它们都含有可溶性抗原、核蛋白抗原和红细胞凝集素，抗原性质基本相同，相互有交叉免疫性。猴痘病毒主要存在西非和刚果盆地两个分支，两者呈现明确的流行病学和临床转归差异，西非分支猴痘患者的病死率约为 3.6%，而刚果盆地支猴痘患者病死率可达 10.6%。

猴痘发病潜伏期 5～21 天，通常为 6～13 天。起病初期多出现发热、头痛、寒战、乏力、嗜睡、背部疼痛和肌痛等症状。约 90% 患者颈部、腋窝和腹股沟等浅表淋巴结肿大明显。

发病后 1～3 天出现皮疹。首先出现在面部，四肢、手心和脚掌也相继可出现皮疹。皮疹往往经历从斑疹、丘疹、疱疹、脓疱到结痂几个阶段，可同时存在不同形态的皮疹。可累及口腔黏膜、消化道、生殖器、结膜和角膜等。病程约为 2～4 周。结痂脱落后可遗留红斑或色素沉着，甚至瘢痕，瘢痕持续时间可长达数年。部分患者还可出现并发症，包括皮损部位继发细菌感染、支气管肺炎、脑炎、角膜感染、呕吐和腹泻引起的严重脱水等。

2. 流行特点　猴痘为自限性疾病，大部分预后良好。严重病例常见于年幼儿童、免疫功能低下人群，而预后与感染的病毒分支、病毒暴露程度、既往健康状况和并发症严重程度等有关。

3. 预防原则及要点

（1）宣传教育：①出入境人员和涉疫地区人员在猴痘地方性流行地区，尽量避免与啮齿类动物和灵长类动物（包括感染或死亡的动物）发生接触，不直接接触动物的血和肉，所有含有动物肉或器官的食物在食用前必须彻底做熟；②应佩戴手套及其他适当的防护用品来处理染病动物或感染组织；③注意加强个人手卫生，海关、卫生健康等部门可采取多种形式，积极、广泛地宣传猴痘病毒病防治相关知识，使公众及时、有效地采取预防措施，并正确引导舆论，避免社会恐慌。

（2）疫苗接种：由于既往猴痘流行地区相对局限，且是一种自限性疾病，临床症状常常不重，预防常采取以管理传染源为主的综合性防治措施，但也有疫苗可以对特定人群进行预防。由于存在交叉免疫，接种天花疫苗可预防猴痘，中国既往的天花疫苗为复制型组织培养痘苗，暴露前进行接种可有效保护人群免受感染，且暴露后 2 周内，尤其是最初 4 天内接种者，约 85% 可产生免疫力，减轻疾病严重程度。

2019 年美国批准了一款可用于职业暴露风险人群的非复制型猴痘疫苗 Jynneos（MVA-BN），国内非复制型痘苗还在研发中。

（3）主动就医和及时报备：猴痘涉疫地区归国人员需进行自我健康监测，出现皮疹等症状时，应主动就医，并告知接诊医生疫区旅行史，以助于及时诊断和治疗。若在国外有过接触史和暴露史，尚未出现症状，可主动联系当地疾控中心进行咨询和报备。

（4）通过限制动物贸易预防猴痘：限制非洲啮齿类动物和灵长类动物的进口贸易，降低病毒向我国扩散风险。建议将感染动物与其他动物隔离，并立即实施检疫。对任何可能与感染动物有接触的动物，应进行检疫隔离；严格按照标准预防措施处理，并观察症状 30 天。

4. 治疗原则及要点

目前已有几种抗病毒药物被批准用于天花的治疗，对动物猴痘已证实有效，但抗病毒药物对人类猴痘的疗效仍有待进一步的深入研究。WHO 推荐抗病毒药物用于治疗有严重疾病风险、可能存在或发展为严重病例的猴痘患者。截至目前，国内尚无抗猴痘病毒药物。治疗主要包括对症支持治疗和继发性细菌感染的治疗。

（1）对于疑似病例需单间隔离，确诊病例应安置在隔离病房，且确诊病例需隔离至结痂完全脱落。

（2）对症支持治疗：卧床休息，注意营养及水分的补充，维持水和电解质平衡。若体温高，以物理降温为主，超过 38.5℃，予以解热镇痛药退热，但需注意防止大量出汗引起虚脱。保持皮肤、口腔、眼及鼻等部位清洁及湿润，避免搔抓皮疹部位皮肤，以免继发细菌感染。皮疹部位疼痛严重时可适当予以镇痛药物。

（3）并发症治疗：若继发皮肤细菌感染，应给予有效抗菌药物治疗，并根据病原菌培养和药敏结果进行调整。不建议常规预防性应用抗菌药物。若出现角膜病变，可应用滴眼液，辅以维生素 A 等治疗。若出现脑炎可给予镇静、脱水降颅压、保护气道等治疗。

（4）心理支持治疗：猴痘治疗过程中，需重视心理治疗。2022 年猴痘主要发生于男同性恋等有男男性行为者，社会文化层面上易产生疾病污名化问题，导致特殊社群和病例歧视，对猴痘患者产生不良心理影响，需及时加强心理支持、疏导和相关解释工作。尤其病毒进入一般社群后，更要重视心理干预。另一方面，严重的皮损及其后遗痘痕风险本身就可能明显影响患者的身心健康。

（5）中医治疗：根据中医"审因论治""三因制宜"的理论辨证施治。临床症见发热者推荐使用升麻葛根汤、升降散、紫雪散等；临床症见高热、痘疹密布、咽痛、多发淋巴结肿痛者推荐使用升麻鳖甲汤、清营汤、宣白承气汤等。

（李娟）

参考文献

［1］李兰娟，任红.传染病学.9版.北京：人民卫生出版社，2018.

［2］关于印发《鼠疫诊疗方案（试行）》的通知.（2011-01-11）［2021-07-08］.http：//www.nhc.gov.cn/yjb/s3581/201102/ebf3c16d79b545148ba7ff02ea2e0cb4.shtml.

［3］杨清銮，翁涛平，李杨.鼠疫的流行病学概述.微生物与感染，2019，14（6）：333-337.

［4］美国CDC、鼠疫推荐治疗案.［2021-07-08］.https：//www.cdc.gov/plague/healthcare/clinicians.html.

［5］胡必杰，潘珏，高晓东，等译.哈里森感染病学（中文第1版）.上海：上海科学技术出版，2019.

［6］范洪伟译.桑德福抗微生物治疗指南.第48版.北京：中国协和医科大学出版社，2019.

［7］注射用硫酸链霉素使用说明书.

［8］酸庆大霉素使用说明书.

［9］盐酸环丙沙星说明书.

［10］多西环素说明书

［11］CHINET中国细菌耐药监测结果.CHINET中国细菌耐药监测网.www.chinets.com.

［12］盐酸环丙沙星说明书.

［13］左氧氟沙星说明书.

［14］头孢噻肟说明书.

［15］头孢曲松钠说明书

［16］Lim JY，Yoom J，Hovde CJ. A brief overview of Escherichia coli O157：H7 and its plasmid O157. J Microbiol Biotechnol，2010，20（15）：5-14.

［17］肖永红，李兰娟.肠出血性大肠杆菌感染诊治进展.第四届中国医师协会感染科医师大会，暨传染病诊治高峰论坛，浙江省医学会肝病，感染病学学术年会论文汇编，2011：63-67.

［18］卢洪洲，梁晓峰.新发传染病.第3版.北京：人民卫生出版社，2018.

［19］刘华.肠出血性大肠杆菌O157：H7病原学及流行病学特征.职业与健康,2011,27（14）：1661-1663.

［20］张斯钰，罗普泉，高立冬.中国重点新发传染病的流行现状与应对策略.中华疾病控制杂

志，2012，16（10）：892-896.

[21] 肠出血性大肠杆菌 O157：H7 感染性腹泻监测方案（试行）.（2005-08-15）[2021-07-08]. http：//www.nhc.gov.cn/wjw/zcjd/201304/017834036fd140dcbf7e3fcedab60a4c.shtml.

[22] 国家药典委员会.中华人民共和国药典临床用药须知：化学药和生物制品卷（2015 年版）.北京：中国医药科技出版社，2017.

[23] 枉前，孙凤军，徐颖，等.援助利比里亚埃博拉诊疗中心的药品保障与药师工作模式探讨.中国临床药学杂志，2016（1）：54-57.

[24] 埃博拉出血热防控方案 [EB/OL].（2014-07-31）[2021-07-08]. http：//www.nhc.gov.cn/jkj/s3578/201407/530a2d22409249a7a5fbde51f0117b32.shtml.

[25] 卢洪洲，梁晓峰.新发传染病.第 3 版.北京：人民卫生出版社，2018.

[26] 张复春，高福，卢洪洲.寨卡病毒病防治中国专家共识（2019 年版）.中华传染病杂志，2019，37（2）：65-71.

[27] Kenneth McIntosh, MD. 严重急性呼吸综合征.UpToDate.临床顾问.https：//www.uptodate.cn/contents/zh-Hans/severe-acute-respiratory-syndrome-sars?csi=9e32512c-f3e8-4506-9c60-509eb0e6a487&source=contentShare.

[28] Nicholls JM, Poon LL, Lee KC, et al. Lung pathology of fatal severe acute respiratory syndrome. Lancet, 2003, 361（9371）：1773-1778.

[29] Kenneth McIntosh, MD. 中东呼吸综合征冠状病毒：病毒学、发病机制与流行病学.UpToDate.临床顾问.https：//www.uptodate.cn/contents/zh-Hans/middle-east-respiratory-syndrome-coronavirus-virology-pathogenesisand-epidemiology?csi=c7142b0a-8456-4dec-8246-dc3eb4326673&source=contentShare.

[30] 关于印发新型冠状病毒肺炎诊疗方案（试行第七版）的通知（国卫办医函〔2020〕184 号）.（2020-03-04）[2021-07-08]. http：//www.nhc.gov.cn/yzygj/s7653p/202003/46c9294a7dfe4cef80dc7f5912eb1989.shtml.

[31] 中国药师协会治疗药物监测药师分会.新型冠状病毒肺炎及常见合并症药物治疗与药学监护指引.药物不良反应杂志，2020，22（3）：121-129.

[32] Kenneth McIntosh, MD. 2019 冠状病毒病（COVID-19）.Up To Date.临床顾问.https：//www.uptodate.cn/contents/zh-Hans/coronavirus-disease-2019-covid-19-epidemiology-virology-andprevention?csi=eac762c6-45a2-49d6-b731-0c7b60055433&source=contentShare.

[33] Centers for Disease Control and Prevention.2022 monkeypox outbreak global map[EB/OL].（2022-07-28）[2022-07-29].

[34] World Health Organization.WHO Director-General's statement at the press conference following IHR Emergency Committee regarding the multi-country outbreak of monkeypox-23

July 2022[EB/OL].（2022-07-23）[2022-07-26].

［35］国家卫生健康委办公厅，国家中医药管理局办公室 . 关于印发猴痘诊疗指南（2022 年版）的通知 [EB/OL].（2022-06-14）[2022-08-01].

［36］澎湃新闻 . 中疾控发布 : 猴痘防控技术指南（2022 版)[EB/OL].（2022-06-17)[2022-06-18].

［37］姚开虎，杜倩倩，胡亚红 . 人感染猴痘的诊断和治疗 [J]. 中国当代儿科杂志，2022，24（9）:960-966.

［38］龚祖康，林文珍 . 人类猴痘的预防与治疗进展 [J]. 广西医科大学学报，2022，39（9）:1440-1443.

［39］ADLER H，GOULD S，HINE P，et al.Clinical features and management of human monkeypox: a retrospective observational study in the UK[J].Lancet Infect Dis，2022，22（8）:1153-1162.

［40］注射用重组人干扰素 α-2b 说明书 .

［41］洛匹那韦利托那韦片说明书 .

［42］利巴韦林注射液使用说明书 .

［43］磷酸氯喹片使用说明书 .

［44］盐酸阿比多尔片使用说明书 .

第十五章 各类重大突发公共事件救治中的营养支持

第一节 各类重大突发公共事件救治中的营养支持概述

营养支持（Nutrition Support）是指通过适当的方式为机体提供代谢需要的营养基质及其他各种营养素。营养治疗（Wutritional Therapy）是根据疾病的生理病理特点，为患者制订不同的营养配方，以达到辅助治疗及辅助诊断的目的，借以增强机体的免疫力，促进组织修复，纠正营养缺乏，是现代综合治疗中不可缺少的重要组成部分。

当地震灾害、重大疫情、水灾或火灾等各种突发公共事件发生时，在以往的救治和处理中，人们往往只注意到一些应急食物如方便面、面包和矿泉水等的准备。事实上，受灾群众除无法获得正常饮食外，机体还因精神紧张或意外伤害的打击而处于高度应激状态，此时，最容易发生营养代谢失常，该类患者的伤口愈合能力降低，免疫功能受到抑制且多种疾病的发生率和死亡率增加。国内外的经验表明，通过快速给予适当的营养支持可以减少危重患者的死亡率。国外的一项纳入了 6518 名危重患者的单中心队列研究，探索了重症监护室早期的营养状况与重症监护结果的相关性，结果发现，蛋白质 – 能量营养不良患者相比无营养不良的患者30 天死亡率的几乎翻了 2 倍。

2008 年 12 月美国医学会杂志刊登的文章认为，营养支持已向营养治疗发展，即营养具有免疫调控，减轻氧化应激，维护胃肠结构与功能，降低炎症反应，改善患者的生存率等作用。在突发公共事件发生时，如何保证受灾群众不因营养代谢失常而受到继发性损伤？很多危重患者不能及时接受相应的营养支持，要如何才能做到维护患者的康复而不增加额外的负担呢？在进行营养治疗时，营养供给要恰如其分，多则增加患者的代谢负担，犹如"火上加油"，加重病情；少则对已处于危重状态的患者是"雪上加霜"。营养素是危重患者"起死回生"的物质基础，无论采用何种营养治疗方式，都应该掌握适应证、注意禁忌证、防治并发症，促进患者康复。

第二节 营养支持的应用及实施要点

一、营养支持的应用原则

营养支持的目的与评估的最新指标为"维护细胞、组织器官的功能，促进患者的康复"。临床营养支持大致分 3 类：一是补充性营养支持，对象是原有营养不良、丢失量过大的患者；

二是维护性营养支持，即病情重、损耗较大、不能经口进食时间较长（5天以上）者；三是治疗性营养支持，指通过药理性营养起治疗性作用，营养支持的前提要进行营养评估。

目前，营养供给方式：主要包括肠内营养（enteral nutrition，EN）、肠外营养（parenteral nutrition，PN）和膳食营养（dietary nutrition，DN）3大类。

1. 肠内营养治疗　EN是通过口服或鼻饲进入胃肠道，利用胃肠道消化吸收功能来提供代谢和生长所需的各种营养物质的营养治疗方式。如患者胃肠道功能基本正常的情况下，首选该方式，并尽早营养支持或治疗营养不良。

2017年，欧洲肠外肠内营养学会（European Society for Parenteral and Enteral Nutrition，ESPEN）指南中，推荐对所有接受上消化道大手术和胰腺手术患者放置鼻空肠管或行针刺导管空肠造口术，以备通过EN提供营养支持。

2017年5月，广东省药学会印发了《肠内营养临床药学共识（第二版）》，文中指出：只要患者的胃肠道具有吸收所提供营养物质的能力，且胃肠道能耐受肠内营养制剂，在患者因原发疾病或因治疗需要不能或不愿自然饮食或摄食量不足总能量需求60%时均可考虑开始EN支持。EN的常见并发症包括呼吸道堵塞、腹泻、恶心、呕吐、便秘、低血糖、脱水以及吸入性肺炎，因此，EN需监测血常规、肝肾功能及电解质、血糖和血酮等指标以及并发症。

EN的应用与实施要点如下：

（1）适用于无法经口摄食或摄食不足及经口摄食禁忌者。

（2）适用于胃肠道检查、术前肠道准备和患各种胃肠道疾病者。

（3）适用于其他情况，如恶性肿瘤、心血管疾病、肝肾衰竭等疾病，同时，也可作为肠外营养到普通膳食的过渡手段。

（4）禁用于完全性机械性肠梗阻、持续麻痹性肠梗阻、严重应激状态、休克状态患者。

（5）慎用于急性上消化道出血、顽固性呕吐、严重肠道炎症患者。

（6）慎用于倾倒综合征、腹膜炎、严重腹泻者。

（7）慎用于短肠综合征4～6周内及高流量空肠瘘患者。

（8）急性胰腺炎和严重吸收不良综合征患者也不宜使用。

美国肠外肠内营养学会（American Society for Parenteral and Enteral Nutrition，ASPEN）的指南对于早期EN的操作进行了具体的介绍：EN应该在入住后的前24～48小时内开始，在接下来的48～72小时内逐渐达标。在血液动力学受损（需要高剂量儿茶酚胺或大剂量液体复苏以保证细胞灌注）的情况下，EN应该在患者完全复苏或稳定的情况下开展。在ICU患者中，EN喂养的开始不需要等到出现肠鸣音或排气、排便。在ICU中，经胃喂养或经肠喂养都是可接受的。重症患者如果有误吸的风险或出现经胃喂养不耐受，应该通过小肠内置管进行喂养。

2. 肠外营养治疗 PN 是指通过肠道以外的途径，即静脉的方式，通过血液循环输入各种营养素的营养治疗方式。只有在对无法进行 EN 的人群，才使用 PN 或者 EN 联用 PN。使用 PN 的患者应注意其并发症的监测护理，包括糖代谢紊乱、脂肪代谢紊乱、矿物质元素缺乏症、消化器官并发症和感染并发症等。PN 配制过程中应注意：按序混合、防止沉淀、禁止外加药物、现配现用、总量适当、作好标记。肠外营养液配制可参照 2018 年 6 月中华医学会肠外肠内营养学分会药学协助组分布的《规范肠外营养液配制》专家共识。三腔袋、多腔袋的即配型肠外营养可考虑。

PN 的应用与实施要点如下：

（1）适用于胃肠道梗阻患者。

（2）适用于胃肠道功能吸收障碍者。

（3）适用于严重营养不良伴胃肠道功能障碍。

（4）适用于处于严重分解代谢状态等人群。

（5）禁用于胃肠功能正常，完全可以使其获得足量的营养者。

（6）禁用于情况良好，仅需少于 5 天的肠外营养者。

（7）禁用于需急诊手术，术前不宜强求肠外营养者。

（8）禁用于无明确治疗目的，或已确定为不可治愈、无复活希望而继续盲目延长治疗者。

ESPEN 指南关于围手术期 PN 的治疗原则如下：

（1）术前从午夜开始的禁食对大多数患者来说是不必要的，术后中断营养物质的摄入对大多数患者来说也是不必要的。术前 PN 的适应证是严重营养不良的患者，这些患者经口或肠内不能达到足量摄入量。

（2）对于营养不良而且 EN 是不适合或不耐受的患者，术后 PN 是有益的。对于术后并发症损害了胃肠功能，不能接受和吸收足量的经口或肠内喂养至少 7 天以上的患者，术后 PN 是有益的。对于术后人工营养的患者，EN 或 EN 与 PN 的联合是首选。

（3）对于有营养支持适应证而且 60% 以上的能量需求通过胃肠途径不能被满足的患者，应该采用 EN 和 PN 的联合治疗。例如，由于高流量肠外瘘或胃肠道部分梗阻从而不允许肠内再喂养的患者。

（4）对于完全梗阻的病灶，因为有出现误吸的风险或出现严重肠膨胀导致腹膜炎的风险，应立即手术。对于长期失去胃肠功能的患者，PN 可以挽救生命。对于大多数患者，推荐术后经口摄入碳水化合物。

3. 膳食营养治疗 DN 是通过摄取日常食物，利用胃肠道消化吸收功能来提供代谢和生长所需的各种营养物质的营养方式。DN 包括基本膳食（regular diet）和治疗膳食（therapeutic diet）。

基本膳食按质地可分为普通膳食、软食、半流质膳食和流质膳食。

（1）普通膳食适用于体温正常或接近正常，无咀嚼功能障碍，消化功能正常，无特殊膳食要求，不需限制营养素的患者及疾病恢复期的患者。供能一般为 1800 ～ 2600kcal/d。

（2）软食膳食适用于轻度发热、消化道有疾病、牙齿咀嚼不便而不能进食大块食物的患者，以及老人及幼儿，也适用于消化道手术后或消化道疾病恢复期的患者。供能一般为 1800 ～ 2400kcal/d。

（3）半流食膳食适用于体温升高、消化道疾病、体质衰弱、缺乏食欲、咀嚼困难、口腔疾病患者，也可作为刚分娩的产妇、外科手术后的过渡膳食。供能一般为 1500 ～ 1800kcal/d。

（4）流质膳食适用于高热、急性重症、极度衰弱、无力咀嚼者，以及消化道急性炎症、急性传染病患者和肠道手术围手术期患者。供能一般为 800 ～ 1600kcal/d。

（5）治疗膳食是在平衡膳食基础上采用调整膳食中营养成分或制备方法而设置的膳食。基本原则是以平衡膳食为基础，在允许的范围内除必须限制的营养素外，其他均应供给齐全，配比合理。根据病情的变化，及时作出调整，更改膳食内容。适用于各种不同疾病的患者使用，因病制宜，制备合理的治疗膳食方案，并按相应的配餐原则配制。

综上所述，临床营养供给的优选顺序为：DN ＞ EN ＞ PN。能够通过 DN 给予营养支持的，不选用 EN 和 PN；国内外一系列研究证实：肠黏膜细胞具有需直接与食糜接触才能促进增殖、生长的生理特性。PN 不具有这一作用。此外，EN 可调控外科创伤后引起的肠黏膜渗透性增加细菌易位、细胞因子反应的强度，较少引起感染并发症。因此，肠外与肠内两者相比较，特别是从维护肠黏膜屏障功能的角度出发，EN 优于 PN。总之，当前临床营养支持的途径应是"全营养支持，膳食当先，肠内优选，肠内肠外联合应用"。

以新型冠状病毒肺炎重症患者为例，2020 年 3 月中华医学会肠外肠内营养学分会发布的《新型冠状病毒肺炎重症患者的肠内肠外营养治疗专家建议》，介绍可营养支持的处理原则和要点。

重症新冠肺炎患者营养支持的原则：基于其能量消耗、蛋白质分解代谢更加严重，因此要求更高的蛋白质供给。推荐能量 15 ～ 30 kcal/（kg·d），蛋白质 1.2 ～ 2.0 g/（kg·d），增加支链氨基酸供给；糖 / 脂为（50% ～ 60%）/（40% ～ 50%），推荐结构脂肪乳或中长链脂肪酸，提高鱼油（ω-3 多不饱和脂肪酸为主）和橄榄油（ω-9 单不饱和脂肪酸为主）比例；非蛋白质热能 / 氮为 100 ～ 150kcal/1g。

重症新冠肺炎患者营养支持实施要点分为五阶梯营养治疗方法：

（1）饮食 + 营养教育：25kcal/（kg·d）。

（2）饮食 + 口服营养补充（oral nutritional supplements，ONS）：口服低于 25kcal/（kg·d）时，ONS 补充 400 ～ 600 kcal/d；口服低于 15kcal/（kg·d）时，联合补充性肠外营养（supplementary parenteral nutrition，SPN）。

（3）EN：管饲足量 25kcal/（kg·d）；管饲给予不足时，联合 SPN。

（4）部分肠内营养（partal enteral nutrition，PEN）+ 部分肠外营养（partial parenteral nutrition，PPN）。

（5）全肠外营养（total parenteral nutrition，TPN）。

（6）当下一阶梯不能满足 60% 目标能量需求 3 ～ 5 天时，应选择上一阶梯。

二、灾难救治中营养支持的实施

目前，由于认识到机体在不同阶段具有不同的代谢特点，临床营养改为以"代谢支持"为目的，即营养供给量以不增加机体的代谢负担为前提。围手术期营养治疗的临床意义在于改善较高营养风险者的临床结局，而对低营养风险的外科患者的益处多不明显。

营养支持应当从救灾初期做起，根据不同分期的特点有针对性地进行：

1. 救灾现场的营养支持　自然灾害后，针对受灾群众的可能发生的营养问题，必须考虑有 3 个方面：

（1）摄取足够的水，每日从饮食中摄取 2.5 ～ 3.0L 水。

（2）摄入足够的食物，首先保证能量足够，其次是蛋白质和水溶性维生素。

（3）所摄入的食物是安全卫生的。从自然灾害刚发生后到将援助物资分发给紧急住所的这段时期内，优先确保最低必要的水和能量供应。

在条件允许的情况下，能够饮水的伤员，可以给予含糖的生理平衡盐液大量饮用；不能饮水者应立即给伤员开放输液通道，首先输注 0.9% 氯化钠注射液，速度：成年人 1000ml/h，儿童 15 ～ 20ml/（kg·h），补充 2h；然后减少到 500ml/h（成年人）和 10ml/（kg·h）（儿童）。甚至更低。注意避免使用哪怕含钾量很小的溶液（如乳酸林格化液）。后根据伤员循环状况调整补液量，并加用碳酸氢钠，以碱化尿液，避免肾损伤。

2. 灾后初期的营养干预　灾后的伤病员一般是能量供给不足引发的蛋白质—能量营养不良，如果不积极补充或补充不当，很容易造成混合型营养不良，从而增大救治难度。

创伤后 24 ～ 48h 开始营养支持较合适，根据患者具体情况，选择相应的营养方式。

具体的营养方案如下：

（1）能量供给：①正常状态：能量 2000kcal/d，蛋白质 55g/d，维生素 B_1 1.1mg/d，维生素 B_2 1.2mg/d，维生素 C 100mg/d。②创伤的营养供给：在正常生理供给量的基础上可增加 10% ～ 30%，补充足够的能量、足够的蛋白质、纠正负氮平衡。严重应激状态下的危重伤病员应增加氮量，减少热量，降低热氮比例，主要给予代谢支持，原则为量出为入，宁少勿过。主要以提供碳水化合物为主的脂肪、氨基酸混合组成物，每天蛋白质的供给为 110g，热氮比为 100kcal：1g；③饥饿时的营养供给：不能暴饮暴食，应先少后多，先慢后快，先盐后糖，多菜少饭，逐步过渡，防止再喂养综合征。选择刺激性小、软食、低脂、高糖的食物。严重的饥饿（≥ 72 小时，甚至 1 周）应主要给予代谢支持。

（2）水的补给：根据病情及供给的能量给予水补充，每千卡热量补水 1.0 ～ 1.5ml。

（3）营养素的供给：对灾后群众进行营养知识宣传教育和营养评估，鼓励受灾群众积极配合，促进灾后机体功能恢复。①特别应供给具有免疫功能的维生素 A、维生素 E、维生素 C，促进蛋白质和脂肪合成，能量代谢，加速组织修复，促进血细胞生长，增加抗感染能力；②补充维生素 B 类食物，以帮助食欲缺乏、神经系统紊乱的伤病员；③含谷氨酰胺的食物可以补充蛋白质，提供肠道黏膜细胞代谢的能源，以维持肠黏膜结构的完整性，减少肠源性细菌感染，降低机体的能量代谢；④补充含磷食物，以防止低磷血症。

当前营养支持还强调循证医学和个体化治疗。个体化治疗要根据疾病、体质、病程、器官功能、代谢期、目的性和输注途径的不同而区别对待。个体化治疗的原则是，营养治疗的普遍原则（指南、共识）与具体患者的特殊性有机结合。因此，在条件允许的情况下，可为伤员提供适合其伤情特点的个性化肠内营养支持，如对食欲极差的伤员，采用以营养素单体为配方成分的配方膳和以天然食物为配方原料的匀浆膳相结合，既保证了营养素种类和数量的充分供给，又满足了营养液色、香、味的多样化；对蛋白质需求量较大的伤员，可在配方中添加较整蛋白更易于消化吸收的蛋白多肽的用量；对伴有创面严重渗出、严重感染的伤员，在配方中适当添加维生素和某些必需微量元素；通过提供含有低聚果糖、膳食纤维的肠内营养液改善便秘伤员的胃肠功能，根据伤员每天主副食的摄入量，对营养液配方及时进行调整。

3. 灾后重建时期的营养支持　只有长期的营养健康监测和支持，才能最大程度建立和完成受灾人民的健康重建，预防灾后可能出现的营养、健康综合征。保证灾后 3 个月营养供应，能量 1800 ～ 2200kcal/d、蛋白质 55g/d、维生素 B_1 0.9mg/d、维生素 B_2 1.0mg/d 和维生素 C 80mg/d。为此，应当做到：

（1）有长期的准备，制订一套完整、科学的灾后营养、健康促进体系，帮助受灾人民获得健康保证。

（2）重视食品安全和卫生，继续加强营养的指导和检测，及时干预可能出现的特殊状况的营养需求，防止灾后营养综合征的发生。

（3）对致残的受灾患者进行合理的营养干预，以促进其尽快康复。

第三节　营养支持的必备制剂目录及使用指引

一、救灾现场携带的补液

药品名称		剂型	特殊储备条件	使用禁忌证
中文	英文			
1. 口服补液盐	Oral Rehydration Salts	散剂	——	脑、肾、心功能不全及高钾血症患者慎用

（续　表）

药品名称		剂型	特殊储备条件	使用禁忌证
中文	英文			
2. 0.9%氯化钠注射液	physiological Saline	注射剂	——	妊娠高血压综合征禁用
3. 复方氯化钠溶液	Ringer Solution	注射剂	避光、密闭	水肿性疾病者、急性肾衰竭少尿期、慢性肾衰竭尿量减少而对利尿药反应不佳者、高血压、低钾血症
4. 乳酸钠林格注射液	Sodium Lactate Ringer's Injection	注射剂	——	心力衰竭及急性肺水肿者、脑水肿者、乳酸性酸中毒已显著时禁用，重症肝功能者不全、严重肾衰竭有少尿或无尿者禁用
5. 葡萄糖氯化钠注射液	Glucose and Sodium Chloride Injection	注射剂	——	脑、肾、心脏功能不全者、血浆蛋白过低者、糖尿病及酮症酸中毒未控制患者、高渗性脱水患者、高血糖非酮症高渗状态禁用
6. 右旋糖酐40氯化钠注射液	Dextran 40 Sodium Chloride Injection	注射剂	——	充血性心力衰竭及其他血容量过多的患者、严重血小板减少、凝血障碍等出血患者、少尿或无尿者禁用；心、肝、肾功能不良患者、活动性肺结核患者、有过敏史者慎用
7. 5%碳酸氢钠注射液	Sodium Bicarbonate	注射剂	——	——
8. 20%甘露醇注射液	Mannitol	注射剂	避光、密闭	严重失水者，颅内活动性出血者因扩容加重出血，但颅内手术时除外，急性肺水肿或严重肺淤血，已确诊为急性肾小管坏死的无尿患者，包括对试用甘露醇无反应者

临床使用要点：用药时应做下列检查及观察：血压，血电解质浓度，心、肝、肾功能测定，心肺功能状态以及尿量。与其他药物合用时，注意药物之间的配伍禁忌与相互作用

二、常用肠内营养制剂

配方	主要营养物组成			代表营养制剂	临床使用指引（特点及适用患者）
	碳水化合物	氮源	脂肪		
整蛋白	双糖	完整蛋白	长链或中链脂肪酸	肠内营养乳剂（TP）、整蛋白型肠内营养剂（粉剂）、肠内营养粉剂（TP）、高蛋白全营养粉	营养完全，可口；适用于有部分肠道功能或营养不良的患者及外科手术前的患者。肠内营养粉剂（TP）适用于4岁或4岁以上儿童

（续　表）

配方	主要营养物组成			代表营养制剂	临床使用指引（特点及适用患者）
	碳水化合物	氮源	脂肪		
预消化	糊精	短肽或短肽+氨基酸	植物油	1. 以氨基酸为基础：肠内营养粉（AA）、氨基酸氮源要素营养（粉剂） 2. 以肽类为基础：短肽型全营养粉、短肽型肠内营养剂、肠内营养混悬液（SP）	易消化、吸收，少渣；适用于重症代谢障碍及胃肠道功能障碍的患者的肠内营养支持。氨基酸氮源要素营养（粉剂）适用于应激状态下（严重创伤、烧伤、感染）高分解代谢和营养不良的患者
单体	葡萄糖	结晶氨基酸	植物油	Vivonex S、Flexcial、Vital-HD、Vipep、ED-AC	单体配方易消化，吸收；适于消化功能障碍患者
免疫营养	双糖	完整蛋白	植物油	肠内营养合剂（Impact、Intensical、Perative、Crucial、Pivot 1.5）	富含精氨酸、ω-3 多不饱和脂肪酸和核糖核酸的高蛋白，不含乳糖和蔗糖；适于创伤患者、大手术后患者
匀浆膳	蔗糖	牛奶鸡蛋	植物油	匀浆膳天然食物（LESCON、Compleat-B、Formula-Ⅱ、Vitaneed）	营养成分全面。适用于急性创伤的患者
组件膳	包括氨基酸组件、短肽组件、整蛋白组件、糖类组件、长链三酰甘油（LCT）组件、中长链三酰甘油（MCT）组件、维生素组件等。目前国内尚未引进组件式 EN 制剂的上市产品（详见表三）				单一的营养成分；适合补充某一营养成分的个体化治疗
低糖高脂	双糖	完整蛋白	植物油	肠内营养乳剂（TPF-D）、NutriVent、Respalor	脂肪提供 50% 以上热卡；适合糖尿病、通气功能受限患者
高能	双糖	完整蛋白	植物油	肠内营养乳剂（TP-HE）、肠内营养乳剂（TPF-T）、肠内营养混悬液（TP-MCT）、肠内营养混悬液（TPF-FOS）	热卡密度高；适合限制液体摄入的患者。肠内营养乳剂（TP-HE）和肠内营养混悬液（TP-MCT）适用于糖尿病患者。肠内营养混悬液（TPF-FOS）适用于需要低甜味营养制剂的患者，可口服给
膳食纤维	双糖	完整蛋白	植物油	肠内营养混悬液（TPF）、肠内营养乳剂（TPF）、肠内营养混悬液（TPF-D）	添加膳食纤维；适合便秘或腹泻的重症患者。肠内营养混悬液（TPF-D）主要适用于糖尿病患者

三、组件膳肠内营养制剂

组件	主要营养物组成	代表营养制剂	临床使用指引（特点及适用患者）
蛋白质	氨基酸混合物、蛋白质水解物或整蛋白	乳清蛋白粉、酪蛋白钙、乳清酪蛋白、乳清蛋白、水解胶原蛋白	适用于创（烧）伤、大手术等需要增加蛋白质以及肾衰竭或肝性脑病需限制蛋白质患者
脂肪	长链三酰甘油	红花油、玉米油	主要用于脂肪吸收不良患者，不宜用于糖尿病酮症酸中毒患者
	中链三酰甘油	分馏的椰子油	
糖类	单糖、双糖、低聚糖或多糖	葡萄糖多聚体、玉米糖浆固体、麦芽糊精、葡萄糖	应用于特殊需要的患者，如心力衰竭、糖尿病、肝或肾功能不全患者
维生素及矿物质	维生素及矿物质	维生素、维生素与矿物质	在使用组件制剂时，应添加维生素及微量元素制剂

四、特殊肠内营养制剂

配方	主要营养剂	临床使用指引（特点及适用患者）
肝病用	要素膳（Hepatic-Aid、Travasorb Hepatic、Nutri-Hep）	支链氨基酸的浓度较高，约占总氨基酸量的 35%～40% 以上；而芳香氨基酸的浓度较低。适用肝病患者的 EN 制剂
肾病用	低蛋白型立适康、特殊治疗用要素膳（Amin-Aid、Travasorb Renal）	含有足够的能量、必需氨基酸、组氨酸、少量脂肪和电解质。适用肾病患者的 EN 制剂
糖尿病用	肠内营养乳剂（TPF-D）、肠内营养乳剂（TP-HE）和肠内营养混悬液（TP-MCT）	较合适的碳水化合物以低聚糖或多糖如淀粉为宜，再加上足够的膳食纤维，有利于减缓血糖的上升速度和幅度。适用糖尿病患者的 EN 制剂
肺病用	1. COPD 配方：肠内营养混合液 II（TP）、NutriVent、Respalor、NovaSource Pulmonary、Respalor	脂肪含量较高，糖类含量很低，蛋白质含量应足以维持瘦体组织并满足合成代谢需要。适用 COPD 患者的 EN 制剂
	2.ARDS 配方：Oxepa	含有琉璃苣油和鱼油 [γ－亚麻酸（GLA）和 EPA 的来源]。适用 ARDS 患者的 EN 制剂
高代谢	爱伦多、冬泽力、TraumaCal、Traum-Aid、Stresstein	适用于大手术、烧伤、多发性创伤及脓毒病等高代谢的患者
癌症患者	肠内营养乳剂（TPF-T）	添加了 ω-3 多不饱和脂肪酸、RNA、锌和精氨酸，可增强患者免疫防御能力。适用于癌症患者
婴儿	Nutramigen、Pregestimil	仿造人乳设计，适用于婴儿
儿童	能全特 XP-1、能全特 XP-2	适用于苯丙酮尿症儿童专用型制剂
	能全特 MS-1、能全特 MS-2	适用于枫糖尿病儿童专用型制剂
	能全特 XM-1、能全特 XM-2	适用于甲基丙二酸尿症或丙酸尿症儿童专用制剂

五、常用肠外营养制剂

营养素	可供选择的主要制剂	临床使用指引（特点及适用患者）
糖类——供能的基本物质	5%、10% 和 50% 葡萄糖注射液 5% 葡萄糖氯化钠注射液	葡萄糖：最符合人体的生理需要，能被所有器官利用。成人每天需要量为 4～5g/kg 体重，每天葡萄糖的供给量不宜超过 300～400g，约占总能量的 50%～60%。适用于补充能量和体液；用于各种原因引起的进食不足或大量体液丢失，饥饿性酮症，低血糖症，高钾血症等
	果糖	适用于烧创伤、术后及感染等胰岛素抵抗状态下或不适宜使用葡萄糖时需补充水分或能源的患者的补液治疗
	50% 甘油溶液（含 0.9% 氯化钠）	适用于颅内高压和眼内高压的患者
	羧基麦芽糖铁	适用于成人缺铁性贫血而不能耐受口服铁剂或对口服铁剂治疗效果不满意的患者
	转化糖注射液	适用于糖尿病患者的能量补充剂；烧创伤、术后及感染等胰岛素抵抗（糖尿病状态）患者的能量补充剂
	木糖醇	适用于糖尿病患者的糖代用品。胰岛素诱发的低血糖患者慎用
	山梨醇	本品用于治疗脑水肿及青光眼，也可用于心肾功能正常的水肿少尿。心脏功能不全，或因脱水所致尿少患者慎用
氨基酸——合成体内蛋白质和维持生命活动的基础物质	营养用氨基酸制剂：18 种复合氨基酸（18AA）	适用于改善大型手术前的营养状态；供给摄入减少、消化吸收障碍、代谢增加的患者的蛋白质营养成分；用于创伤、烧伤、骨折、化脓及术后蛋白质严重损失的患者；用于低蛋白血症
	支链氨基酸（BCAA）	包括亮氨酸、异亮氨酸和缬氨酸。对于一些因肝病对氨基酸耐受不良的患者来说，BCAA 是首选替代品
	肝病用氨基酸（15AA）：复方氨基酸注射液（3AA）	适于肝性脑病、慢性迁延性肝炎、慢性活动性肝炎及亚急性与慢性重型肝炎引起的氨基酸代谢紊乱，是慢性严重肝衰竭者的必需营养补充品
	肾病用氨基酸（9AA）：复合氨基酸 9R 注射液	含 9 种必需氨基酸。适于：①慢性非终末期肾衰竭患者，特别是呈负氮平衡而单用饮食疗法不能纠正者及各种透析患者营养不良者；②非高分解状态的急性肾衰竭
	小儿复方氨基酸注射液：18AA-Ⅰ、18AA-Ⅱ、19AA-Ⅰ、19 氨基酸注射液 -500	用于早产儿、极低体重儿及各种病因所致不能经口摄入蛋白质或摄入不足的新生儿；各种创伤；各种不能经口摄食或摄食不足的急慢性营养不良的小儿。小儿复方氨基酸注射液（18AA-Ⅰ）：禁用于肝、肾功能损害的病儿和对氨基酸有代谢障碍的病儿。小儿复方氨基酸注射液（19AA-Ⅰ）/ 小儿复方氨基酸注射液（18AA-Ⅱ）：氨基酸代谢障碍者和氮质血症患者禁用

（续　表）

营养素	可供选择的主要制剂	临床使用指引（特点及适用患者）
特殊氨基酸	精氨酸	适用于血氨增高的肝昏迷（肝性脑病），特别是伴有碱中毒的患者。禁用于高氯性酸中毒、肾功能不全及无尿患者，暴发性肝衰竭患者。用药期间，宜进行血气监测，注意患者的酸碱平衡
	L- 丙氨酰 -L- 谷氨酰胺、丙氨酰 - 谷氨酰胺注射液	用于烧伤、创伤、大手术后需要补充谷氨酰胺的患者，也可用于那些处于分解代谢和高代谢状况的患者的辅助治疗
脂肪乳剂——供给能量的主要来源脂肪	长链甘油三酯制剂：长链脂肪乳注射液（OO）	适用于需要高热量的患者、肾损害、禁用蛋白质的患者和由于某种原因不能经胃肠道摄取营养的患者，以补充适当热量和必需脂肪酸。长期使用，应注意脂肪排泄量及肝功能。若血浆有乳光或乳色出现，应推迟或停止应用。严重急性肝损害及严重代谢紊乱特别是脂肪代谢紊乱脂质肾病，以及严重高脂血症患者禁用
	长 / 中链甘油三酯制剂：中 / 长链脂肪乳剂	
电解质	0.9% 氯化钠、10% 氯化钠、10% 氯化钾、10% 葡萄糖酸钙、25% 硫酸镁、甘油磷酸钠、乳酸钠林格液	适用于需要维持水、盐代谢和酸碱平衡的患者；通常每提供 1000kcal 热量时，应同时补充钾 40mmol，磷 10mmol，钙及镁 4 ～ 5mmol
微量元素	多种微量元素注射液（Ⅰ）和元素注射液（Ⅱ）	内含铁、锌、锰、铜等多种微量元素。当 PN 治疗超过 1 月后需注意补充之，为 PN 的添加剂，也适用于妊娠妇女补充微量元素
维生素	脂溶性维生素：脂溶性维生素注射液（Ⅱ）	脂溶性维生素在体内有一定的储备，短期禁食者不致缺乏
	水溶性维生素：注射用水溶性维生素	水溶性维生素在体内无储备，适用以满足成人和儿童每天对水溶性维生素的生理需要
	复合维生素：注射用多种维生素（12）	适用于预防因饮食不平衡所引起的维生素缺乏
其他	胰岛素、三磷酸腺苷、生长激素等	基因重组人生长激素（rhGH），对重症者有显著价值，推荐用量是每天 0.11 ～ 0.14mg/kg

六、基本膳食

（适用人群见本章第二节）

膳食类型	餐次	食物内容与数量（举例）	能量及营养素含量
普通膳食	早餐	饼子（小麦粉 100g），粥（大米 50g），茶叶蛋 60g，虾皮莴笋（虾皮 10g，莴笋 40g）	全天能量 2 518kcal，蛋白质 15.4%，碳水化合物 63.9%，脂肪 20.7%
	午餐	米饭（大米 200g），香菇油菜（香菇 40g，油菜 100g）鲤鱼豆腐（鲤鱼 50g，豆腐 100g），滑炒肉丝（猪里脊 80g，木耳 5g，尖椒 10g）	
	晚餐	花卷（小麦粉 100g），粥（大米 50g），素炒茭瓜（茭瓜 150g），小白菜炖排骨（小白菜 100g，排骨 50g），西红柿土豆猪肉（西红柿 100g，土豆 30g，猪肉 20g）	
软食膳食	早餐	粥（大米 50g），煮鸡蛋（鸡蛋 60g），小菜（生菜 50g）	全天能量 1800kcal，蛋白质 16.7%，碳水化合物 63.3%，脂肪 20.0%
	加餐	牛奶（250ml）	
	午餐	面条（挂面 120g，碎菠菜叶 100g，瘦嫩猪肉 50g）	
	加餐	果汁（200ml）	
	晚餐	软米饭（大米 100g），南瓜炖豆腐（南瓜 100g，豆腐 150g）	
半流膳食	早餐	豆浆（250g），饼干（25g），糖（25g）	全天能量 1740kcal，蛋白质 15.9%，碳水化合物 65.5%，脂肪 18.6%
	加餐	冲藕粉（藕粉 15g，糖 25g）	
	午餐	馄饨（面粉 100g，瘦精猪肉 100g，碎菜叶 100g）	
	加餐	胡萝卜汁（胡萝卜 200g，糖 15g）	
	晚餐	粥（粳米 100g，鸡蛋 20g，糖 15g）	
流食膳食	第一次	稀米粉糊（大米饭 20g，糖 15g）	全天能量 587kcal，蛋白质 14.3%，碳水化合物 62.7%，脂肪 23%
	第二次	牛奶（牛奶 250ml，糖 15g）	
	第三次	肉汤（200ml）	
	第四次	豆浆（豆浆 200ml，糖 15g）	
	第五次	蛋花汤（鸡蛋 20g，盐 1g）	
	第六次	稀藕粉（藕粉 20g，糖 15g）	

七、治疗膳食

膳食	可用食物	忌用食物	临床使用指引 （特点及适用患者）
高能量膳食	各类食物均可食用，加餐以面包、馒头、蛋糕等含热量高的碳水化合物为主	无特殊禁忌	消瘦或体重不足者、营养不良、吸收障碍综合征者、代谢亢进者、严重创伤和烧伤者
低能量膳食	多选择粗粮、豆制品、蔬菜和低糖的水果	肥腻的食物和甜食，如肥肉、花生、糖果、蜂蜜等	需减少机体代谢负担而控制病情的患者，如高血压、冠心病、高脂血症等
高蛋白膳食	多选用含蛋白质高的食物，如鱼类、蛋类、瘦肉类，以及富含碳水化合物的食物,如谷类、山药、薯类等，并选择新鲜的蔬菜和水果	无特殊禁忌	营养不良、创伤和烧伤患者、手术前后、慢性消耗性疾病、消化系统疾病的恢复期
低蛋白膳食	蔬菜类、水果类、食糖、谷类、植物油、马铃薯等低蛋白的淀粉类食物	肝性脑病忌用蛋、乳、肉类等富含动物蛋白食物	急性肾炎、急性或慢性肾功能不全，肝性脑病患者
低脂肪膳食	谷类、瘦肉类、禽类、鱼类、蛋类、豆类、薯类、各种蔬菜水果	含脂肪高的食物，如肥肉、全脂乳及其制品、坚果、蛋黄、油酥等	急慢性肝炎、急慢性胰腺炎、胆囊炎，脂肪消化吸收不良患者，肥胖症、高血压、冠心病等
低脂肪低胆固醇膳食	谷类、薯类、脱脂乳制品、瘦肉、鱼、豆类、各种蔬菜水果	含脂肪高的食物，如肥肉、全脂乳及其制品、坚果、蛋黄、油酥等。含胆固醇高的食物，如蛋黄、动物内脏、海鲜等	高脂血症、高血压、肥胖症、胆结石、动脉粥样硬化患者
限钠膳食	不加盐或酱油制作的谷物、肉类、豆制品、乳类等	各种盐或酱油制作的食物、腌制品	肝硬化腹水、心功能不全、肾脏疾病、高血压、水肿等
低碘膳食	含淀粉类食物、动物类食物、新鲜水果蔬菜	富含碘的食物，如海带、紫菜等海鲜产品等	甲亢和自身免疫性甲状腺炎引起的甲状腺功能减退
高钾膳食	多选富含蛋白质的瘦肉、鱼、虾、粗粮和豆制品、新鲜水果蔬菜		纠正低钾血症，预防用于利尿引起的低钾血症
低钾膳食	可选用含钾量低于100mg/100g的食物，如藕粉、蛋类、植物油等	豆类、瘦肉、水果、蔬菜等	纠正高血钾，适用于因肾脏排钾功能障碍而引起的高钾血症

第四节 医疗队随行营养支持产品目录

医疗队随行药品推荐目录，见表 15-6。

表 15-6 医疗队随行药品推荐目录

药品名称		剂型	特殊储存条件
中文	英文		
1. 口服补液盐	Oral Rehydration Salts	散剂	——
2. 氯化钠注射液（0.9%）	Physiological Saline	注射剂	——
3. 复方氯化钠溶液	Ringer Solution	注射剂	避光、密闭
4. 乳酸钠林格注射液	Sodium Lactate Ringer's Injection	注射剂	——
5. 葡萄糖氯化钠注射液（5%）	Glucose and Sodium Chloride Injection	注射剂	——
6. 右旋糖酐 40 氯化钠注射液	Dextran 40 Sodium Chloride Injection	注射剂	——
7. 碳酸氢钠注射液（5%）	Sodium Bicarbonate	注射剂	——
8. 甘露醇注射液（20%）	Mannitol	注射剂	避光、密闭
9. 整蛋白型肠内营养剂	Intacted Protein Enteral Nutrition Powder	粉剂	——
10. 肠内营养乳剂（TP）	Enteral Nutritional Emulsion（TP）	乳剂	25℃以下，不得冰冻，密闭保存
11. 肠内营养粉剂（TP）	Enteral Nutritional Powder（TP）	粉剂	阴凉干燥处
12. 肠内营养粉（AA）	Enteral Nutritional Powder（AA）	粉剂	阴凉干燥处
13. 肠内营养混悬液（SP）	Enteral Nutritional Suspension（SP）	混悬液	遮光、密闭
14. 肠内营养乳剂（TPF-D）	Enteral Nutritional Emulsion（TPF-D）	乳剂	15～25℃，密闭
15. 肠内营养乳剂（TP-HE）	Enteral Nutritional Emulsion（TP-HE）	乳剂	遮光，密闭，在阴凉干燥处保存
16. 肠内营养乳剂（TPF-T）	Enteral Nutritional Emulsion（TPF-T）	乳剂	遮光，密闭，在阴凉干燥处保存
17. 肠内营养混悬液（TP-MCT）	Enteral Nutritional Suspension（TP-MCT）	混悬液	遮光、密闭
18. 肠内营养混悬液（TPF-FOS）	Enteral Nutritional Suspension（TPF-FOS）	混悬液	遮光、密闭
19. 肠内营养乳剂（TPF）	Enteral Nutritional Emulsion（TPF-T）	乳剂	遮光，密闭，在阴凉干燥处保存
20. 肠内营养混悬液（TPF-D）	Enteral Nutritional Suspension（TPF-D）	混悬剂	——

（续　表）

药品名称		剂型	特殊储存条件
中文	英文		
21. 乳清蛋白粉	Lactalbumin Powder	粉剂	——
22 葡萄糖注射液（5%、10%、50%）	Glucose Injection	注射剂	密闭保存
23. 支链氨基酸	Branched Chain Amino Acid，BCAA		——
24. 长链脂肪乳注射液（OO）	Long Chain Fat Emulsion Injection（OO）	注射剂	在25℃下贮存，勿冷冻，避免光照
25. 中长链脂肪乳	Medium and Long Chain Fat Emulsion Injection	注射剂	室温贮藏，避免冻结
26. 多种微量元素注射液（Ⅱ）	Multi-trace Elements Injection（Ⅱ）	注射剂	0～25℃，避光保存
27. 脂溶性维生素注射液（Ⅱ）	Fat-soluble Vitamin Injection（Ⅱ）	注射剂	2～10℃避光保存
28. 注射用水溶性维生素	Vidarabine Monophosphate for Injection	注射剂	8～10℃避光保存
29. 注射用多种维生素（12）	Multivitamins for Injection（12）	粉剂	——
30. 复方氨基酸注射液（3AA）	Compound Amino Acid Injection（3AA）	注射剂	——
31. 丙氨酰谷氨酰胺注射液	Alanyl Glutamine Injection	注射剂	阴凉处（不超过20℃）
32. 要素膳	Elemental Diet	粉剂	
33. 羧基麦芽糖铁	Ferric Carboxymaltose	注射剂	贮于20～25℃，短程携带允许15～30℃。禁止冷冻

（吴晓玲、侯连兵、吴馥凌、侯楚祺、刘文钦）

参考文献

［1］新型冠状病毒肺炎重症患者的肠内肠外营养治疗专家建议［J］. 中华医学杂志，2020，100（12）:889-892.

［2］Chimera Bernadette，Potani Isabel，Daniel Allison I，et al. Clinical nutrition care challenges in low-resource settings during the COVID-19 pandemic: A focus on Malawi.［J］.J Glob Health，2020, 10: 020363.

［3］吴久鸿，吴晓玲．突发事件中的药学保障与药品供应．北京：化学工业出版社，2010.

［4］Boullata JI，Carrera AL，Harvey L，et al. ASPEN Safe Practices for Enteral Nutrition Therapy. JPEN J Parenter Enteral Nutr, 2017, 41（1）:15-103.

［5］肠内营养临床药学共识（第二版）［J］．今日药学，2017，27（06）:361-371.

［6］王静．地震灾害发生后伤病员的营养管理［J］．中华现代护理杂志，2008，14（13）.

［7］张秀玲，李桂花，李娜，等.PIVAS 落实《规范肠外营养液配制专家共识》的效果分析［J］．世界最新医学信息文摘，2019，19（79）:205-207.

［8］韦军民．从欧洲肠外肠内营养学会外科营养指南更新探讨围术期营养支持［J］．中华消化外科杂志，2020，19（10）:1038-1043.

［9］Muscogiuri Giovanna，Barrea Luigi，Savastano Silvia，et al. Nutritional recommendations for CoVID-19 quarantine［J］.Eur J Clin Nutr, 2020, 74: 850-851.

［10］覃怡．探讨儿童食品群体性突发事件的营养安全对策［J］．医学食疗与健康，2019（15）:216-218.

［11］Wells Mulherin Diana，Walker Renee，Holcombe Beverly，et al. ASPEN Report on Nutrition Support Practice Processes With COVID-19: The First Response［J］.Nutr Clin Pract, 2020, 35: 783-791.

［12］Weimann A，Braga M，Carli F，ESPEN guideline: Clinical nutrition in surgery. Clin Nutr, 2017, 36（3）:623-650.

［13］Mogensen Kris M，Robinson Malcolm K，Casey Jonathan D, et al. Nutritional Status and Mortality in the Critically Ill［J］.Crit Care Med, 2015, 43: 2605-2615.

［14］Tsuboyama-Kasaoka Nobuyo，Purba Martalena Br. Nutrition and earthquakes: experience and recommendations［J］.Asia Pac J Clin Nutr, 2014, 23: 505-513.

［15］赵彬，老东辉，商永光．规范肠外营养液配制［J］．协和医学杂志，2018,9（04）:320-331.

［16］荫士安．关注突发事件应急状态下妇女儿童营养与健康状况的改善：中国营养学会妇幼营养第七次全国学术会议暨换届选举会议［Z］．中国江苏南京，20103.

［17］中国医药信息查询平台．https://www.dayi.org.cn/drug/.

案例篇

第十六章　国内重大突发应急事件药学保障与药品供应案例

案例 1　四川省三级医疗机构抗震救灾药学服务实践

四川省人民医院是卫健委直属的省级三级甲等综合性医院,四川省急救中心所在地,也是卫健委国际紧急救援中心网络医院,近年来多次参加全省重大突发公共卫生事件紧急救援任务。特别是 2008 年的"5·12"汶川地震救治工作中,该院共收治 3856 例伤员,其中 2196 例入院治疗,危重伤员 943 例。2017 年 8 月 8 日九寨沟发生地震,死亡 27 人,失踪 1 人,受伤 570 人左右,收入该院的伤员共计 41 人,其中危重症伤员 7 人,通过多学科医疗护理资源整合,共同救治伤员,使伤员在短时间内得到高标准的救治,1 周内均顺利转出重症监护室。四川省人民医院在参与地震伤员救治过程中,积累了丰富的经验应对突发灾害事件,也获得了综合性医院针对公共突发事件的药品应急保障、药学服务和药事管理经验。

一、反应迅速,应急保障到位

2008 年 5 月 12 日,突如其来的地震给人民群众的生命和健康造成重大损失。四川省人民医院在第一时间全体动员,全力投入抗震救灾的工作中。由于突发灾害事件医院药品供应具有紧迫性、不确定性、多变性等特点,加之在当时信息沟通困难的特定条件下,医院根据地震伤患者的特点,在地震发生后就立即准备了急救药品,如大容量输液、代血浆、破伤风免疫蛋白等,还专门配制外用消毒剂,如碘酊、器械消毒液等。药师们主动到临床科室了解用药需求,亲自运送药物到病房;制剂室 24 小时轮班开展配制临床需要的各种制剂。为保证应急到位,科室专门成立了药品采购供应、制剂生产、临床合理用药、捐赠药品管理等应急小组,一旦有需求,立即投入工作。例如,捐赠药品接收人员常深夜奔波在机场、火车站、成都市 120 中心和卫生厅抗震救灾物资储备处。

二、科学分析,及时总结

随着医院不断大量接收地震伤员,药学部及时和临床科室沟通,科学分析各种用药情况,并将用药的种类及目录进行总结,结合院内实际情况及时指导药品供应。由于地震伤主要是建筑物倒塌等引起的创伤,既有简单的伤情,更有严重危及生命的伤情,如大血管损伤、严重颅脑损伤、脊柱伤等。处理地震伤员时需注意创面的处理、水与电解质的平衡、感染的防治、合理的营养支持。从所用药品的使用频度（DDDs）上看，前 18 位药物中抗感染药物占 35%，糖、盐、酸碱平衡调节药物占 20%，维生素、矿物质、微量元素以及营养药占 15%（表 16-1）。作为接收和救治"5·12"地震伤员最多的三级医院，四川省人民医院总结的地震伤救治药品需求结构及分布对于地震等重大自然灾害的药品储备和供应具有重要的借鉴和现实意义。

表 16-1　2008 年 5 月 12 日至 6 月 24 日用于四川省人民医院收治的地震患者 DDDs 排序前 20 位药品

排序	药品名称	药品种类	DDDs 值
1	外用重组牛碱性成纤维细胞生长因子	皮肤科、耳鼻喉眼科及其他	40 570.00
2	0.9% 氯化钠注射液	糖、盐、酸碱平衡调节药物	30 647.4
3	5% 葡萄糖注射液	糖、盐、酸碱平衡调节药物	16 086.00
4	阿米卡星洗剂	皮肤科、耳鼻喉眼科及其他	14 430.00
5	丹红注射液	心血管系统药物	2323.33
6	注射用哌拉西林钠舒巴坦钠	抗感染药物	1149.50
7	奥硝唑氯化钠注射液	抗感染药物	949.00
8	8.5% 复方氨基酸 18AA-11 注射液	维生素、矿物质、微量元素以及营养药	734.00
9	注射用头孢唑肟钠	抗感染药物	655.75
10	血凝酶冻干粉	血液系统药物	591.00
11	注射用奥美拉唑（附水）	消化系统药物	583.00
12	20% 人血白蛋白	生物制品	402.00
13	20% 中长链脂肪乳注射液	维生素、矿物质、微量元素以及营养药	396.00
14	注射用乳酸环丙沙星	抗感染药物	393.00
15	血必净注射液	抗感染药物	382.25
16	盐酸左氧氟沙星注射液	抗感染药物	375.25
17	注射用甲硫氨酸维 B_1	维生素、矿物质、微量元素以及营养药	352.50
18	注射用氨曲南	抗感染药物	342.50

三、深入临床，促进合理用药

充分发挥临床药师作用，为临床提供优质专业的药学技术服务是实现药品应急的核心。专职临床药师除直接参与一线地震伤员的转移等工作以外，更重要的是密切结合临床，与临床医师共同商讨药物治疗方案。"5·12"汶川大地震后，由于短期需要救治大量地震伤员，外科专科医师严重不足，只有抽调全国各地和本省的医院、本院他科或其他专业医师临时上阵，由于各自专业背景和工作经验不同沟通较为困难；加之院内还有 2000 多例在院患者，在此特殊应急情况下,临床合理用药问题更值得关注。

第一阶段:协调药品供应与临床需要之间的矛盾

5月12～13日:地震初期,由于短期需要救治大量地震伤员,药品需求量巨大,特别是一些抢救药品严重短缺。为了获得第一手临床对抢救药品的需求信息,医院将5位临床药师安排在收治患者最多的应急病房、急诊ICU、外科ICU、骨科、神经外科这5个病房。根据患者伤情,通过与医师交流和自己的专业判断,及时计划出药品需求信息,并反馈给科室主任。同时,临床药师驻扎在病区,负责及时与科室主任或采购取得联系,保证特殊需求药品的供应。

第二阶段:医、药合作阶段

5月13日至6月30日:从各个地方送来的患者不断增加,医院相应专科医师严重不足,只有抽调他科或其他专业医师临时上阵,同时卫健委各路支援专家纷纷抵达医院。此时出现了在院医师对非专科药品不熟悉,外院专家对院内药品也不熟悉的情况。由于医院临床药师均轮转过各个病区和药房并经过专科化培训,对药品和一般疾病的治疗原则较熟悉,同时具备根据不同病理生理情况优化药物治疗方案的能力,及时化解了这一困境,得到支援专家的赞许。在捐赠药品大量运到医院后,临床药师及时把捐赠药品适应证、使用方法、不良反应和注意事项等信息编辑成册供医务人员使用。6月28日,卫健委派出5位临床药学专家来院,临床药师同支援专家一道,针对临床遇到的问题专门制订临床药学通讯,例如,针对后期出现耐药的鲍曼不动杆菌、真菌以及静脉营养和疼痛等问题制定了"治疗鲍曼不动杆菌的用药建议""深部真菌感染治疗药物与肝肾功能""医院自配TPN推荐处方和临床应用说明"和"创伤后镇痛药使用建议"等。这些通讯在当时的特定条件下起到了极大的作用。

第三阶段:药学监护

按卫健委的要求和部署,普通患者或病情稳定的患者转到全国各地继续医治,分布在全省各基层医院的危重患者陆续转入四川省人民医院集中治疗。此时临床药师从普通的应急病房转到了收治危重病的监护病房。面对该病情危重复杂的患者群体,院内常需短期内多次召开会议,讨论患者病情,临床药师也参与其中,针对治疗过程中出现的某个问题与临床医师一起商讨。如在监护1名2008年5月15日因"左侧股骨粗隆骨折"转入院的患者时发现,患者先后使用头孢哌酮钠舒巴坦钠、左氧氟沙星、庆大霉素、氟康唑、亚胺培南西司他丁、头孢吡肟、氨茶碱、盐酸氨溴索、琥珀酸氢化可的松等药物治疗16天中,血常规出现进行性恶化,2008年6月1日血常规检查:血小板$3.2×10^9/L$(参考值范围:$85×10^9～300×10^9/L$),白细胞$1.7×10^9/L$(参考值范围:$3.59×10^9～9.64×10^9/L$)。2008年6月2日临床药师和医师一起讨论并提出处理意见:①停用氟康唑、左氧氟沙星、亚胺培南西司他丁等影响血常规的药物;②根据细菌培养及药敏试验结果,建议给予哌拉西林他唑巴坦抗感染、白介素-11治疗血小板减少症、重组人粒细胞集落刺激因子注射液治疗中性粒细胞减少症、胸腺五肽提高机体免疫力等;③密切监测血小板白细胞等生理生化指标,必要时给予输注血小板;④

注意观察白介素 -11、重组人粒细胞集落刺激因子等药物的过敏反应及其他不良反应；血小板 ≥ $100×10^9$/L 时，停用白介素 -11；白细胞恢复至正常水平可停用重组人粒细胞集落刺激因子。同时，临床药师根据患者肝肾功能等身体机能情况，运用药代动力学原理为患者制订了个体化的给药方案，临床治疗 15 天后，即 2008 年 6 月 16 日血常规检查示患者血小板（$64×10^9$/L）和白细胞（$4.6×10^9$/L）恢复良好，感染等症状得到控制，患者全身情况明显好转，经进一步巩固治疗后转入康复中心康复治疗。另外，临床药师还协助医师为地震危重伤员制订和调整个体化给药方案，跟踪其临床疗效，评估可能发生的药品不良反应并提供应对处理措施：①根据患者截肢后体表面积可能大大减小和可能出现肝肾功能严重障碍等情况，运用药代动力学原理为伤员制订和调整给药方案；②急诊 ICU 病房 1 例患者因地震头部受伤而致颅内感染和严重的中枢神经症状，临床药师向医师推荐了对超广谱 β - 内酰胺酶治疗效果好且对中枢神经更安全的美罗培南，病情迅速好转。只有提供优质专业的药学技术服务才能保证药品应急的质量，使药品应急体现技术性和时效性。

四、探索捐赠药品管理，使其物尽其用

从地震第 2 天，药师开始接收捐赠药品，这对初次遇到公共突发灾害事件的医务人员来说是一个新生事物，同时也是一个全新的课题。管理捐赠药品具有极强的专业性，药学部查阅国家相关政策，及时总结，为政府建言献策、提供参考，也为以后的国家药品应急体系建设和药事管理开启了很好的思路。

根据国家的规定和医院的实际，药学部制订了接受捐赠药品的工作流程：①严把接收关：必须有调拨或捐赠手续，具备有效的资质证明、药品质量检验报告、物价批文等资料的药品才被接收；对手续、资料不完备和质量不能保证的药品坚决不收；②仔细验收入库：制定各项表格认真做好手工和电脑的捐赠药品入库登记，对药品的名称、规格、包装、数量、生产企业、批号、效期等仔细查验；③规范储存保管：按药品的理化性质和作用、用途分类保管，根据温度、湿度、光线及防虫、防鼠、防霉变等要求妥善储存；④认真核对出库：严格遵循"近效期先出"的原则，严把出库关。及时向临床通报不断更新的捐赠药品品种和数量，并对捐赠药品进行分类、制订《捐赠药品处方集》，分发到各病房，让临床医师及时了解捐赠药品使用方法、注意事项以及不良反应信息。同时对捐赠药品实行"五专管理"即专人负责、专设库房、专用账册、专门统计、专门审计；并确立了依法管理、科学管理、有效使用的原则。只有有效的管理好捐赠药品才能提高药品的应急效率，从而也最大限度地实现捐赠药品的价值。

五、药学人员前线救援的经验

四川省绵阳中心医院按 WHO 灾难医学救援疾病分类法分析了"5·12"汶川地震该

医院救治患者 1～14 天疾病谱变化规律。结果显示灾后 7 天内，以外伤/伤口类疾病为主（74.1%～98.6%），死亡主要集中于此期，单纯或合并颅骨骨折的死亡率高，抢救生命是首要目标。7 天后其他类内科疾病明显上升（44.3%～75.0%），且急性上呼吸道感染疾病发病率较高，急性肠炎 13 例。此期需要大量医疗资源以降低患者致残率，治疗上呼吸道和肠道感染，防治传染病暴发流行。

海军总医院抗震救灾医疗队通过对接诊、治疗和记录的 11 296 病例分析后也得出相似结论。灾后第 1 周以现场急救为主，接诊的 682 例患者以骨折、皮肤擦伤、复合伤居多，内科疾病相对较少。在所有伤员中，重、中、轻伤员分别占 67.6%、18.2%、14.2%（表 16-2）。

表 16-2 第 1 周接诊伤病员伤病构成情况

病种	例数	构成比（%）
四肢骨折	244	35.8
皮肤擦伤	192	28.1
复合伤	96	14.0
挤压伤	30	4.4
腰椎骨折	12	1.8
颅脑外伤	32	4.7
脱水	30	4.4
上呼吸道感染	34	5.0
急性胃肠炎	10	1.5
宫外孕	2	0.3

地震灾害紧急救援 1 周后，外伤伤员明显减少。由于地震灾民大多居住在帐篷等临时居住点，人群密度大，生活环境相对较差，卫生条件不够理想，加之四川地区多为山地气候，昼夜温差大，此时内科类疾病发病率显著上升，以急性上呼吸道感染为主。儿童由于自身抵抗力较差，不能及时补充营养，亦导致发病率骤升。值得关注的是，地震灾区夜间较寒冷，雨水较多，空气湿度大，十分利于真菌的生长，因此，皮肤真菌病和皮炎也很常见。进入 6、7 月以后，地震灾区日照时间长，午间气温较高，临时帐篷内温度可达 40℃以上，导致许多老年人和儿童发生中暑。此阶段主要以轻伤员为主，接诊伤病员的构成情况，见表 16-3。

表 16-3　第 2 ～ 10 周接诊伤病员伤病构成情况

病种	例数	构成比（%）
外伤	1596	15.0
呼吸道感染	3956	37.3
急性胃肠炎	1154	10.9
皮肤真菌病及皮炎	982	9.3
腰腿痛	950	9.0
小儿疾病	508	4.8
中暑	438	4.1
牙龈、牙周炎	270	2.4
高血压病	240	2.3
结膜炎	178	1.7
蚊虫叮咬	128	1.2
焦虑症	132	1.2
其他	82	0.8

　　相对疾病谱的变化，地震灾区的用药情况也发生变化，通过北京军区总医院抗震救灾医疗队在都江堰市向峨乡的药品发放情况看，地震后向灾区民众发放的前 50 位口服药品中，抗感染药物所占比例最大（14 种，28%），其他依次为胃肠道疾病用药（8 种，16%）、抗感冒药（7 种，14%）、解热镇痛抗炎药（4 种，8%）、降压药（4 种，8%）、咳喘类用药（4 种，8%）、过敏或虫咬皮炎用药（3 种，6%）、伤科用药（3 种，6%）。发放的注射剂中，以抗感染药物和胃肠道疾患用药占比例最大，与口服药物发放的结果一致。通过四川大学华西医院地震发生后前 3 周救治用药情况分析，抗菌药物中，青霉素类使用量最大，头孢菌素类及氟喹诺酮类次之，其原因为灾后患者多为急救患者，外伤感染以革兰阳性菌为主，故采用抗菌谱偏阳性的青霉素预防、治疗。许多民众在地震中由于磕碰撞蹭而受伤，当地民众的饮用水、饮食和居住环境比较艰苦，卫生条件差，易患胃肠道疾病、感冒、过敏和虫咬性皮炎等，这些疾病若不能得到及时救治极易引发感染，因此，涉及上述疾病的药品发放数量较多。除此之外，部分民众由于在地震中受到惊吓或经历丧亲之痛，出现情绪激动、失眠、焦虑、血压升高等症状，精神类药品（如地西泮）和降压药的发放数量也较多。在灾后重建工作中，人们在清理废墟或房屋建设中易被散在的碎玻璃或金属利器等划伤，需要及时注射破伤风抗毒素，故破伤风抗毒素的用量也较多。在地震中后期及时开展卫生防疫工作也十分必要。在消毒剂选用方面要求：对环境、水、物体表面、垃圾、粪便、尸体等消毒首选含氯消毒剂；手消毒可选用免洗型消毒剂，其有效成分为 75% 酒精、醋酸氯己定、酊类；皮肤消毒可选用碘伏、醋酸氯己定等。另一方面由于连日劳作，医疗救援人员体力透支，饮食不规律，营养供应不良，免疫力低下，容易引发多种疾病。这些疾病

如不能得到有效防治会严重损害救援人员的身心健康,给救援工作带来极大的影响。此外,患有高血压、糖尿病、结核病等慢性病的灾区群众也需要适当的药品用于维持治疗。因此,地震中后期的药品配置更加复杂多样,应充分考虑到应急期之后地震恢复期伤病谱的特殊变化和各种突发情况,全面合理地选配药品,并尽量做好药品管理,减少资源浪费。

六、小结

通过汶川大地震,药学工作者在实践中发现了许多应急状态下药学服务的问题,如信息传递效率低下,统一的平台建设尚待完善;捐赠药品存在着较大的浪费和相关管理部门沟通不足;应急人员的临时性及紧迫性带来了责任不明确等问题。因此,应该建立统一的应急平台(包括通讯、网络等)以及建立统一的指挥管理机构并定期演练;此外,应制订更详细的法规对捐赠、管理及使用进行约束与规范,以确保捐赠药品规范管理和合理使用。

(童荣生)

案例2 广州军区武汉总医院赴汶川抗震抢险实践

"5·12"汶川大地震发生后,广州军区武汉总医院先后派出3支医疗队共110名队员赴灾区开展抢救工作,并为参加救灾的空降兵某部官兵提供贴身医疗保障。在入川的70多天里,医疗队先后转战十个区县和村镇,派出1000多批次医疗小队,深入到700多个医疗点,累计巡诊88 971人次,救治24 556人,抢救危重伤员686人,所保障的空降兵某部官兵没有发生任何流行病和传染病,没有发生1例非战斗减员。医院接到联勤部的救援命令是5月13日凌晨1时24分,20分钟后启动了应急预案。1个小时后3支医疗队抽组完毕,2小时后,价值百万元物资筹措到位,5月13日上午8时30分医疗队开赴军用机场,成为第一支到达灾区的外区医疗队。通过国内应急事件的参与和实践经验,总结汶川医疗救援的特点和存在问题:

首先,准备时间短,起初阶段物资难以保障。医院准备的卫生物资和药材主要以骨折、挫伤、挤压综合征的救治为主,抵达灾区后现场的情况和预料相差甚远,救援现场紧缺救援专门工具和个人防护器材及消毒药材。没有充分考虑到由于道路中断,对于物资补给保障造成的困难与程度,初期急需的物资包括:卫生口罩、加厚手套、防护头盔、野战工兵靴等物资。在此次抗震救灾中,各类皮肤病用药、防护用药和耗材需求量大,但药材筹措难度大。

其次,灾区通信系统受到严重破坏,移动通信的盲区迅速扩大,医疗队没有专业的无线电通信装备,在抗震救灾前期,救援过程中的一些紧急情况只能靠用"鸡毛信"传送的方式进行,指挥效率大大降低,1周后,联勤部调拨两部海事卫星电话送到医疗队后,情况得以缓解。

再次,灾区卫生防疫指导不足,防疫不够合理科学。有的是专职人员执行消杀任务,有的却是战士和未接受过防疫培训的人员进行消杀,防疫过程缺乏统一的标准和要求,什么地方用什么样的措施进行防疫和消杀,防疫和消杀的程序、时间、程度都没有具体的规定,使得有的地方消杀药物使用过量,有的地方却不尽合理与科学,难以达到消杀的目的和要求。

从此次应急事件可以看出,药品、器材和卫生装备是抢险救灾和应对突发公共事件的物资基础。应根据地震、洪涝、雪灾和森林火灾等不同灾情的救援任务要求,制订相应的药品目录和卫生装备目录,并按规定标准或整基数储备药材及装备,专库存放,定期检查与更换,以备不时之需,同时也可避免不必要的浪费。在执行任务时,要紧扣"要什么——有什么——在哪里——怎么供"的流程,加强部队之间、部门之间的协同,完善联勤协调机制。卫生装备除便于携带的急救和常用器材外,还应配备远程会诊车、可移动X线机、帐篷、担架和发电设备等器材。

(汤 韧)

案例 3　北京市赴四川抗震救灾救援医疗队药学组工作情况

2008 年 5 月 28 日，在"5·12"汶川地震 16 天后，受卫生部指派，北京市卫生局派出的第八批医疗队赶赴成都，该医疗队由 5 名临床药学专家、10 名感染相关专业的临床专家组成，到四川省人民医院参与地震危重伤员的救治。这是卫生部首次派出 5 名临床药师组成医疗组进入一线参与救治工作，5 人均为副主任药师以上职称，是北京地区业务精湛的临床药学专家，其目的是参与多学科联合治疗，降低死亡率和感染率，并在合理用药的细节问题上给医师以药学建议。5 名药学专家分别是：卫生部中日友好医院主任药师常明，北京大学第三医院主任药师胡永芳，首都医科大学附属天坛医院副主任药师高晨，首都医科大学附属安贞医院主任药师魏国义，北京积水潭医院主任药师甄健存。

本次医疗队要面对的任务是救治灾后转移至四川省人民医院的重症患者，多数有手术后创面感染和挤压伤后的脏器衰竭，需要多学科通力合作，尽力挽救每一个生命。卫生部领导还特别强调，希望药学专家们把合理用药的工作做细。在地震当天就接收 1800 余名伤员的省人民医院，当时还有 200 多位从灾区转运过来的重症患者，被分类收进外科 ICU、急诊 ICU、急诊内科、急诊外科和临时改建的应急二病区和应急三病区，还有专门隔离气性坏疽感染的 20 余间特殊感染病房。进入病房，映入眼帘的病人和机械通气、床旁血滤、心电监护、骨折牵引、大面积开放创面、高位截肢，面临的治疗问题主要是创面及多发感染、颅脑损伤后昏迷、气性坏疽、挤压综合征、创伤疼痛、焦虑失眠、贫血及营养不良、活动受限后的胃肠不适等。

作为卫生部首次派出的临床药师医疗队，她们的任务是降低死亡率和感染率，减少细菌耐药，并在合理用药方面提供药学建议。通过亲身参加突发自然灾害事件中的医疗救治工作，专家们深深感受到，灾区伤员需要药师的用药监护和专业支持。2008 年 5 月 28 日至 6 月 24 日的 28 天里，5 位主任药师分别进入 5 个病区参与每日联合查房，实施药学监护 866 人次；调整药物治疗方案或提出用药建议 114 人次；了解病程进展和药物治疗情况，对用药提出建议，例如根据细菌耐药性监测结果合理选用抗菌药物，持续血液净化治疗患者的用药剂量调整，创伤后镇痛药的选用，抗焦虑药的选用及在肾衰患者中的药物选择，局部外用药的选用；指导患者正确用药，例如，抗哮喘用吸入剂的正确使用，肠道微生态制剂的正确使用，镇痛药的正确使用，镇静剂的正确使用；监测用药后效果和不良反应。根据临床治疗中发现的问题迅速回馈与响应，及时提供相关合理的用药信息、编辑《捐赠药品处方集》和《抗震救灾，临床药学快讯》8 期，为医师在使用捐赠药品和对患者药物治疗中出现的普遍问题提供药学指导与帮助（表 16-4）。

表 16-4　抗震救灾临床药学快讯系列

序号	内容	针对问题
1	加强病区环境管理，治疗鲍曼不动杆菌的用药建议	难治性院内感染
2	创伤后镇痛药使用建议	创伤性疼痛
3	凝血酶在创面换药中的应用	大创面出血
4	抗焦虑药使用建议	灾后焦虑失眠
5	深部真菌感染用药与肝肾功能衰竭	难治性感染
6	治疗颅内感染的常用抗菌药物使用建议	难治性感染
7	抗癫痫药的血药浓度监测要点	继发癫痫
8	自配 TPN（肠外营养剂）推荐处方	感染后营养不良
9	捐赠药品处方集	捐赠药品合理使用

当时外科 ICU 遗留地震伤员的疾病特点，一是创面巨大，出血量多；二是创面处理比较困难，感染严重；三是大多为挤压综合征，累及肾脏受损、循环不稳定、凝血功能异常等；四是正在接受静脉血液滤过，也就是临床常说的 CRRT 治疗；五是几乎所有的患者都进行了气管插管或是气管切开。面对这些感染或是潜在的感染患者，如何控制感染是最棘手的问题，如果控制不好，患者生命将会受到威胁。面对巨大创面感染，耐药菌的感染，CRRT 过程中抗菌药的使用，常常困扰临床，比如，很多患者由于挤压综合征导致的肾衰竭，需要接受 CRRT，而如何为这些患者调整抗菌药物剂量，就成为了一个非常关键的问题。每当遇到该类问题，临床医生拿不准是不是需要调整剂量，是血滤前给药，还是血滤后追加剂量，因此，药师在这些方面给医师提供了很多建议，比如，有两名创伤较大，存在 MRSA（耐甲氧西林金黄色葡萄球菌）感染的患者，他们在进行持续静脉血滤的时候，是不是需要继续使用抗 MRSA 药物利奈唑胺，如果使用的话，剂量是否要调整？利奈唑胺是一种新的噁唑酮类抗菌药物，2007 年底在国内上市，它主要是用于耐万古霉素的肠球菌感染和耐甲氧西林万古霉素造成的严重感染，药代动力学的特点是 30% 原型药经过肾脏排泄，70% 经过肝脏代谢生成两种无活性的代谢产物，因而这个药物与万古霉素相比，对于肾脏功能的影响很小。按照 PK/PD 的分类，属于时间依赖性抗菌药物，一般给药期间 50% 以上时间的血药浓度大于 MIC，它就可以达到满意的疗效。在实施 CRRT 时，由于利奈唑胺主要通过肝脏代谢，肾功能不全不会影响体内原型药物浓度，不需要调整剂量。但是该药还有一个特点是血浆蛋白结合率较低，只有 30%，而且分子量只有 339，在进行 CRRT 的时候，是否可以滤出，尚无实验数据。随后，临床药师查阅了大量国外文献，明确了在 CRRT 治疗过程中，它可以部分清除。但是，当最低抑菌浓度大于 2mg/ml 时，它的 T > MIC 的时间在 90% 以上，最低抑菌浓度大于 4mg/ml 时，T > MIC 的时间也是在 50% 以上。所以，建议这两名患者继续使用利奈

唑胺，在 CRRT 治疗中也不需要调整剂量，也不需要追加剂量。在临床药师的严密监护下，两名患者的感染得到了很好控制，临床医师也由衷认可了临床药师作为治疗团队中的一员，具有不可或缺的地位与作用。

一位在余震中受伤的 3 岁儿童因为病情危重被转入急诊 ICU，CT 显示他双侧额叶、右侧颞叶脑挫裂伤并血阻形成，蛛网膜下腔出血，前颅底骨折，双侧颞骨骨折，寰椎关节旋转伴脱位，同时伴有继发性癫痫和肺部感染。治疗方案很快确定了，立即给予抗感染、抗癫痫、脱水降颅压、祛痰、扩张脑血管、改善脑功能以及对症支持治疗。癫痫发作的控制是药师参与的重点，患儿的抗癫痫用药方案最初是每天德巴金注射剂 400mg，持续泵入，但有时仍有抽搐。为控制癫痫发作，增加德巴金口服液 40mg，Bid，鼻饲。患儿仍然频繁出现震颤，医生与药师探讨，是否要继续加量？面对抗癫痫药剂量调整问题，药师首先进行了血药浓度监测，结果丙戊酸钠血药浓度是 50.4 微克 / 毫升，药师建议逐渐加量，用最小有效剂量控制癫痫，停用德巴金口服液鼻饲，德巴金注射液更改为 600mg 每天持续泵入，待癫痫控制后再改为鼻饲给药。但患儿再次出现频繁身体扭动，医生再次询问是否还要加量。通过观察发现，患儿加量前抽搐多发生在吸痰时，可能与吸痰后短暂缺氧有关，且抗癫痫药血药浓度存在个体差异，增加剂量会使副作用增加，还可能导致药物中毒，故药师建议请神经内科会诊，会诊后再将德巴金减量为 400mg 每天持续泵入，加安定 4mg 静推。一波未平一波又起，控制癫痫的治疗方案刚刚修改，效果还是未知数，消化道出血又摆在大家面前，医生考虑使用西咪替丁，药师建议，西咪替丁容易与其他药物产生相互作用，可能出现严重不良反应，且应激性溃疡应该选用抑酸效果更好的质子泵抑制剂，并给出了小孩的给药方案，医生采纳了这个建议，3 天后癫痫和胃出血都得到了完全控制。

药师们在工作中不断地主动发现问题，地震伤员普遍存在营养状况差，伤口愈合缓慢，药师们联系药厂，请他们捐赠肠内营养药物，及时向医生推荐给患者使用，看着那些瘦弱的患者面色渐渐好起来，药师们感到无比欣慰。当发现捐赠药品中没有全合一静脉高营养注射液，但此时 ICU 的危重患者需要，她们马上设计医院自配 TPN 处方，并详细介绍使用说明，提供给医生，得到了临床的响应，使帮助患者增强营养更快恢复。

在专门收治地震伤员的病房，医师工作量巨大，常有人手不足，药师们经常给外科医师当助手，帮助换药，同时便于观察创面恢复情况，对合理用药提供帮助，药师们总计参加临床抢救 1 人次，帮助医师换药 13 人次，参加临床会诊 2 次、药学会诊 5 次。同时药师兼任了心理治疗师的部分工作。由于灾区心理治疗专业人员的数量欠缺很多，药师凭借其知识结构的优势和女性较细腻的特点帮助患者从突然的重大打击中解脱出来，她们帮助了 10 名抑郁伴忧虑的患者重塑生活信心，增加了患者对治疗的依从性，获得了很好的效果。

通过 1 个月的灾区工作经历，临床药学专家亲身感受到了药师如何在突发公共事件中发挥积极作用：首先应急状态下绝不能忽视合理用药，在 ICU 中的救治过程中药学监护也不容忽视。在突发公共卫生事件中，医院突然接诊大量伤员，尤其是地震伤后抗感染、抗焦虑问题尤为突出。大量的挤压伤后肾衰、多脏器衰竭的患者用药都需要合理选择、个体化设计，这些不同于日常医疗工作，由于患者病情的严重性、复杂性，医师跨科室承担任务的特殊性，往往对跨专业的用药粗糙。药学人员应该利用其在药物知识方面的优势，迅速设计出具有针对性的、合理的、简单易行的基础药疗方案和个体化的药疗方案提供给临床使用。特别是在突发公共事件的疑难用药中起到重要作用。如肾衰患者的用药选择、抗菌药物透过血脑屏障的区别、地震伤员的营养支持、创面处理中的止血、受创后继发感染等问题。所以，应急医疗队常规配备经验丰富的临床药师，对提高救治率和安全用药具有积极作用。在这近1个月的工作时间里，药师深刻体会，突发公共事件期间的医疗救治工作，往往不能遵循平时正常医疗常规进行，跨专业的临时性的人员调配，会出现临床专业不对口的情况，加之医疗队来自四面八方，在多国部队似的治疗团队中，更需要有药师的加入，参与临床合理用药与危重伤员的救治。

　　另外，发现在捐赠药品管理中，合理使用也存在一些问题，主要表现有：①捐赠药品到位明显滞后于临床抢救、治疗，造成捐赠药品的浪费和国家（医院）投入过大的双重问题；②捐赠药品适应证与突发公共事件伤员病情特点不符，药品无法使用，造成浪费，如盐酸特比萘芬乳膏、盐酸戊乙奎醚注射液、治疗有机磷中毒的药物等；③捐赠药品中存在规格与临床常用规格不一致、有较高安全性风险的辅助用药和中药注射剂、无法使用或不利于治疗的药物等，如小儿电解质补给注射液、缩合葡萄糖氯化钠注射液、炎琥宁注射剂等；④缺乏对捐赠药品的接收管理机制，捐赠中存在一定程度上强行捐赠的成分，导致出现无依无据的接收或拒收，对后续的使用和管理造成了困难；⑤发现捐赠的药品存在药品合格证书、药检报告等相关质量保障文件不齐全；⑥剩余药品的处理成为医院管理的难题之一。由于抗震救灾的药物不能移作他用，截至2008年6月23日，四川省人民医院共计接收捐赠药品价值700多万元，仅使用了100余万元，造成了极大的浪费；⑦捐赠药品缺乏有序管理，码放存储序列不清，造成用时找不到。因此，完善对捐赠物资的相关管理规定，充分利用物联网技术，不仅可以物尽其用、更好的保障急救治疗的安全、有效，还有利于综合考虑资源的合理配置和使用。同时，药事应急管理中各管理环节的分解和优化，将会让药品的使用更加安全、合理、有效率。

　　根据中国现阶段心理治疗专业人员尚欠缺的现实，药师在此类应急事件中可兼任心理治疗师的部分工作。对于重大的自然灾害，受灾者往往会伴发心理问题，严重者甚至会导致次生灾害。临床药师的日常工作还包括了一些心理调节与疏导工作，如肿瘤患者化疗前、抗凝门诊、慢性病教育中的心理调适等。药师凭借其知识结构的优势帮助患者从突发公共事件的重大打击中解脱出来，增加对治疗的依从性、重新树立对生活的信心，可以使其更积极配合治疗，变得更坚强、更热爱生活。由于中国幅员辽阔，各种突发灾害时有发生，培养一支具备应对突发公共事件与灾害的临床药师队伍非常重要，相信作为多学科合作治疗团队的重要成员，未来药师必将发挥更重要的治疗团队之协同作用，提升紧急救治与救援能力。

（张　捷、常　明）

案例 4 中部战区总医院新型冠状病毒肺炎疫情防控期间应急药事管理

2019 年 12 月，湖北省武汉市首先报道发现新型冠状病毒感染的肺炎（COVID-19）疫情。新型冠状病毒肺炎疫情是新中国成立以来，感染范围最广、传播速度最快、防控难度最大的重大突发公共卫生事件，2020 年 1 月 20 日，国家卫生健康委员会将新型冠状病毒感染的肺炎纳入《传染病防治法》规定的乙类传染病，并采取甲类传染病的预防、控制措施；截至 2020 年 3 月 18 日，国家卫生健康委员会通报的数据显示，武汉新增确诊、新增疑似、现有疑似病例数实现"三清零"，宣告武汉抗疫的基本胜利，也标志着全国疫情的基本控制。作为军队医疗机构和武汉市新型冠状病毒感染的肺炎患者的定点医疗机构，中部战区总医院处在此次疫情灾难的"风暴眼"中，针对疫情快速行动、积极应对，始终坚守在抗击 COVID-19 疫情的第一线。医院药学团队是医疗团队的重要组成部分，自疫情暴发以来，在迎战疫情的战斗中，药学部门在医院统一安排下成立应急工作小组，在疫情防控实战工作中积累了较丰富的应对经验。

1. 应对疫情的前期准备工作 2020 年 1 月 7 日，医院接到武汉市卫生健康委员会通知，全院在第一时间全部动员起来，医院召开病毒性肺炎防治工作会议，全院上下联动投入抗疫的工作中。由于此次疫情暴发具有紧迫性、不确定性、多变性等特点，在医院的统一部署下，应急工作小组制订"抗击疫情"的应急预案，明确工作内容、细化工作流程、预判任务困难，确保各项工作高效有序开展。

应急预案主要涵盖药事管理和科室管理两部分，药事管理内容包括但不限于抗 COVID-19 药品遴选、药品保障供应、捐赠药品管理，科室管理主要包含药学人员疫情防控知识培训和健康管理两方面。

2. 药事管理工作

（1）抗 COVID-19 药品遴选：药学部门在疫情初期，邀请感染、呼吸、重症等临床专家共同遴选确定新型冠状病毒治疗用药目录，重点配备应对药品 59 种（表 16-5）。药品目录包含 4 种抗病毒药物，如利巴韦林、α-干扰素、奥司他韦等；18 种抗菌药物，如头孢克肟、头孢曲松钠、克拉霉素和左氧氟沙星等；3 种抗真菌药物，如氟康唑、卡泊芬净等；8 种呼吸系统疾病类药品，如布洛芬、盐酸氨溴索和乙酰半胱氨酸等；7 种消化系统类药品，如奥美拉唑钠、蒙脱石散等。还有免疫增强剂、补钙剂、激素、血液制品、降血糖药、精神药品和营养支持类等药物。除了足量储备西药和中成药外，药学部门还向医院申请并开放中药配方颗粒药房，全方位提高药品的保障水平和效率。

表 16–5　COVID–19 治疗用主要药品目录

类别	药品名称	主要作用
抗病毒类药品	磷酸奥司他韦胶囊	抗病毒治疗
	磷酸奥司他韦颗粒	抗病毒治疗
	利巴韦林注射液	抗病毒治疗
	α–干扰素	抗病毒治疗
抗细菌类药品	头孢克肟分散片	抗细菌治疗
	头孢克肟胶囊	抗细菌治疗
	注射用头孢曲松钠	抗细菌治疗
	克拉霉素缓释胶囊	抗细菌治疗
	克拉霉素缓释片	抗细菌治疗
	左氧氟沙星片	抗细菌治疗
	左氧氟沙星注射液	抗细菌治疗
	盐酸莫西沙星片	抗细菌治疗
	阿奇霉素片	抗细菌治疗
	哌拉西林钠 / 他唑巴坦钠	抗细菌治疗
	注射用头孢哌酮钠舒巴坦钠	抗细菌治疗
	盐酸莫西沙星氯化钠	抗细菌治疗
	阿奇霉素干混悬剂	抗细菌治疗
	利奈唑胺片	抗细菌治疗
	利奈唑胺注射液	抗细菌治疗
	注射用美罗培南	抗细菌治疗
	注射用亚胺培南西司他丁钠	抗细菌治疗
	阿莫西林克拉维酸钾分散片	抗细菌治疗
抗真菌类药品	氟康唑胶囊	抗真菌治疗
	氟康唑注射液	抗真菌治疗
	注射用醋酸卡泊芬净	抗真菌治疗

（续　表）

类别	药品名称	主要作用
呼吸系统类药品	桉柠蒎肠溶软胶囊	改善呼吸状况
	盐酸氨溴素注射液	改善呼吸状况
	硫酸特布他林雾化液	改善呼吸状况
	吸入用异丙托溴铵溶液	改善呼吸状况
	吸入用布地奈德混悬液	改善呼吸状况
	蛇胆陈皮口服液	改善呼吸状况
	蛇胆川贝枇杷膏	改善呼吸状况
	吸入用乙酰半胱氨酸溶液	改善呼吸状况
解热镇痛药	复方盐酸伪麻黄碱缓释胶囊	缓解发热等症状
	布洛芬混悬液	缓解发热等症状
	复方氨酚愈敏口服溶液	缓解发热等症状
	对乙酰氨基酚栓	缓解发热等症状
	布洛芬片	缓解发热等症状
	布洛芬缓释胶囊	缓解发热等症状
	双氯芬酸钠栓	缓解发热等症状
激素类药品	注射用甲泼尼龙琥珀酸钠	抗生素治疗
补钙剂类药品	骨化三醇胶丸	骨营养不良症，预防激素使用导致的骨质疏松后遗症
消化系统类药品	蒙脱石散	治疗消化系统并发症
	铝碳酸镁片	治疗消化系统并发症
	注射用奥美拉唑钠	治疗消化系统并发症
	铝镁二甲硅油咀嚼片	治疗消化系统并发症
	氯化钾缓释片	治疗消化系统并发症
	胃苏颗粒	治疗消化系统并发症
	注射用间苯三酚	治疗消化系统并发症
免疫增强剂	静脉注射人免疫球蛋白	增强免疫力
	注射用胸腺法新	增强免疫力
血液制品类药品	人血白蛋白	低蛋白血症的防治、成人呼吸窘迫综合征
降血糖药	胰岛素注射液	主要用于胰岛素依赖型糖尿病合并重度感染患者
精神类药品	酒石酸唑吡坦片	用于严重睡眠障碍的治疗
营养支持药物	复方氨基酸注射液	增强营养

（续 表）

类别	药品名称	主要作用
中成药	连花清瘟胶囊	清瘟解毒
	柴银口服液	清热解毒
	板蓝根颗粒	清热解毒

（2）药品保障供应和管理：药学部门成立信息收集组、药品计划组和实施组3个组，负责常规药品保障供应和管理，具体分工和举措如下：①信息收集组进行用药信息的收集、研判，提供需要重点关注的药品清单。随着疫情发展和对COVID-19的更深入了解，国家制订的相关诊疗方案也在不断修正，信息收集组根据文献报道（前期）和新型冠状病毒肺炎诊疗指南（中、后期），实时更新药品采购清单，具体涉及的药品有阿比多尔、血必净注射液、胸腺五肽注射液和克力芝等；②药品计划组主要负责掌握抗疫药品储备和消耗情况，结合医院实际与临床需求，每日进行临床用药情况的统计上报和制定药品采购计划。根据疫情防控需求，增加抗COVID-19药品遴选目录中药品的采购计划，如随着防控形势的严峻，乙醇等消毒品计划量增至平时的20倍，奥司他韦、板蓝根、连花清瘟胶囊计划量增至平时的5倍，其他目录内品种计划量增至平时的2倍；③实施组主要进行药品计划的跟踪、督促和每日药品库存情况的统计，并针对医院短缺药品及时预警。例如，药库乙醇库存不足的情况下，制剂室临时配制500瓶医用乙醇备用；因货源因素，科室及时对奥司他韦胶囊（颗粒）、注射用胸腺五肽、静脉注射人免疫球蛋白、柴银口服液、板蓝根颗粒剂、特布他林雾化液、莫西沙星片等临床短缺药品进行预警，及时调整药品保供方案；中医药在抗COVID-19中临床成效显著，需求暴增，但是因封城影响，部分配送公司无法向医院送药，造成药品短缺，煎药设备只能供每日50人份的药品，在此情况下，通过将对应药材计划量按平时计划10倍追加储备、医院派专车运送药材等举措保障了药品供应；同时，药学部门充分发挥免煎中药颗粒随症加减、实时配方、即冲即服的优点，根据需求保障中药配制颗粒应用于临床。

在疫情发展初期，医院迅速部署成立发热门诊，同时配套设立发热门诊药房；药学部门根据疫情形势，结合工作实际，调整药学服务模式，建立门诊药房、中药房、住院药房、急诊药房、药库"五位一体"的药房管理模式。例如，疫情期间，门诊普通药学服务减少，发热门诊和急诊服务量激增，多院区医疗机构承担不同的医疗救治任务等；药学部门根据实际情况，对各部门人员配备进行调整，加强重点岗位如发热门诊和急诊人员力量，确保药学服务在疫情期间顺畅运行。

（3）捐赠药品管理：捐赠药品系指由生产厂家、相关供应商和其他组织自愿无偿向医疗机构提供，且为用于COVID-19感染预防、治疗与保健等必需的相关药品。由于药品具有时限性和法律性，捐赠药品品种和来源较为复杂：部分捐赠药品属于新型冠状病毒肺炎诊疗方案中规定使用的药品，如抗病毒药物阿比朵尔，中药注射剂血必净注射液等；部分捐赠药品不属于诊疗方案中涉及品种，但可能是与新型冠状病毒肺炎疫情控制有关的药品，如奥司他韦；部分药品是定向捐赠用于提高医务人员免疫力的，如胸腺肽注射液等。消毒药品和消字号用品消耗量大，也是捐赠数量比较大的一类，如消毒酒精、84消毒液等。

疫情期间，药学部门进行药品验收和发放主要举措如下：①成立专人专班的捐赠药品处理小组，对捐赠药品实行"五专管理"：即专人负责、专设库房、专用账册、专门统计、专门审计；②严把接收关：必须有医院的受捐手续、捐赠方有效的资质证明材料、药品质量检验报告等材料方可接收；对手续、材料不齐和质量不能保证的药品坚决不收；③仔细验收入库：认真做好捐赠药品入库登记。对药品的名称、规格、包装、数量、生产企业、批号、效期等信息进行仔细查验；④规范储存保管：按药品的用途分类保管，根据药品的温度、湿度等要求妥善储存；⑤认真核对出库：严格遵循"近效期先出"的原则，严把出库关，最大限度地实现捐赠药品的价值；⑥三个零原则：实行捐赠药品零计价、零收费、零周转，确保捐赠药品合规使用。

3. 科室管理工作

（1）开展全员培训，做好医学防护：依据权威指南进行COVID-19防控知识的培训，做好医学防护，主要内容如下：①培训时应尽量避免人员接触和聚集，可采取新媒体、互联网（如腾讯会议）等新媒介进行；②正确选择和佩戴口罩、做好手卫生是感染防控的关键措施，加强药师对感染防控工作早期的自我预警及预报意识；③对高风险部门（发热药房、急诊药房）工作的药师，以及参加高风险操作如有与确诊或疑似患者的接触、患者标本处理可能产生的气溶胶或体液暴露的接触操作的药学人员，统一进行全面系统的强化培训；④在防护方面，药学部门在医院统一安排下领取充足的防护物资，做好规范的消毒、隔离和防护工作；⑤减少药学服务过程中潜在感染传播媒介（如纸质处方、药品运输工具等）的接触，最大限度降低感染暴露的风险；⑥根据相关清洁消毒指南及规定，对工作环境、相关物品和设备进行有效的清洁消毒。对药柜、桌面进行含氯消毒剂、二氧化氯等消毒剂擦拭、喷洒消毒，对空气进行喷雾消毒。手、皮肤选择有效的消毒剂如碘伏、含氯消毒剂和过氧化氢消毒剂等消毒或速干手消毒剂擦拭消毒。室内空气消毒选择过氧乙酸、二氧化氯、过氧化氢等消毒剂喷雾消毒；⑦药房倡议患者间隔1米等候取药，以期最大程度降低院内感染；⑧药师上班尽可能选择步行、骑行或乘坐私家车出行。如确需搭乘公共交通工具时，尽量减少与他人交流，避免飞沫传播的可能。避免触碰公共设施如扶手、座椅等；避免未消毒的部位触碰眼部或口鼻，减少接触传播的可能；⑨到岗后，及时进行手卫生，使用抗菌消毒液和流动水，按照7步洗手法进行。并使用75%酒精对钥匙、手机等物品擦拭，更换工作服；⑩在医院就餐时，为减少聚集的可能，应错峰进餐，使用一次性餐具；⑪回家进门前严格按规范摘脱口罩，放置在预备好的可封闭的垃圾桶或塑料袋中。进门后立即进行手卫生清洗，消毒钥匙、手机、门把手等物品，换上居家衣服，将外穿衣物悬挂至通风处。建议洗头、沐浴后再与家人沟通交流。若发生感染暴露，应立即根据医院相关标准和流程启动应急预案，配合做好调查处置工作，做到早发现、早报告、早隔离、早诊断、早治疗和早控制。

（2）加强暴露管理，关注药学人员健康：此次疫情来势凶猛、发展迅速且持续时间较长，定点医疗机构所有工作人员均处于感染暴露风险中。我们结合岗位特点和工作强度，合理安排人员和班次，避免长时间连续工作，合理调配药学人员，保证药学人员合理休息，不鼓励带病上岗。保障药学人员医用防护相关物资的供应，若防护物资供应不足时，及时报告申领，做好药学人员的权益保障，确保药学人员身心健康和工作安全的前提下为患者提供服务。

（刘　辉）

案例 5　武汉方舱医院药品供应与保障

"疫情就是命令，防控就是责任。" 2020 年 2 月 4 日，作为中日友好医院国家紧急医学救援队员奔赴武汉参加新冠肺炎患者救治支援工作。先后在武汉东西湖客厅方舱医院和光谷科技会展中心方舱医院负责药品保障工作。至 2020 年 3 月 18 日返京，在武汉支援 44 天，累计为近 2600 名新冠肺炎患者提供近 20 000 余张处方药品保障和药学服务工作。支援湖北、武汉抗击新冠肺炎 4 万两千名医务人员，其中参与的药师不足百人，北京地区的药师也仅一人，虽然一人但身后是自己医院药学部的全体药师，是北京药师团队的代表。

1. 八省十名药师齐聚武汉客厅方舱

国家紧急医学救援队与武汉方舱医院在武汉抗击新冠肺炎疫情中发挥了重要的作用。2020 年 2 月 4 日晚九时，中日友好医院国家紧急医学救援队到达武汉。2 月 5 日救援队进行救治工作岗前培训，针对新冠肺炎院感知识及实操培训，考核穿脱防护服流程。2 月 6 日来自四川省人民医院杨勇、苏玓；江苏省人民医院顾中盛；陕西省人民医院廉江平；上海东方医院黄国鑫；新疆兵团医院郭亚可、程志军；重庆医科大学附属第一医院蒙龙；宁夏医科大学总医院徐建国；北京中日友好医院马建龙等 8 个省份国家紧急医学救援队十名药师与武汉中南医院药学部刘巍副主任等十一名药师接管武汉东西客厅方舱医院药房，接收药品及物质，整理规划药房布局，做好开舱接收新冠肺炎前期准备。2 月 7 日晚 17 时客厅方舱 A 厅正式接收第一批新冠肺炎患者，药学服务工作正式开始。短暂的时间内，熟悉方舱医院的药物品种及规格，并在开舱医疗小组进舱之前联合中日友好医院药学部临床药师紧急编写处方集，总结整理药品使用注意事项及相互作用，为医师组安全用药保驾护航。该版方舱医院药品处方集作为后来中国医院协会药事管理委员会为其他方舱医院编写处方集的基础。在接管武汉客厅方舱药房药品物资前期没有信息系统情况下，及时借助了中日友好医院药学部手工药品出入库小程序，做好药品出入库信息管理，在接入 HIS 系统时，恰巧是中日友好医院在用的信息系统，积极帮助其他队友尽快熟悉系统及工作流程。为了节约防护物资，11 名药师决定每 12 小时一个班次。在大家共同努力下武汉客厅方舱逐渐开放 B 厅，C 厅舱位接收患者，最多时在舱患者达近 1500 人，保障药品供应充足与用药安全。

2. 聚是一团火，散是满天星，再建方舱药房

随着中央救治组提出"应收尽收、应治尽治"相关政策，新的方舱医院在逐渐开放，武汉客厅方舱医院的药师团队成员在不断地调往到新的方舱医院进行新的救治工作。汉口方舱，青山方舱、体育中心方舱，沌口方舱，光谷科技会展中心方舱等方舱都有了国家紧急医学救援队成员，有了药师援助武汉的身影。相聚在武汉客厅方舱医院的 8 省市国家紧急医学救援队的 10 名药师分管了 6 家方舱医院的药品保障工作。药师们带着武汉客厅方舱医院快速组建药房的工作经历与经验为新建方舱医院提供了完整的工作流程与体系的有力支持。

2月16日，中日友好医院国家紧急医学救援队接到转移通知，整建制转移到光谷科技会展中心方舱医院。2月17日光谷科技会展中心方舱医院正式接收新冠患者，自己再一次重新整理规划新的药房，有了前期工作经验，即使时间更紧，工作条件更简单，药品保障工作也做到了及时供应。没有信息系统依然借助了出入库小程序手工录入，没有药品标准货架，借助于场馆里内现有的桌椅按照药品药理作用分类摆放药品，即使临时的药房合理药事管理工作不能松懈。借鉴于前期武汉客厅方舱医院的工作体会，用药特点与临床需求，及时调整优化药品供应目录和结构。

3. 药学前辈的坚强与感恩令人感动

2月18日，见到了和自己一起工作的叶青老师，第一次见叶老师就被感动了，叶老师是位女老师，来自武汉华中科技大学附属同济医院药学部。一位女药师来支援方舱医院令人钦佩，但令人感动的还远不止这些。在后来工作之余闲聊时了解到叶老师的父亲在她忙碌筹备医院发热门诊药房时不幸感染了新冠肺炎，她在来光谷科技会展中心方舱前刚满隔离期，主动请缨来方舱医院支援也是她对医院领导帮助救治自己父亲的感恩回报。谈及新冠肺炎，她不曾有恐惧，在病情不确定的情况下积极筹备发热门诊应对发热患者的增多，在确定新冠肺炎时即使自己被隔离依然线上管理门诊药房的相关工作，隔离期满主动请战参与方舱医院药房的筹备工作。工作中叶老师认真自信坚强，她曾说过凡事只有向前努力去做好，不必想太多。正是这种精神也令自己切身体会到药学人难能可贵的职业精神。

2020年3月6日光谷科技会展中心方舱医院休舱，3月8日武汉东西湖客厅方舱医院休舱，3月10日方舱医院全面休舱。英雄城市武汉有英雄的武汉人民，第一阶段的抗击新冠肺炎病毒取得阶段性胜利，回想那些日子仍记忆犹新，太多的感动与感激。全国人民齐心合力，同舟共济，共渡难关的精神是我们伟大的民族精神。参与武汉、湖北抗击新冠肺炎阻击防控战的药师虽然不多，但药师团队是团结的团队，前线后方齐心协力做好了武汉救治新冠肺炎的药品供应与保障工作，全国药师做好了全国新冠肺炎救治工作需求的药品供应与保障工作。

总结两家方舱医院药品供应与保障工作主要体会有以下几个方面：接管武汉东西湖客厅方舱药房时，部分药品已经到位；齐聚武汉客厅方舱医院11名国家紧急医学救援队的药师们对药品清点入库，分类摆放分库储存，按照药理作用使用频次分存放；武汉东西湖客厅方舱医院备药130余种，光谷科技会展中心方舱医院药品目录备药140余种。

4. 梳理药品供应目录，建立应急供应通道

随着新冠肺炎治疗指南规范的不断更新，及时梳理方舱医院药品目录，补充指南规范更新新增治疗药物品种，退热药品每日清点库存，及时提出需求计划保证药品供应，针对用量紧张的品种（如盐酸阿比朵尔）采用多规格多厂家品种供应。面对方舱内目录外应急用药需求，建立应急供应通道，武汉客厅方舱医院依托于武汉大学中南医院，光谷科技会展中心方舱医院依托于华中科技大学附属同济医院提供药品临时需求的紧急供应，保障新冠肺炎患者及各医疗队员日常用药需求。在光谷科技会展中心方舱医院曾完成了在两小时内使舱内意外受伤患者急需的破伤风免疫球蛋白得到供应，并获得安全注射的应急治疗。

5. 制订方舱医院处方集

制订药品处方集，对武汉市新冠肺炎疫情防控指挥部提供的 200 余种药品目录内所有药品的使用方法、注意事项等内容编辑成册以供临床医师和护士使用，确保用药安全。不同的方舱医院患者日常用药需求不同，用药目录不断更新，中国医院药师协会药事专业委员会联合中日友好医院、北京积水潭医院临床药师为各家方舱医院制订了各个方舱医院的药品处方集。

6. 制订药品供应保障流程和制度

编写《方舱医院药品供应制度和流程》，书写方舱医院临时用药信息系统的操作流程与规范，制订舱内医师护士请领药品规则，保证医嘱信息正确开具药品合理。

7. 对捐赠药品特殊管理

方舱医院药品供应大部分由武汉当地医药商业公司集中配送，部分接收的捐赠药品由方舱医院管理委员会和方舱医院所在区政府管理委员会批准备案接受。针对这些药品做好药品验收入库，检查药品合格证书、批准文号、生产日期及保存期限，对过期药品进行清理，相关药品应分类存放并做好出入库的详细登记。

8. 建立援鄂全国药师微信群，编写抗疫药讯

建立全国支援湖北一线药师微信群，当支援湖北、武汉一线药师遇到问题及时在微信群中交流讨论，全国药师专家循证解答，随着咨询问题的累积，由中国药理学会药源性疾病学专业委员会、中国医院协会药事专业委员会、中国药师协会居家药学服务药师分会、四川省医学会临床药学分会和中华中医药学会医院药学分会共同率领全国的医院药师在自 2020 年 2 月 22 日至 4 月 20 日的将近两个月时间里合作完成《抗疫药讯》34 期。

抗疫药讯编写团结全国药师力量，凝聚全国药师智慧，及时精准循证地为一线药师答疑解惑，体现了国内药师群体的专业技术水平，更展示了医院药学界的精诚合作精神。

9. 提供远程用药咨询平台

北京药师协会提供"云问药"，免费药学服务网络远程平台，为方舱医院新冠肺炎患者提供线上远程用药咨询"一对一"服务。北京药师协会制定远程服务指南，结合前线药师了解到的患者用药需求和方舱现有药品目录，积极优选北京地区三甲医院具备药物治疗管理资质和经验的药师 22 名（涵盖西药，中药，涉及心血管、内分泌、呼吸、消化、神内、精神、妇儿等多个学科专业）为方舱医院药学服务提供技术指导和业务咨询。

总之，在武汉疫情防控工作中，在由大型场馆改建的方舱医院中，中国药师发挥了重要作用。方舱医院收治患者人数较多，药学专业技术人员少，工作任务重，感染防控要求高。在设施简陋、药品有限、信息系统不完善的情况下药师们发挥聪明才智，克服困难，出色地完成了工作任务，也为未来灾难救援积累了药学工作经验。

（马建龙）

案例6　新型冠状病毒肺炎感染救治应关注药物安全与合理用药

由于新型冠状病毒是全新的病毒，临床尚无治疗该疾病的特效药物，寻找与发现有效的治疗药物和方案无疑成为全国乃至全球医患的共同期待。国家卫生健康委员会在2020年疫情期间陆续出台七套《新型冠状病毒感染肺炎诊疗方案》（简称《国家方案》）。各行业学会和各省卫生部门也纷纷制订了自己的治疗指南、临床路径及保障方略。不同的医院、方舱及医疗队亦根据各自接诊的患者情况选择建立起各自不同的诊治方法，与此同时全国注册开展的新药临床试验亦超过百项，目的是尽快找到真正安全有效且能特异性地对抗新型冠状病毒的治疗药物。随着治疗经验的积累，陆续出台的治疗指南、路径与诊疗方案中的鉴别诊断标准、治疗方法、药品选择、注意事项等都在发生着变化。在此过程中，警惕药物不良反应，关注药物监测情况，尤其关注正在开展的临床研究、同情用药、超说明书用药的安全性与合理使用。

一、重视药物不良反应和重复用药风险

2020年2月6日中国药学会出版《新型冠状病毒感染：医院药学工作指导与防控策略专家共识》（第一版），其中对不良反应和重复用药进行专门讨论。提醒药师应关注所有药物的不良反应，尤其是临床试用药品与临床研究药品的不良反应。提请大家应注意将药物不良反应与疾病症状相鉴别，对因果关联性要判断，对药物使用时间相关性也要判断等。共识中要求药师应结合实际情况进行药物不良反应监测、ADR上报与临床预警，分析药品安全信息并及时调整治疗方案，保障临床用药安全。在重复用药风险方面，提请注意不同复方中含有相同成分时易发生因重复用药引起的肝肾功能损害，应注意处方调配、远程用药指导或用药重整过程中对药物治疗方案提出合理化建议。

2月下旬中国药师协会治疗药物监测药师分会联合中华中医药学会医院药学分会等十家相关学会之分会发起《新型冠状病毒肺炎及常见合并症药物治疗与药学监护指引》，其根据《国家方案》（试行第6版）中推荐的治疗药物，包括抗病毒药物、中成药、激素、抗菌药物和微生态制剂及新型冠状病毒治疗中可能涉及的治疗药物（包括免疫调节剂及某些合并症用药）等的使用和药学监护进行了列表描述。期望为一线医师、药师、护士提供工作参考。

3月3日国家卫生健康委员会与国家中医药管理局在持续发布了六版诊疗方案后又发布了《关于印发新型冠状病毒肺炎诊疗方案（试行第七版）的通知》。抗病毒治疗中依然列入了α-干扰素、洛匹那韦/利托那韦、利巴韦林、磷酸氯喹、阿比多尔。提出要注意上述药物的不良反应、禁忌证以及与其他药物的相互作用等问题。提出在临床应用中进一步评价目前所试用药物的疗效。不建议同时应用3种以上抗病毒药品。出现不可耐受的毒副作用时应停止试用相关药物。免疫治疗中，对于双肺广泛病变者及重症患者可试用托珠单抗治疗。儿童重症、

危重症型病例可酌情考虑给予静脉滴注丙种球蛋白。

中医治疗中，医学观察期推荐中成药藿香正气胶囊、金花清感颗粒、连花清瘟胶囊、疏风解毒胶囊；临床治疗期给清肺排毒汤，另外根据寒湿郁肺证、湿热蕴肺证、湿毒郁肺证、寒湿阻肺证、疫毒闭肺证、气营两燔证等不同病症给予组方不同的辨证施治中药处方组合建议。还建议中成药喜炎平注射液、血必净注射液、热毒宁注射液、痰热清注射液、醒脑静注射液的使用。危重症除以上中药注射液外还增加参附注射液、生脉注射液、参麦注射液，并提示可根据临床症状联合使用两种中药注射剂。民众对于中西医结合的治疗方案给予认同和赞赏，特别是中药汤剂的使用争议不大，毕竟是中医辨证施治的产物，也是祖国传统医学特色的体现，在中国历代的疫病流行治疗中也发挥重要的治疗作用。但对于8种中药注射剂的使用建议和两种中药注射剂可联合使用的选择依据及疗效的循证医学证据持有疑虑，业内依然存在着对其安全性、有效性及经济性的争议。

二、各地推出相关专家共识

在国家方案之外，各省方案亦有不同。上海救治专家组在《上海市2019冠状病毒病综合救治专家共识》中指出，抗病毒治疗首选硫酸羟氯喹或磷酸氯喹、阿比多尔、干扰素k（雾化吸入），不建议同时使用3种以上抗病毒药物，并注明在病毒核酸转阴后应及时停用；建议对重型和危重型病毒核酸阳性患者可试用康复者恢复期血浆；病情出现显著进展并有转为重型风险时，可酌情谨慎使用低剂量短程糖皮质激素；"细胞因子风暴"防治推荐使用大剂量维生素C和普通肝素抗凝；免疫调节药物建议使用胸腺肽；中西医结合方案中建议中药银翘散，麻杏石甘汤加减，小柴胡汤加减；对于重症患者，证属热毒闭肺者给予大承气汤、白虎汤、升降散和宣白承气汤加减。上海专家共识没有涉及中药注射剂的使用。另一个特点是上海专家共识中提供执笔专家和咨询专家全体专家组成员的姓名和工作单位。

北京市新型冠状病毒肺炎医疗救治市级专家组在3月3日发布《北京市新型冠状病毒肺炎病例临床路径》（第1版），在治疗方案和药物选择上建议可试用诊疗方案第6版推荐的抗病毒药物，使用过程中注意药物的不良反应、禁忌证以及其他药物的相互作用问题。关于糖皮质激素使用提请注意较大剂量糖皮质激素由于免疫抑制作用，会延缓对冠状病毒的清除。中医药治疗参考国家卫健委之第六版诊疗方案。北京《临床路径》的特点是对"新型冠状病毒肺炎疑似病例临床路径表单""新型冠状病毒肺炎（轻型、普通型、重型）临床路径表单"和"新型冠状病毒肺炎（危重型）临床路径表单"的提出，对该三项临床路径表单的细化要求，对日后病例质量分析与研究将提供便利的信息支持。

三、药物安全始终是行业关注焦点

药物安全始终是大家关注的焦点。浙江省药品不良反应监测中心在2020年2月下旬根据

《国家方案》（第6版）征集省内多家收治新型冠状病毒肺炎病例的医疗机构意见建议，制订《新型冠状病毒肺炎疫情防控药品不良反应监测品种清单》，结合近5年浙江省药品不良反应监测信息，编写《新型冠状病毒肺炎疫情防控药品安全性信息汇编》，内容分为抗病毒药物、其他抗感染药物、糖皮质激素、中成药、中药注射剂和其他药物，每个药物信息包含特别警示、不良反应、禁忌、慎用、注意事项、特殊人群、药物相互作用、近5年浙江省上报不良反应信息参考等。这本137页的专著资料对新型冠状病毒相关治疗药物进行了详细梳理。特别是最后一项中对近5年浙江省上报不良反应信息的记载，包括收集到的药品不良反应数目（如利巴韦林注射液近5年浙江平台共上报606例不良反应；参麦注射液近5年浙江平台上报8884例不良反应等），内容还包括主要涉及系统、常见不良反应表现等重要信息的详细描述，对了解《国家方案》相关药品安全性有重要参考价值和指导意义。

其他学协会和医疗机构等也多有文章、专著和指南发表，对未来总结疫情治疗经验、提升疫病救治水平都有很好的参考价值。

总之，我们期待逐步提高药师合理用药水平，医师要遵循合理用药原则，提倡能口服不肌注，能肌注不输液，依据相关疾病诊疗规范、用药指南和临床路径合理开具处方，优先使用国家基本药物和国家医保目录药品，加强药物不良反应、用药错误和药害事件的监测并及时上报，提高应急处置能力，保证用药安全。综合以上观点，药物的临床使用永远要遵循安全、有效、经济、适宜的原则，保障患者用药安全永远是疾病治疗不变的准则（该文为《健康报》特约稿刊登于2020年3月17日并被美国 MENU News Across Asia *ISPOR* News Across：Asia-Pacific 2020.04.13 英文发表）。

（吴久鸿）

案例 7　突发公共卫生事件中疫情防控定点医院启用与运行经验

从 2019 年 12 月至 2021 年 5 月，新型冠状病毒肺炎（Coronavirus Disease 2019，COVID-19）疫情已蔓延至 150 多个国家和地区，全球累计确诊病例超过 1.6 亿，累计死亡病例近 350 万。疫情造成了全球经济秩序失衡，呈全方位破坏态势，直接经济损失达 9.2 万亿美元。随着 2019 新型冠状病毒（2019 Novel Coronavirus，2019-nCoV）变异株的出现，疫苗保护效果有待评价，疫情防控将呈现长期化、常态化趋势。

COVID-19 疫情挑战了现有医疗模式，大批患者涌入医院，需要及时有效地救治，同时医院担负着人群筛查与配合流行病学调查的任务，这也增加了医院感染及病原体传播的风险。北京小汤山医院（简称小汤山医院）是 WHO 倡议的"改造现有医疗基础设施或新建隔离治疗病房以提高 COVID-19 应对能力"的成功范例，是北京市疫情防控的定点医院。它的启用与运行使北京能够精确筛查与有效隔离治疗境外输入性病例，减轻高级别定点医院的筛查负担，缓解医疗挤兑，确保危重症患者享有充分的医疗救治。该院的 COVID-19 防控的隔离、筛查、分诊和治疗模式，作为应对输入性 COVID-19 的一项重要举措值得借鉴。现从启用、设置、人员、运行、效果与价值等方面介绍小汤山医院应对境外输入性 COVID-19 的防控经验。

一、启用

小汤山医院曾是 2003 年北京抗击急性严重呼吸窘迫综合征（severe acute respiratory syndrome，SARS）的主导医院，本次 COVID-19 疫情暴发后，又在该院旧址基础上重建而成。2020 年 3 月，海外疫情形势严重恶化，北京迅即将小汤山医院作为防控境外 COVID-19 病例输入风险的定点医院，并组建以其为核心的境外输入性 COVID-19 防控体系。小汤山医院主要接收直接抵京且有发热或呼吸道症状的境外旅客，对其进行隔离和筛查；对确诊患者提供基本医疗与生活照护、疾病监测及心理支持等；对重症患者提供快速通道转诊至高级别定点医院。

随着病毒的快速传播，COVID-19 已在世界范围内大流行。尽管在 2020 年 2 月底北京的本地病例传播已基本得到控制，但北京作为重要的国际口岸，每天有大量的来自海外疫区的航班抵达，境外输入病例的风险剧增，给北京的防疫工作带来巨大压力。有效防止境外病例的输入与扩散，成为北京当时抗疫的首要任务。

居家隔离是应对传染病流行的重要措施之一，但居家隔离者通常难以严格落实各项措施，容易使家庭成员处于危险中，也给家属带来很大的心理压力。居家隔离也不利于组织医疗照护、监测疾病进展及在病情恶化时及时向高级别医院转诊。因此，对于从境外抵京的所有旅客，北京市政府决定将其直接送至定点医院进行隔离筛查，或至集中隔离点进行隔离观察。

由于大量国际航班到达，每天数百名旅客等待筛查，给传染病医院造成巨大的工作压力。

在小汤山医院启动以前，此项工作一直由首都医科大学附属北京地坛医院承担，巨大的筛查工作量导致医务人员不堪重负，核酸检测与 CT 检查设备超负荷运转。首都医科大学附属北京地坛医院是北京 COVID-19 重症病例救治能力最强的高级别定点医院，承担巨大的筛查工作难免挤占已有 COVID-19 重症患者的医疗资源。

2020 年 1 月 23 日，北京市政府决定启动小汤山医院旧址改造及新病区建设工程，计划用以应对北京可能出现的 COVID-19 暴发。由于小汤山医院具有地处北京郊区、与首都国际机场及首都医科大学附属北京地坛医院毗邻等区位优势，北京市政府决定组建以小汤山医院为核心的境外输入性 COVID-19 防控体系，合理分配和利用医疗资源。

二、设置

小汤山定点医院共有两栋相互独立的医疗建筑，一栋改造为筛查区，750 张单间病床；另一栋改造为隔离治疗区，近 150 张病床。两栋建筑均采用三区两线的传染病隔离病房设计理念，三区包括患者可及的污染区、医务工作者穿脱隔离衣的半污染区和为医护人员提供休息、接受医疗物资供给的清洁区；两线包括医方活动线路和患方活动线路。医院内氧疗设备、呼吸机、核酸检测与 CT 检查等各种医疗设施配备齐全。

小汤山医院受北京市政府领导，由北京市卫生健康委员会成立的工作专班统筹管理。北京市政府通过协调多部门，充分保证该院的医疗物资供应、饮食供应，保证水电等公共设施的正常运行，并做好安保维护。北京市政府通过多次召开新闻发布会，以及安排官员和专家接受采访等，向公众告知小汤山医院的具体情况，取得公众理解与支持。

三、人员

为保证医院高效运转，提升 COVID-19 筛查容量，充分的人力资源供给非常必要。全市 22 家医院的医务志愿者前往该院支援，包括 100 多名涵盖呼吸、感染、重症、急诊、儿科、中医等专业的医师，700 多名护士，以及 40 多名影像科及检验科技师，志愿者成为整个医院团队的绝对主力。所有医务工作者到岗前必须经过严格培训，内容包括 COVID-19 疾病特征、诊治指南和操作规范，防护设备穿脱的标准流程，医患双方的标准行走路线等。

四、运行

小汤山医院提供筛查、隔离、基本医疗及生活照护、心理支持、疾病监测及快速转诊等医疗服务。

所有海外旅客只要存在发热或呼吸道症状，则在到达首都国际机场后直接转运至小汤山医院筛查区，立即进行 COVID-19 核酸及抗体筛查，并接受胸部 CT 及血常规等检查。所有旅客在接受筛查期间严格执行单间隔离要求，避免医院感染。筛查区还提供基本医疗及生活照护、专业咨询及心理支持等，尽可能帮助受检者保持身心稳定。

如果咽拭子病毒核酸及血清抗体检测均为阴性，且胸部 CT 及血常规无明显异常，则排除 COVID-19，并立即提供专车护送至集中隔离点进行隔离观察 14 天。隔离 14 天后，如果未出现任何呼吸道症状且核酸阴性，则可由专车护送出院。为预防可能存在的超长潜伏期患者出院后的社区传播，建议出院后继续在家自我隔离观察 14 天。在集中隔离点的所有旅客，若出现发热、呼吸道症状或检出病毒核酸阳性后，均须转运至小汤山医院筛查区进行 COVID-19 的确认。

如果患者鼻咽拭子病毒核酸检测阳性，或血清 IgM 与 IgG 同时阳性，则确诊为 COVID-19。如果患者为轻型（仅有发热或呼吸道症状）或普通型 COVID-19（发热或呼吸道症状，并存胸部影像学改变），则经专用通道将其由筛查区转至隔离治疗区进行隔离治疗。隔离治疗区提供医疗照护和生活照护，每天至少监测 4 次体温、心率、血压、呼吸频率和血氧饱和度，必要时给予心电监护，对病情进展给予严密监测；可提供病毒核酸及抗体检测、胸部 CT、床旁超声及多项实验室检查。隔离治疗区设置两间单间重症监护病房，可提供心肺复苏、电除颤、无创通气、气管插管和有创通气等重症治疗手段，为病情急剧恶化患者提供充分的医疗救治保障。所有患者的病情每天通过网络会诊平台上报至北京市高级别专家组，接受技术指导。当患者达到以下标准时可准予出院：①体温恢复正常 > 3 天；②呼吸道症状明显好转；③肺部影像学显示急性渗出性病变明显改善；④连续 2 次间隔超过 24 小时的痰及鼻咽拭子等呼吸道标本核酸检测阴性。出院后，所有患者需被转至集中隔离点接受隔离观察 14 天。

无论在筛查区还是在隔离治疗区，如果患者达到如下标准：①呼吸频率 ≥ 30 次 / 分；②氧合指数 ≤ 300mmHg（1mmHg = 0.133kPa）；③经皮血氧饱和度 ≤ 93%；④在 24 ~ 48 小时内肺部影像学病灶面积进展 > 50%；⑤因高血压、糖尿病及冠心病等严重合并症进展需要加强内科治疗，均可享受快速通道转诊至高级别定点医院。

五、效果与价值

小汤山医院在启用后承担了入境旅客筛查 COVID-19 的巨大工作任务。高峰时期每天近 400 人入院，每天在院人数接近 700 人；尽管如此，医院仍保持一定程度的空床率，医疗体系运行平稳，医务人员零感染，筛查旅客在院时间仅需约 30 小时。随着中国民航总局规定所有国际航班在 2020 年 3 月 23 日后不再落地北京，海外旅客的筛查工作量逐渐减小，2020 年 4 月 15 日小汤山医院宣布暂停提供筛查服务。至此，小汤山医院共筛查境外入京人员 2171 人，排除 2118 人，确诊病例 53 例，确诊病例中，6 例因病情加重转至高级别定点医院，其余 47 例均在 2020 年 4 月 28 日之前好转出院。

小汤山医院的启用与运行，是北京防控境外 COVID-19 输入性疫情的一次原创性举措。该院作为 COVID-19 防控体系高级别定点医院的重要补充，高效地承担境外输入病例的筛查工作，以及经其确诊的轻型及普通型患者的隔离治疗工作，极大地提高了北京应对境外输入性 COVID-19 的防控能力。小汤山医院的及时启用，使传统的传染病定点医院更有精力优先治疗重症病例，同时又确保轻型及普通型患者得到恰当的医疗照护，使北京的医疗资源在疫情防控的合理配置得以优化，极大改善了北京疫情防控的应对现状。

WHO 倡议应对现有医疗设施加以改造或建立新的隔离治疗病区或单独的医院，以增强 COVID-19 应对能力，尤其是提高危重患者的救治能力。作为北京应对 COVID-19 的重要举措，小汤山医院的开放极大地缓解了高级别定点医院的运行压力，充分保证了危重症患者的救治资源，与 WHO 的倡议不谋而合。

综上所述，小汤山医院的启用完善了北京现有的 COVID-19 防控体系，响应了 WHO 的倡议。以小汤山医院为核心形成的境外输入性 COVID-19 的"隔离－筛查－救治－转诊"体系，使北京能够高效精准筛查并有效隔离、治疗境外输入性病例，对切断输入性传播具有重要作用，促进了北京 COVID-19 医疗资源的合理分配。在 COVID-19 疫情防控结束后，小汤山医院可根据新的需要重新规划功能，避免医疗资源浪费，如用以应对其他传染病暴发、群体食物中毒、自然灾害等其他突发公共卫生事件，或用作康复治疗及健康体检中心等。小汤山医院运行模式的灵活性及有效性值得参考借鉴。

（马迎民、罗祖金）

案例8 中南大学湘雅医院药剂科抗洪救灾药事管理实践

1998年，长江、嫩江、松花江等地发生的全流域型的特大洪水。全国共有29个省（自治区、直辖市）遭受不同程度的洪涝灾害，受灾面积3.18亿亩，成灾面积1.96亿亩，受灾人口2.23亿人，死亡4150人，倒塌房屋685万间，直接经济损失达1660亿元。湖南省位于长江中游南岸，东、南、西三面环山、北部地势低平。全省河、湖网密布，特定的地理环境，使得湖南成为受灾最重的省份之一。

1. 常见洪灾后疾病 水灾后，由于环境卫生恶化，自然疫源地的暴露和扩散；疾病虫媒传播途径的变化；易感人群增加，感染机会增多等问题，导致水源性和食源性传染病高发。水灾后疾病以肠道传染病为主、虫媒及自然疫源性传染病、呼吸道传染病、灾后心理疾病发病上升等为特征。从病种分布特点而言，以皮肤疾病（如脚癣、皮炎等）为首位，其次是上感、咽炎、腹泻、中暑等。应根据灾害发生规律及特点组织药品供应。

2. 医疗队药事管理工作程序和组织

（1）药事应急管理组：应对水灾时，药学部主任负责与上级沟通，制订、审核治疗及预防用药方案，审核紧急备药品种的剂型、数量，同时制定审核药物安全性监测方案。

（2）药事应急专业组：启动水灾应急预案，迅速建立药事应急专业组，负责备药目录中相关药品的采购，药品装箱等工作，具体职责见表16-6。

表16-6 突发公共事件药事应急指挥小组的职责

小组	职责
人力资源组	负责应对人员整合调配，稳定职工情绪，保障生活等相关工作
药品保障供应组	负责药品及消毒剂的采购、保管、发放工作，保证药品供应
药品调剂组	进行医院日常药品的调剂工作以及临时性任务
临床药学组	负责临床药学服务工作，信息收集、整合与传递
质量控制组	负责采购药品和捐赠药品的质量管控，包括外购、捐赠药品合法资质、效期的查验等

（3）组织应急小组奔赴现场：药品保障供应组负责备用药品记录、替代药品的获取、应急药品装箱、运输等工作。注意不宜选备过多注射剂；大输液尽量配备软包装；尽量不携带需特殊储存条件的药品；配备慢性病、消化系统疾病和神经系统疾病用药；配备充足的消毒防疫剂以及灭蚊药；适当配备安全、治疗效果好的院内制剂。药品保障供应组成员需确保全员24小时待命，随时接受临时性任务。需特别注意捐赠药品需要专人管理。临床药学组选派经验丰富的药师参与备药目录制定、调整和合理使用，药品管理、卫生防疫宣传、灾区群众心理辅导，以及必要时的微差处理等工作（图16-1）。

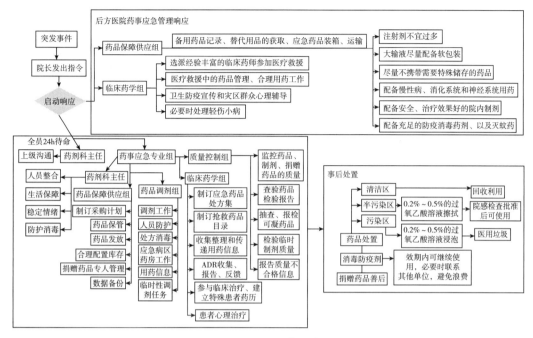

图 16-1　水灾药事应急响应程序

（4）药品与物资的事后处置：灾情过后，需对剩余药品（包括捐赠药品）、消毒防疫剂进行善后处置。对于效期内的消毒防疫剂可继续使用。对于药品，则需根据药品所在区域进行分类处理：清洁区药品可回收利用；对于半污染区的药品，需使用 0.2% ~ 0.5% 的过氧乙酸溶液擦拭消毒，院感批准后可继续使用；对于污染区的药品，应消毒处理后统一作为医用垃圾处理。

（5）水源安全防护及其他：应特别注意疫区生活饮用水的消毒，加大饮用水消毒剂的投加量，保证充足的消毒接触时间，避免次生疫情通过生活饮用水传播和扩散。此外，还应加强卫生防疫宣传工作，教育群众尽可能减少对污染水的接触，不要赤手赤脚行走与劳动，不要喝生水；加强个人防护意识，注意防蚊虫叮咬，防治寄生虫如钩虫、血吸虫、疟疾感染等。

3. 经验体会

（1）未雨绸缪，居安思危：针对水灾，国家已经出台《国家防汛抗旱应急预案》，根据预案要求，预案组需根据地区、季节差异对洪涝事件进行监测和预警。根据人员伤亡和健康危害情况将响应级别分设为特别重大（Ⅰ级）、重大（Ⅱ级）、较大（Ⅲ级）和一般（Ⅳ级）4 级。并根据级别，启动相应的预案体系。卫生部门需根据预案需要，及时派出医疗卫生专业防治队伍赴灾区协助开展医疗救治和疾病预防控制工作。各级人民政府和防汛抗旱指挥机构调集和储备消毒药品、抢救伤员之必备物资器械；紧急动员当地医疗机构在现场设立紧急救护所；医疗卫生防疫部门主要负责水灾区疾病防治的业务技术指导；组织医疗卫生队赴灾区巡医问诊，负责灾区防疫消毒、抢救伤员等工作。应特别注意水灾高发区需在每年汛期来临前备足药品库存。并针对水灾发生后不同阶段疾病发生特点配备相应药品。此外，医疗机构应日常进行水灾预案演练，做到有备无患。

（2）加强卫生宣传教育，增强卫生防病意识：摆在抗洪救灾医务工作者们面前的首要任务是加强卫生宣教工作，要使广大抗洪官兵及居民了解抗洪相关疾病的发生与预防知识，积极做好自身的预防工作。对在高温环境、高湿环境和水中作业时间较长的人员要建议及时轮休，条件允许时以清洁或相对清洁的水冲洗身体，降低皮肤表面细菌存留的可能性，从而减少感染的机会。对出汗较多者，要及时饮水补液，必要时口服补液盐水或淡盐水，以保障机体的需要。水灾后足癣发生率很高，其与长时间胶鞋水中浸泡、局部潮湿不透气相关，故休息时要特别注意脚部的清洁和通风透气与干燥，减少癣菌的生长。防止感染性疾病方面，除了进行卫生宣教、及时服用有效的预防药品外，更重要的是提升机体抵抗力以增强抗病能力，尚需注意饮食与营养补充，提供富含维生素的食品，增强体质，防止各种疾病发生。

（龚志成、唐密密）

案例 9　特大洪涝灾害下医院药学部门应急管理的思考与启示

我国地处欧亚大陆东南部，位于东亚季风气候区，暴雨洪水集中、洪涝灾害频发，城市洪涝问题历来是一个非常突出的问题。近 20 年来，在全球气候变化和城市化进程加快背景下，我国城市洪涝灾害问题日趋严重，城市暴雨洪涝灾害已成为目前我国城市最突出的水患问题。地处我国中原腹地的郑州市，2021 年 7 月 18 日 18 时至 21 日 0 时，突然出现持续性的强降雨过程，全市普降大暴雨、特大暴雨。在此期间，郑州市单日降雨量达 552.5 毫米，其中小时最大降雨量达 201.9 毫米（7 月 20 日 16 时至 17 时），突破中国大陆小时降雨量历史极值（198.5 毫米，河南林庄，1975 年 8 月 5 日）。不论是小时降雨量还是单日降雨量均突破 1951 年郑州气象局建站以来的历史纪录，其中，郑州市二七区尖岗气象站 24 小时降雨量高达 696.9 毫米，超过郑州年平均降水总量。此次暴雨量远远超过城市排水防涝标准和城市河道防洪标准。上游始发暴雨洪水与市中心极端小时暴雨叠加，造成主城区受灾严重，出现"城市看海"现象。

郑州"7·20"特大暴雨强度大、持续时间长，呈现出典型的城市内涝型灾害特征，造成人员伤亡、交通损毁、居民财产受损、农田绝收等各项损失。根据统计，河南省全省因暴雨所致直接经济损失达到千亿元以上，其中郑州市直接经济损失超过 500 亿元。在此期间，包括郑州大学第一附属医院、阜外华中心血管病医院、新乡医学院第一附属医院在内的河南省多家医疗机构一片泽国，受灾严重。药学部门作为重资产部门，由于其工作特性，工作室（间）多分布于一层或地下空间，成为医疗机构中面临洪涝灾害威胁最大的部门之一。

面对突发洪涝灾害，药学部门面临的主要困境可以归纳为以下八个方面。第一，组织沟通不畅。信息沟通是灾害应急管理的基础性工作，是应急抢险措施顺利开展的基本保障，洪涝灾害会摧毁供电、通信设备以及阻断交通，使信息沟通更加不畅，引发更加不良的后果。第二，应急物资准备不足。食品和饮用水短缺是洪灾中的突出问题，洪水会摧毁供电设备、通信基站和个人通信设备等，引发供电、照明、通信设备短缺。第三，防汛抢险形势严峻。洪灾中可能发生通道漫水、地面漫水、墙面透水、屋顶漏水，甚至屋顶坍塌等安全事故，及各种次生灾害。第四，药师安全受到威胁。洪水首先对人员安全造成巨大威胁，特别是药库、调剂室、静脉用药集中调配中心等所处楼层较低的部门。第五，药品财产面临损失。药品是患者治疗的必要物资，也是药学部门的核心资产。在洪涝灾害下，确保药品安全是药学部门的重要职责。第六，仪器设备面临损毁。药学部门不仅配备了与药品保存、运送、调剂相关的设备，随着药学服务内容的拓展，也配备了大量用于科研、检测的精密仪器。一些仪器设备价格昂贵、对运行环境要求严苛，在洪涝灾害中，确保仪器设备安全显得尤为重要。第七，卫生防疫面临风险。洪涝灾害可造成基础设施破坏、生态环境改变、人群抵抗力下降，增加传染病暴发、流行的危险，所以做好灾情后的卫生防疫至关重要。第八，舆情管理面临挑战。新媒体时代，洪灾将迅速成为舆论热点，如何营造良好的舆论环境，亦有利于灾后重建工作的开展。

针对以上八个方面的困境，反思河南省多家医疗机构应对"7·20"水灾的经验教训，药学部门还需要在制度、流程、应急演练等方面持续改进。

第一，建立组织沟通体系。在医院应急管理领导小组的领导下，药学部成立医院药事应急管理小组，将人力资源分级管理和配置。设置领导小组、联络小组和执行小组。领导小组由药学部主任担任组长、副主任担任副组长，负责统筹规划、组织应急演练、发布预警信息、启动应急预案及措施；联络小组由药学部各部门负责人组成，负责上下沟通和监督落实；执行小组：由药学部门员工组成，负责相关应急管理措施的具体执行。执行小组一般包括物资保障组、人员疏散组、防汛抢险组、药品管理组、设备管理组、卫生防疫组、药学服务组，舆情管理组等。

第二，完善应急物资储备。应急物资包含食品、饮用水、电源、通信与照明设备。在洪灾的预警期，药学部门应当备用1～2天的应急食品和饮用水；或医院以流通库存的方式（比如院内超市等）保持一定储量的应急食品和饮用水。配备与用电需求相匹配的应急不间断电源（UPS）等应急储能装置，灾害发生时，电源应集中管理，减少非必要能耗。配备与用电需求相匹配的发电设备，保证照明、冰箱和冷库正常工作，保障冷藏药品质量安全。建议相关部门常备应急通信设备，推荐无线电对讲系统、无线电收音机和扩音设备等。应当备用手电筒或应急照明设备，并定期检测备用设备状况。

第三，提高防汛抢险技能。综合历史峰值、地势和水势等因素，设置警戒水位线。及时准备挡水板、防汛沙袋、吸水膨胀袋等防汛物资，紧急情况下可使用棉被、挡鼠板等物品挡水。配备与需求相匹配的潜水泵等排水设备，必要时进行排水作业。定期疏通楼顶排水孔、下水道和其他排水通道，以免积水而引起安全事故。

第四，确保药师生命安全。提前选定应急避难场所，并现场勘察、评估，备用应急物资，定期检查应急物资的功能状况。提前制定安全疏散路线，洪灾发生时，第一要务是确保人员安全，依照预先制定的安全疏散路线，组织人员有序转移至应急避难场所，并清点人数；城市内涝退去后，在保障安全的前提下，可以允许员工从应急避难场所返家，员工返家前需向部门负责人报备。每年至少开展一次洪灾知识培训和应急演练，内容应包含应急物资储备、逃生自救技能、人员转移避险等内容。

第五，保障药品财产安全。洪灾预警期，在保障药品正常供应的前提下，尽量降低库房和调剂室内的库存；综合历史峰值、地势和水势等因素，设置警戒水位线，加高药品堆垛的地垫高度至警戒线以上；降低药品堆垛高度；启动具有冷冻功能的冰箱，准备足量冰袋或储冰块；实地勘察选定药品转移备选场所和路线；提醒病区做好应急准备。

洪灾暴发期，迅速组织人力将处于货架低层的药品转移至高层，优先转移口服药品等容易浸泡损坏药品；当室外积水漫入屋内，冰箱断电后，及时将冷冻冰袋或储冷块放入冰箱，并定期监测、记录冰箱内温度；锁闭麻醉药品和精神药品存放柜，避免丢失。

洪灾缓冲期，快速评估药品存放条件，若存放条件不适宜，则立即组织药品转运，可参考图 16-2 所示优先级。首先由双人将麻醉药品、精神药品和毒性药品转移至符合安全条件的存放场所，将贵重药品转移至适宜的存放场所；其次调用冷链运输车储存冷藏药品，或转移至其他备用冷藏库；最后将阴凉库药品和普通药品转移至湿度和温度适宜的存放场所。

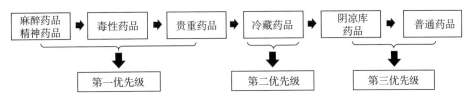

图 16-2　药品转运优先级示意图

库房、调剂室需安排人员 24 小时值班，保障财物安全；统筹调配院内药品，全力保障患者用药；医院信息系统不能及时恢复时，启动信息系统故障应急预案，依据纸质医嘱汇总单或盖有收费章的纸质处方进行药品调剂。

洪灾后重建期，调用除湿降温设备，尽快恢复库房和调剂室的温湿度；清点受损药品，规范销毁并上报医院财务，如图 16-3 所示。清理并按照规定销毁受洪水浸泡的处方。

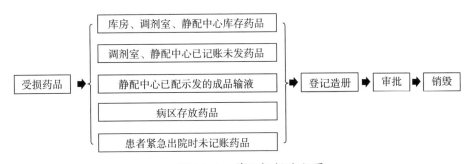

图 16-3　药品报损流程图

第六，保障仪器设备安全。在洪灾预警期，检查仪器设备的供电线路，严禁将用于供电的插排置于地面；加固医用冰箱、货架和药柜等药品存放设备。在洪灾暴发期，一旦室外积水漫入屋内，需要及时切断屋内电源，迅速组织人力将台式电脑，平板电脑，打印机等小型设备转移至高处。在洪灾缓冲期，尽量采取各种措施排水，减少仪器设备的泡水时间；组织转运未受损仪器设备。在洪灾后重建期，联系专业人员评估检修泡水设备，如医用冰箱、自动发药机、单剂量包药机、实验仪器、检测仪器等，检测合格后方可通电使用；清点损毁仪器设备，按医院流程登记审批报损。

第七，确保卫生防疫达标。根据洪涝灾害后常见肠道疾病、皮肤疾病、感染性疾病等常见病，配合医院做好相关药品的储备和保障供应，药学部门应会同医院感控部门以及消化科等相关临床科室，根据洪涝灾害后的常见病制订水灾后的备用药品目录，满足医院灾后常见病的救治工作，如针对水灾后消化道疾病多发的情况，医院药学部门尽快调整肠道门诊药房的库存量，以更高的满足临床救治工作的需求。根据洪涝灾害后消杀的需要，按照《WS/T 512—2016 医疗机构环境表面清洁与消毒管理规范》的推荐，积极配备常见消毒药品，并协助医院各科室做好消毒用药的分发，以及消毒药品的配制、使用、咨询等工作。

第八，落实舆情管理工作。正确的舆论引导，洪灾发生后，药学部门应严格按照各项管理规定，积极处理药品调剂室与患者、临床各病区、社会大众的各种用药相关问题，树立药师正面专业技术人员的形象，加强对药师自媒体的管理，不信谣、不传谣，自觉抵制不良信息的传播，营造良好的舆论环境。可根据网络舆论动态，临时成立网络舆情工作组，工作组可由日常工作中兼顾宣传、信息以及科普等相关角色的药师组成，以便于舆情工作的高效开展。药师应掌握网上舆论的主动权，加强正面宣传，疏导消极情绪，有效控制负面信息的传播扩散。在接受相关媒体的采访时，需经过医院宣传主管部门批准，应能够做到客观公正地对问题进行阐述，积极宣传在洪灾中所表现的优良工作作风和奉献精神。

第九，优化应急演练方案。依据本院实际情况，在优先确定风险类别和级别的前提下，运用多学科视角的脆弱性分析，对应急风险进行评估、分析，建立事前预防应急风险管理机制；并按照 PDCA 循环模式实施流程化管理过程，编纂演练手册，组织各部门演练，记录演练过程，评估演练效果，实现药学部门应急风险管理的持续改进。

总之，面对突发洪涝灾害，医院药学部门快速响应，形成高效的组织体系是药学部门保障其工作正常有序开展的重要保障，各部门齐心协力、紧张有序的灾后重建工作是药学部门恢复正常药事工作的关键，更是医院恢复正常医疗秩序的有力保障。本案例基于河南省多家三甲医院药学部门面对特大洪涝灾害的实际经验总结完成，对药学部门在洪涝灾害下的组织管理、应急保障、防汛抢险、人员、药品、仪器设备、卫生防疫、舆情管理工作进行了梳理总结，旨在为医院药学部门应对类似洪涝灾害问题提供借鉴。

（杜书章）

案例 10　香港特别行政区应急事件管理模式及程序

香港特区政府应急管理体系主要由应急行动方针、应急管理组织机构、应急运作机制构成。香港特区政府将突发事件分为两种情况：一是紧急情况，指任何需要迅速应变以保障市民生命财产或公众安全的自然或人为事件；二是危急情况或灾难。一旦发生突发事件，特区政府遵循精简、高效、灵活、便捷的行动方针指导应对工作。限制涉及的部门和机构数目；限制紧急应变系统的联系层次；授予事故现场的有关人员必要的权力和责任。

香港特别行政区从立法的角度对应急管理形成了制度性的设计，它作为香港特别行政区基本的战略指导，并不断在训练中加以修改、完善。香港特别行政区的紧急应变系统为三级制，根据不同的危机类别，启动不同的应急管理程序。为了高效统领整个香港特别行政区应急资源的协同运作，香港特别行政区设置了几个核心部门负责应急管理工作。最高决策机构是行政长官保安事务委员会（保安事务委员会）；主要的执行机构是警察总部指挥及控制中心和消防通讯中心；咨询机构是保安控制委员会；协调机构是有关民众安全的政府救援工作委员会。针对突发公共事件体现的主要作用是：制订完善的应对计划；建设严密的应变系统；制订规范的运作流程；建设健全的应急机构；建设专业化应急队伍；保持持续的危机意识教育。

香港特别行政区位于亚热带地区，雨季时易暴雨成灾，旱季易发生火警。每年平均遭受 6 个热带气旋威胁，热带气旋或台风经常带来暴雨，导致水灾及山泥倾泻。突发公共事件多发的香港能成为市民安居乐业的乐土，与特区政府卓有成效的应急管理分不开。香港应急管理的经验是随着危机事件的频繁出现而逐渐丰富起来的。香港特区政府应急管理工作注重应急预案演练，注重应急宣教培训工作，注重相关信息发布的及时性，注重发挥专家作用，高度重视应急指挥中心建设及应急装备的配置，以期通过全民的危机教育、培训和演练来提高全民危机意识，使得市民在危机状态下能够主动配合政府行动。例如，2005 年制订的香港境外紧急应变行动计划规定处置的流程是：在香港以外地区有事故发生→保安局紧急事故支援组及入境处协助在外香港居民→小组监察情况和事后发展→启动应变计划→向市民交代政府领导及指挥各方面的应变行动 →成立并派遣评估小组→成立应变小组→派遣应变小组→展开应变行动→应变行动逐步缩小规模，直至结束→应变小组撤离。

香港特别行政区从立法角度对应急管理形成了制度性设计，制订了两套纲举目张的应对突发公共事件之计划，详列了处理紧急情况的政策、原则和行动安排。一套是普通类计划，包括空难应变计划、挽救失事飞机应变计划、天灾应变计划、海空搜索及救援政策训令、大亚湾应变计划、境外紧急行动等六个分计划。另一套是机密类计划，由为核动力战舰访港期间公众安全而制订的应变计划、针对恐怖主义的应对措施、内部保安事故应变计划，以及应对生物、化学、辐射及核子袭击事件应变计划等五个分项计划构成。

（龚志成）

案例 11　新冠肺炎疫情防控期间互联网药学服务的实践及思考

自 2019 年 12 月我国湖北省武汉市发现多起新型冠状病毒肺炎（简称：新冠肺炎，COVID-19）病例，并迅速蔓延至全国，各地紧急启动重大突发公共卫生事件一级响应。目前已经发现新冠肺炎感染途径主要为呼吸道飞沫和密切接触传播，可经人与人传播，人群普遍易感。新冠肺炎疫情肆虐，全方位防控已成为全社会共识和全民行动。医院既是防疫控疫工作的第一战场，同时也是疫情传播的高风险场所。患者的医院就诊包括多个环节，均易造成人员聚集、引发交叉感染。另外，部分有疫情发生地区采取局部交通封控、限制出行，对于特殊慢性病患者、高龄或残疾等出行不便患者及居住地采取了隔离措施的患者而言，都存在到院就诊和取药困难，特别是对于一些长期用药的慢病患者，甚至面临停药的风险。同时医院因疫情防控导致门诊患者急剧减少，医疗收入同比减少，给医疗机构的正常运行带来较大困难。在该情况下，如何既确保患者安全，又能保障患者及时便利地获得药品，已成为各级医疗机构特别是药学部门必须面对和亟待解决的问题。为减少疫情防控期间医院人群聚集和交叉感染的风险，满足常见病、慢性病复诊患者的用药需求，国家卫健委印发通知，要求各地医疗机构充分发挥"互联网＋医疗"之独特优势，规范互联网诊疗咨询服务，拓展线上医疗服务空间，引导患者有序就医，缓解疫情传播，同时解决患者就医和用药的问题。

为了充分发挥"互联网＋医疗"的优势，探索建立一种新的"互联网＋医疗"医院处方调配模式，医院积极响应国家卫健委号召，成立了互联网医院工作领导小组，分管院领导担任组长，副组长为信息中心、医务处、药学部负责人。工作领导小组制定了各部门工作职责：

1. 信息中心　研究和拟定互联网医院开诊工作计划、工作方案和具体措施；负责互联网医院程序和客户端 APP 的开发和测试，督促 HIS 系统制作接口，对软件稳定性进行模拟测试。为了与线下门诊开具的处方以示区别，信息中心对互联网医院开具的处方做特殊颜色标记。协助开诊后互联网患者线上问题的协调和解决。

2. 医务处　负责互联网医院各开诊科室医师和药师的人员安排并定期更新和发布；负责互联网医院开诊科室医生的线上叫号、视频问诊、处方开具和审方药师在线审方培训。

3. 药学部　负责互联网医院处方的审方、调配、核对发药、打包，用药交代、用药咨询和物流追踪咨询。

4. 门诊部　负责挂号咨询的解释、指导患者小程序和 APP 使用方法。

5. 计财处　负责互联网患者线上缴费结算和退费工作。

6. 总务处　负责互联网医院快递公司选择、运费谈判工作，为了提高快递的时效性，督促快递员中午和下午下班前各一次到药房收件，并及时发出。

一、流程介绍

患者进入医院微信公众号或官方 APP，手机注册，添加就诊人信息，在线报道候诊。医生在智能终端叫号看诊，基于病情进行在线视讯沟通，沟通后医生开具线上处方单。处方由药师进行在线审方，评价用药合理性。处方审核完毕，患者在线缴费后信息传送至医院药房，医院药房线下服务人员根据处方调配好药品。患者可选择自行至医院取药或由医院指定的药品第三方快递公司配送。互联网医院处方服务范围可覆盖全省，并延伸至周边省市。

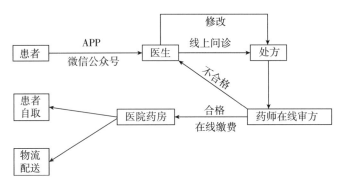

图 16-4　互联网医院就诊流程图

此互联网诊疗模式是在依托患者的历史处方、历史病历、历史检查等基本病例资料的情况下，创新性地将慢性病患者的复诊及续方配药难题从线下引导到线上，构建互联网＋医保结算＋送药上门＋慢病管理一体化服务平台。互联网医院服务是利用信息化手段，对病情稳定的、非首诊、非急诊的患者在线上进行就诊，解决患者需要反复到院看病续方问题，实现慢病线上续方、在线支付、药品线上配送到家、用药咨询等特色服务，实现新冠肺炎疫情防控期间"不见面"的诊疗、购药。

二、开诊科室

互联网医院开诊科室为需要常规复诊，不需要特殊检查项目的科室，主要包括简易门诊、风湿免疫科、肾脏内科、心血管内科、乳腺外科、消化内科、神经内科等一些慢性病科室，满足了疫情防控期间慢性病复诊患者的就医及购药需求。

三、药品选择

互联网医院应选择给药途径相对简单的药品，如口服、外用、气雾剂等，少选择注射剂、输液和玻璃瓶、安瓿等在运送过程中易碎的制剂。有特殊储存条件的药品，应和快递公司确认其是否有冷链运输条件。如胰岛素等需要冷藏的药品需要从"医院"到"家"全程标准化冷链管理，保证药品质量。医院门诊药房做好药品储备工作，应确保互联网门诊开出的药品有足够的库存，避免因库存不足导致患者收不到药，延误患者使用。

四、药品配送

在特殊时期的"互联网医院"诊疗模式下，医院向就诊患者提供药品"一站式"配送到家服务。在药品配送环节，快递送药上门作为医院实体药房的线上延伸方式，将药品直接配送至全省乃至全国各地患者手中，实现互联网慢性病管理的全流程闭环服务，解决了慢性病患者疫情期购药的困难。医院在选择合作快递公司时应考虑疫情交通封控对快递是否有限制，可选择快递网点覆盖较多的公司。从运行期间数据看，互联网医院就诊患者96.11%选择快递配送药品，3.89%的患者选择线下到医院门诊药房自取。快递配送距离以离医院方圆100～200km的城市为主，涉及省内16个地市，外省9个地市，医院所在同城快递占55.43%。

五、面临问题

1. 使用互联网医院的患者具有局限性　目前互联网医院平台只能实现医院有就诊记录的老患者复诊，初诊患者还不能选择互联网医院就诊，而且药品费用结算仅支持自费垫付，未能通过平台实现线上医保的实时结算，医保患者后期还需择期自行至医院进行医保费用结算。医保部门应积极推进将符合条件的"互联网＋医疗"费用纳入医保支付范围，打通医保—患者的"最后一公里"。

2. 患者对互联网医院认知的局限性　作为省级三甲综合医院，服务对象主要是来自周边地市和农村的外地患者为主，移动应用基础及患者认知度相对较弱，掌握和使用互联网医院APP和小程序的能力不足，需要进一步加大互联网医院宣传力度及推广应用，解决外地患者就医购药"三长一短"的难题。从运行初期的数据来看，互联网医院处方数量占同期门诊处方的3.80%，处方药品金额占同期门诊处方金额的6.31%，要让患者适应互联网医院就诊新模式还需假以时日。

3. 平台的局限性　医生线上问诊的外网系统和门诊药房的HIS系统数据对接存在问题，涉及数据的内外网交互，需要通过各种途径来保证数据的安全性及时效性，解决"信息沟通时间长"问题。

4. 就诊科室的局限性　互联网医院开诊科室主要针对慢病为主的普通疾病的问诊，患者就诊有一定局限性。医院需多放开慢性病科室，并配合慢性病治疗推出相关的远程随访和慢病管理服务。

随着疫情防控期间互联网医院的出现，互联网药事服务下的药师能做些什么也给医院带来新的思考。在"互联网＋药品"供应保障服务方面，明确要求线上开具的处方必须经审方药师审核合格，因此提高药师专业水平是确保互联网药事服务工作质量的首要保障。互联网医院改变了药师以前直接面对患者的发药交代模式，改为在线审核电子处方、建立微信群，推送用药须知、定期对慢性病患者做电话回访、接受网上用药咨询等药事服务工作。药师要充分发挥互联网医疗服务优势，为人民群众提供优质便捷的药学服务，也是特殊时期药师肩负的重要职责。

互联网医院改变了疫情防控期间患者的传统就医流程，实现了医疗服务人性化、个性化、高效化，带来医患共赢局面的同时也开创了医疗信息化新局面。在全国上下众志成城共克时艰的特殊时期，药学人员应该在做好自身防护措施的同时，将药学服务与新技术、新理念充分融合，积极促进药学服务模式转型，为药学工作者在抗击疫情中提供新思维，更好地为患者进行药学服务，为取得疫情防控阻击战的全面胜利贡献力量。本案例基于某三甲医院新冠疫情期间互联网医院药学服务开展情况之总结，对于突发疫情情况下，医院药学服务模式转变，满足患者用药需求具有重要意义。

（夏　泉、宋士卒）

参考文献

［1］北京市第八批赴四川抗震救灾救援医疗队药学组工作汇报 .（2008-06-26）［2021-07-08］

［2］陈璐，胡远，肖洪涛，等 . 我院急救中心收治 2376 例 "5·12" 地震伤员的用药分析 . 中国新药杂志，2009，18（5）：81-84.

［3］郭晓强 . 新冠肺炎疫苗的研发：机遇与挑战 . 科学，73（1）：5.

［4］韩志海，王海威，钱阳明，等 . 四川汶川地震灾区伤病谱调查 . 人民军医，2009，52（7）：420-421.

［5］洪求兵，赵育新，黄涛，等 ."5·12" 汶川地震医疗救援存在的主要问题及思考 . 震灾医学救援论文特辑，2008，12：14-16.

［6］刘宏 . 从汶川地震看军队医院救灾中卫勤保障的特点 . 震灾医学救援论文特辑，2008，12：12-13.

［7］刘纪宁，王羽，刘云兵，等 . 四川地震疾病谱对医学救援的意义 . 中国急救医学，2008，6：20-23.

［8］毛璐，翟所迪 . 象形图在患者药学教育中的应用 . 药学服务与研究，2009，9（3）：175-177.

［9］童荣生，肖邦榕 . 突发灾害事件后医院药学服务的体会和思考 . 实用医院临床杂志，2008，5（6）：35-37.

［10］王瑞，陈晓燕，王魏，等 . 地震后灾区民众的用药需求分析 . 中国药师，2009，12（4）：490-492.

［11］吴久鸿，吴晓玲 . 突发事件中的药学保障与药品供应 . 北京：化学工业出版社，2010.

［12］肖洪涛，陈璐，邹静，等 . 记抗震救灾一线的四川省人民医院药剂科 . 中国新药杂志，2008，17（11）：957.

［13］肖洪涛，陈璐，邹静，等 . 抗震救灾捐赠药品的科学管理 . 中国新药杂志，2008，17（12）：993-994.

［14］肖洪涛，任智文，陈璐，等 . 抗震救灾捐赠药品管理的后期问题初探 . 中国医院药学杂志，2009，29（2）：159.

［15］杨天涵，张晓燕，徐建青 . 新型冠状病毒疫苗：现状与展望 . 中国感染控制杂志，2021，20（7）：673-680.

［16］甄健存 . 突发事件应急药事管理 . 北京：人民卫生出版社，2010.

［17］国家卫生健康委办公厅 . 国家卫生健康委办公厅关于在疫情防控中做好互联网诊疗咨询服务工作的通知 . 国卫办医函〔2020〕112 号，2020 年 2 月 6 日 . http://www.nhc.gov.cn/yzygj/s7653p/202002/ec5e345814e744398c2adef17b657fb8.shtml.

［18］高洋洋，徐珽，金朝辉，等 . 新冠肺炎疫情期间基于互联网医药模式的门诊药学服务实践与探讨 . 中国医院药学杂志，2020，40（6）：606-611.

［19］沈爱宗，吴颖其，张圣雨，等 . 新型冠状病毒肺炎疫情下门诊药品调剂中心防控策略与药学服务 . 中国医院药学杂志，2020，40（15）：1603-1606.

［20］沈东平，牟雪菲，李俊伟，等 . 基于"互联网＋医疗"的慢病随访管理平台的设计与应用 . 中国数字医学，2019，14（5）：49-51.

［21］丁洁卫，寿清和，钟初雷 . 我院互联网医院慢性病续方服务探索 . 中医药管理杂志，2019，27（15）：56-58.

［22］国家医疗保障局 . 国家医疗保障局关于完善"互联网＋"医疗服务价格和医保支付政策的指导意见 . 医保发〔2019〕47 号，2019.8.30 http://www.nhsa.gov.cn/art/2019/8/30/art_53_1708.html.

［23］张全储，李佳，张龙，等 . 医院门诊就诊"三长一短"问题探讨 . 智慧健康，2019，5（16）：22-23.

［24］肖宁，王家伟 . 药师将互联网大数据引入慢病管理模式的创新思考 . 中国药房，2016，27（22）：3158-3160.

第十七章　国际重大突发应急事件药学保障与药品供应案例

案例 1　中国医疗队援助非洲埃博拉诊疗中心记事

2014—2015 年在西非暴发的埃博拉病毒（Ebola Virus Disease，EVD）感染是近年规模广泛的一次烈性传染病疫情。疫情发生后，中国先后向非洲派出 6 批次 500 余人紧急抗埃医疗队，先后奔赴塞拉利昂和利比里亚展开临床救治、感染防控及医疗卫生培训工作。中国医疗队在塞拉利昂、利比里亚分别建造和独立运营 2 所分别有 78 张床位和 100 张床位的埃博拉治疗中心（Ebola Treatment Center，ETU），截至 2015 年 3 月 20 日共收治 EVD 疑似患者 883 例（确诊患者 295 例），实现所有队员"零感染"。经过此次援非抗埃任务，中国在大型援外医疗行动的筹备、传染病医院国际协作管理、EVD 临床病例管理、工作人员培训及多部门联防联控、远程机动卫勤保障等方面积累了宝贵的经验。

1. EVD 的分类分级治疗　疑似患者治疗：①以口服药物治疗为主，重点维持水、电解质平衡；②对于发热患者，经验性地给予抗疟和抗感染治疗；③适当给予对症处理如退热镇痛药、胃黏膜保护剂、止血药以及抗焦虑和镇静剂等。

确诊患者治疗：①根据患者病情轻重给予分类治疗干预。根据患者症状、体征及相关实验室检测结果，将患者大致分成轻、中、重症 3 类，针对不同类别的患者设计相对固定的套餐医嘱进行治疗干预；②重视为患者补充足够的能量和营养。此次埃博拉病毒感染病的主要症状为发热、厌食、恶心、呕吐、腹泻等，这些均会对食物摄取和营养吸收产生严重影响，加重免疫系统功能损伤和器官功能障碍，影响病情预后，因此在治疗过程中重点关注营养补充，给确诊患者口服营养素支持；③关注儿童 EVD 患者的治疗，除常规治疗外，还要为腹泻的儿童补锌 10～14 日，5 岁以下儿童补充维生素 A，对有出血症状的儿童给予口服维生素 K。

2. 医疗中心保障的药品品种　埃博拉病毒治疗缺乏具有明确适应证的治疗药物，主要是对症治疗和支持治疗，医疗中心保障药品共 103 种，包括以下多个品种：①液体和电解质补充剂，如口服补液盐、生理盐水注射剂、葡萄糖注射剂、乳酸钠林格注射剂等；②解热镇痛以及镇痛药，如对乙酰氨基酚、酚麻美敏、匹米诺定和洛芬待因等；③镇静催眠药，如地西泮、阿普唑仑等；④止泻止吐药，如多潘立酮、莫沙必利、甲氧氯普安和蒙脱石粉等；⑤止血药，如凝血酶粉、维生素 K_1 和云南白药胶囊等；⑥抗皮疹药物，如卤米松和他克莫司等；⑦抗感染药物，如阿奇霉素、阿莫西林和左氧氟沙星等；⑧急救和心血管药物，如肾上腺素、多巴胺和硝普钠等。

3. 药品的运送与补给 药品运送包括空运和海运，空运时间短，人到货到，需冷藏的药品、麻醉药品、第一、二类精神药品、急需的防疫药材等统一纳入空运药材范围。空运药材进行包装时注意针剂需要放入泡沫箱内，需冷藏的药品放入专用的冷藏箱内，麻醉药品、精神药品能携行的最好携行。90%的药材需通过海运的方式运达任务区，主要包括大型医疗器械、常用药材及部分防疫药材。海运时间约为3个月，期间经过赤道时集装箱体表温度可达60℃，因此在对海运药材进行包装时要综合考虑，大型设备单独装箱，药品和卫材需要分开进行包装，针剂、口服、外用和消杀类药材不能混装，针剂全部包装于泡沫箱内。

非洲与中国远隔重洋，交通运输困难，加之当地医疗资源极度匮乏，除少数几个品种外，无法依赖当地市场对药品进行补充，少数品种可通过国际组织申领。

4. ETU药房的保障模式 ETU药房采用药库、病区药柜的二级供应模式。为适应烈性传染病医院的特点，药品供应为封闭式，单向式的药品发放，药房不直接面对患者或非工作人员，医嘱的执行均在医护人员的主导下进行；药品一旦发放，则不再退回。药师或护理人员需提前对药品进行分零摆药，患者未使用的药品则按感染性医疗垃圾处理。设置病区药柜，以供临床的常规用药，品种数量如表17-1。如遇医嘱中不属于病区药柜的品种，由值班药师在医务人员进入污染区执行医嘱前下送至病区。

表17-1 病区治疗药柜品种和数量

序号	药品名称	单位	基数
1	阿莫西林胶囊	盒	50
2	阿奇霉素肠溶胶囊	盒	50
3	双氢青蒿素哌喹片	盒	10
4	复方对乙酰氨基酚片（Ⅱ）	盒	80
5	对乙酰氨基酚混悬滴剂	盒	10
6	地西泮片	盒	10
7	盐酸小檗碱片	瓶	50
8	枸橼酸莫沙必利胶囊（片）	盒	20
9	甲氧氯普安片	盒	20
10	蒙脱石散	盒	30
11	多维元素片	瓶	10
12	口服补液盐（Ⅰ）	盒	30
13	口服营养粉（250g）	袋	5
14	0.9%氯化钠注射剂（250ml）	袋	50

（续　表）

序号	药品名称	单位	基数
15	5% 葡萄糖注射剂（500ml）	袋	50
16	乳酸钠林格注射剂（1000ml）	袋	30
17	氯化钾注射剂（10%）	支	30

5. 药师参与临床用药　ETU 药房的参与临床用药主要涉及以下几个方面：①抗感染药物的经验性选择。针对 EVD 发展规律及其并发细菌感染的特点，选择在适当的时机，使用广谱、不良反应低、口服生物利用度高、医嘱执行难度小的抗菌药物品种及给药方式；②特殊患者的用药：对有吸毒史、人类免疫缺陷病毒 HIV 携带者、老年和儿童患者的用药，充分考虑患者的免疫情况，药物的吸收、代谢和排泄情况，评估药物对患者肝肾功能的损害；③药物不良反应的识别和评价：需区分疾病本身的并发症状与药物的不良反应，及时调整用药以避免对患者身体造成的不良影响。此外，受疫区条件所限，替代药品的选择、剂型的改造、给药方式的临时改变等均需要药师的参与及评估。

6. 问题与思考　中国医疗队的抗埃行动虽然圆满完成任务，但也暴露了一些不足。一是远程机动和保障能力不足。大型设备的远程投送需要他国支持，后勤常规物资的供应也依赖于商业货运公司的航程安排，运输时间长达 45 日左右，无法满足前方需求。二是各部门衔接不够默契。海外救援任务牵涉部门多、衔接内容广，通畅默契的指挥协调系统与保障机制非常重要。国家还需要进一步建立赴海外执行传染病防控医学救援的机制，加强相关救援保障机制的顶层设计，明确应急方案和相关措施与流程，提升海外救援的药品保障能力。

（陈万生）

案例2　印度洋海啸中的医疗救援及药剂师作用

2004 年 12 月 26 日，印度洋发生了灾难性地震和海啸，给印度洋沿岸的国家造成巨大的人员伤亡和财产损失。这次地震发生的范围主要位于印度洋板块与亚欧板块的交界处的消亡边界，地处安达曼海。震中位于印尼苏门答腊以北的海底，矩震级达到 9.3，因其强烈震动和断裂突然错动，引起巨大体积的海底滑坡和崩塌，由此而引发海啸。海浪高达 10 余米，波及范围远至波斯湾的阿曼、非洲东岸索马里及毛里求斯、留尼汪等国。截止到 2005 年 1 月 20 日为止的统计数据显示，印度洋大地震和海啸已经造成 15.6 万人死亡，这是世界近 200 多年来死伤最惨重的海啸灾难。

事故发生后，中国是反应最迅速、救援效率最高的国家之一。中国救援队赶赴斯里兰卡灾区之受灾最严重的希卡度瓦镇（Hikkaduwa）实施救援行动。救援队远离祖国，前往一个生活设施完全被毁坏的地方执行任务，充分的物资准备、医疗救援以及医疗保障是非常重要的。其中物资保障主要包括自身保障物资和施救保障物资。

1. 自身保障物资　救援队准备自身保障物资时充分考虑了当地条件的艰苦，从最坏处打算，将各种情况和所需要的物资尽可能准备全面，所带物品根据人数及每人每天的消耗情况计算。自身保障的物资分为生活用品和医疗用品两部分：

（1）生活用品：包括衣、食、住几个方面。①衣物：包括防水外罩、纯棉内衣、一次性内衣、妇女用品等；②食品；③炊具：锅、电磁炉、电饭煲等；④照明用具：包括个人用照明灯及宿营地用大面积的照明灯；⑤居住用品：帐篷、防潮垫、睡袋；⑥应急用品：水果刀、绳索、救生衣等；⑦降温用品；⑧皮肤保护用品；⑨驱虫用品。

（2）药品：包括防止蚊虫叮咬、治疗皮肤疾病、治疗胃肠道感染、抗疟疾、治疗外伤、消毒等药品。具体有：热炎宁、藿香正气胶囊、氯雷他定片、阿奇霉素胶囊、多潘立酮片、头孢拉定胶囊、甲磺酸左氧氟沙星片、青翘片、青蒿素片、对乙酰氨基酚溶液、十滴水、黄连素、自粘绷带、新清宁、硼酸洗剂、氢化可的松乳膏、虫咬水、硼酸软膏、氧氟沙星眼药水、创可贴、清凉油、风油精、煌绿药水、安尔碘皮肤消毒剂、一次性注射器、棉签、维生素 C、复合维生素片、双氯芬酸二乙胺乳胶剂、洗手液和防晒霜。

自身保障物资根据轻重缓急分为两部分。第一部分是保障队员基本生存的物资，装在登山包内，每个人要尽可能随身携带，不得丢弃。包内的物资应该能够保证队员在没有任何外援的情况下在野外独自生存 3～5 天。具体的物品有：不锈钢水杯、消毒巾、毛巾、不锈钢勺叉、压缩饼干、榨菜、牛肉干、矿泉水、火腿肠、卫生巾护垫若干、水壶（外挂）、防潮垫、防风打火机、蜡烛、自身保障药品、自发电手电筒、水果刀。第二部分是救援队长期生活的用品。即上述各种生活用品，根据当地的条件及救援工作的时间确定携带的种类及数量。

2. 施救保障物资　施救保障物资，即用于灾民医疗救助的物资。包括：①器材类：护目镜、听诊器、一次性手术刀、橡皮膏、乳胶管、创可贴、透明胶带、带线针、一次性弯盘、手术手套、检查手套、弯钳线锯、冰袋、瓷盒、砂轮、棉球、持针器、弯钳、直钳、体温表、平镊、勾镊、直尖剪、纱布、N95 口罩、适用外科口罩、石膏绷带、无菌棉垫、活性炭口罩、3 列绷带、双氧水、鞋套、棉签；②药品类：甲硝唑、氟哌酸、黄连素、复方新诺明、金霉素软膏、马应龙麝香痔疮膏、化痔栓、牛黄解毒软胶囊、硼酸软膏、高锰酸钾、开塞露、氧化锌洗剂、地奥司明片、新青宁、红霉素软膏、止痒水、青翘片、煌绿药水。所有物资均装箱打包后外面用塑料布包裹。包装箱的四周用粗的标记笔写上编号。每个箱子在装箱时认真清点，打印出清单，清单上的编号和内容与箱包内的物品相一致。

3. 医疗救援及保障　在医疗救援及保障方面，澳大利亚的悉尼第一野战部队组成包括指挥官、临床工作人员、后勤保障人员和一名药剂师的救援队。在如此短暂时间内，要确保第一批药品能够保障到位，且保证药品的质量和效期。同时考虑到低温药品储备所需的冰箱，且保证其正常运转。部队出发后，药学人员着手准备后备药品，且得到通知可用于运输的时间从 28 日缩短到 6 日，由于当时得到的信息有限，需应对的病种，所以明确优先顺序非常重要，且面对的患者不仅是年轻人，还包括老人和儿童。

通过大量排水清淤和基本工程设施恢复工作后，急救队充分运用了原有医院的一些便利设施。检查灾后第 1 周遇到的主要医疗问题是破伤风和急性感染，虽然医疗队准备了充足的破伤风抗毒素，但药品的保存最棘手，幸好医疗队从医院废墟中寻找到可以使用的冰箱，通过及时恢复临时发电系统解决了药品冷藏的难题。

救援队与所在地其他救援组织的联系亦显得尤为重要，该医疗队的药剂师在野战医院建立后，及时同周边其他国家救援医院取得联系，包括来自德国、比利时、美国的救援部队，而且还拿到了 WHO 的急救箱。事实证明在大量援助物资运输链建立之前，急救箱具有非常重要的价值。灾后数周，各种慢性疾病的发生逐渐成为主要问题，同时也包括孕妇分娩、不正常流产等问题。由于常规部队野战救助中不具备儿科和产科方面的药品和器械，在此时段内 WHO 提供的急救箱起到了关键作用。

由于当地的储备非常有限，所需输送保障的医用物资异常多，特别在当时军用飞机无法配送，后勤保障人员面对巨大压力，加之当时正值圣诞节期间，很多供应商在休假，所以物资保障遇到巨大困难。在此情况下，药剂师对医生提出的要求需要理性分析与智慧的权衡，尽量减少需要冷藏的试剂或药品数量，且尽量减少目录外物资的需求。

总之，中国和澳大利亚的该次救援行动充分体现了军人特有的快速反应能力，主要完成了两项任务：一是提供人道主义的物资保障和医疗服务，物资保障包括自身保障物资、施救保障物资；医疗服务包括外科手术、建立病区、开展病理学检查，X 线检查等；二是维护或修复医院的基础设施，保证其正常运转，以便灾后交还给当地政府，这包括了大量的清淤、管道维修、设备修缮等工作。药师在其中主要负责药品与医疗器械的供给和维护，冷链的建立与维护是执行任务期间最为棘手和紧要的问题。

（梁　海）

案例 3　欧洲医院药剂师协会《欧洲应急药品清单》

欧洲医院药剂师协会代表了 35 个欧洲国家的 23000 多名医院药剂师，是欧洲国际层面的医院药剂师代表协会。创建欧洲应急药品清单（ELEM）是该协会董事会开展的项目，旨在为临床医生、药剂师和相关机构在灾后等紧急情况下向患者提供有效的医疗服务支持。

根据《2016 年年度灾害统计回顾》报告中的数据，欧洲当年遭受灾害影响的总人数为 93192 人，总成本为 107.9 亿美元。水文和气象灾害是欧洲最常见的灾害报告，但各地区之间存在显著差异。洪水在东欧和南欧（2006～2015 年的年平均发生次数分别为 7.3 和 8.6 次）比北欧和西欧（2006～2015 的年平均次数分别为 1.8 和 2.1 次）更多见。2013 年发生在捷克共和国的水灾影响了 140 万人，2008 年和 2010 年发生在乌克兰和波兰的水灾影响了 20 余万人。与全球趋势一致，欧洲也经历着极端天气事件的频率和规模的逐渐增加，如 2006 年和 2015 年西欧的两次热浪分别导致 3340 人和 3685 人死亡，2010 年东欧的一次热浪灾害导致 55736 人死亡。新千年经历的洪水、风暴、干旱和相关灾害的数量已经远远超过了 1980 年代和 1990 年代的平均水平。为了应对越来越多的大规模灾害和突发公共事件，各国均在制定及时、适当的应急和灾害管理计划。欧洲医院药剂师协会作为欧洲的国际药师组织，代表着 35 个国家的 2.3 万余名医院药师，该国际组织 2020 年制订的《欧洲应急药品清单》（ELEM，以下简称"清单"见附表）。该目录清单为临床医生、药剂师和相关医疗机构在灾后或紧急情况下为患者医疗服务提供了有效支持的工具包，帮助人们有效地应对紧急情况和灾害中需要优先满足的医药需求。

为了选择纳入清单的药品，专家们参考了《世卫组织基本药物示范目录》（第 21 版，2019 年），世卫组织发布的《机构间应急卫生包指南》（IEHK，2017 年），和《非传染性疾病应急指南》（NCDK，2016 年）中对临床相关结果有确切疗效且有足够安全性的药品。专家同时还考虑了药品的药代动力学和欧洲现有的药品供应情况，以创建一个易于使用的工具包，避免不同国家地区之间的医疗条件差距，同时提高对受影响人群的适用性。清单中的药品数量是按照帮助 10 000 名患者 3 个月时间而选择建立的。清单分为 4 个模块，基本模块、冷链模块、补充模块和暴露后预防处置模块。

基本模块：包括 13 种应对紧急情况和灾难的急性阶段的药品，旨在预防和治疗传染病，如：发烧、急性呼吸道感染、腹泻、胃肠道问题和外伤（身体创伤、伤口感染的预防与处理、皮肤感染等）。该模块主要以 IEHK 的基本模块为基础，做了适当修改。

冷链模块：主要包括激素和其他需要保持冷链才能正确储存的内分泌药物。该模块由具有不同半衰期的胰岛素和胰高血糖素组成。

补充模块：包含了 17 个药理学不同类别的药物，旨在治疗灾后条件下的患者。应急情况下的优先事项是避免慢性病的恶化，并尽量减少治疗的中断，以避免增加灾后慢病患者的发病率和死亡率。该模块是根据 IEHK 的补充模块建立的，并以非传染性疾病清单中的药品为基础，该模块包括：麻醉剂、镇痛剂、抗过敏剂、解毒剂、抗惊厥剂 / 抗癫痫剂、抗感染药物、心血管药物、皮肤病药物、利尿剂、胃肠道药物、影响血液的药物、催产剂、抗精神疾病系列类的药物、作用于呼吸道的药物、电解质和酸碱平衡障碍的溶液、维生素、治疗糖尿病和内分泌疾病的药物。

灾害暴露后预防处置模块：该模块包括在可能暴露于 HIV 和性传播传染病原体后用于降低感染可能性的药物。事实上在灾害情况下，人们身心疲惫无助，妇女和儿童特别容易受到性胁迫、虐待或强奸，潜在的性健康后果可能导致性传播疾病感染和人类免疫缺陷病毒 / 获得性免疫缺陷综合征（HIV/AIDS）的发生。该模块主要基于 IEHK 的 PEP 模块。

欧洲医院药剂师协会的"欧洲应急药品清单"值得应急药学保障的专家学者学习借鉴。

清单以表格形式提供，见表 17-2。

表 17-2　欧洲应急药品清单

基本模块			
序号	药品描述	计量单位	数量
1	阿苯达唑，咀嚼片 400 毫克	片剂	2000
2	阿莫西林分散片 500 毫克 [1]	片剂	15 000
3	苯甲酸苄酯，乳液 25% [2]	1 升 / 瓶	10
4	氯己定二葡萄糖酸盐，溶液 5%	1 升 / 瓶	10
5	硫酸亚铁 + 叶酸，片剂 200+0.4 mg（和类似物）	片剂	20000
6	布洛芬，片剂 200 毫克	片剂	40000
7	咪康唑乳膏 2%	30 克 / 管	200
8	奥美拉唑，固体口服剂型 20 mg	片剂 / 胶囊	1000
9	稀释用 ORS（口服补液盐）粉末	1 升 / 袋	2000
10	对乙酰氨基酚，溶液 100mg/ml（30ml）[3]	瓶	334
11	对乙酰氨基酚，片剂，500 毫克	片剂	20 000
12	聚维酮碘溶液 10%	200ml/ 瓶	120
13	庆大霉素，眼药水 0.3%	10 ml/ 瓶	500

注：[1] 可代替为阿莫西林干混悬剂 250mg/5ml（100ml）。

[2] 可以按更小的规格采购，以方便个人使用。

[3] 可代替为糖浆混悬剂（120mg/ml）。

冷链模块			
序号	药品描述	计量单位	数量
	激素，内分泌药物		
1	人胰岛素 NPH 100 IU/ml，10 ml	瓶	60
2	人胰岛素混合物 70/30 100 IU/ml，10 ml	瓶	200
3	人胰岛素 R100 IU/ml，10 ml	瓶	60
4	胰高血糖素 1 毫克 / 毫升	瓶	20

补充模块			
序号	药品描述	计量单位	数量
	麻醉剂		
1	氯胺酮，注射剂 50 mg/ml	10 毫升 / 瓶	25
2	利多卡因，注射剂 1%	20 毫升 / 瓶	50
	镇静剂		
3	吗啡，注射剂 10mg/ml	1 毫升 / 安瓿	50
4	吗啡，片剂 10 mg（速释）	片剂	200
	抗过敏剂		
5	氢化可的松，注射用粉剂 100mg/ml（以琥珀酸钠计）	片剂	50
	解毒剂		
6	葡萄糖酸钙，注射剂 100mg/ml	10 毫升 / 安瓿	10
7	纳洛酮，注射剂 0.4 mg/ml	1 毫升 / 安瓿	10
	抗惊厥剂 / 抗癫痫剂		
8	卡马西平片剂 200mg [1] 片剂	片剂	1605
9	地西泮，注射剂 5mg/ml	2 毫升 / 安瓿	200
10	丙戊酸钠，500mg 肠溶片	片剂	1900
11	丙戊酸钠，200mg 刻痕片剂	片剂	3200
12	硫酸镁，注射剂 200mg/ml	10 毫升 / 安瓿	75
	抗感染药物		
13	苄星青霉素，注射用粉针 120 万国际单位 / 小瓶	小瓶	100
14	苄青霉素，注射用粉针 100 万 IU/ 瓶，注射	小瓶	1250
15	头孢曲松，注射用粉剂 1g	小瓶	800
16	头孢氨苄，口服混悬剂粉剂 250 毫克 /5 毫升	瓶，100 ml	100

补充模块			
序号	药品描述	计量单位	数量
17	克霉唑，子宫托 500mg	子宫托	100
18	多西环素，片剂 100mg	片剂	3000
19	甲硝唑，片剂 500mg	片剂	2000
20	制霉菌素，口服液 100 000IU/ml	30 毫升 / 瓶	50
	心血管药物		
21	乙酰水杨酸，片剂 100mg	片剂	22 000
22	苯磺酸氨氯地平片剂 5 mg	片剂	15 000
23	比索洛尔，片剂 5 mg	片剂	2000
24	肼苯哒嗪，注射用粉剂 20mg	安瓿	20
25	依那普利，片剂 5 mg	片剂	5000
26	三硝酸甘油酯：不含（FCH）的口服喷雾剂 0.4mg/ 剂（200 剂）	喷雾剂	3
27	甲基多巴，片剂 250mg	片剂	100
	皮肤病药物		
28	磺胺嘧啶银，乳膏 1%	50 克 / 管	30
	利尿剂		
30	呋塞米，注射剂 10mg/ml	2 毫升 / 安瓿	20
31	呋塞米，片剂 25 mg	片剂	800
32	氢氯噻嗪，片剂 25mg	片剂	500
	胃肠道药物		
33	阿托品，注射剂 1mg/ml	1 毫升 / 安瓿	50
	影响血液的药物		
34	叶酸，片剂 5mg	片剂	1000
35	肝素钠，注射液 5.000 IU/ml	5 毫升 / 瓶	25
	催产剂		
36	催产素，注射剂 5 IU/ml [2]	安瓿	400
37	米索前列醇，片剂 200mcg	片剂	60
	抗精神类药物		
38	比哌立登，片剂 2 毫克	片剂	400
39	地西泮，片剂 5 mg	片剂	240

续　表

补充模块			
序号	药品描述	计量单位	数量
40	氟西汀，片剂 20 mg	片剂	5000
41	氟哌啶醇，注射剂 5 mg/ml	1 毫升 / 安瓿	20
42	利培酮，片剂 2mg	片剂	400
43	氟哌啶醇，片剂 5mg	片剂	1300
	作用于呼吸道的药物		
44	倍氯米松，吸入器 100 mcg/ 剂量	单位	75
45	肾上腺素（肾上腺素），注射剂 1 mg/ml	1 毫升 / 安瓿	50
46	泼尼松，片剂 5mg	片剂	7700
47	沙丁胺醇，吸入器 100 mcg/ 剂量	单位	75
	电解质和酸基障碍的溶液		
48	乳酸钠（乳酸林格）复方溶液，注射液，带给药套和针头	500 毫升 / 袋	200
49	葡萄糖 5%，注射液，带给药装置和针头	500 毫升 / 袋	100
50	葡萄糖 50%，注射液（高渗）	50 毫升 / 瓶	100
51	注射用水	10 毫升 / 塑料瓶	2000
	维生素		
52	维生素 A（视黄醇），溶液 os/ev 100 000IU/ml		8000
53	抗坏血酸，片剂 500mg	片剂	2000
	治疗糖尿病和内分泌疾病的药物		
54	格列本脲，片剂 5 mg	片剂	26 000
55	左甲状腺素钠，片剂 100 mcg（钠盐）	片剂	4100
56	二甲双胍 500mg	片剂	60 000

注：[1] 如果没有 carbamazepine，Phenobarbital tablets 50 mg 可作为替代药物。
[2] 可能需要冷链。

暴露后预防处置模块			
序号	药品描述	计量单位	数量
1	阿扎那韦（ATV）＋利托那韦（r），片剂 300+100 mg	片剂	1500
2	阿奇霉素，口服混悬液 200 毫克 /5 毫升	15 毫升 / 瓶	10
3	阿奇霉素，片剂 500mg	片剂	100
4	头孢克肟（三水合物），口服混悬液粉剂，100 毫克 /5 毫升	100 毫升 / 瓶	2
5	头孢克肟，片剂 400mg	片剂	56
6	拉米夫定（3TC）＋替诺福韦（TDF），片剂 300+300mg	片剂	1500
7	拉米夫定（3TC）＋齐多夫定（AZT），片剂 30+60 mg	片剂	1800
8	左炔诺孕酮片剂 1.50mcg	片剂	50
9	洛匹那韦（LPV）＋利托那韦（r），片剂 200+50 mg	片剂	480
10	洛匹那韦（LPV）＋利托那韦（r），片剂 100+25mg	片剂	180

（李钰翔、岳晓萌、吴久鸿）

案例 4　英国应对突发事件的应急响应框架

20 世纪末期，由于突发事件频发，英国政府开始关注各种突发事件管理规划，对可能发生的危机提前预警，并研究危机发生后对灾害的拯救恢复。为了应对各类紧急突发事件，英国国家卫生服务机构建立了应急储备恢复和响应框架（EPRR），以确保在应急状态下仍然保有为伤者提供必要医疗服务的能力。该框架并非针对个别情况，而是旨在保持应对各种紧急情况及其后果的能力，并指导建立恢复计划。英国民用应急法案中对 EPRR 做出如下定义：

E 应急，即给居民生活或者生存环境带来严重危害的事件、情形；给国家安全带来严重危害的战争或者恐怖主义行动。

P 储备，即有效应对突发事件，能够预防、降低和控制危害的储备计划。

R 恢复，指社区或设施发现、阻止危害，在必要时抵御、应对和从破坏中恢复的能力。

R 响应，指应急救援人员按照一定的策略和目的所采取的决策和行动。

从 EPRR 的内涵来讲，其涵盖的范围既包括了风险评估和人员培训，又包括了对突发事件的演练和响应。根据突发事件和所需物资的不同，响应的范围既可能是单个部门也可能涉及各国的多个部门。

这里所指的突发事件可以划分为单纯事故或复合事故，自然事故或人为事故等等。EPRR 可能涉及上述任何突发事件，例如爆炸、坍塌、火灾、交通事故、工程事故、火山灰、洪水、极端天气、袭击、暴乱、传染病暴发等。

以英国威尔士地区为例，威尔士紧急规划机构负责地区危机预警、制订有关计划和进行应急培训，其主要领导职责为协调地方资源处理危机以及向政府部门咨询和请求支援。该机构牵头联合多个机关职能部门建立了威尔士传染性疾病突发公共事件的应急程序框架，确保紧急状态下通信畅通、物资流通。政府部门也会及时更新突发公共事件处置预案并制订标准化操作规程，组织开展日常训练和不定期进行演习。灾难发生后，政府能够迅速转变工作方向，主导处理危机，以及当灾害影响超过了本地区应对能力时及时向邻近地区请求援助。

就储备方面，其药品储备重点关注的品种有炭疽杆菌、肉毒杆菌、鼠疫、天花、兔热病毒、神经化学毒剂、氰化物、铊和放射性碘，此外还有针对性地储备环丙沙星、多西环素、链霉素、炭疽疫苗、牛痘疫苗、肉毒抗毒素、阿托品、双复磷、解磷定、普鲁士蓝和碘化钾等。所有药品均按类别放置于便携箱中，以便紧急情况下能够实现快速运输和使用。存放仓库有较高的安全要求，并且有便捷清晰的通道可以直达，在运输方式上尽可能采用最便捷的运输设备，库房管理上采取循环管理制度，确保储存药品在使用效期内。同时建立 24 小时值班制度，采取全天候的应答机制，程序清晰。

英格兰和威尔士地区发生重大洪灾期间，地方政府在灾难预警、风险评估、应急设施以及灾情信息发布等诸多方面表现突出，如：加强灾情救援工作情况信息收集，及时向新闻媒体提供权威信息，避免了错误信息引发恐慌，有利于稳定民心。洪灾过后，地方政府加强了对公众减灾意识培养，要求公民必须具备洪灾的应急意识，预先做好相关准备，比如，列出最需要的电话号码，灾难发生后知道如何关闭水、电和天然气系统等。同时要求家庭配备洪灾应急工具箱，其中包括个人关键信息资料、保险单、应急联系电话、手电、电池、收音机、手机、橡皮手套、湿布、抗菌干洗凝胶、毛毯等。

威尔士紧急规划机构基于多年应急事件处理结果，形成了宝贵经验：预防比救治更重要，但灾害之前的任何预防及救治准备都不可能是完美无缺的，需不断补充完善。各政府部门在日常工作体系中要体现出危机管理内容，提升忧患意识，主张各部门、机构、地区之间建立对接机制，强调协同配合；各方积极沟通，及时共享灾害救援相关信息；提前预防灾情引起查询电话数量激增甚至导致的通信瘫痪；日常建立有力的运输保障体系，确保灾害救援过程中交通畅通；确保各类重要仪器、设备和装备在危机时刻能够通过紧急电力供应系统而运行；紧急事故往往会发生在周末和节假日期间，应建立工作人员联系网络，明确家庭地址，便于紧急情况下召集人员。

（马天翔）

案例 5　美国灾害应急救援的物资储备特点

　　美国建有比较完善的突发公共事件应急机制。该机制对谁负责处理危机和如何处理比较明确。例如，美国联邦应急事务管理总署（FEMA）是应对处理突发公共事件的主要部门，应对处理行动则遵照联邦应急计划和有关的法律法规进行。美国应急反应体系由联邦、州、地方三级政府和民间的不同领域应急计划和预案组成。FEMA 主要承担美国突发公共事件应急管理的职能，代表美国总统协调灾难求助事宜，包括协调州和地方政府、27 个联邦政府机构、美国红十字会和其他志愿者组织的应急反应和灾后恢复重建活动。其特点是：法律体系健全，分工明晰，官方应急反应体系的主体是州和地方政府；民间救援体系是实施救援的关键力量；军队是实施救援的主要组织，受联邦、州和地方的领导。灾害医学救援工作是灾害救援工作的核心内容，主管部门是美国国家卫生部，行使职能的主体是国家灾害医学系统（NDMS）。NDMS 的建立一方面可以最大限度利用现有救灾资源，提供确定的救援水平，协调各卫生救援机构的院外救援工作，协助降低卫生救援开支，降低死亡率；另一方面可以改进联邦政府灾害救援准备工作，包括动员与部署医疗队、卫生装备与物资供应的能力，提供伤病员后送系统的能力，提供确定性治疗的能力。

　　为应对针对美国本土的大规模恐怖袭击和大范围自然灾害的发生，国土安全部及卫生和社会福利部共同实施"国家战略储备"计划，其物资储备成为"9·11 事件""炭疽事件"Katrina飓风、流感大流行等应急事件中首要的救援物资，得到了美国政府和民众的一致认可。由于美国经济发达，社会组织力量强大，经常会在突发事件后及时组织援助行动。但是，当多方援助力量开赴灾区时，加之灾区受限条件较多，往往会造成援助及应急物资分发工作的混乱局面。为解决此问题，2015 年，FEMA 与美国红十字会、救世军、希望之航、陆军工程兵团等共同制定了《跨部门应急物资分发预案模板》指导应急物资分发工作，以规范化模式促进该项工作的高效有序开展。

　　应急救援药物体系是以"美国国家战略储备（Strategic National Stockpile,SNS）"的形式建立和运行的，它是一个可以快速部署到救援现场的全国性医疗物资储备，SNS 的前身是 1999 年建立的美国国家药品储备（National Pharmaceutical Stockpile，NPS）计划，2003年改为 SNS，并得到了完善和发展，成为美国处置灾难和突发事件最积极有效的支持工具。NPS 计划是 1999 年在美国国会授权下由美国卫生和公众服务部（Department of Health and Human Service，DHHS）及其下属的美国疾病控制与预防中心（Centers for Disease Control and Prevention，CDC）制定和实施的。为了便于向全国各地迅速发放紧急医疗物资，国家战略物资主要储备在美国各地多个战略储备库中，为确保其所储备的医疗物资得到及时更新，以免超出物资贮藏有效期限，国家战略储备管理机构对所有储备物资每年均进行季节性的质量检查和库存清点，同时还对库存环境、安全、保养等项目进行检查。

储备的医疗物资主要包括抗菌药物、化学解毒剂、抗毒素、疫苗、个人防护装备、生命支持医疗设备、静脉给药设备、呼吸维持设备、其他便携式医疗设备和手术用品等，这些物资免费向公众发放，而在灾害事件处理完毕之后，所有剩余物资均需要收回。为应对放射性事故或核袭击，国家战略储备计划储备有相应的特殊制剂，如螯合剂促排灵（Ca DTPA）、新促排灵（Zn DTPA）、普鲁士蓝、碘化钾、白细胞生长因子/细胞活化素等。考虑到一旦发生化学性恐怖袭击时，2004年美国CDC制定一项名为"化学包计划"的补充计划，多个足以治疗1000名神经性化学毒剂受害者的解毒剂储备将分布于各州和主要大城市中。国家战略储备目的之一是能够为25%的美国民众提供充足抗病毒药物，目前，国家战略储备存有近5000万份抗病毒制剂，可以满足近5000万人需要。2006年10月，美国国家战略储备7500万支炭疽疫苗，可以满足2500万人的需要。为预防H5N1型禽流感在人与人之间的可能性传播，美国食品药品管理局在2007年4月将国际上首支人用H5N1型禽流感病毒疫苗暂时纳入国家战略储备集中控管，现储备有约600万人的使用量。作为应对生物恐怖对策之一，2007年从Acambis公司购买了生物预防性天花疫苗—ACAM2000，购买量达1.925亿剂，以供美国国家战略储备。2021年3月，在已储备足量新冠疫苗的基础上，美国政府又向强生公司订购1亿剂次新冠疫苗，形成了超额的新冠疫苗储备。

美国政府亦重视灾害救援应急医疗物资国家战略储备建设，协调军地各个相关机构参与储备物资的存储、调拨、配发、演习等流程，并根据实际需求，逐年增加资金投入力度，保证国家战略储备拥有雄厚的资金支持。医疗物资储备范围广、数量多、品种全，涉及的物资包括各种诊疗器材、药物制剂、设备仪器，从小剂量诊疗药品到大型诊疗仪器设备一应俱全，储备类型范围广、品种齐全、数量充足，并根据需要随时增补储备物资范围和数量，可以为各种灾害救援提供充足有效的应急医疗物资保障。

FEMA采用了多个信息系统来支持应急物资和服务的获取与运输，其中关键的系统有后勤供应链管理系统、电子工作任务系统等。后勤供应链管理系统的前身为FEMA。从2005年开始实施的"全部物资可视化项目"，目的是实现以更少的储存和运输来保障随时随地需求的目标，以做到物资保障全程可监控，同时提供基础物资的电子订货管理功能。电子工作任务系统是一个基于Web平台的，供现场人员使用的信息系统。灾害现场工作人员可以通过该系统直接向FEMA总部提交应急物资需求如水、食物等，也可以提交像运输需求等其他类别的需求信息。

国家战略储备根据各种潜在需求和物资储备的不足，与国内外科研机构和生产厂商开展合作，提供科研经费和采购订单，研究开发新产品，特别是生物和化学制剂，如新型天花和流感疫苗、炭疽热治疗药物等。根据美国国防部和卫生与社会福利部的联合协议，国家战略储备实行军民一体化保障，作为国家战略储备计划的参与者和受益者，美军在医疗物资的科研开发、采购存储、运送配发、动员演习等环节中起到重要作用，不但避免重复投资、资源浪费，而且提高了美军卫勤力量处理突发灾害事件的应急保障能力。

FEMA 发布了《2018—2022 应急管理战略规划》（The 2018—2022 Strategic plan），其中，对于应急救灾物资的运输做了明确的战略规划：政府和社会紧密配合，打通应急救灾物资运输"最后一公里"。联邦应急预案启动后，美国联邦应急管理署会在第一时间调拨应急储备物资。但是，救灾物资的运输和发放需要所有利益相关方共同配合。为提高救灾物资发放的时效性，美国联邦应急管理署将从整合国家、地方、商业组织和志愿者等现有的复杂物流网络开始，理清关系和规则，加强灾后重建物资供应链研究，有效利用新兴物流和供应链的优势，确保救灾物资在灾后能够快速被运送到灾区。

（刘茂柏、吴久鸿）

案例6 药师在卡特里娜飓风事件中的非传统角色

美国飓风事件频发，以卡特里娜飓风为例，2005 年 8 月卡特里娜飓风袭击密西西比湾沿岸和路易斯安那州东南部，造成广泛的基础设施破坏、洪水泛滥和人员伤亡。

卡特里娜飓风登陆墨西哥湾海岸的第 5 天，亚拉巴马州伯明翰市杰斐逊县卫生局的药学部负责人接到当地医院急诊科主任的电话，据医师报告，医院当日急诊科接收大量来自亚拉巴马州、密西西比州和路易斯安那州海湾沿岸的患者，他们大多只是因为在紧急撤离家中时忘记携带常用药品，要求补充一些常规处方药。基于此状况，医师开始并未感到药品供应的巨大压力，而是担心随着飓风即将登陆，急诊室的非急诊就诊趋势可能会对医院应对真正紧急医疗状况的能力造成巨大压力，因此，急诊科要求斐逊县卫生局评估是否可以设计出解决这一可能问题的办法。

在接到这个问题的反馈后，卫生局药学部门负责人联系当地卫生官员，以确定药师根据该州现有的规定能否为患者提供为期 3 天的处方发药。法律规定药师在无法拿到原始处方以获得完整的发药授权情况下允许其向患者提供长达 72 小时的非麻醉性药物的紧急供应。在收到麦克沃特药学院教员的评估后，杰斐逊县卫生局药学部门负责人在当日召开紧急会议向飓风应急小组提出这一方案。最终，杰斐逊县卫生局的药学部主任和麦克沃特药学院教员共同起草了一份合作实践协议，随后由卫生官员签署，通过杰斐逊县卫生局紧急处方补充方案，方案内容如下：

杰斐逊县卫生局紧急处方补充方案

本议定书自签署之日起生效，有效期不超过 16 周，作为应对卡特里娜飓风的紧急命令发布。

具备卫生部批准的拥有药学博士学位的药师可向患者开具 30 天药物处方，处方必须符合以下标准：

• 现有处方。患者可提供其目前正在服用下文提及的慢性病的书面证明（即处方签、病历复印件或书面记录等）。

• 非麻醉性药物的处方。麻醉药品处方的申请必须提交社区医院医师进行评估。

• 用于治疗下列慢性疾病的处方药药物：

高血压	感冒 / 慢性阻塞性肺病	胃肠道疾病
糖尿病	抑郁	慢性皮肤病
充血性心力衰竭	慢性眼科疾病	肾病
心血管疾病	肝病	甲状腺和甲状旁腺疾病
哮喘	胰腺功能不全	精神疾病
神经系统疾病		

• 治疗慢性传染病（如肺结核、肝炎、艾滋病等）的处方必须交由卫生局医师进行评估。

• 用于治疗儿童注意力缺陷障碍或多动症的药物，必须咨询社区医院医师进行评估。

• 患者必须是路易斯安那州、密西西比州或亚拉巴马州鲍德温县、莫比尔县、华盛顿县、克拉克县、乔克托县、萨姆特县或联邦应急管理局灾难声明中指定区域的居民。

通过这项协议，杰斐逊县药师在医疗救援中扮演的角色扩展到非传统领域，通过卫生局补充方案的制定一定程度上消除飓风突发公共事件对社区诊所、医院急诊科、地方药店和医师出诊时的潜在负面影响。

关于满足处方药需求方面，杰斐逊县卫生局还制订建议疏散区避难所储备的非处方药品及医疗物资药品储备方案（表 17-3），内容如下：

表 17-3　建议在疏散区避难所提供的非处方药品与医疗物资

分　类	药　品
镇痛药/退热药	对乙酰氨基酚成人制剂和液体制剂，布洛芬成人制剂和液体制剂
急救用品	抗菌药物软膏，防水绷带（各种尺寸），蝴蝶绷带
过敏治疗药物	苯海拉明胶囊及溶液，氯雷他定片及溶液
治疗接触性皮炎药物	氢化可的松乳膏（0.5% 和 1.0%），凡士林，炉甘石洗剂，氧化锌糊剂
缓解咳嗽感冒症状药物	伪麻黄碱片，右美沙芬液体制剂，咽喉含片，镇咳喷雾剂
局部抗真菌治疗药	克霉唑阴道用乳膏，阴道止痒膏，咪康唑乳膏或甲苯磺酸酯乳膏
眼科用品	隐形眼镜携带盒，隐形眼镜湿润液，阅读眼镜，洗眼器套件
胃肠系统用药	碳酸钙片，洛哌丁胺片，水杨酸铋
糖尿病治疗药物	葡萄糖片，胰岛素注射器，胰岛素
耳用耗材	游泳耳保护工具，耳垢去除工具，棉球
其他	尖镊子

在飓风袭击这一突发公共事件下，大量需要处方药的患者涌入医院急诊科，如没有一个应对此情况的计划，医院急诊科和社区医师将会发现他们处理紧急医疗状况的能力将被避难者的非紧急用药需求所打乱，基于此，授予药师紧急处方权是一个现实的解决方案。从历史上看，药师的职能一直被视为保障患者药品供应和按医嘱处方发药。近年来，药师的培养已经有很大进步，包括其临床医疗专业方面技能的发展远远超出传统意义上的要求。伯明翰市杰斐逊县药师参与撤离人员的分类、免疫需求评估和根据紧急处方补充方案为患者提供药品供应和保障，其应对突发公共事件经验是积极的，为其他州和县卫生部门和其他从事灾害规划应对机构树立了典范，值得借鉴。

（郑凯音）

案例 7 象形图在药品标签与标识中的应用

象形图（Pictogram）亦称象形符号或形图，是一种使用图形来代表物体或概念的符号，通过其与物理对象的图画相似来表达意义。国际标准 ISO7001—2007 图形符号 – 公共信息符号（Graphical symbols−Public information symbols）定义了标准的象形符号集。瑞典国家特殊教育局（The National Agency for Special Needs Education and Schools）开发的象形图系统（The pictogram system），该系统目前由 20 种不同语言的 2000 多个象形图组成（www.pictogram.se），每个象形图代表一个词或一个概念，象形图为有认知及读写能力有限或有障碍的人开辟了一种全新的图片语言。

象形图应用广泛，很多国家都对药学象形图进行了研究，美国药典委员会还专门设计了一套标准的药学象形图（USP 象形图库，可登录网站 https//www.usp.org/downloadpictograms 下载）（如图 17−1 所示），象形图使用简单、明晰的标准化图像向患者传达用药说明、预防措施和 / 或警告信息。象形图表示的基本概念包括：适应证、剂量、服用次数、用药时间、是否与食物一起服用、有否禁忌、避免儿童和婴幼儿触及等。

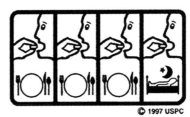

Take 4 times a day, with meals and at bedtime.
一天4次，与餐同服和睡前

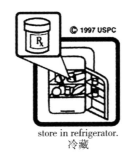

store in refrigerator.
冷藏

图 17−1 美国药典委员会标准药学象形图举例

可以帮助没有医药学知识的患者更有效的理解和记忆药品信息，并且多项研究表明患者乐于接受象形图这种信息形式。但受文化差异的影响，单独使用象形图可能导致误解，效果并不理想，可配合相应简短文字说明，有条件的初次配合口头说明，均可大大提高象形图使用效果。象形图还有助于读写能力有限的患者有效识别和报告药品不良反应。象形图还可协助护理人员进行液体药物管理，可有效减少剂量错误，增强患者对用药指导的理解和记忆，并提高了护理人员的依从性。

象形图还是世界各种灾害救助行动中保障医疗药品正确有效使用的有力工具。尤其对于因语言障碍、文化差异，导致患者难于理解药品的正确使用方法，象形图可以帮助其在不能阅读药品文字说明的情况下也可以正确安全的服用药物。军事与急救药学组（Military and Emergency Pharmacy Section，MEPS）支持象形图相关研究项目，已经在多个国家展开了系列研究课题。在非洲加蓬进行的国际援助中，对当地居民分发了共 525 份象形图，通过信息反馈发现理解正确率大于 80%。研究人员还在非洲贝宁 5 个医疗点发放了 1000 多张象形图片，回顾性调查显示：以 10 分为满分，总体满意度为 7.9 分，有效性的认同度为 8.6。不论从医务工作者的角度还是患者角度，使用象形图都被证实是一种行之有效的方法。MEPS 还在加拿大原住民及因纽特人居住的地区开展了使用象形图进行糖尿病宣教的试点工作，向老人和偏远地区的医疗队、护士站和家庭社区护理中心介绍象形图，提高患者在血糖控制、预防心脏病与卒中、预防肾脏疾病、防止神经损害、提升眼睛护理和足部护理等方面的理解力与自控力。

2013 年末的菲律宾台风"海燕"救助过程中，中国医疗救援队成员设计使用药品象形图服用标签，在药学服务过程中起到至关重要的作用。由于救援场所的不固定，大多数患者只能服务诊治 1 次，药物使用全凭患者记忆，象形图让患者清楚地理解药品服用要求，有效提高记忆，对患者正确服用药物起到重要作用。在塔克洛班 3 个医疗点发放了 2000 张象形图示，并做了满意度调查，结果显示：以 10 分为满分，总体满意度为 9.1 分，有效性的认同度为 9.4 分。

2019 年末，中国发生新型冠状病毒肺炎疫情，国内各地医疗队驰援武汉，方言差异给医疗救治和医患沟通带来了巨大障碍，医护人员设计各种清晰明了的象形图，不仅有效宣传预防措施和警告信息，还在药学服务方面，帮助轻症患者自行按时按量服药，在患者安全有效用药方面起到积极作用。此外，国际象形图网站（www.pictogram.se）上可下载最新的冠状病毒相关的标准象形图（图 17-2），为有效宣传疫情防控知识提供有力工具。

virus
ill
Coronavirus can make you sick.
新冠病毒使人患病
virus
cough
sore throat
Coronavirus can cause cough, sore throat,
新冠病毒可引起咳嗽、咽喉痛
headache
snotty
headache and runny nose.
头痛和流涕
virus
feverish
Coronavirus can also cause fever.
新冠病毒也会使人发热

图 17-2　冠状病毒相关的标准象形图举例

象形图作为一种有效工具，以简洁、准确、系统化、标准化的图文模式用于药品使用指南，在应急保障救援中尤其是国际医疗保障救援中发挥着重要作用。帮助解决由于语言障碍、文化差异、沟通不畅而影响医疗救助的屏障问题，可最大程度上减小患者理解难度，对医疗指南的文本信息传达提供准确、有效的辅助作用，增强患者用药依从性和安全性，有效减少医护人员工作量。但同时也要注意文化差异，避免“误读”的发生，以便更有效、准确地帮助医务人员传递医疗信息。

（向　卓、史　宁、吴久鸿）

案例 8　核事故应急救援中的医药保障

核事故，主要是指核反应堆包括军工堆、研究堆、生产堆和核电堆等在各种情况下出现的，放射性物质失去控制并释放，造成环境污染、人员受到过量受照或受伤的情况。放射性物质泄露对人体的危害是多因素、多途径的。放射性物质辐射主要包括 α、β、γ 射线及中子粒子。发生核爆炸或核泄漏时，放射性物质对人员的损害主要是放射性物质和尘埃沉积在身体表面的外照射以及吸入体内的内照射，在损伤因素方面，既有离子辐射损伤，也有爆炸引起的冲击伤、烧伤、创伤等；既有外照射损伤，也有内照射损伤；既有机体损伤，也可引起心理损伤。在机体损伤途径方面，既有直接来自放射源的外照射，也有因放射物质污染空气引起的吸入性损伤；既有由于放射物质沾染造成的接触性皮肤损伤，也有污染水、食物经口引起的食入性损伤等。

人类历史上比较重大的核事故包括 1957 年 10 月 10 日温斯克尔大火、1966 年 1 月 17 日帕利马雷斯氢弹事故、1968 年 1 月 21 日图勒核事故、1979 年 3 月 28 日三哩岛核事故、1986 年 4 月 26 日切尔诺贝利核事故、1987 年 9 月 13 日戈亚尼亚核事故、2011 年 3 月 12 日日本福岛核事故等。其中，乌克兰切尔诺贝利核泄漏事故和日本福岛核电站事故在国际核事件分级表中被评为第 7 级，是截至目前最严重的核事故。

1986 年 4 月 26 日凌晨，莫斯科时间 1 时 23 分 58 秒，位于苏联乌克兰共和国境内的切尔诺贝利核电站第 4 号机组突然发生爆炸。事故直接造成 31 人死亡，8 吨多强辐射物质泄漏，向大气层释放了大量的石墨尘云和核燃料。这些物质上升到 1700～1800m 高空，首先是朝北，然后向西方向飘移，席卷了欧洲大部分国家，以及中国、美国、加拿大、日本等国亦受到不同程度影响，欧洲有 20 多万平方千米的土地呈现铯污染，根据国家原子能机构 2006 年的报告，全球共有 20 亿人口受到切尔诺贝利事故的影响，27 万人因此罹患癌症，其中有 9.3 万人死亡。事故发生后，苏联政府先后采取了灭火、调入军队和清理事故人员、隔离事故反应堆、疏散附近居民、消除放射性污染，对居民实施医疗保障等多方面的紧急措施，基本控制了放射性物质的大规模释放，有效避免了更大次生灾害的发生。在医疗救援方面，基辅、普里喀尔巴阡、白俄罗斯军区的卫生勤务部门及民防卫生勤务部门承担了大量的工作。在 1986 年发生熔毁事故后，切尔诺贝利核电站 4 个反应堆中的 3 个仍在继续发电。2000 年最后一个反应堆才最终关闭。

切尔诺贝利核事故的主要危害是对受灾地区形成了沾染、照射和持续放射性损害。在灾害形成与发展的四个阶段，分别形成了"关键受照人群"。第一阶段：最早的沾染；第二阶段：碘沾染期；第三阶段：放射性残留物形成的沾染；第四阶段：长期存在的放射性分解物质和放射性核素的作用。第一和第二阶段的主要放射性照射是 γ 射线和 β 射线，外照射来自飘过的放射性云团，内照射来自吸入放射性核素和食用被放射碘沾染的牛奶和新鲜蔬菜。第三阶段来自体外和体内的放射源是铯和锶。第四阶段放射源是半衰期很长的超铀元素钚和镅的同位素，它们能对几代人的身体形成长期照射。

切尔诺贝利核事故发生后，1986年4月29日，波兰政府向受污染严重的11个省发放饱和碘化钾溶液。发放的数量是新生儿15mg；5岁或5岁以下儿童50mg，其他人全部70mg；不建议成年人用KI预防；建议孕妇和哺乳用KI预防，但不强迫。总共向儿童和成人分别发放了1050万份和700万份KI。5月3日，空气污染约减少3/4，地面没有放射性碘进一步沉积，因而认为不需要第二次发放KI预防。尽管如此，参加切尔诺贝利事故应急救援和恢复的工作人员中，白血病的发生率依然远高于一般人群，其中有134人被确诊为不同程度的急性放射病，其他实体肿瘤的发生率也高于对照人群；事故当时不满18岁的儿童和青少年中共发现甲状腺癌1420例，对污染地区的人员健康造成了严重危害。切尔诺贝利事故给受灾区域带来了难以挽回的灾难和损失。2022年2月俄乌战争暴发后，切尔诺贝利核电站的断电引发国际社会的关注，与此同时，位于乌克兰的欧洲最大核电站——扎波罗热核电站也广受关注。该核电站有6个反应堆，可为多达400万户家庭供电，发电量约为乌克兰发电总量的1/5。

2011年3月11日14：46分日本东北部东太平洋海域发生9.0级地震并引发海啸，造成东京电力公司（TEPCO）福岛第一核电站外部电力全部中断，失去电力的堆芯冷却系统无法将停堆后的余热及时导出，由于温度过高，相继引发设备损毁、堆芯熔毁、辐射释放等一系列事故灾害，造成了继1986年切尔诺贝利核电厂事故以来最严重的核电站事故。事故发生后，日本政府启动应急预案，采取居民的隐蔽与紧急撤离，人员的辐射防护与去污，食品和饮水控制等一系列应急救援措施，对保护民众生命财产和最大限度地降低事故损失发挥了重要作用。

3月17日起，TEPCO将第一核电站以南20km处的足球训练场"J"村作为抢险作业人员的集结地点，在此对抢险作业人员进行入厂前的防护和出厂时的污染检测。2000多名自卫队人员全天佩戴防毒面具，穿着辐射防护服，在核电站周边对参与作业的人员和设备进行放射性污染的洗消。3月21日，对福岛第一核电站半径20km范围内12个市町村的居民发放碘片。在整个日本核事故救援过程中，TEPCO要求作业人员进入核事故区域，必须穿戴防护服、手套、防毒面具等防护装备，根据天气和作业场所的污染情况，必要时要求穿着防护靴。所有作业人员均服用碘化钾药物进行预防。这些措施的实施对于减少确定性效应的发生，保证作业人员的生命安全起到关键作用。身处核事故抢险第一线的东京电力株式会社职工和日本自卫队队员，虽然暴露于高剂量放射性物质照射中，无一例因出现确定性效应而死亡。3～9月总共16916名人员参加福岛核事故的应急救援，但只有6名超过剂量控制值250mSv，且未出现确定性效应。

结语：通过切尔诺贝利核事故与日本东京福岛核事故医疗救援，可以看出，实施稳定碘预防，是医学应急计划的必要组成部分和保护公众和工作人员的一项重要应急对策。这主要是由于事故发生时，对人的主要威胁是碘放射性核素的体内照射。在人体器官中有50%的碘集中在甲状腺中，进入成人甲状腺的碘131活性达到1μCi时，完全衰变所造成的照射剂量为45～60rad。数个rad照射甲状腺所致的临床表现为甲状腺本身从暂时性病变到发炎，直至产生肿瘤。这一阶段最重要的措施是保护甲状腺，服用含有非放射性碘的防护药物，如碘化钾（KI）或碘酸钾（KIO$_3$），以阻止或减少甲状腺对放射性碘的吸收，从而降低甲状腺的受照剂量，接受这一药物最好在事故发生后的 6 小时之内，最好的方案是人在进入核沾染区之前，或在 10～14 小时之内使用。

（厉恩振、崔　彦）

案例 9 援外抗震救灾药品使用及药师发挥的作用

2015 年 4 月 26 日尼泊尔发生 8.1 级大地震，4 月 27 日国务院果断决策，由四川省组建第一支中国政府医疗队赶赴尼泊尔支援抗震救灾。该医疗队的成员曾参与汶川地震、玉树地震、芦山地震的救援工作，拥有丰富的地震医疗救援经验。在为期 13 天的救援工作中，医疗队共接诊伤病员 606 人，开展各类手术 276 台，收治住院患者 258 例，提供免费健康体检 200 余人次，完成实验室检查 6106 项次，发放药品 314 人次，提供心理干预和防疫培训 300 人次。充分展示了中国医疗卫生工作者不畏艰险、救死扶伤的人道主义精神。通过分析总结中国政府医疗队在尼泊尔地震救援中的药品使用情况，为地震医学救援药品的合理配置与使用提供参考。

一、救援药品使用

1. 用药特点分析 总结分析不同地区地震灾害药品使用情况，能有效协助救援队在制订救援药品目录清单中避免造成药品浪费和缺乏的情况。同时，由于援外救援存在用药习惯、生活习惯和宗教习俗等区别，部分药品不适宜在援外救援中使用。通过对尼泊尔地震中国政府医疗队药品使用分析，有助于预计药品需要量和医药资源的合理配置，保证救援工作的需要和减少资源浪费。

将药品使用时间分为 3 个时期：救援前期（4 月 27 ~ 30 日）、救援中期（5 月 1 ~ 3 日）、救援后期（5 月 4 ~ 8 日），按药品种类进行统计。中国政府医疗队各时期各类救援药品用量统计见表 17-4，可见，使用量排名前 3 位的药品种类为解热镇痛药、通络止痛中成药及抗高血压药。解热镇痛药用量在 3 个时期基本维持稳定，抗高血压药用量在 3 个时期呈逐渐上升趋势，通络止痛中成药用量则呈波动状。

表 17-4 中国政府医疗队各时期各类救援药品用量统计（支/片/粒/瓶/袋）

药品种类	救援前期	救援中期	救援后期	合计
解热镇痛药	353	273	330	956
通络镇痛中成药	69	4	510	583
降压药	58	140	170	368
感冒药	44	71	225	340
抗菌药物	18	171	149	338
益生菌	80	36	140	256
清热解毒中成药	0	60	82	142

（续　表）

药品种类	救援前期	救援中期	救援后期	合计
抑酸药	20	4	87	111
疗伤镇痛中成药	36	48	0	84
祛痰药	20	22	24	66
止泻药	34	16	10	60
水电解质酸碱平衡调节剂	33	18	0	51
润下中成药	0	48	0	48
抗过敏药	0	12	21	33
外感风寒中成药	0	0	24	24
麻醉药和镇痛药	4	19	0	23
促消化药	0	12	0	12
糖皮质激素	1	4	3	8
解毒利咽药	3	1	3	7
外用止痒药	0	4	3	7
抗焦虑、镇静药	0	1	4	5
平喘药	0	4	1	5
镇咳中成药	0	1	3	4
抗胆碱药	0	2	0	2
止吐药	0	2	0	2
清凉、镇痛、驱风、止痒中成药	0	0	2	2
大输液	1	0	0	1
作用于子宫的药物	1	0	0	1
合计	775	973	1791	3539

　　中国政府医疗队共使用药品64种，其中口服制剂37种、局部外用制剂14种、注射剂12种、吸入制剂1种。使用最多的药物为：云南白药胶囊、布洛芬缓释片和硝苯地平片。

　　根据处方药品分析，在尼泊尔地震救援期间，中国政府医疗队收治伤员、患者主要以外伤为主，用药为镇痛、抗感染、抗感冒等，与汶川地震、芦山地震用药构成略有不同。汶川地震、芦山地震主要以抗感染、镇痛和消化系统药物为主，分析其原因可能为：①救援中发现，尼泊尔地震伤员身体素质普遍较好，外伤并发感染率较低；②中国政府医疗队与Katmandu当地医院开展协助，急重症患者均转入当地医疗条件较好医院进行治疗；③当地抗菌药物使用率和分级均较低，普遍对抗菌药物敏感，因此，其使用疗程较国内短。

从使用药品剂型可看出，在救援过程中，医疗队在救援期间对药品剂型的选择有倾向。口服剂型有易保存、携带方便、使用方便、不易受环境等因素限制的优点。在尼泊尔地震临时灾民安置点，卫生条件达不到医院相关要求，人员密集、空气流动性差，使用注射剂受场地、环境限制，故口服制剂占据绝大部分比例。

2. 此次救援药品使用经验总结　①根据救援临时驻地的可能位置选择携带药品。如应急救援队伍往往因为工作环境等因素，使注射剂的使用受到一定限制，故注射剂在类似救援队中占比可适当降低，以外用药、口服药以及清创所用消毒剂为主；②局部镇痛药物具有使用方便、起效迅速和受限条件少的特点，本次救援中发挥了较大的作用。抗菌药物应选择不需皮试的药物为主，如左氧氟沙星；③中成药由于用药习惯差异及语言障碍等，且有发生药品不良事件的风险，故应慎用；④海外救援所需药品必须报关，且有相关技术资料及其要求，需提前与海关沟通，保证药品顺利通关；⑤中国药品生产企业生产的药品多数仅有中文药品说明书，中成药更是如此；一些化学药品也只是将药品的化学名称译成了英文。为便于沟通和使用，建议相关药品生产企业对一些常用急救药品，可增附英文药品说明书。

二、临床药师在救援中的作用

临床药师加入救援队参与救援，可在药品保障、药品使用安全、药品选择方面起到一定作用，帮助救援顺利进行。

1. 提供救援信息，保障救援用药

（1）品种信息：临床药师可使医师尽快了解医疗队携带的药品种类，加强与医师交流和沟通，充分利用一切可能的时机将医疗队携带的药品信息及时告知临床医师。

（2）药品用法简介：临床药师根据药品说明书及相关药品信息就一些有特殊要求的药品使用及时向临床医师作简要介绍，保证药品的合理使用。如云南白药胶囊及云南白药喷雾剂都是地震灾害救援的常备药品，两种药品中分别备有保险子和保险液，由于其处方属于保密处方，药品说明书并不标明全部成分，更未明示其"保险子"（云南白药胶囊）及"保险液"（云南白药喷雾剂）的组分与剂量，但药品说明书明确指出，其"保险子"或"保险液"只能用于重症患者，如严重的闭合性外伤，且不能连续使用，否则可造成浪费或产生其他副作用。

（3）医师的用药参谋：本次出征尼泊尔参与救援的临床医师主要来自医疗机构的内科和外科，虽然涵盖多个专业，但由于医疗队医师数量有限，而就诊患者疾病种类繁杂各异，有时患者数量集中，又以骨科相对较多，因此，参与现场救援的医师不可能仅处理本专业患者，通常需要充当全科医生的角色。由于平时专业治疗的限制，专科医生对非本专业的一些药物并不熟悉，此时就需要药师对相关药品进行较详细的介绍，以满足患者需求，防止用药错误。例如给内科医生介绍骨科用药、口腔及皮肤科用药等。

（4）及时纠正用药错误：由于受救援任务重、临床专业及医师数量限制等因素的影响，有时也可能出现用药错误，此时临床药师会及时与医师交流，以减少或避免用药错误的发生。如当准备的外用镇痛药扶他林乳膏用完后，有医生开具复方利多卡因乳膏替代扶他林乳膏用于相关患者的抗炎镇痛。复方利多卡因是一种局部麻醉药，其成分为利多卡因和丙胺卡因，均属酰胺类局部麻醉药，主要用于表面局部麻醉，如：皮肤穿刺（如置入导管或取血样本）、浅层外科手术（如生殖器黏膜的浅层外科手术或浸润麻醉之前、腿部溃疡清创术）。该药并不具有类似扶他林乳膏的抗炎镇痛作用，对骨科需抗炎镇痛的患者无效；经与医师交流，停止了此类用药。

2. 指导患者合理用药　由于语言障碍，在指导患者合理用药方面面临不小挑战。本次救援所带药品基本未附英文说明书，当地医生和患者无法了解药品成分和用法，临床药师将药品名称翻译成英文写在药品外包装上，由当地志愿者再将其翻译成尼泊尔文；同时，在交给患者的处方上标注英文名、剂量和用法，以确保患者用药安全；此外，还会在药品包装上以 pictogram（象形图）形式说明每天服药次数和每次用量，并告诉患者饭前或饭后服用。

3. 保证药品质量　药品质量直接关系到临床用药的安全有效，救援现场使用的药品均为医疗队自带，其质量本身有保证。由于救援现场地处山地，条件亦非常艰苦，支撑药品离地存放的简单设施难以寻觅；为确保药品贮存质量，临床药师将用于队员休息的折叠床用作药品支撑，保证了药品的离地贮存。

总结：此次为医院药师首次参与海外医疗救援，就如何有效提供药品保障及药学服务，促进救援治疗中的合理用药积累了一定经验，为今后更好地开展国际救援工作奠定了实践基础。

（童荣生）

案例 10　全球新型冠状病毒疫苗研发和使用现状与进展

新冠肺炎疫情是继 2002 年的 SARS、2012 年和 2015 年的 MERS 之后，暴发的又一次由冠状病毒引起的严重突发公共卫生事件，并造成全球大流行。作为新的传染病，人们对新冠病毒普遍易感，尚未有确切疗效的药物。针对新冠病毒的疫苗是控制疫情传播最有效和最实用的手段，疫情发生后，全球各国都在积极研发疫苗。中国等新兴经济体国家在疫苗紧急研发中的表现引人瞩目，在新冠疫苗研发的全球赛跑当中，中国、俄罗斯均位于第一方阵，同美欧发达国家基本上同步，印度在加工生产疫苗方面也发挥了重要的作用。

一、新冠疫苗研发

根据技术路径不同，新冠疫苗研发的主要策略有灭活疫苗、减毒活疫苗、腺病毒载体疫苗、重组蛋白疫苗、核酸疫苗等。各技术路线的新冠疫苗研发情况如下：

1. 灭活疫苗　灭活疫苗是指通过对具有感染性的完整病毒采用加热、辐射或化学药品处理等方式进行灭活，使其失去感染能力但保留免疫原性，经纯化后制得的疫苗。灭活疫苗的优点在于生产技术相对成熟，安全性比较高；其缺点是通常主要激活体液免疫，单剂次接种免疫原性弱，免疫效果会随接种时间的延长而逐渐减弱，需要增加接种剂次以维持免疫效果。

灭活疫苗是中国疫苗研发的主要路线。2020 年 12 月 30 日，国家药品食品监督管理局批准国药集团北京生物生产的全球首个新冠灭活疫苗附条件上市。该疫苗的Ⅲ期临床试验结果显示其安全性良好，主要的不良反应表现为局部疼痛和局部硬结等，与普通灭活疫苗接种的不良反应相似，过敏反应约为百万分之二；有效性方面，2 剂次接种后受者体内均产生高滴度抗体，中和抗体阳转率 99.52%，对新冠肺炎的保护效力达 79.34%。2021 年 2 月，科兴生物和国药集团武汉生物的灭活疫苗也分别在国内获批上市。国药集团北京生物和科兴生物的疫苗还于 2021 年 5 月和 6 月通过世卫组织紧急使用认证，向"新冠肺炎疫苗实施计划"提供疫苗。

2. 减毒活疫苗　减毒活疫苗是指通过对野生毒株进行实验室连续传代培养，由获得的致病性大为下降的减毒毒株制成的疫苗。减毒活疫苗的优点是由于其跟病毒的自然存在状态相似，因而免疫效果好，其次生产成本比较低，容易量产。但减毒活疫苗的缺点也很明显：一是研发周期长，往往需要经过长期的培养才能获得理想的毒株；二是病毒的残余毒力很难评估，有可能会出现毒力逆转。美国和印度共同研制的新冠减毒疫苗于 2020 年 12 月进入Ⅰ期临床试验。

3. 腺病毒载体疫苗　腺病毒载体疫苗是指把病毒的抗原基因插入到无毒害的腺病毒载体中形成的疫苗。腺病毒载体分为复制型和复制缺陷型两种，目前常用的是复制缺陷型，复制缺陷型保留了腺病毒的完整结构和感染力，但自我复制能力丧失，更加安全。接种后腺病毒载体进入细胞，利用细胞的蛋白表达系统翻译出抗原蛋白，靶蛋白从胞内转移到胞外后可以刺激机体的体液免疫和细胞免疫。这类疫苗的优点在于免疫效力较强，病毒作为外来物质，本身就可以激发免疫反应，因此，不需要添加免疫佐剂就能达到很好的免疫效果；其次，给药方便，这类疫苗可以采取肌内注射、皮内接种以及鼻腔接种、口服等多种给药方式。

美国强生研发的 Ad26.COV2-S 腺病毒疫苗于 2021 年 2 月 27 日获得 FDA 紧急使用授权。英国阿斯利康 / 牛津的 ChAdOx1-S 腺病毒疫苗于 2020 年 9 月份开始进入Ⅲ期临床试验阶段。俄罗斯的卫星 -V 疫苗也是一种腺病毒载体疫苗，该疫苗在临床试验中显示出了 91.6% 的总体有效率，于 2020 年 8 月在俄罗斯批准上市，成为世界上第一个注册的冠状病毒疫苗。我国由军事科学院陈薇院士团队和康希诺生物联合开发的腺病毒新冠疫苗 Ad5-nCoV，2020 年 3 月 16 日启动临床试验，2020 年 7 月初完成Ⅱ期临床试验。这款疫苗在 2020 年 6 月 25 日获得中央军委颁发的军队特需药品批件，2021 年 2 月 25 日，国家药品监督管理局附条件批准康希诺生物股份公司重组新型冠状病毒疫苗（5 型腺病毒载体）注册申请。随后，该团队又研发了雾化吸入接种的腺病毒载体新冠疫苗。

4. 重组蛋白疫苗　重组蛋白疫苗是将病毒的目的抗原基因重组构建在载体上，再将基因表达载体转化到受体细胞中，利用细胞的蛋白表达系统生产抗原蛋白，经纯化而制成的疫苗。重组蛋白疫苗的优点在于安全性高，适合大规模生产。

2021 年 6 月 14 日，美国诺瓦瓦克斯公司（Novavax）宣布其三聚体 S 蛋白新冠疫苗（NVX-CoV2373）三期临床成功，总体保护率为 90.4%，重症保护率为 100%。中国三叶草生物和智飞生物均开展三聚体 S 蛋白疫苗的研发，三叶草生物的新冠候选疫苗 SCB-2019 的Ⅰ期临床试验中期分析结果表明，候选疫苗可以诱导出高水平的中和抗体，并表现出良好的安全性和耐受性；智飞生物研发的重组蛋白疫苗则于 2021 年 3 月在国内获批紧急使用授权。

5. 核酸疫苗　核酸疫苗被称为是继全病毒疫苗、重组亚单位疫苗后的"第三代疫苗"，包括 DNA 疫苗和 mRNA 疫苗，是极具潜力的新一代疫苗研发技术。核酸疫苗在研发过程中不需要真正的病毒毒株，也不需要合成蛋白质和病毒，因而没有病毒成分，工艺流程比较简单，研发效率最高。其原理是获取病毒基因序列后，编码可以表达病毒抗原蛋白的基因 DNA 或者 mRNA（信使核糖核酸），并将其注入人体内，体内细胞会自己合成病毒的抗原蛋白，模拟病毒传染，从而诱导人体产生抗体。在新型冠状病毒肺炎（COVID-19）疫情暴发后，核酸疫苗技术路线得到国内外顶尖药企研发团队的青睐。

美国在 mRNA 疫苗的研究上处于领先地位，辉瑞 /Biotech 公司的 BNT162b2 和莫德纳公司的 mRNA-1273 的Ⅲ期临床试验结果均显示较好的免疫保护效果，分别于 2021 年 1 月和 2 月获得 FDA 紧急使用授权。但 Biotech 的疫苗需要在 -70℃ 下保存，而莫德纳的疫苗可在普通冰箱（2 ～ 8℃）保存 1 个月，在 -20℃ 冰箱可保存半年。由我国军事科学院军事医学研究院与地方企业共同研发的新型冠状病毒 mRNA 疫苗（ARCoV），2021 年 6 月 19 日正式通过国家药品监督管理局临床试验批准，该疫苗的稳定性更好，动物实验显示在常温中储存 7 天仍然有效。

二、新冠疫苗使用

截至 2021 年 7 月 20 日，全球已接种新冠疫苗 37 亿剂，全球 26.5% 人口已经接种了至少两剂新冠疫苗。至少有 209 个国家和地区已经开始推广疫苗接种，但各国各地区的疫苗接种处于不同阶段。

中国的疫苗接种数量在世界范围内遥遥领先。2021 年 6 月 19 日，中国疫苗接种突破 10 亿剂次，超过全球疫苗接种数量的 1/3，至 7 月 13 日已超过 14 亿剂次。在全球每天接种的 3800 多万剂次中，中国占了一半以上。2022 年 3 月中国已接种疫苗超过 30 亿人次（31.93 亿次 2022 年 3 月 13 日止）。

西方发达国家在疫苗接种率上总体领先于其他国家，但尚未完全达到群体免疫阈值。截至 2021 年 7 月 19 日，加拿大、英国、西班牙和意大利已有超过 60% 的人部分接种了新冠疫苗，德国、法国、美国、沙特阿拉伯有超过 50% 的人部分接种了新冠疫苗。

在全程接种人口比例超过 30% 的国家当中，欧美国家占据了大多数。而欠发达国家和地区疫苗接种率普遍偏低。非洲大陆已接种的疫苗占全球不到 2%。低收入国家只有 0.9% 的人口接种了至少一剂新冠疫苗。

如何提高疫苗在发展中国家的可及性和可负担性，是当前全球抗击疫情中面临的最突出问题。面对这个问题，中国是最早表示将向发展中国家提供援助的国家。在 COVID-19 疫情全球大流行刚开始不久的 2020 年 5 月，习近平主席在第 73 届世界卫生大会视频会议开幕式上即提出，中国的新冠疫苗在研发完成并投入使用后，将成为全球公共产品。习近平主席是首个提出构建"人类卫生健康共同体"以及将疫苗作为全球公共产品的领导人。其他一些发达国家以及二十国集团、七国集团、欧盟等国际组织也提出了对发展中国家的疫苗援助计划和意愿。

中国在向发展中国家提供疫苗方面贡献最大，对外援助和出口疫苗的数量超出了其他国家的总和。中国以实际行动落实了自己的承诺和主张。截至 2021 年 7 月 20 日，中国已对外捐赠疫苗超过 2600 万剂，向 100 多个国家和国际组织提供了超过 5 亿剂疫苗和原液，相当于全球新冠疫苗总产量的 1/6。中国的疫苗出口量是欧洲疫苗出口量的 227%，是美国疫苗出口量的 84 倍。除了疫苗成品的出口，中国还在帮助其他发展中国家建立疫苗的本地生产线，有的已经投产。中国还积极支持对广大发展中国家豁免新冠疫苗知识产权。

（徐德铎、王志鹏、陈万生）

案例 11 《日本药师备灾手册》简介

日本及其群岛地处亚欧板块和太平洋板块的交界地带，即环太平洋火山地震带，火山、地震活动频繁，危害较大的地震平均 3 年发生 1 次。因其地震、海啸、火山的多发，日本在应对灾害方面积累了丰富的经验，其技术、能力、方法等均较成熟与完备。特别是东日本大震灾（The 2011 earthquake of the Pacific coast of Tōhoku），指 2011 年 3 月 11 日 14:46:21（北京时间 13:46）发生在日本东北部太平洋海域的强烈地震。此次地震达里氏 9.0 级（美国地质调查局数据为 9.1 级），为历史第五大地震。震中位于日本宫城县以东太平洋海域，距仙台约 130km，震源深度 20 公里。此次地震引发的巨大海啸对日本东北部岩手县、宫城县、福岛县等地造成毁灭性破坏，并引发福岛第一核电站核泄漏。该地震造成 15 854 人死亡、3274 人失踪，波及 12 个都道县。太平洋沿岸被海啸切断了主干道和大范围的交通，通信网络崩溃，部分地区处于孤立无援的境地。其他受地震影响的地区，基础设施倒塌，生命供给线中断，难以及时提供医疗服务。在灾害发生的当天，日本药学会立即成立了灾害指挥部，8738 名药师参与到了灾害救援活动，不仅为患者提供医疗支持，而且为健康咨询和环境改善做出了重要贡献，得到了医疗队医生、灾区民众和大众媒体的高度评价。

在总结药师应对东日本大地震经验的基础上，日本厚生劳动省研究部编写了《药师备灾手册》（简称"手册"）。该手册总结了从事医疗工作的药师和相关药师协会在平时需要做好的相关准备和防灾措施，以及灾害发生后应该做的相应工作，明确了未来发生类似灾害时，药师和各级药学协会及相关组织应履行的职责，每个角色和组织如何通过有效与高效的"合作"构建工作体系并开展医疗救援活动。药师备灾手册可谓一个有效"模板"，以此为基础，各组织根据实际情况（规模、地域特点等），制定适合自身的防灾措施和行动计划，创建更实用的手册。

该手册主要包含了六章的内容。

一、手册第一章和第二章分别讨论了作为第一线直面患者的医疗机构药师和药店药师，在平时工作及灾害发生时应做好的准备和采取的防灾措施

（一）平时措施

1. 提前建立灾害时的联系人一览表，制定灾害发生时的联络方法、集合地点以及节假日或晚间的紧急集合人员名单，包括建立多种联络通道，如卫星手机、固定电话、传真、互联网、手机、简易无线电等。

2. 邻近的医疗机构、药店、药师协会等互相合作，共同讨论应对灾害的方法；与当地的医药公司讨论并确定药品供应机制。

3. 在日常工作中注意提高患者的"药品知识"，提前告知灾害时的联系方式，并且掌握特

殊人群（如高龄、残疾、透析、居家吸氧、慢性病等）患者的信息，以确保在灾害时可以及时提供相应指导与帮助。

4. 制定储备药品清单：储备药品优先选择医生常用的药物，并编写指导手册（含库存地点及用法用量等信息），确保药师不在场的情况下，医生和护士也能正确使用相关药品。药店还应尽量储备足够的非处方药和卫生用品等，以应对灾害发生时的基本需求。储备药品的库存量至少为 3 天。

5. 设备结构抗震性的管理：在扩建、改造时加强建筑物的抗震、防火、防水等性能；对大型设备、药品柜等设备进行固定；采取措施预防照明设备的坠落；重要文件、信息的保存和备份；易燃、易爆危险品分开存放，防止倾倒；毒品、精神药品等严格防盗；检查消防措施等。

6. 定期培训、教育与演练：如停水、停电情况下药物分配的训练，急救技能的掌握，消毒剂的使用方法以及辐射的危害等相关基础知识的学习，通常每年进行一次防灾演习，包括灾害发生时的患者疏导、确认官方避难所的位置等。

（二）灾害发生时的行动

1. 首先进行患者的疏散指导和职工及其家人的安全确认。

2. 再评估受灾情况，并判断是否可以继续工作。

3. 及时与附近的医疗机构、药店、药师协会取得联系，确认是否需要支援，如需支援，做好支援团队的接收工作等。

二、手册第三至第五章分别描述了不同层级（地区、省级、国家）药师协会在平时和灾害时的工作准备与防灾对策

各层级药师协会在灾害中最重要的作用就是信息的收集、上报和资源的协调与整合，在各类灾害中发挥联动救援作用。每章都分别绘制了沟通协作联络图，使救援各方衔接且一目了然，清晰地展现了各级药师协会的工作定位。

（一）平时工作措施

1. 各级药师协会需要建立应急指挥系统，明确灾害发生时的负责人（1～2 人）和后勤支援人员（多人），并确定各自的职责和权限。例如在日本药师协会内部设立"中央应急指挥部"，负责统筹协调灾害发生时的全国资源，在都道府县（医院）药师协会建立"地方应急指挥部"，主要统筹协调本省市或邻近省市资源，而地区 / 分支药师协会则主要负责区域内的资源协调及基础信息的收集、上报等工作。

2. 创立灾害时的联系人一览表，制定灾害时的联络方法，包括建立多种联络通道，如卫星电话、固定电话、传真、互联网、手机、简易无线电等。

3. 确定"灾害基地药房"：选择区域核心医院附近的药房或者接受多家医疗机构处方的药房作为"灾害基地药房"，承担药品储备和接收支援药师的工作。

4. 制订不同级别（地区、省市、国家）相应的"药师备灾手册"，并分发给其会员。

（二）受灾发生时工作

1. 干部/雇员之间相互安全确认，评估受灾情况及判断是否集结。

2. 按照提前准备的方案，地区/分支机构药师协会进行受灾信息的收集、上报、联络等工作；都道府县（及医院）药师协会尽快成立"地方应急指挥部"；而日本药师协会则尽快成立"中央应急指挥部"，并按照预定的职责开展工作。

三、手册第六章重点讨论了药师在灾害发生时的救援工作

发生大规模灾害时，均会设立医疗救助站、避难所和药品集散中心。药师的赈灾活动一般在上述地点展开，不仅包括向灾民提供药品和用药指导，还包括分类救灾物资、参加救灾医疗队、确保卫生条件等诸多其它事项，各项工作均需要药师的积极参与和当地政府及各级学协会的合作。

（一）药师在医疗救助站时的工作

1. 药品的库存管理。

2. 向医生、护士等提供药物使用信息。

3. 收集患者的在用药品信息，既往过敏史、药物副作用等信息，为患者提供配药和用药指导。

（二）药师在避难所时的工作

1. 非处方药的管理。

2. 为患者提供药物、健康和饮食方面的咨询与建议。

3. 协助护士进行卫生管理。

4. 传染病的应对：做好临时厕所和门把手的消毒工作：在雨季和夏季，避免诺如病毒、沙门氏菌、致病大肠埃希菌等感染的暴发；在冬季，要关注流感病毒感染。安排洗手液和漱口水，鼓励人们洗手、漱口，做好手消毒；用含氯制剂消毒鞋底。

5. 害虫灭除：夏季需关注苍蝇、蚊虫等害虫的应对，在临时厕所和垃圾站等位置进行农药喷洒。

（三）药师在药品集散中心时的工作

1. 发生大规模灾害时，在厚生劳动省和都道府县药事部门的指导下，灾区以外的救灾药品、医疗器械、卫生物资等会集中到一级收集点，并经过整理和分理后，经由二级收集点到达医疗救助站和避难所。

2. 药师需要按照药效分类，效期远近，保存条件等进行管理，特殊药品（如麻醉品、精神药品、毒药、强效药物等）需单独管理，并根据需求和库存情况及时订购短缺药物。

四、《日本药师备灾手册》对如何选择备灾药品也给予了很好的建议

1. 由于灾害发生时药品存储条件有限，因此尽可能选择常温保存、无需遮光的药品。

2. 由于人手有限，为了便于对药物进行分类和管理，需要尽量选择医疗人员认知度高的药品。

3. 考虑到儿童患者，应优先选择小包装或小规格的药品。

4. 灾时饮水资源不丰富，故用水少或不需要用水服用的剂型更方便。

5. 在选择注射剂产品时，为避免复杂的配药操作，宜选择即配型或预充式剂型的药品。

五、启示与思考

对药师而言，无论遇到何种情况，重要的是从平日的工作中着手准备并不断学习，以便在遇到灾害时能最大限度地发挥自己的专业特长、能力和职责。因灾害大多发生具有突发性、复杂性、破坏性及持续性等特点，且灾害灾情的规模、发生的季节、地点、发生的时间及不同灾害的性质而又表现各异，故需要根据具体情况灵活应对。日本 2012 年出版的这本《药师备灾手册》无疑是一本优秀的基础范本，为日本医院药师和药店药师及各层级药师学协会提供了备灾救灾指导和引领，相信对中国药师在面对灾害发生时同样具有启发、借鉴、帮助与指导的作用和意义。

[彭澎、永康新也（应星）、吴久鸿]

案例 12　日本灾害医疗救援队（DMAT）随身携行药品清单

日本灾害医疗救援队（Disaster Medical Assistance Team，DMAT）是一支经过专业培训和实际训练的医疗团队，能够在灾难发生后的急性期（约 48 小时内）机动性的开展医疗救援活动。在发生大地震、飞机或火车事故或新发传染病传播等灾害时，支持受灾地区及其必要的医疗服务体系，保护伤病员的生命安全。

一个基本的灾害医疗救援团队通常由 4 人组成：1 名医生、2 名护士和 1 名协调员（由医生和护士以外的医疗专业人员或行政人员担任）。

从确保机动性的角度来看，灾害医疗救援队初期团队（第一队）活动时间基本在 48 小时以内（不包括旅途时间）。根据灾难的规模，如果 DMAT 的活动时间持续很长（1 周等），将考虑额外派遣第二或第三个团队。此类第二、第三团队以及 DMAT 后勤团队的活动时间将灵活处理，不限于 48 小时。

厚生劳动省为了顺利地应对灾害救援相关工作，在国立医院机构本部设置了 DMAT 事务局。平时制定 DMAT 活动指南，并通过标准化培训和训练，对 DMAT 人员进行认证和注册，以保持和提高 DMAT 的质量。灾害发生时将通过积极收集灾害发生初期的有关信息，为都道府县提供必要的支持与帮助，并进行与 DMAT 活动相关的信息整合、工作协调以及应对 DMAT 的派遣请求等工作。

DMAT 标准药品清单是由 DMAT 事务局编写的灾害医疗救援随身携带的药品清单，详见表 17-5，DMAT 标准装备（个人装备）清单详见表 17-6。

表 17-5　DMAT 标准药品清单

3 人携带			Ver.2.0（2011 年 12 月 21 日修订）
类别	药品名称	数量	备注 （按日本分类）
电解质补充液	生理盐水 500ml	3	
	林格氏液 500ml	5	
其他输液	20% D- 甘露醇注射液 300ml	1	
	7% 碳酸氢钠注射液 250ml	1	
	7% 碳酸氢钠注射液 20ml	5	
	生理盐水 100ml	5	
	生理盐水 20ml	10	
	5% 葡萄糖溶液 20ml	5	

（续　表）

类别	药品名称	数量	备注（按日本分类）
复苏包	0.1% 肾上腺素注射液（预充式）1ml	5	
	2% 盐酸利多卡因注射液（预充式）5ml	3	
	0.05% 硫酸阿托品注射液（预充式）1ml	3	
	注射用维库溴铵 10mg	3	毒
	盐酸丁丙诺啡注射液 0.2mg	当没有麻醉药的情况下 10	第二类精神药品
	喷他佐辛注射液 15mg		第二类精神药品
复苏包	咪达唑仑注射液 2ml	5	第三类精神药品
	地西泮注射液 5mg	5	第三类精神药品
	0.3% 盐酸多巴胺注射液 600mg	1	
	2% 氯化钙注射液 20ml，或 8.5% 葡萄糖酸钙注射液 5ml	5	
	0.5mol 硫酸镁注射液 20ml	5	
其他	50% 葡萄糖溶液 20ml	4	
	盐酸尼卡地平注射液 2mg	5	
	注射用甲泼尼龙琥珀酸钠 125mg	5	
	地西泮栓剂 10mg	5	
	维拉帕米注射液 5mg	3	
治疗	聚苯乙烯磺酸钙 5g，或聚苯乙烯磺酸钠 5g	12	
	10% 聚维酮碘溶液 250ml	1	
	1% 利多卡因注射液（局部麻醉用）10ml	10	
	注射用蒸馏水 20ml	10	
吸入	盐酸丙卡特罗气雾剂 10μg	1	
喷雾	硝酸甘油舌下喷雾 0.3mg	1	
麻醉药	* 注射用盐酸氯胺酮 200mg	1	麻醉药

注：1. "DMAT 注册医生在获得麻醉医师执照的都道府县以外作为 DMAT 成员参加救援时是可以携带和使用麻醉品的"，该规定已获得厚生劳动省医药食品局监视指导·麻药对策课麻药系的确认（2011 年 5 月）

2. 关于规格不同和同种同效药的变更，应考虑可达到相同程度效果的药物规格和数量。 此外，根据灾害的类型和阶段，各团队还应酌情添加所需药品。

（资料来源：https://www.pref.nara.jp/secure/107650/04_siryou5.pdf）

表 17-6　DMAT 标准装备（个人装备）清单

2.0 版（2011 年 12 月 21 日修订）

分类	品名	数量	备注
服装	DMAT 外套（马甲）	1 件	派遣时穿戴
	帽子	1 顶	派遣时穿戴
	手套	1 双	
	安全鞋	一双	派遣时穿戴
	救灾服（上下）	一套	派遣时穿戴
	头盔	1 个	
	头灯	1 个	
	头灯电池	2 组	
	护目镜	1 个	
	护肘、护膝	1 组	
	感染防护服	1 套	
服装	腰包	1 个	
	防尘口罩	1 个	
	雨衣 / 雨披 /（防雨）斗篷	1 件	雨具
	防寒服	1 件	冬季
	白大褂、手术服等	1 件	在医院支持期间根据情况穿戴
个人装备	日本 DMAT 会员注册证	1 张	
	驾照	1 张	证件持有人
	手表（带秒针）	1 个	
	手机	1 部	
	手机充电器	1 个	
	换洗衣服	1 份	约 3 日
	毛巾	1 条	
	洗漱用品	1 套	
	常备药	1 份	如有必要
	现金（包括零钱）	1 份	另外准备一个团队需要的金额
	名片	20 张	

（续　表）

分类	品名	数量	备注
腰包内的装备	听诊器	1个	始终放在腰包中携带
	笔灯、电池	1个	
	医用口罩	5枚	
	固定胶带（2.5cm）	1个	
	绷带	1个	
	三角巾	1枚	
	签字笔·圆珠笔	1支	
	剪刀	1个	
	纱布	1个	
	塑料手套	5双	

［彭澎，永康新也（应星），吴久鸿］

案例 13　日本灾害医学会《灾害时超急性期基本药品清单》2021 年版

日本灾害医学会（Japanese Association for Disaster Medicine，JADM）是由从事灾害医疗的医生、护士、急救队员等各职业的个人和研究人员组成，以及从事灾害医疗和防灾业务的组织等参加的学会，截至 2021 年底，会员总人数达到 5158 人。

20 世纪 90 年代初，日本和国际上发生了数次比较大的灾害事件，如北海道西南近海地震、中华航空失事及火灾事故、阪神淡路大地震和东京地铁沙林毒气袭击等，灾害发生时的急救医疗体系、医院的脆弱性、医疗通信网络、患者运输系统等诸多亟待解决的问题被凸显出来，然而当时日本尚无专注于灾害医学/医疗的研究组织。为了全面解决这些问题，不仅是医疗专业人员，还有来自消防员、防灾行政官员、防灾研究人员等各领域的人员齐聚一堂，于 1995 年 5 月成立了日本灾害医学会。该学会自成立以来，一直致力于对国内外地震、风灾等自然灾害以及包括恐怖袭击在内的人为灾害等的医疗应对及其相关研究。

在大规模灾害的早期阶段，医疗活动所需的药品根据灾害的规模和避难所的类型而有所不同。为更好地选择和使用带到灾区的药物，2013 年日本灾害医学会研究制定了《灾害时超急性期基本药品清单》（以下简称"清单"）。该清单是由灾害医学会灾害药物审查委员会根据阪神大地震、新潟地震和东日本大地震的经验，制定的应对灾害发生后 7 天（根据灾害规模等情况可为 10 天）的超急性期的最低限度药品保障清单，列入清单的药品主要用于医疗救护站和避难所等的医疗救援，不包括灾害医疗救援队（DMAT）救生治疗所需的药品。

在研究、制定清单的过程中，专家们需确认在日本国内的疾病结构没有重大地区差异。当时参与清单制定的长崎大学热带医学研究所国际健康科学副教授奥村顺子表示，该清单作为组织或机构创建自己的备灾药物清单的模板，根据灾难的类型和规模，需要添加调整相应的药品，并且根据药品是由从灾区外进入的医疗队携带、还是由当地储备，所需的数量也会有所不同。

有学者对清单中药品的实用性进行了调查，对 2016 年熊本地震中灾害医疗支援活动的 1888 份医疗记录进行分析，将所用药物按疗效分类、汇总并与清单进行比较，结果显示列入清单的 73 种药品中，实际使用的有 41 种（56.2%），未使用的药物有糖尿病药物、消毒剂和某些注射剂等。由此可见，清单所列药品可应对大规模灾害初期的医疗支援活动。

2021 年日本灾害医学会对清单进行了重新审查和修订，于 5 月 12 日在官网发布了现行版。

2021 版目录清单："日本灾害医学会《灾害时超急性期基本药品清单（DMAT 急救药品除外）》2021 年版"（表 17-7）。

〔彭澎，永康新也（应星），吴久鸿〕

表 17-7　灾害时超急性期基本药物清单（DMAT 急救药品除外）2021 年修订版

No.	药效分类 （药效分类码）	药效	给药方式	管理 （按日本分类）	通用名	典型产品名称（示例）	备注
1	催眠镇静剂·抗焦虑剂（112）	催眠镇静剂	注射	剧·精	苯巴比妥	苯巴比妥注射液 100mg	也可应用于惊厥发作的对应疗法（由医生判断）
2							
3							
4		苯二氮䓬类	口服	精	地西泮	地西泮片 2mg	
5		苯二氮䓬类	注射	精	地西泮	地西泮注射液 10mg	
6		苯二氮䓬类	口服	精	溴替唑仑	溴替唑仑口崩片 0.25mg	
7	神经系统药物（117）						
8		抗癫痫药	注射		左乙拉西坦	左乙拉西坦注射液	
9		抗癫痫药	口服		左乙拉西坦	左乙拉西坦片 250mg	
10	解热镇痛消炎药（114）	非甾体抗炎药（NSAIDs）	口服		洛索洛芬钠	洛索洛芬钠片 60mg	
11		非甾体抗炎药（NSAIDs）	外用	剧·冷	双氯芬酸钠	双氯芬酸钠栓 50mg	
12		解热镇痛药	口服		对乙酰氨基酚	对乙酰氨基酚片 200mg	儿童用
13		解热镇痛药	外用		对乙酰氨基酚	对乙酰氨基酚栓 100mg	儿童用
14	复方感冒药（118）	复方感冒药	口服		复方感冒药	复方感冒颗粒 1g	
15	局部麻醉药（121）	局部麻醉药	注射	剧	盐酸利多卡因	1% 盐酸利多卡因注射液 10ml	
16		局部麻醉药	外用		盐酸利多卡因凝胶	2% 盐酸利多卡因凝胶 30ml	
17		局部麻醉药	外用	剧	盐酸利多卡因气雾剂	8% 盐酸利多卡因气雾剂 80g	
18	解痉药（124）	解痉药	口服	剧	丁溴东莨菪碱	丁溴东莨菪碱片 10mg	

（续　表）

No.	药效分类（药效分类码）	药效	给药方式	管理（按日本分类）	通用名	典型产品名称（示例）	备注
19		解痉药	注射	剧	丁溴东莨菪碱	丁溴东莨菪碱注射液20mg（预充式）	
20	止泻药·肠道调节剂（231）	肠道调节剂	口服		乳酸菌制剂	双歧杆菌	优先1g/袋
21	消化性溃疡用药（232）	质子泵抑制剂（PPI）	口服		兰索拉唑	兰索拉唑口崩片15mg	
22		胃黏膜保护剂	口服		瑞巴派特	瑞巴派特片100mg	
23		H2受体拮抗剂	口服		法莫替丁	法莫替丁口崩片10mg	非处方药可应对的话，删除
24	泻药·灌肠剂（235）	泻药	口服		番泻叶	番泻叶片12mg	
25		泻药	口服		匹可硫酸钠	0.75%匹可硫酸钠口服溶液	儿童用
26		灌肠剂	外用		甘油	甘油灌肠剂60mg	
27	其他消化系统药物（239）	胃肠功能药	口服		甲氧氯普胺	甲氧氯普胺片5mg	
28		胃肠动力药	口服		多潘立酮	1%多潘立酮颗粒（1g/袋）	儿童用
29	心律失常药	抗心律失常药	口服	剧	盐酸维拉帕米	盐酸维拉帕米片40mg	可用于心绞痛的治疗
30	利尿剂（213）	利尿药	口服		呋塞米	呋塞米片20mg	
31		利尿药	注射		呋塞米	注射用呋塞米（预充式）20mg	

（续 表）

No.	药效分类（药效分类码）	药效	给药方式	管理（按日本分类）	通用名	典型产品名称（示例）	备注
32	抗高血压药（214）	降压药	口服		卡维地洛	卡维地洛片 2.5mg	可用于心力衰竭的治疗
33	血管扩张剂（217）	冠脉血管扩张剂	口服	剧	氨氯地平	氨氯地平口崩片 5mg	
34		抗心绞痛药	舌下含服	剧	硝酸甘油	硝酸甘油舌下含片 0.3mg	
35		抗心绞痛药	外用	剧	硝酸甘油贴剂	硝酸甘油贴片 5mg	
36	镇咳剂（222）	镇咳药	口服		氢溴酸右美沙芬	氢溴酸右美沙芬片 15mg	
37	祛痰剂 （223）	祛痰药	口服		盐酸氨溴索	盐酸氨溴索片 15mg	
38	镇咳祛痰剂 （224）	镇咳药	口服		替培啶海苯酸酯	替培啶海苯酸酯片 10mg	
39	气管支扩张剂（225）	抗哮喘药物	口服	剧	茶碱	茶碱缓释片 200mg	
40		抗哮喘药物（β 受体激动剂）	外用		硫酸沙丁胺醇	沙丁胺醇吸入剂（1 喷 100ug）	
41		抗哮喘药物（β 受体激动剂）	外用		妥洛特罗贴	妥洛特罗贴剂 0.5mg	儿童用
42		抗哮喘药物（β 受体激动剂）	外用		妥洛特罗贴	妥洛特罗贴剂 2.0mg	
43	其他呼吸系统用药（229）	抗哮喘药物（类固醇药 + β 受体激动剂）	外用		布地奈德福莫特罗	布地奈德福莫特罗吸入剂	
44	肾上腺激素（245）	类固醇	口服		泼尼松龙	泼尼松龙片 5mg	

（续表）

No.	药效分类（药效分类码）	药效	给药方式	管理（按日本分类）	通用名	典型产品名称（示例）	备注
45		类固醇	注射		氢化可的松琥珀酸钠	注射用氢化可的松琥珀酸钠 100mg	
46	其他激素（249）	胰岛素制剂	注射	剧·冷	人胰岛素（速效型）	重组人胰岛素注射液（10ml:100 单位）	
47		胰岛素制剂	注射	剧·冷	人胰岛素（速效型/中效型）	30/70混合重组人胰岛素注射液（10ml:100 单位）	
48		带针注射剂（胰岛素）	外用		胰岛素注射器（带针）（100 单位用）	胰岛素注射器（带针）（100 单位用）	
49	糖类制剂（323）	葡萄糖溶液	注射		5％葡萄糖液	5％葡萄糖注射液 500ml	
50		葡萄糖溶液	注射		20％葡萄糖液	20％葡萄糖液 20ml	低血糖时可口服
51	抗凝剂（333）	抗凝剂	口服		华法林钾	华法林钾片 1mg	
52	其他血液·体液用药（339）	抗血小板药	口服		阿司匹林肠溶片	阿司匹林肠溶片 100mg	
53	血液代用品（331）	林格氏液	注射		电解质补充液（林格氏液）	林格氏液 500ml	
54		生理盐水	注射		生理盐水	生理盐水 100ml	可用于伤口清洗，需参考患用量
55		生理盐水	注射		生理盐水	生理盐水 20ml	
56	抗痛风药（394）	抗痛风药	口服		别嘌醇	别嘌醇片 100mg	

（续 表）

No.	药效分类（药效分类码）	药效	给药方式	管理（按日本分类）	通用名	典型产品名称（示例）	备注
57	糖尿病药（396）	磺酰脲类（SU）	口服	刷	格列美脲	格列美脲口崩片 1mg	
58		双胍类	口服	刷	盐酸二甲双胍	盐酸二甲双胍片 mg	
59		噻唑烷衍生物	口服		盐酸吡格列酮	盐酸吡格列酮口崩片 15mg	
60		血糖检查器			血糖仪	血糖仪	
61		尿糖检查纸			尿糖试纸	尿糖试纸	
62	过敏用药（441，449）	抗组胺药	口服		d-马来酸氯苯那敏	d-马来酸氯苯那敏片 2mg	
63		其他过敏用药	口服		非索非那定	非索非那定片 30mg	花粉症等时期需要考虑
64	高钾血症改善剂（2190）	高钾血症改善剂	口服		环硅酸锆钠水合物	环硅酸锆钠散 5g	由于该药起效缓慢，不用于需要紧急治疗的高钾血症
65	作用于革兰氏阳性菌和阴性菌（613）	第一代头孢菌素	口服		头孢克洛	头孢克洛胶囊 250mg	
66		第一代头孢菌素	口服		头孢克洛	头孢克洛颗粒（儿童用）100mg	儿童用
67		第三代头孢菌素	口服		头孢卡品酯	头孢卡品酯片 100mg	
68		第三代头孢菌素	口服		头孢卡品酯	头孢卡品酯颗粒 100mg	儿童用
69		第二代头孢菌素	注射		头孢美唑钠	注射用头孢美唑钠/氯化钠注射液 1g（即配型）	
70	作用于革兰氏阳性菌和支原体（614）	大环内酯类抗生素	口服		阿奇霉素	10%阿奇霉素颗粒（儿童用）（1g/袋）	儿童用

（续表）

No.	药效分类 （药效分类码）	药效	给药方式	管理 （按日本 分类）	通用名	典型产品名称（示例）	备注
71	其他抗生素制剂（619）	大环内酯类抗生素	口服		克拉霉素	10%克拉霉素颗粒（0.5g/包）	儿童用（每包 0.5g或1g）
72	合成抗菌剂（624）	复方青霉素类	口服		氨苄西林·氯唑西林 （1:1）	氨苄西林氯唑西林片（1:1）250mg	
73		氟喹诺酮类	口服		左氧氟沙星	左氧氟沙星片500mg	
74	毒素和类毒素（632）	类毒素	注射	剧·冷	破伤风疫苗	吸附破伤风疫苗	
75	眼科用药（131）	抗过敏滴眼剂	外用		盐酸奥洛他定	盐酸奥洛他定滴眼液	非处方药可 应对
76		抗菌滴眼剂	外用		左氧氟沙星	0.5%左氧氟沙星滴眼液	
77	化脓性疾病用药（263）	抗生素软膏	外用		庆大霉素	0.1%庆大霉素软膏	
78		抗生素贴剂	外用		硫酸新霉素	硫酸新庆大霉素贴10cm×10cm	
79	镇痛·止痒·收敛· 消炎药（264）	类固醇·抗菌软膏	外用		倍他米松·庆大霉素	0.12%倍他米松庆大霉素软膏5g	
80		镇痛·抗炎贴剂	外用		洛索洛芬钠	洛索洛芬钠贴100mg	
81		镇痛·抗炎软膏	外用		吲哚美辛	1%吲哚美辛软膏	
82	消毒剂	消毒剂（手部消毒 用）	外用		葡萄糖酸氯己定（手 部消毒）	0.2%苯扎氯铵溶液	
83		消毒剂（乙醇）	外用		乙醇	消毒用乙醇500ml	
84		消毒剂（乙醇）	外用		乙醇	消毒用乙醇湿巾500ml	
85		消毒剂（次氯酸）	外用		次氯酸钠	次氯酸钠消毒液	

（续表）

No.	药效分类（药效分类码）	药效	给药方式	管理（按日本分类）	通用名	典型产品名称（示例）	备注
86		消毒剂（二氧化氯）	外用		二氧化氯	二氧化氯喷剂	防止诺如病毒感染的传播
87		消毒剂（皮肤·黏膜用）	外用		葡萄糖酸氯己定 0.05%	葡萄糖酸氯己定消毒棉签	
88		消毒剂（皮肤·黏膜用碘剂）	外用		聚维酮碘	聚维酮碘消毒棉签	
89		消毒棉	外用		苯扎氯铵含浸	苯扎氯铵浸渍棉球	

注1：蓝色部分是在使用所述药品时必要的仪器、检测试剂盒等。

注2：① 本清单列出了受灾后（从发生灾害后最长 10 天左右）在医疗救护站／避难所等最低限度需要的药品，DMAT 的急救药品除外。② 假设医疗物资将储存在医疗救助站中，并由药品批发商在次日从次灾区外向受灾地区提供，或由 DMAT 以外的医疗队携带进入。③ 精神科、妇科等专科需携带的药品，由各专业医生判断。④ 考虑到灾难发生后的情况，我们建议使用预充式或即配型的注射剂。例如由于预算限制等原因使用预充式或即配型的其他产品。⑤ 对于药品名称，列出了通用名和典型产品名称。虽然不否定更换为相同成分的其他产品，但为了防止患者产生混乱，尽可能在现场供应相同外观的产品。⑥ 出于医疗目的，原则上应该优先使用原研品，包括肾上腺素注射液（预充式）0.1%，碳酸氢钠注射液 7%，喷他佐辛注射液 15mg（需要上锁管理）等。⑦ 建议医疗队携带复方苏打，需要储备或携带干净的水用于服药，使用吸入剂后的漱口、配制消毒剂等。⑧ 材料可考虑携带医用高分子夹板、剪刀、纱布等。

（资料来源：https://jadm.or.jp/contents/model/）

[彭澎、永康新也（应星）、吴久鸿]

参考文献

［1］ Baden LR, El Sahly HM, Essink B, et al. Efficacy and Safety of the mRNA-1273 SARS-CoV-2 Vaccine. N Engl J Med, 2021, 384（5）: 403-416.

［2］ EC/IAEA/WHO. The international conference on one decade of the Chernobyl: Summing up the consequences of the accident. Vienna: International Atomic Energy Agency, 1996.

［3］ Gebreyohannes EA, Bhagavathula AS, Abegaz TM, et al. The effectiveness of pictogram intervention in the identification and reporting of adverse drug reactions in naïve HIV patients in Ethiopia: a cross-sectional study. HIV AIDS（Auckl）, 2019, 11: 9-16.

［4］ Gregory Ciottone, Paul Biddinger, Robert Darling, et al. Ciottone's Disaster Medicine.2nd Edition.Elsevier, 2016: 82-85.

［5］ Kheir N, Awaisu A, Radoui A, et al. Development and evaluation of pictograms on medication labels for patients with limited literacy skills in a culturally diverse multiethnic population. Res Social Adm Pharm, 2014, 10（5）: 720-730.

［6］ Logunov DY, Dolzhikova IV, Shcheblyakov DV, et al. Safety and efficacy of an rAd26 and rAd5 vector-based heterologous prime-boost COVID-19 vaccine: an interim analysis of a randomised controlled phase 3 trial in Russia. Lancet, 2021, 397（10275）: 671-681.

［7］ Morris NS, MacLean CD, Littenberg B. Literacy and health outcomes: a cross-sectional study in 1002 adults with diabetes. BMC Fam Pract, 2006, 7: 49.

［8］ Polack FP, Thomas SJ, Kitchin N, et al. Safety and Efficacy of the BNT162b2 mRNA COVID-19 Vaccine. N Engl J Med, 2020, 383（27）: 2603-2615.

［9］ Sadoff J, Gray G, Vandebosch A, et al. Safety and Efficacy of Single-Dose Ad26.COV2.S Vaccine against COVID-19. N Engl J Med. 2021 Jun 10; 384（23）: 2187-2201.

［10］ Xia S, Zhang Y, Wang Y, et al. Safety and immunogenicity of an inactivated SARS-CoV-2 vaccine, BBIBP-CorV: a randomised, double-blind, placebo-controlled, phase 1/2 trial. Lancet Infect Dis, 2021, 21（1）: 39-51.

［11］ Zhu FC, Guan XH, Li YH, et al. Immunogenicity and safety of a recombinant adenovirus type5-vectored COVID-19 vaccine in healthy adults aged 18 years or older: a randomised, doubleblind, placebo-controlled, phase 2 trial. Lancet, 2020, 396（10249）: 479-488.

［12］ Guha-Sapir D, Hoyois Ph., Wallemacq P. Below. R. Annual Disaster Statistical Review 2016: The Numbers and Trends. Brussels:CRED, 2016.

［13］ European list of emergence medicines:European Association of Hospital Pharmacists. 2020.

［14］ World Health Organization Model List of Essential Medicines, 21st List, 2019.Geneva:World

Health Organization，2019.

［15］The interagency health kit 2017:medicines and medical devices for 10 000 people for approximately three months.Geneva:World Health Organization，2019.

［16］Noncommunicable diseases kit.Cairo:WHO Regional Office for the Eastern Mediterranean，2017.

［17］巴尔克维奇·瓦列里·阿纳托利耶维奇.切尔诺贝利核电站事故发生后军队和居民采取的辐射防护措施.解放军医学杂志，2007，32（7）：758-760.

［18］博鳌亚洲论坛发布《全球新冠疫苗应用图景报告》.（2021-07-29）［2021-07-30］. https：//www.boaoforum.org/newsdetial.html?itemId=0&navID=3&itemChildId=undefined&d etialId=13756&realId=114.

［19］车薇，赵晓薇，高敏，等.菲律宾灾难救援中象形药品服用标签的设计与应用.武警医学，2015，26（10）：1047-1048.

［20］陈可喜，吴厚洪，贺连喜.从抗震救灾谈军队医院参与非战争军事行动的后勤应急保障.震灾医学救援论文特辑，2008，12：22-23.

［21］郭力生.切尔诺贝利核电站事故的辐射影响与防护措施.中华放射医学与防护杂志，2003，23（2）：138-140.

［22］刘长安.关于核应急中稳定碘预防的安全性.中国辐射卫生，2009，18（4）：472-473.

［23］陆荫英，孙志强，段学章，等.解放军援塞医疗队对西非埃博拉疫情的医学处置.海军医学杂志，2017，38（2）：97-100.

［24］马丽.核辐射事故分析及其应对策略.海军医学杂志，2007，28（2）：170-172.

［25］浦金辉，刘幼英，刘铁桥，等.遂行非战斗军事行动后勤保障的实践与思考.震灾医学救援论文特辑，2008，12：19-21.

［26］枉前，孙凤军，徐颖，等.援助利比里亚埃博拉诊疗中心的药品保障与药师工作模式探讨.中国临床药学杂志，2016（1）：54-57.

［27］吴久鸿，史宁.世界药学大会——军事与急救药学组会议情况介绍.中国药学杂志，2007，42（24）：1918-1920.

［28］谢苗荣，韩小茜，马莉，等.赴国外热带地区地震海啸救援工作的体会.中华医院管理杂志，2005，21（5）：350-353.

［29］于双平，姜晓舜，王松俊.美国的灾害救援应急医疗物资国家战略储备.中国急救复苏与灾害医学杂志，2008，3（4）：228-230.

［30］张沁.美国应急反应体系的特点和启示.宏观经济管理，2008，12：68-70.

［31］2022年3月14日《参考消息》第二版新闻热点俄专家抵达乌扎波罗热核电站.

［32］2022年3月11日《参考消息》第4版社会扫描"切尔诺贝利断电？不必恐慌"［法新社维也纳3月10日电］.

［33］富冈佳久，阿部公惠，石井正，等.薬剤師のための災害対策マニュアル.厚生労働科

学研究「薬局及び薬剤師に関する　災害対策マニュアルの策定に関する研究」研究班報告書, 2012.

（书籍电子版地址：https://www.nichiyaku.or.jp/assets/uploads/activities/saigai_manual.pdf）

［34］厚生労働省 DMAT 事務局 . 日本 DMAT 活動要領 .（2022-02-08）[2022-10-5]. http://www.dmat.jp/dmat/katsudoyoryo.pdf

［35］石川県健康福祉部 . 石川県災害時医療救護対応マニュアル .（2016-07-12）[2022-10-5]. https://www.pref.ishikawa.lg.jp/iryou/saigaimanyuaru.html.

［36］日本災害医学会 . 災害時超急性期における必須医薬品リスト（DMAT による救命救急医療用医薬品を除く）.（2021-05-12）[2022-10-5]. https://jadm.or.jp/contents/model/

［37］佐原 加奈子 . 日本集団災害医学会、災害時超急性期の標準医薬品リストを公開 .（2013-03-06）[2022-10-05]. https://medical.nikkeibp.co.jp/inc/mem/pub/di/trend/201303/529383.html.

［38］宮坂善之，野口幸洋，橋爪慶人，等 . 災害時急性期における必須医薬品モデルリスト収載医薬品の実用性調査 .Japanese Journal of Disaster Medicine ,2017,21（3）：478-478.

附录

附录 A 《国家医药储备管理办法（2021 年修订）》

关于印发《国家医药储备管理办法（2021 年修订）》的通知

工信部联消费〔2021〕195 号

各省、自治区、直辖市及新疆生产建设兵团工业和信息化主管部门、发展改革委、财政厅（局）、卫生健康委、药监局，广东省、贵州省、内蒙古自治区粮食和物资储备局，各中央医药储备单位：

现将《国家医药储备管理办法（2021 年修订）》印发给你们，请认真贯彻执行。

工业和信息化部

国家反恐怖工作领导小组办公室

国家发展和改革委员会

财政部

国家卫生健康委员会

国家药品监督管理局

2021 年 11 月 17 日

国家医药储备管理办法
（2021 年修订）

第一章 总　　则

第一条　为加强国家医药储备管理，有效发挥医药储备在确保公众用药可及、防范重大突发风险、维护社会安全稳定中的重要作用，依据《中华人民共和国药品管理法》《中华人民共和国疫苗管理法》《中华人民共和国突发事件应对法》等相关法律法规，制定本办法。

第二条　国家医药储备包括政府储备和企业储备。

政府储备由中央与地方（省、自治区、直辖市）两级医药储备组成，实行分级负责的管理体制。中央医药储备主要储备应对特别重大和重大突发公共事件、重大活动安全保障以及存在较高供应短缺风险的医药产品；地方医药储备主要储备应对较大和一般突发公共事件、重大活动区域性保障以及本辖区供应短缺的医药产品。

企业储备是医药企业依据法律法规明确的社会责任，结合医药产品生产经营状况建立的企业库存。

第三条 政府储备遵循统筹规划、规模适度、动态管理、有偿调用原则，逐步建立起应对各类突发公共事件和市场有效供应的保障体系，确保储备资金的安全保值使用。

第四条 政府储备实行实物储备、生产能力储备、技术储备相结合的管理模式，由符合条件的医药企业或卫生事业单位承担储备任务。

第五条 生产能力储备是对常态需求不确定、专门应对重大灾情疫情的特殊医药产品，通过支持建设并维护生产线和供应链稳定，保障基本生产能力，能够按照指令组织生产和应急供应。

第六条 技术储备是对无常态需求的潜在疫情用药，或在专利保护期内的产品，通过支持建设研发平台，开发并储备相应技术，在必要时能够迅速转化为产品。

第二章 管理机构与职责

第七条 工业和信息化部会同国家发展改革委、财政部、国家卫生健康委、国家药监局建立国家医药储备管理工作机制，主要职能有：

提出国家医药储备发展规划；拟订中央医药储备品种目录；确定中央医药储备计划和储备单位；加强对地方医药储备的指导；协调解决国家医药储备工作中遇到的重大问题。

第八条 工业和信息化部是国家医药储备主管部门，主要负责制定中央医药储备计划、选择储备单位、开展调用供应、管理国家医药储备资金、监督检查以及指导地方医药储备管理等工作。

第九条 国家发展改革委参与制定中央医药储备计划和开展中央医药储备监督检查。

第十条 财政部负责落实中央医药储备实物储备资金，审核拨付中央医药储备预算资金，参与制定中央医药储备计划和开展中央医药储备监督检查。

第十一条 国家卫生健康委负责提出中央医药储备品种规模建议，并根据需要及时调整更新；负责对承担中央医药储备任务的卫生事业单位开展监督管理。

第十二条 国家药监局负责组织地方药品监管部门对本行政区域内中央医药储备开展质量监督工作。

第十三条 国家医药储备建立专家咨询委员会，负责对国家医药储备总体发展规划、储备规模计划、供应链安全以及应急保障风险研判提出建议，负责对国家医药储备工作进行技术指导。

第三章　储备单位的条件与任务

第十四条　中央医药储备单位原则上通过政府采购的方式选择确定，中央医药储存地点由工业和信息化部结合储备现状和实际任务提出意见，报国家医药储备管理工作机制研究确定。

第十五条　中央医药储备单位应属于医药生产经营企业，依法取得药品、医疗器械生产或经营资质，并符合以下条件：

（一）医药行业的重点生产企业或具有现代物流能力的药品、医疗器械经营企业；

（二）行业诚信度较高，具有良好的质量管理水平和经济效益；

（三）具有完善的生产设施设备或现代物流配送能力，符合药品、医疗器械生产经营管理的质量要求；

（四）具备完善的信息管理系统，能够实现医药储备的信息数据传输；

对专项医药储备品种，必要时可由省级以上卫生事业单位承担中央医药储备任务。

第十六条　中央医药储备单位应当建立完善的医药储备管理制度，主要承担以下任务：

（一）执行医药储备计划，落实各项储备任务；

（二）建立严格的储备资金管理制度，专款专用，确保储备资金安全；

（三）实行领导责任制，指定专人负责医药储备工作；

（四）加强储备品种的质量管理和安全防护，并适时进行轮换补充，确保质量安全有效；

（五）建立 24 小时应急值守制度，严格执行医药储备调用任务，确保应急调拨及时高效；

（六）加强医药储备工作培训，提高业务能力和管理水平。

第四章　计划管理

第十七条　政府储备实行严格的计划管理。国家卫生健康委根据公共卫生应急以及临床必需易短缺药品等方面需要提出中央医药储备品种目录建议，经国家医药储备专家咨询委员会论证评估后，提出实行动态轮储和定期核销的品种建议，由工业和信息化部会同财政部、国家发展改革委等相关部门研究确定中央医药储备计划并组织实施。

第十八条　中央医药储备计划实行动态调整，原则上每 5 年调整一次，由工业和信息化部会同财政部等相关部门结合对医药储备利用效能评估情况报告国务院。实施期限内遇有重大调整，及时报告国务院。

第十九条　工业和信息化部向储备单位下达中央医药储备任务，并通报国家医药储备管理工作机制成员单位。工业和信息化部与储备单位签订《中央医药储备责任书》，储备单位不得擅自变更储备任务。

第二十条 实物储备原则上应在中央医药储备任务下达后的两个月内按照储备品种、数量规模的要求完成采购；对需要组织进口、定点生产加工以及临床必需易短缺等品种，可采用分期分批的方式储备到位。

第二十一条 工业和信息化部会同国家发展改革委等相关部门加强对地方医药储备的政策指导和技术支持，强化对地方医药储备的调度评估，指导地方科学确定储备品类和规模、优化储备地域布局、完善储备调用轮换机制，支持有条件的地方建立地市级医药储备，形成中央与地方互为补充、全国集中统一的医药储备体系。

第二十二条 企业储备由医药企业根据生产经营和市场运行的周期变化，保持医药产品的合理商业库存，并在应急状态下积极释放供应市场。

第五章 采购与储存

第二十三条 中央医药储备产品从符合条件的生产企业采购，新增储备任务采购应遵循以下程序：

（一）对于国内具有 3 家以上（含 3 家）生产企业的产品，由工业和信息化部采取竞争性采购方式确定生产企业及采购价格；

（二）不具备竞争条件的，由工业和信息化部指定生产企业，采购价格原则上按照储备品种市场价格或公立医院采购价格确定；对没有市场价格和公立医院采购价格的，工业和信息化部组织价格调查，按照计价成本加 5% 合理利润的原则确定采购价格。

第二十四条 中央医药储备分为常规储备和专项储备。

中央常规医药储备主要应对一般状态下的灾情疫情和供应短缺，中央专项医药储备主要包括公共卫生专项。国家建立疫苗储备制度，分别纳入常规储备和专项储备。

第二十五条 实行动态轮储的中央医药储备品种，由储备单位根据有效期自行轮换，各储备品种的实际库存量不得低于储备计划的 70%。

第二十六条 实行定期核销的中央医药储备品种，由储备单位根据有效期及时进行轮换更新，按程序申报核销储备资金，并按照药品、医疗器械管理的相关规定进行销毁处置。

定期核销储备品种如在储备期限内调整采购价格，储备单位应报工业和信息化部核准，采购价格按照第二十三条第二款的规定予以确定。

第二十七条 储备单位应建立医药储备台账，准确反映储备品种的规格数量、生产厂家、采购价格以及储备资金的拨付、使用、结存等情况，每半年报工业和信息化部。

第二十八条 储备单位应加强医药储备的质量管理和安全防护，中央专项医药储备产品应设立专库或专区存放，并明确标识"中央专项医药储备"字样。

第二十九条　因突发事件、布局调整等需对中央医药储备产品进行转移的，储备单位应向工业和信息化部提出申请，工业和信息化部商国家发展改革委等相关部门研究确定。

第六章　资金管理

第三十条　中央医药储备资金指保障中央医药储备实物储备的资金，由中央财政预算安排，列入工业和信息化部部门预算管理。

工业和信息化部按照预算管理要求和国库集中支付有关规定做好中央医药储备资金预算编制、执行、支付以及结转结余资金管理等工作。

第三十一条　根据储备管理方式不同，中央医药储备资金分为动态轮储中央医药储备资金和定期核销中央医药储备资金。

动态轮储中央医药储备资金现存规模保持稳定，储备单位结合日常经营在储备药品效期内自行轮储，中央财政不单独安排轮储费用。除重大政策调整外，中央财政原则上不新增安排储备资金。

定期核销中央医药储备资金规模根据国家确定的储备品种目录内实际库存及相关成本、费用情况核定。中央财政对定期核销医药储备保管、核销等费用给予必要补助，具体补助办法由工业和信息化部会同财政部另行制定。

第三十二条　定期核销中央医药储备资金实行预拨清算制度。

储备单位每年1月底前，将上年度储备资金清算、过效期药品核销补储、本年度新药品采购计划等情况上报工业和信息化部及所在地财政部监管局，涉及的储备药品应分品种、规格、价格、数量、金额统计，并附报有关质量检验报告，上报材料同时抄报财政部。

财政部有关监管局5月底前完成储备单位上年度过效期药品核销补储情况的审核，审核结果报财政部，抄送工业和信息化部。

工业和信息化部依据财政部有关监管局审核意见和储备单位新药品采购计划申请，7月底前向财政部提出上年度储备资金清算意见及本年度储备资金预拨意见。

财政部根据财政部有关监管局审核结果及工业和信息化部申请，按照国库集中支付有关制度规定拨付资金。

第三十三条　工业和信息化部按照预算绩效管理要求，加强中央医药储备资金预算绩效目标管理，做好绩效运行监控，组织开展绩效自评和重点绩效评价，并加强绩效评价结果反馈应用，确保资金安全和使用效益。

财政部有关监管局按照既定职责和财政部授权对中央医药储备资金实施监管。

第三十四条　储备单位建立中央医药储备资金管理台账，实行专账管理，准确反映储备资金来源、占用和结存，确保国家医药储备账实相符。

第三十五条　地方医药储备资金由地方政府负责落实。

第七章　调用管理

第三十六条　中央医药储备与地方医药储备建立联动工作机制，不断提升医药储备信息化管理水平。发生突发事件时，原则上由地方医药储备负责本行政区域内医药产品的供应保障，地方医药储备不能满足需求时，可申请调用中央医药储备予以支持；中央医药储备主管部门有权调用地方医药储备。

第三十七条　中央医药储备实行有偿调用，工业和信息化部督促储备单位及时收回储备资金。调用程序如下：

（一）突发状态下调用储备，国家有关部门或省级人民政府向工业和信息化部提出申请，工业和信息化部下达调用指令；

（二）出现临床急救病例或大范围药品供应短缺，国家卫生健康委或省级医药储备主管部门向工业和信息化部提出调用申请，工业和信息化部下达调用指令。

（三）发生重大灾情疫情、生物以及核安全等突发公共事件，按照国务院或相关防控机制的指令调用储备。

第三十八条　储备单位应按照调用指令的要求，在规定的时限内将调用品种送达指定地区和单位，并按照储备任务要求及时采购补充。

第三十九条　中央医药储备产品调出后原则上不得退换货，申请调用单位要督促接收单位及时与储备单位进行资金结算。

第八章　监督与责任

第四十条　工业和信息化部会同国家发展改革委、财政部、国家卫生健康委、国家药监局，每年度开展中央医药储备监督检查。

第四十一条　工业和信息化部会同相关部门按国家有关规定对在医药储备工作中做出突出成绩的单位和个人给予表彰；对未按时落实储备任务、未建立储备管理制度以及监督检查不合格的储备单位，会同相关单位予以惩处。

第四十二条　对出现以下情况的储备单位，取消其中央医药储备资格；造成严重后果或重大损失的，依法追究相关人员法律责任：

（一）挪用储备资金，不能按计划完成储备任务的；

（二）未执行调用指令，延误医药储备应急供应的；

（三）账目不清，管理混乱，弄虚作假，造成国家医药储备资金发生损失的；

（四）其他不宜承担储备任务的情形。

第四十三条 医药储备主管部门工作人员玩忽职守、徇私舞弊、滥用职权的，依法追究相关人员责任。

第九章 附 则

第四十四条 本办法所称医药产品包括治疗药品、疫苗、检测试剂、医用口罩、医用防护服等药品和医疗物资。

第四十五条 各省、自治区、直辖市可参照本办法，结合本地实际情况，制定医药储备管理办法。

地方医药储备计划和年度工作情况及时报工业和信息化部、国家发展改革委、财政部、国家卫生健康委等部门。

第四十六条 国家医药储备属于政府采购的，应当按照政府采购法律制度规定执行。

第四十七条 本办法自 2022 年 1 月 1 日起施行，原国家经贸委 1999 年制定的《国家医药储备管理办法》、财政部 1997 年制定的《国家医药储备资金财务管理办法》同时废止。

（来源：工业和信息化部消费品工业司）

附录 B　国务院办公厅关于印发突发事件应急预案管理办法的通知

国办发〔2013〕101 号

各省、自治区、直辖市人民政府，国务院各部委、各直属机构：

《突发事件应急预案管理办法》已经国务院同意，现印发给你们，请认真贯彻执行。

国务院办公厅

2013 年 10 月 25 日

管理办法
突发事件应急预案管理办法

第一章　总　　则

第一条　为规范突发事件应急预案（以下简称应急预案）管理，增强应急预案的针对性、实用性和可操作性，依据《中华人民共和国突发事件应对法》等法律、行政法规，制订本办法。

第二条　本办法所称应急预案，是指各级人民政府及其部门、基层组织、企事业单位、社会团体等为依法、迅速、科学、有序应对突发事件，最大程度减少突发事件及其造成的损害而预先制定的工作方案。

第三条　应急预案的规划、编制、审批、发布、备案、演练、修订、培训、宣传教育等工作，适用本办法。

第四条　应急预案管理遵循统一规划、分类指导、分级负责、动态管理的原则。

第五条　应急预案编制要依据有关法律、行政法规和制度，紧密结合实际，合理确定内容，切实提高针对性、实用性和可操作性。

第二章　分类和内容

第六条　应急预案按照制定主体划分，分为政府及其部门应急预案、单位和基层组织应急预案两大类。

第七条　政府及其部门应急预案由各级人民政府及其部门制定，包括总体应急预案、专项应急预案、部门应急预案等。

总体应急预案是应急预案体系的总纲，是政府组织应对突发事件的总体制度安排，由县级以上各级人民政府制定。

专项应急预案是政府为应对某一类型或某几种类型突发事件，或者针对重要目标物保护、重大活动保障、应急资源保障等重要专项工作而预先制定的涉及多个部门职责的工作方案，由有关部门牵头制订，报本级人民政府批准后印发实施。

部门应急预案是政府有关部门根据总体应急预案、专项应急预案和部门职责，为应对本部门（行业、领域）突发事件，或者针对重要目标物保护、重大活动保障、应急资源保障等涉及部门工作而预先制定的工作方案，由各级政府有关部门制定。

鼓励相邻、相近的地方人民政府及其有关部门联合制定应对区域性、流域性突发事件的联合应急预案。

第八条　总体应急预案主要规定突发事件应对的基本原则、组织体系、运行机制，以及应急保障的总体安排等，明确相关各方的职责和任务。

针对突发事件应对的专项和部门应急预案，不同层级的预案内容各有所侧重。国家层面专项和部门应急预案侧重明确突发事件的应对原则、组织指挥机制、预警分级和事件分级标准、信息报告要求、分级响应及响应行动、应急保障措施等，重点规范国家层面应对行动，同时体现政策性和指导性；省级专项和部门应急预案侧重明确突发事件的组织指挥机制、信息报告要求、分级响应及响应行动、队伍物资保障及调动程序、市县级政府职责等，重点规范省级层面应对行动，同时体现指导性；市县级专项和部门应急预案侧重明确突发事件的组织指挥机制、风险评估、监测预警、信息报告、应急处置措施、队伍物资保障及调动程序等内容，重点规范市（地）级和县级层面应对行动，体现应急处置的主体职能；乡镇街道专项和部门应急预案侧重明确突发事件的预警信息传播、组织先期处置和自救互救、信息收集报告、人员临时安置等内容，重点规范乡镇层面应对行动，体现先期处置特点。

针对重要基础设施、生命线工程等重要目标物保护的专项和部门应急预案，侧重明确风险隐患及防范措施、监测预警、信息报告、应急处置和紧急恢复等内容。

针对重大活动保障制定的专项和部门应急预案，侧重明确活动安全风险隐患及防范措施、监测预警、信息报告、应急处置、人员疏散撤离组织和路线等内容。

针对为突发事件应对工作提供队伍、物资、装备、资金等资源保障的专项和部门应急预案，侧重明确组织指挥机制、资源布局、不同种类和级别突发事件发生后的资源调用程序等内容。

联合应急预案侧重明确相邻、相近地方人民政府及其部门间信息通报、处置措施衔接、应急资源共享等应急联动机制。

第九条　单位和基层组织应急预案由机关、企业、事业单位、社会团体和居委会、村委会等法人和基层组织制定，侧重明确应急响应责任人、风险隐患监测、信息报告、预警响应、应急处置、人员疏散撤离组织和路线、可调用或可请求援助的应急资源情况及如何实施等，体现自救互救、信息报告和先期处置特点。

大型企业集团可根据相关标准规范和实际工作需要，参照国际惯例，建立本集团应急预案体系。

第十条　政府及其部门、有关单位和基层组织可根据应急预案，并针对突发事件现场处置工作灵活制定现场工作方案，侧重明确现场组织指挥机制、应急队伍分工、不同情况下的应对措施、应急装备保障和自我保障等内容。

第十一条　政府及其部门、有关单位和基层组织可结合本地区、本部门和本单位具体情况，编制应急预案操作手册，内容一般包括风险隐患分析、处置工作程序、响应措施、应急队伍和装备物资情况，以及相关单位联络人员和电话等。

第十二条　对预案应急响应是否分级、如何分级、如何界定分级响应措施等，由预案制定单位根据本地区、本部门和本单位的实际情况确定。

第三章　预案编制

第十三条　各级人民政府应当针对本行政区域多发易发突发事件、主要风险等，制定本级政府及其部门应急预案编制规划，并根据实际情况变化适时修订完善。

单位和基层组织可根据应对突发事件需要，制定本单位、本基层组织应急预案编制计划。

第十四条　应急预案编制部门和单位应组成预案编制工作小组，吸收预案涉及主要部门和单位业务相关人员、有关专家及有现场处置经验的人员参加。编制工作小组组长由应急预案编制部门或单位有关负责人担任。

第十五条　编制应急预案应当在开展风险评估和应急资源调查的基础上进行。

（一）风险评估。针对突发事件特点，识别事件的危害因素，分析事件可能产生的直接后果以及次生、衍生后果，评估各种后果的危害程度，提出控制风险、治理隐患的措施。

（二）应急资源调查。全面调查本地区、本单位第一时间可调用的应急队伍、装备、物资、场所等应急资源状况和合作区域内可请求援助的应急资源状况，必要时对本地居民应急资源情况进行调查，为制定应急响应措施提供依据。

第十六条 政府及其部门应急预案编制过程中应当广泛听取有关部门、单位和专家的意见，与相关的预案作好衔接。涉及其他单位职责的，应当书面征求相关单位意见。必要时，向社会公开征求意见。

单位和基层组织应急预案编制过程中，应根据法律、行政法规要求或实际需要，征求相关公民、法人或其他组织的意见。

第四章　审批、备案和公布

第十七条 预案编制工作小组或牵头单位应当将预案送审稿及各有关单位复函和意见采纳情况说明、编制工作说明等有关材料报送应急预案审批单位。因保密等原因需要发布应急预案简本的，应当将应急预案简本一起报送审批。

第十八条 应急预案审核内容主要包括预案是否符合有关法律、行政法规，是否与有关应急预案进行了衔接，各方面意见是否一致，主体内容是否完备，责任分工是否合理明确，应急响应级别设计是否合理，应对措施是否具体简明、管用可行等。必要时，应急预案审批单位可组织有关专家对应急预案进行评审。

第十九条 国家总体应急预案报国务院审批，以国务院名义印发；专项应急预案报国务院审批，以国务院办公厅名义印发；部门应急预案由部门有关会议审议决定，以部门名义印发，必要时，可以由国务院办公厅转发。

地方各级人民政府总体应急预案应当经本级人民政府常务会议审议，以本级人民政府名义印发；专项应急预案应当经本级人民政府审批，必要时经本级人民政府常务会议或专题会议审议，以本级人民政府办公厅（室）名义印发；部门应急预案应当经部门有关会议审议，以部门名义印发，必要时，可以由本级人民政府办公厅（室）转发。

单位和基层组织应急预案须经本单位或基层组织主要负责人或分管负责人签发，审批方式根据实际情况确定。

第二十条 应急预案审批单位应当在应急预案印发后的 20 个工作日内依照下列规定向有关单位备案：

（一）地方人民政府总体应急预案报送上一级人民政府备案。

（二）地方人民政府专项应急预案抄送上一级人民政府有关主管部门备案。

（三）部门应急预案报送本级人民政府备案。

（四）涉及需要与所在地政府联合应急处置的中央单位应急预案，应当向所在地县级人民政府备案。

法律、行政法规另有规定的从其规定。

第二十一条　自然灾害、事故灾难、公共卫生类政府及其部门应急预案，应向社会公布。对确需保密的应急预案，按有关规定执行。

第五章　应急演练

第二十二条　应急预案编制单位应当建立应急演练制度，根据实际情况采取实战演练、桌面推演等方式，组织开展人员广泛参与、处置联动性强、形式多样、节约高效的应急演练。

专项应急预案、部门应急预案至少每 3 年进行一次应急演练。

地震、台风、洪涝、滑坡、山洪泥石流等自然灾害易发区域所在地政府，重要基础设施和城市供水、供电、供气、供热等生命线工程经营管理单位、矿山、建筑施工单位和易燃易爆物品、危险化学品、放射性物品等危险物品生产、经营、储运、使用单位，公共交通工具、公共场所和医院、学校等人员密集场所的经营单位或者管理单位等，应当有针对性地经常组织开展应急演练。

第二十三条　应急演练组织单位应当组织演练评估。评估的主要内容包括：演练的执行情况，预案的合理性与可操作性，指挥协调和应急联动情况，应急人员的处置情况，演练所用设备装备的适用性，对完善预案、应急准备、应急机制、应急措施等方面的意见和建议等。

鼓励委托第三方进行演练评估。

第六章　评估和修订

第二十四条　应急预案编制单位应当建立定期评估制度，分析评价预案内容的针对性、实用性和可操作性，实现应急预案的动态优化和科学规范管理。

第二十五条　有下列情形之一的，应当及时修订应急预案：

（一）有关法律、行政法规、规章、标准、上位预案中的有关规定发生变化的；

（二）应急指挥机构及其职责发生重大调整的；

（三）面临的风险发生重大变化的；

（四）重要应急资源发生重大变化的；

（五）预案中的其他重要信息发生变化的；

（六）在突发事件实际应对和应急演练中发现问题需要作出重大调整的；

（七）应急预案制定单位认为应当修订的其他情况。

第二十六条　应急预案修订涉及组织指挥体系与职责、应急处置程序、主要处置措施、突发事件分级标准等重要内容的，修订工作应参照本办法规定的预案编制、审批、备案、公布程序组织进行。仅涉及其他内容的，修订程序可根据情况适当简化。

第二十七条　各级政府及其部门、企事业单位、社会团体、公民等，可以向有关预案编制单位提出修订建议。

第七章　培训和宣传教育

第二十八条　应急预案编制单位应当通过编发培训材料、举办培训班、开展工作研讨等方式，对与应急预案实施密切相关的管理人员和专业救援人员等组织开展应急预案培训。

各级政府及其有关部门应将应急预案培训作为应急管理培训的重要内容，纳入领导干部培训、公务员培训、应急管理干部日常培训内容。

第二十九条　对需要公众广泛参与的非涉密的应急预案，编制单位应当充分利用互联网、广播、电视、报刊等多种媒体广泛宣传，制作通俗易懂、好记管用的宣传普及材料，向公众免费发放。

第八章　组织保障

第三十条　各级政府及其有关部门应对本行政区域、本行业（领域）应急预案管理工作加强指导和监督。国务院有关部门可根据需要编写应急预案编制指南，指导本行业（领域）应急预案编制工作。

第三十一条　各级政府及其有关部门、各有关单位要指定专门机构和人员负责相关具体工作，将应急预案规划、编制、审批、发布、演练、修订、培训、宣传教育等工作所需经费纳入预算统筹安排。

第九章　附　　则

第三十二条　国务院有关部门、地方各级人民政府及其有关部门、大型企业集团等可根据实际情况，制定相关实施办法。

第三十三条　本办法由国务院办公厅负责解释。

第三十四条　本办法自印发之日起施行。

附录 C 《中华人民共和国突发事件应对法》（中华人民共和国主席令第六十九号）

中华人民共和国主席令

第六十九号

《中华人民共和国突发事件应对法》已由中华人民共和国第十届全国人民代表大会常务委员会第二十九次会议于 2007 年 8 月 30 日通过，现予公布，自 2007 年 11 月 1 日起施行。

中华人民共和国主席　胡锦涛

2007 年 8 月 30 日

中华人民共和国突发事件应对法

（2007 年 8 月 30 日第十届全国人民代表大会常务委员会第二十九次会议通过）

目　　录

第一章 总 则

第一条 为了预防和减少突发事件的发生，控制、减轻和消除突发事件引起的严重社会危害，规范突发事件应对活动，保护人民生命财产安全，维护国家安全、公共安全、环境安全和社会秩序，制定本法。

第二条 突发事件的预防与应急准备、监测与预警、应急处置与救援、事后恢复与重建等应对活动，适用本法。

第三条 本法所称突发事件，是指突然发生，造成或者可能造成严重社会危害，需要采取应急处置措施给予应对的自然灾害、事故灾难、公共卫生事件和社会安全事件。

按照社会危害程度、影响范围等因素，自然灾害、事故灾难、公共卫生事件分为特别重大、重大、较大和一般四级。法律、行政法规或者国务院另有规定的，从其规定。

突发事件的分级标准由国务院或者国务院确定的部门制定。

第四条 国家建立统一领导、综合协调、分类管理、分级负责、属地管理为主的应急管理体制。

第五条 突发事件应对工作实行预防为主、预防与应急相结合的原则。国家建立重大突发事件风险评估体系，对可能发生的突发事件进行综合性评估，减少重大突发事件的发生，最大限度地减轻重大突发事件的影响。

第六条 国家建立有效的社会动员机制，增强全民的公共安全和防范风险的意识，提高全社会的避险救助能力。

第七条 县级人民政府对本行政区域内突发事件的应对工作负责；涉及两个以上行政区域的，由有关行政区域共同的上一级人民政府负责，或者由各有关行政区域的上一级人民政府共同负责。

突发事件发生后，发生地县级人民政府应当立即采取措施控制事态发展，组织开展应急救援和处置工作，并立即向上一级人民政府报告，必要时可以越级上报。

突发事件发生地县级人民政府不能消除或者不能有效控制突发事件引起的严重社会危害的，应当及时向上级人民政府报告。上级人民政府应当及时采取措施，统一领导应急处置工作。

法律、行政法规规定由国务院有关部门对突发事件的应对工作负责的，从其规定；地方人民政府应当积极配合并提供必要的支持。

第八条 国务院在总理领导下研究、决定和部署特别重大突发事件的应对工作；根据实际需要，设立国家突发事件应急指挥机构，负责突发事件应对工作；必要时，国务院可以派出工作组指导有关工作。

县级以上地方各级人民政府设立由本级人民政府主要负责人、相关部门负责人、驻当地中国人民解放军和中国人民武装警察部队有关负责人组成的突发事件应急指挥机构，统一领导、协调本级人民政府各有关部门和下级人民政府开展突发事件应对工作；根据实际需要，设立相关类别突发事件应急指挥机构，组织、协调、指挥突发事件应对工作。

上级人民政府主管部门应当在各自职责范围内，指导、协助下级人民政府及其相应部门做好有关突发事件的应对工作。

第九条　国务院和县级以上地方各级人民政府是突发事件应对工作的行政领导机关，其办事机构及具体职责由国务院规定。

第十条　有关人民政府及其部门作出的应对突发事件的决定、命令，应当及时公布。

第十一条　有关人民政府及其部门采取的应对突发事件的措施，应当与突发事件可能造成的社会危害的性质、程度和范围相适应；有多种措施可供选择的，应当选择有利于最大程度地保护公民、法人和其他组织权益的措施。

公民、法人和其他组织有义务参与突发事件应对工作。

第十二条　有关人民政府及其部门为应对突发事件，可以征用单位和个人的财产。被征用的财产在使用完毕或者突发事件应急处置工作结束后，应当及时返还。财产被征用或者征用后毁损、灭失的，应当给予补偿。

第十三条　因采取突发事件应对措施，诉讼、行政复议、仲裁活动不能正常进行的，适用有关时效中止和程序中止的规定，但法律另有规定的除外。

第十四条　中国人民解放军、中国人民武装警察部队和民兵组织依照本法和其他有关法律、行政法规、军事法规的规定以及国务院、中央军事委员会的命令，参加突发事件的应急救援和处置工作。

第十五条　中华人民共和国政府在突发事件的预防、监测与预警、应急处置与救援、事后恢复与重建等方面，同外国政府和有关国际组织开展合作与交流。

第十六条　县级以上人民政府作出应对突发事件的决定、命令，应当报本级人民代表大会常务委员会备案；突发事件应急处置工作结束后，应当向本级人民代表大会常务委员会作出专项工作报告。

第二章　预防与应急准备

第十七条　国家建立健全突发事件应急预案体系。

国务院制定国家突发事件总体应急预案，组织制定国家突发事件专项应急预案；国务院有关部门根据各自的职责和国务院相关应急预案，制定国家突发事件部门应急预案。

地方各级人民政府和县级以上地方各级人民政府有关部门根据有关法律、法规、规章、上级人民政府及其有关部门的应急预案以及本地区的实际情况，制定相应的突发事件应急预案。

应急预案制定机关应当根据实际需要和情势变化，适时修订应急预案。应急预案的制定、修订程序由国务院规定。

第十八条 应急预案应当根据本法和其他有关法律、法规的规定，针对突发事件的性质、特点和可能造成的社会危害，具体规定突发事件应急管理工作的组织指挥体系与职责和突发事件的预防与预警机制、处置程序、应急保障措施以及事后恢复与重建措施等内容。

第十九条 城乡规划应当符合预防、处置突发事件的需要，统筹安排应对突发事件所必需的设备和基础设施建设，合理确定应急避难场所。

第二十条 县级人民政府应当对本行政区域内容易引发自然灾害、事故灾难和公共卫生事件的危险源、危险区域进行调查、登记、风险评估，定期进行检查、监控，并责令有关单位采取安全防范措施。

省级和设区的市级人民政府应当对本行政区域内容易引发特别重大、重大突发事件的危险源、危险区域进行调查、登记、风险评估，组织进行检查、监控，并责令有关单位采取安全防范措施。

县级以上地方各级人民政府按照本法规定登记的危险源、危险区域，应当按照国家规定及时向社会公布。

第二十一条 县级人民政府及其有关部门、乡级人民政府、街道办事处、居民委员会、村民委员会应当及时调解处理可能引发社会安全事件的矛盾纠纷。

第二十二条 所有单位应当建立健全安全管理制度，定期检查本单位各项安全防范措施的落实情况，及时消除事故隐患；掌握并及时处理本单位存在的可能引发社会安全事件的问题，防止矛盾激化和事态扩大；对本单位可能发生的突发事件和采取安全防范措施的情况，应当按照规定及时向所在地人民政府或者人民政府有关部门报告。

第二十三条 矿山、建筑施工单位和易燃易爆物品、危险化学品、放射性物品等危险物品的生产、经营、储运、使用单位，应当制定具体应急预案，并对生产经营场所、有危险物品的建筑物、构筑物及周边环境开展隐患排查，及时采取措施消除隐患，防止发生突发事件。

第二十四条 公共交通工具、公共场所和其他人员密集场所的经营单位或者管理单位应当制定具体应急预案，为交通工具和有关场所配备报警装置和必要的应急救援设备、设施，注明其使用方法，并显著标明安全撤离的通道、路线，保证安全通道、出口的畅通。

有关单位应当定期检测、维护其报警装置和应急救援设备、设施，使其处于良好状态，确保正常使用。

第二十五条 县级以上人民政府应当建立健全突发事件应急管理培训制度，对人民政府及其有关部门负有处置突发事件职责的工作人员定期进行培训。

第二十六条 县级以上人民政府应当整合应急资源，建立或者确定综合性应急救援队伍。人民政府有关部门可以根据实际需要设立专业应急救援队伍。

县级以上人民政府及其有关部门可以建立由成年志愿者组成的应急救援队伍。单位应当建立由本单位职工组成的专职或者兼职应急救援队伍。

县级以上人民政府应当加强专业应急救援队伍与非专业应急救援队伍的合作，联合培训、联合演练，提高合成应急、协同应急的能力。

第二十七条　国务院有关部门、县级以上地方各级人民政府及其有关部门、有关单位应当为专业应急救援人员购买人身意外伤害保险，配备必要的防护装备和器材，减少应急救援人员的人身风险。

第二十八条　中国人民解放军、中国人民武装警察部队和民兵组织应当有计划地组织开展应急救援的专门训练。

第二十九条　县级人民政府及其有关部门、乡级人民政府、街道办事处应当组织开展应急知识的宣传普及活动和必要的应急演练。

居民委员会、村民委员会、企业事业单位应当根据所在地人民政府的要求，结合各自的实际情况，开展有关突发事件应急知识的宣传普及活动和必要的应急演练。

新闻媒体应当无偿开展突发事件预防与应急、自救与互救知识的公益宣传。

第三十条　各级各类学校应当把应急知识教育纳入教学内容，对学生进行应急知识教育，培养学生的安全意识和自救与互救能力。

教育主管部门应当对学校开展应急知识教育进行指导和监督。

第三十一条　国务院和县级以上地方各级人民政府应当采取财政措施，保障突发事件应对工作所需经费。

第三十二条　国家建立健全应急物资储备保障制度，完善重要应急物资的监管、生产、储备、调拨和紧急配送体系。

设区的市级以上人民政府和突发事件易发、多发地区的县级人民政府应当建立应急救援物资、生活必需品和应急处置装备的储备制度。

县级以上地方各级人民政府应当根据本地区的实际情况，与有关企业签订协议，保障应急救援物资、生活必需品和应急处置装备的生产、供给。

第三十三条　国家建立健全应急通信保障体系，完善公用通信网，建立有线与无线相结合、基础电信网络与机动通信系统相配套的应急通信系统，确保突发事件应对工作的通信畅通。

第三十四条　国家鼓励公民、法人和其他组织为人民政府应对突发事件工作提供物资、资金、技术支持和捐赠。

第三十五条　国家发展保险事业，建立国家财政支持的巨灾风险保险体系，并鼓励单位和公民参加保险。

第三十六条　国家鼓励、扶持具备相应条件的教学科研机构培养应急管理专门人才，鼓励、扶持教学科研机构和有关企业研究开发用于突发事件预防、监测、预警、应急处置与救援的新技术、新设备和新工具。

第三章　监测与预警

第三十七条　国务院建立全国统一的突发事件信息系统。

县级以上地方各级人民政府应当建立或者确定本地区统一的突发事件信息系统，汇集、储存、分析、传输有关突发事件的信息，并与上级人民政府及其有关部门、下级人民政府及其有关部门、专业机构和监测网点的突发事件信息系统实现互联互通，加强跨部门、跨地区的信息交流与情报合作。

第三十八条　县级以上人民政府及其有关部门、专业机构应当通过多种途径收集突发事件信息。

县级人民政府应当在居民委员会、村民委员会和有关单位建立专职或者兼职信息报告员制度。

获悉突发事件信息的公民、法人或者其他组织，应当立即向所在地人民政府、有关主管部门或者指定的专业机构报告。

第三十九条　地方各级人民政府应当按照国家有关规定向上级人民政府报送突发事件信息。县级以上人民政府有关主管部门应当向本级人民政府相关部门通报突发事件信息。专业机构、监测网点和信息报告员应当及时向所在地人民政府及其有关主管部门报告突发事件信息。

有关单位和人员报送、报告突发事件信息，应当做到及时、客观、真实，不得迟报、谎报、瞒报、漏报。

第四十条　县级以上地方各级人民政府应当及时汇总分析突发事件隐患和预警信息，必要时组织相关部门、专业技术人员、专家学者进行会商，对发生突发事件的可能性及其可能造成的影响进行评估；认为可能发生重大或者特别重大突发事件的，应当立即向上级人民政府报告，并向上级人民政府有关部门、当地驻军和可能受到危害的毗邻或者相关地区的人民政府通报。

第四十一条　国家建立健全突发事件监测制度。

县级以上人民政府及其有关部门应当根据自然灾害、事故灾难和公共卫生事件的种类和特点，建立健全基础信息数据库，完善监测网络，划分监测区域，确定监测点，明确监测项目，提供必要的设备、设施，配备专职或者兼职人员，对可能发生的突发事件进行监测。

第四十二条　国家建立健全突发事件预警制度。

可以预警的自然灾害、事故灾难和公共卫生事件的预警级别，按照突发事件发生的紧急程度、发展势态和可能造成的危害程度分为一级、二级、三级和四级，分别用红色、橙色、黄色和蓝色标示，一级为最高级别。

预警级别的划分标准由国务院或者国务院确定的部门制定。

第四十三条　可以预警的自然灾害、事故灾难或者公共卫生事件即将发生或者发生的可能性增大时，县级以上地方各级人民政府应当根据有关法律、行政法规和国务院规定的权限和程序，发布相应级别的警报，决定并宣布有关地区进入预警期，同时向上一级人民政府报告，必要时可以越级上报，并向当地驻军和可能受到危害的毗邻或者相关地区的人民政府通报。

第四十四条　发布三级、四级警报，宣布进入预警期后，县级以上地方各级人民政府应当根据即将发生的突发事件的特点和可能造成的危害，采取下列措施：

（一）启动应急预案。

（二）责令有关部门、专业机构、监测网点和负有特定职责的人员及时收集、报告有关信息，向社会公布反映突发事件信息的渠道，加强对突发事件发生、发展情况的监测、预报和预警工作。

（三）组织有关部门和机构、专业技术人员、有关专家学者，随时对突发事件信息进行分析评估，预测发生突发事件可能性的大小、影响范围和强度以及可能发生的突发事件的级别。

（四）定时向社会发布与公众有关的突发事件预测信息和分析评估结果，并对相关信息的报道工作进行管理。

（五）及时按照有关规定向社会发布可能受到突发事件危害的警告，宣传避免、减轻危害的常识，公布咨询电话。

第四十五条　发布一级、二级警报，宣布进入预警期后，县级以上地方各级人民政府除采取本法第四十四条规定的措施外，还应当针对即将发生的突发事件的特点和可能造成的危害，采取下列一项或者多项措施：

（一）责令应急救援队伍、负有特定职责的人员进入待命状态，并动员后备人员做好参加应急救援和处置工作的准备。

（二）调集应急救援所需物资、设备、工具，准备应急设施和避难场所，并确保其处于良好状态、随时可以投入正常使用。

（三）加强对重点单位、重要部位和重要基础设施的安全保卫，维护社会治安秩序。

（四）采取必要措施，确保交通、通信、供水、排水、供电、供气、供热等公共设施的安全和正常运行。

（五）及时向社会发布有关采取特定措施避免或者减轻危害的建议、劝告。

（六）转移、疏散或者撤离易受突发事件危害的人员并予以妥善安置，转移重要财产。

（七）关闭或者限制使用易受突发事件危害的场所，控制或者限制容易导致危害扩大的公共场所的活动。

（八）法律、法规、规章规定的其他必要的防范性、保护性措施。

第四十六条 对即将发生或者已经发生的社会安全事件，县级以上地方各级人民政府及其有关主管部门应当按照规定向上一级人民政府及其有关主管部门报告，必要时可以越级上报。

第四十七条 发布突发事件警报的人民政府应当根据事态的发展，按照有关规定适时调整预警级别并重新发布。

有事实证明不可能发生突发事件或者危险已经解除的，发布警报的人民政府应当立即宣布解除警报，终止预警期，并解除已经采取的有关措施。

第四章 应急处置与救援

第四十八条 突发事件发生后，履行统一领导职责或者组织处置突发事件的人民政府应当针对其性质、特点和危害程度，立即组织有关部门，调动应急救援队伍和社会力量，依照本章的规定和有关法律、法规、规章的规定采取应急处置措施。

第四十九条 自然灾害、事故灾难或者公共卫生事件发生后，履行统一领导职责的人民政府可以采取下列一项或者多项应急处置措施：

（一）组织营救和救治受害人员，疏散、撤离并妥善安置受到威胁的人员以及采取其他救助措施。

（二）迅速控制危险源，标明危险区域，封锁危险场所，划定警戒区，实行交通管制以及其他控制措施。

（三）立即抢修被损坏的交通、通信、供水、排水、供电、供气、供热等公共设施，向受到危害的人员提供避难场所和生活必需品，实施医疗救护和卫生防疫以及其他保障措施。

（四）禁止或者限制使用有关设备、设施，关闭或者限制使用有关场所，中止人员密集的活动或者可能导致危害扩大的生产经营活动以及采取其他保护措施。

（五）启用本级人民政府设置的财政预备费和储备的应急救援物资，必要时调用其他急需物资、设备、设施、工具。

（六）组织公民参加应急救援和处置工作，要求具有特定专长的人员提供服务。

（七）保障食品、饮用水、燃料等基本生活必需品的供应。

（八）依法从严惩处囤积居奇、哄抬物价、制假售假等扰乱市场秩序的行为，稳定市场价格，维护市场秩序。

（九）依法从严惩处哄抢财物、干扰破坏应急处置工作等扰乱社会秩序的行为，维护社会治安。

（十）采取防止发生次生、衍生事件的必要措施。

第五十条 社会安全事件发生后，组织处置工作的人民政府应当立即组织有关部门并由公安机关针对事件的性质和特点，依照有关法律、行政法规和国家其他有关规定，采取下列一项或者多项应急处置措施：

（一）强制隔离使用器械相互对抗或者以暴力行为参与冲突的当事人，妥善解决现场纠纷和争端，控制事态发展。

（二）对特定区域内的建筑物、交通工具、设备、设施以及燃料、燃气、电力、水的供应进行控制。

（三）封锁有关场所、道路，查验现场人员的身份证件，限制有关公共场所内的活动。

（四）加强对易受冲击的核心机关和单位的警卫，在国家机关、军事机关、国家通讯社、广播电台、电视台、外国驻华使领馆等单位附近设置临时警戒线。

（五）法律、行政法规和国务院规定的其他必要措施。

严重危害社会治安秩序的事件发生时，公安机关应当立即依法出动警力，根据现场情况依法采取相应的强制性措施，尽快使社会秩序恢复正常。

第五十一条 发生突发事件，严重影响国民经济正常运行时，国务院或者国务院授权的有关主管部门可以采取保障、控制等必要的应急措施，保障人民群众的基本生活需要，最大限度地减轻突发事件的影响。

第五十二条 履行统一领导职责或者组织处置突发事件的人民政府，必要时可以向单位和个人征用应急救援所需设备、设施、场地、交通工具和其他物资，请求其他地方人民政府提供人力、物力、财力或者技术支援，要求生产、供应生活必需品和应急救援物资的企业组织生产、保证供给，要求提供医疗、交通等公共服务的组织提供相应的服务。

履行统一领导职责或者组织处置突发事件的人民政府，应当组织协调运输经营单位，优先运送处置突发事件所需物资、设备、工具、应急救援人员和受到突发事件危害的人员。

第五十三条 履行统一领导职责或者组织处置突发事件的人民政府，应当按照有关规定统一、准确、及时发布有关突发事件事态发展和应急处置工作的信息。

第五十四条 任何单位和个人不得编造、传播有关突发事件事态发展或者应急处置工作的虚假信息。

第五十五条 突发事件发生地的居民委员会、村民委员会和其他组织应当按照当地人民政府的决定、命令，进行宣传动员，组织群众开展自救和互救，协助维护社会秩序。

第五十六条 受到自然灾害危害或者发生事故灾难、公共卫生事件的单位，应当立即组织本单位应急救援队伍和工作人员营救受害人员，疏散、撤离、安置受到威胁的人员，控制危险源，标明危险区域，封锁危险场所，并采取其他防止危害扩大的必要措施，同时向所在地县级人民政府报告；对因本单位的问题引发的或者主体是本单位人员的社会安全事件，有关单位应当按照规定上报情况，并迅速派出负责人赶赴现场开展劝解、疏导工作。

突发事件发生地的其他单位应当服从人民政府发布的决定、命令，配合人民政府采取的应急处置措施，做好本单位的应急救援工作，并积极组织人员参加所在地的应急救援和处置工作。

第五十七条 突发事件发生地的公民应当服从人民政府、居民委员会、村民委员会或者所属单位的指挥和安排，配合人民政府采取的应急处置措施，积极参加应急救援工作，协助维护社会秩序。

第五章 事后恢复与重建

第五十八条 突发事件的威胁和危害得到控制或者消除后，履行统一领导职责或者组织处置突发事件的人民政府应当停止执行依照本法规定采取的应急处置措施，同时采取或者继续实施必要措施，防止发生自然灾害、事故灾难、公共卫生事件的次生、衍生事件或者重新引发社会安全事件。

第五十九条 突发事件应急处置工作结束后，履行统一领导职责的人民政府应当立即组织对突发事件造成的损失进行评估，组织受影响地区尽快恢复生产、生活、工作和社会秩序，制定恢复重建计划，并向上一级人民政府报告。

受突发事件影响地区的人民政府应当及时组织和协调公安、交通、铁路、民航、邮电、建设等有关部门恢复社会治安秩序，尽快修复被损坏的交通、通信、供水、排水、供电、供气、供热等公共设施。

第六十条 受突发事件影响地区的人民政府开展恢复重建工作需要上一级人民政府支持的，可以向上一级人民政府提出请求。上一级人民政府应当根据受影响地区遭受的损失和实际情况，提供资金、物资支持和技术指导，组织其他地区提供资金、物资和人力支援。

第六十一条 国务院根据受突发事件影响地区遭受损失的情况，制定扶持该地区有关行业发展的优惠政策。

受突发事件影响地区的人民政府应当根据本地区遭受损失的情况，制定救助、补偿、抚慰、抚恤、安置等善后工作计划并组织实施，妥善解决因处置突发事件引发的矛盾和纠纷。

公民参加应急救援工作或者协助维护社会秩序期间，其在本单位的工资待遇和福利不变；表现突出、成绩显著的，由县级以上人民政府给予表彰或者奖励。

县级以上人民政府对在应急救援工作中伤亡的人员依法给予抚恤。

第六十二条 履行统一领导职责的人民政府应当及时查明突发事件的发生经过和原因，总结突发事件应急处置工作的经验教训，制定改进措施，并向上一级人民政府提出报告。

第六章　法律责任

第六十三条　地方各级人民政府和县级以上各级人民政府有关部门违反本法规定，不履行法定职责的，由其上级行政机关或者监察机关责令改正；有下列情形之一的，根据情节对直接负责的主管人员和其他直接责任人员依法给予处分：

（一）未按规定采取预防措施，导致发生突发事件，或者未采取必要的防范措施，导致发生次生、衍生事件的。

（二）迟报、谎报、瞒报、漏报有关突发事件的信息，或者通报、报送、公布虚假信息，造成后果的。

（三）未按规定及时发布突发事件警报、采取预警期的措施，导致损害发生的。

（四）未按规定及时采取措施处置突发事件或者处置不当，造成后果的。

（五）不服从上级人民政府对突发事件应急处置工作的统一领导、指挥和协调的。

（六）未及时组织开展生产自救、恢复重建等善后工作的。

（七）截留、挪用、私分或者变相私分应急救援资金、物资的。

（八）不及时归还征用的单位和个人的财产，或者对被征用财产的单位和个人不按规定给予补偿的。

第六十四条　有关单位有下列情形之一的，由所在地履行统一领导职责的人民政府责令停产停业，暂扣或者吊销许可证或者营业执照，并处五万元以上二十万元以下的罚款；构成违反治安管理行为的，由公安机关依法给予处罚：

（一）未按规定采取预防措施，导致发生严重突发事件的。

（二）未及时消除已发现的可能引发突发事件的隐患，导致发生严重突发事件的。

（三）未做好应急设备、设施日常维护、检测工作，导致发生严重突发事件或者突发事件危害扩大的。

（四）突发事件发生后，不及时组织开展应急救援工作，造成严重后果的。

前款规定的行为，其他法律、行政法规规定由人民政府有关部门依法决定处罚的，从其规定。

第六十五条　违反本法规定，编造并传播有关突发事件事态发展或者应急处置工作的虚假信息，或者明知是有关突发事件事态发展或者应急处置工作的虚假信息而进行传播的，责令改正，给予警告；造成严重后果的，依法暂停其业务活动或者吊销其执业许可证；负有直接责任的人员是国家工作人员的，还应当对其依法给予处分；构成违反治安管理行为的，由公安机关依法给予处罚。

第六十六条　单位或者个人违反本法规定，不服从所在地人民政府及其有关部门发布的决定、命令或者不配合其依法采取的措施，构成违反治安管理行为的，由公安机关依法给予处罚。

第六十七条 单位或者个人违反本法规定，导致突发事件发生或者危害扩大，给他人人身、财产造成损害的，应当依法承担民事责任。

第六十八条 违反本法规定，构成犯罪的，依法追究刑事责任。

第七章 附 则

第六十九条 发生特别重大突发事件，对人民生命财产安全、国家安全、公共安全、环境安全或者社会秩序构成重大威胁，采取本法和其他有关法律、法规、规章规定的应急处置措施不能消除或有效控制、减轻其严重社会危害，需要进入紧急状态的，由全国人民代表大会常务委员会或者国务院依照宪法和其他有关法律规定的权限和程序决定。

紧急状态期间采取的非常措施，依照有关法律规定执行或者由全国人民代表大会常务委员会另行规定。

第七十条 本法自 2007 年 11 月 1 日起施行。

（来源：中国政府网网站）

名词缩略语（汉英对照）

英文全称	英文缩写	中文全称
Disinfection Anti-epidemic Drugs	DAD	消毒防疫药品
License Number of Sterilization Product	WeiXiaoZi	卫消字
License Number of Drug Approval	YaoZhunZi	药准字
Sterilization Product	SP	灭菌剂
High Effect Disinfectant	HED	高效消毒剂
Middle Effect Disinfectant	MED	中效消毒剂
Low Effect Disinfectant	LED	低效消毒剂
Formaldehyde	CH_2O	甲醛
Glutaraldehyde	$C_5H_8O_2$	戊二醛
Ethylene Oxide	ETO	环氧乙烷
Peroxyacetic Acid	PAA	过氧乙酸
Hydrogen Peroxide	H_2O_2	过氧化氢
Chlorine Dioxide	ClO_2	二氧化氯
Chlorine-Containing Disinfectant	CCD	含氯消毒剂
Ozone	O_3	臭氧
Methylhydantoin Compounds	MC	甲基乙内酰脲类化合物
Iodine-Containing Disinfectant	ICD	含碘消毒剂
Alcohol Disinfectant	ALD	醇类消毒剂
Phenolic Disinfectant	PHD	酚类消毒剂
Benzalkonium Bromide	BKB	苯扎溴铵
Quaternary Ammonium Disinfectant	QAD	季铵盐类消毒剂
Metal Ion Disinfectant	MID	金属离子类消毒剂
Chinese Herbal Disinfectant	CHD	中草药消毒剂
Bleaching Powder		漂白粉
Calcium Hypochlorite	$Ca(ClO)_2$	次氯酸钙
Sodium Hypochlorite	NaClO	次氯酸钠
Ultra Low Volume Sprayer	ULV sprayer	超低量喷雾器
Oxidant	Ox	氧化剂
Bromogeramine		新洁尔灭

（续　表）

英文全称	英文缩写	中文全称
Formalin		福尔马林
Ethanol	C_2H_6O	乙醇
Lysol （Saponated Cresol Solution）	SCS	来苏尔（甲酚皂溶液、煤酚皂）
Aldehyde Disinfectant	AHD	醛类消毒剂
Peroxide Disinfectant	PXD	过氧化物类消毒剂
Centralized Water Supply System	CWSS	集中式给水系统
Aluminum Potassium Sulfate Dodecahydrate	Alum	明矾（十二水合硫酸铝钾）
Sodium Thiosulfate	$Na_2S_2O_3$	硫代硫酸钠
Sodium Sulfite	Na_2SO_3	亚硫酸钠
Dibromohydantoin	DBDMH	二溴海因
Povidone Iodine	PVP-I	聚维酮碘
Chlorhexidine Alcohol	CHA	氯己定醇
Iodine Tincture	IT	碘酊（含乙醇的碘制剂）
Nitrile Butadiene Rubber Gloves	NBR gloves	丁腈橡胶手套
Activated Carbon Mask	ACM	活性炭口罩
High Effeciency Particulate Air Respirator	HEPAR	高效微粒空气（HEPA）呼吸器
Specific Antidote		特效解毒剂
3% Boric Acid Solution	3% BAS	3%硼酸溶液
Aluminium Hydroxide Gel	AHG	氢氧化铝凝胶
3% Ammonium Carbonate		3%碳酸铵
15% Ammonium Acetate		15%乙酸铵（醋酸铵）
Hexamethylenetetramine	HMTA	六亚甲基四胺
Tetracycline	TC	四环素
Cortisone Eye Ointment	CEO	可的松眼膏
Erythromycin Eye Ointment	EEO	红霉素眼药膏
84 Disinfectant		"84"消毒液
Effervescent Tablet	ET	泡腾片

药品名称索引（汉英对照）

L

去乙酰毛花苷（注射剂）Deslanoside　048，142，149，150，152

R

人免疫球蛋白（注射液）Human Immunoglobulin　047，095，098，109，230，238，239，
　242，330，331

人凝血酶原复合物（注射剂）Human Prothrombin Complex　095，098

人破伤风免疫球蛋白（注射剂）Human Tetanus Immunoglobulin　047

人纤维蛋白原（注射剂）Human Fibrinogen　047

人血白蛋白（注射剂）Human Albumin　047，095，098，102，109，142，248，317，330

人血丙种球蛋白（注射剂）Human γ-globulin　109

人用狂犬病疫苗（注射剂）Rabies Vaccine for Human Use　047

鞣酸（软膏）Albumin　126，132，136，138，213

鞣酸小檗碱（片剂）Berberine Tannate　136，138

肉毒抗毒素（注射剂）Botulinum Antitoxin　047，176，181

乳果糖（溶液剂）Lactulose　046，161

乳酶生（片剂）Lactasin　136，162，222

乳清蛋白粉（粉剂）Lactalbumin Powder　306，312

乳酸钠林格（注射剂）Sodium Lactate Ringer's Injection　046，048，265，271，304，308，
　311，357，359

瑞格列奈（片剂）Repaglinide　046

S

三氯异氰尿酸钠（片剂）Sodium Trichloroisocyanurate　253，269，273，292

沙丁胺醇（气雾剂、雾化液）Salbutamol　046，142，221

山莨菪碱（注射剂）Anisodamine　046，145，159，165，168，182

蛇胆陈皮（溶液剂）Shedan Chenpi　330

蛇胆川贝枇杷（膏）Shedan Chuanbei Pipa　330

蛇毒血凝酶（冻干粉，注射剂）Hemocoagulase　092，097，182

舍曲林（片剂）Sertraline　232，240，242

麝香壮骨膏（贴膏）Shexiang Zhuanggu Gao　047，223

肾上腺色腙（注射剂）Carbazochrome　165，168

肾上腺素（注射剂）Adrenaline　046，048，104，108，120，134，142，147，177，179，

头孢噻肟钠（注射剂）Cefotaxime Sodium　108

头孢他啶（注射剂）Ceftazidime　045，257

头孢唑林（针剂）Cefazolin Sodium　045，087，090，097，119，178，249

头孢唑林（注射剂）Cefazolin　045，087，090，097，119，178，249

头孢唑林钠（注射剂）Cefazolin Sodium　045

头孢唑肟钠（注射剂）Ceftizoxime Sodium　317

妥布霉素 / 地塞米松（滴眼液）Tobramycin and Dexamethasone　047

W

外用重组牛碱性成纤维细胞生长因子（冻干粉）Recombinant Bovine Basic Fibroblast Growth Factor For External Use　166，168，317

万古霉素（胶囊剂、注射剂）Vancomycin　045，090，103，106，178，183，195，199，219，221，234，235，236，242，253，260，268，273，279，291，325

万花油（搽剂）Compound Aluminium Hydroxide　221

维 A 酸（乳膏剂）Tretinoin　047

维库溴铵（注射剂）Vecuronium Bromide　046

维拉帕米（注射剂）Verapamil　046，103

维生素 B_1（注射剂）Vitamin B_1　046，134，159，166，168，302，303

维生素 B_2（片剂）Vitamin B_2　046，302，303

维生素 B_6（片剂、注射剂）Vitamin B_6　046，141，142，150，151，152

维生素 C（片剂、注射剂）Vitamin C　046，120，126，127，142，143，150，152，161，162，229，302，303，338，360

维生素 D_2（注射剂）Vitamin D_2　046

维生素 K_1（注射剂、片剂）Vitamin K_1　092，097，182，230，271，357

胃苏（颗粒剂）Weisu　330

戊二醛（溶液剂）Glutaral　047，063，070，071，109，183，433

戊乙奎醚（注射剂）Penehyclidine　047，145，151，327

X

西咪替丁（片剂、注射剂）Cimetidine　118，120，266，326

硝苯地平（片剂、胶囊剂）Nifedipine　046，222，383

硝普钠（注射剂）Sodium Nitroprusside　046，102，271，358

后 记

2020 年伊始，新型冠状病毒肺炎 (COVID-19) 在武汉突发并快速肆虐湖北，为有效控制这一新发传染病，春节前夕武汉紧急封城，解放军数所军医大学迅即组成援鄂医疗队，在除夕之夜全副武装奔赴湖北。寒夜中巨大的军用运输机伸展着宽大的蓝色机翼，身着迷彩装、后背硕大行囊的一批批军队医疗队员们，在寒风料峭的除夕夜告别亲人，义无反顾地奔赴武汉。伴着发动机强烈轰鸣声直插云霄并渐渐远去的军用运输机画面，在我们眼前久久驻留……

疫情发生后有人问我：当年那本《突发事件中的药学保障与药品供应》专著是否还有？书还在，但时过境迁，中国的药品使用和医疗现况已发生巨大改变。我们该为突如其来的疫情做些什么？此刻的杜光院长正带领武汉咸宁中心医院的全体同仁奋战在抗疫最前线，我拨通了他的电话，问候并快速商讨与决定重启十年前的《突发事件中的药学保障与药品供应》专著之修订再版。该书是汶川地震后作为医院药学管理者的清华班四期同学们共同努力完成的时代之作，当时结合汶川地震中 306 医院赴川医疗队药品供应保障面临的问题与挑战，我将给药学部同伴们布置的各类突发事件下救援药品供应保障目录遴选与备药方案之设计分享给清华班同学们共同完成，集体的智慧与付出令书稿于一年后清华班结业时印刷出版。时任全国人大常委会副委员长的桑国卫院士为该书题名；时任国家卫生部医疗服务监管司的张宗久司长为书稿作序；该书还获得了中国医学救援协会常务副会长首席急救专家李宗浩先生的高度评价，认为这是一本实用、高效、有水准的药学救援手册。原中国药学会副理事长兼医院药学专委会主委李大魁主任为书稿作序并悉心指导，在年底召开的全国医院药学大会上予以宣讲并向全体参会者赠书，在当时的医院药学保障中产生了重要影响。

十年过去，中国的新药新制剂层出不穷，国家药物政策不断变化，十年前的专著已无法适应当前社会发展的需要，更新与再版迫在眉睫。我们迅速成立了编委会，建立了主编群，列出了书稿目录与任务分工。5 月 30 日召开了第一次主编工作会，讨论了出版时间线及相关调整、增删内容；杜光院长建议改版大版本并尽快修订再版；吴晓玲教授第一时间草拟了分论篇目录、编写原则及示范模板；第一次全体编委会于 2020 年 6 月 14 日线上召开。随着疫情持续，编写工作紧张进行。新版增加了政策法规相关章节；黎曙霞教授还建议增加新冠肺炎疫情暴发后面临的特殊药品使用管理问题。本书还增加了十余年来全球新发、突发、多发及未知或可能发生的灾害与传染病之医疗救援和药学保障的相关内容；完善了各类灾害后疾病的诊疗特点及主要防治要点；更新了国内外救援案例分享，特别增加了欧洲医院药剂师协会和日本灾害医学会的最新《应急药品清单》。与原版本不同，本书大多内容系创新或重写。为此，编委会召开了多次主编工作会，全体编委会和分组研讨会议，新增内容为我们增加了诸多挑战。

两年的日子很快，2022 年元旦前的定稿会上，国家卫健委疫情应对处置工作专家组组长、清华大学万科公共卫生与健康学院梁万年常务副院长就《我国突发公共卫生事件应急保障体系建设》作了重要报告；清华大学医院管理研究院常务副院长张宗久教授就《新冠肺炎疫情的医疗科技创新》做了主旨发言；吴久鸿教授代表主编组就书稿的修订思路、调整内容、把控要点及完成情况做了整体汇报；中国协和医科大学出版社编辑就编辑部编写及修订要求作了详细说明。国务院发展研究中心社会发展部原部长葛延风主持了定稿会，德高望重的药学前辈李大魁教授作为定稿会主席肯定了该书的价值并给予中肯建议。本书主审海军军医大学药学院柴逸峰院长分享了他的学术观点，主编和副主编们亦分别提出了各自的建议与思考。

在本书面世之际，感谢为本书作出贡献的每一位编委！他们的名字会陆续在书中出现；同样感谢第一版的编委们，他们有的因为工作变化或离退休等未再参与新版修订，但他们过往的贡献我们不会忘怀，如大连医科大学附属第一医院药学部原主任汤新强教授是第一版的副主编兼第二、三章负责人，他是参加2010版书稿撰写的清华四期班同学的代表。同样，致敬医院药学老一辈专家汤光教授、汤韧教授，致敬西安杨森制药前副总裁谷里虹博士，感谢前辈们对医院药事管理事业的支持与奉献，感谢陈昌雄博士传承杨森精神并参与了书稿相关章节撰写。感谢第二军医大学陈盛新教授对书稿的通读与多次指导；感谢战略支援部队特色医学中心党委书记沈斌政委对书稿的建设性意见；感谢华中科技大学常务副校长、同济医院党委书记、国家重大公共卫生事件医学中心主任王伟教授对本书的鞭策与厚望。感谢对本书提出建设性意见和指导的每一位同仁、专家、教授、学者！感谢那些在突发事件或灾害发生后勇往直前的逆行救援者们；感谢每一位无私奉献的医务工作者和灾难发生时民间的志愿者们！在此，也纪念与缅怀激励我们完成这部著作的曾经在各类突发事件中遭遇伤害与不幸甚至献出生命的人们。

两年多十易其稿，编委们十分用心，只有不懈努力才能做得更好。感谢国家卫健委与《健康报》评选本人为"2020年推进合理用药——十大抗疫榜样"，这份荣誉令我对该书更增添了责任。期待这部专著的面世能对业内人员提供有益帮助，能对突发事件之处置、救援与善后提供点滴启示。欢迎大家对书稿的疏漏与遗憾提出宝贵意见，我们将在未来不断完善。感谢大家！

吴久鸿

2022年10月

致读者

    本书所列药品及其适应证、禁忌证、用法用量、规格、不良反应等是编委专家根据当前医疗观点和临床经验并参考相关文献资料慎重制定的,并与通用标准保持一致,编校人员也尽了最大努力来保证书中所撰写内容的准确性。但必须强调的是:一、本书不能替代基于医学专业人员对各类伤者的检查评估。由于各种突发公共卫生事件的情况与严重程度不同,各类伤者性别、年龄、体重、当前及既往医疗状况、用药史、检查指标及基础疾病不一,本书所列的各种药品及处理方式仅供突发事件中参考使用,不作诊疗依据。二、鉴于医学科学和医疗信息学的持续快速发展,读者应该对医学诊断、适应证、适当的药物选择和剂量以及治疗方案进行独立的专业判断。在开具处方时,医学专业人员应参考相关文献资料,认真查阅药物随附的药品使用说明(如市售药品说明书),并参考《中华人民共和国药典》《中国国家处方集》等权威著作为据,以确认适应证、用法用量、禁忌证、不良反应和注意事项等,并根据患者的实际情况做出调整,尤其对于近年来上市的新药,对其用药的禁忌证、慎用、禁用等事项,不良反应等应尤其注意。此书仅为参考,我社不对使用此书所造成的医疗后果负责。

编委会

中国协和医科大学出版社

2022 年 5 月